Sports Cardiology

Care of the Athletic Heart from the Clinic to the Sidelines

运动心脏病学
从临床到赛场的医学管理

原著　[美] David J. Engel　　[美] Dermot M. Phelan

主译　黄慧玲

中国科学技术出版社
·北京·

图书在版编目（CIP）数据

运动心脏病学：从临床到赛场的医学管理 /（美）大卫·J. 恩格尔（David J. Engel），（美）德莫特·费兰（Dermot M. Phelan）原著；黄慧玲主译 . — 北京：中国科学技术出版社，2024.1

ISBN 978-7-5236-0316-1

Ⅰ . ①运… Ⅱ . ①大… ②德… ③黄… Ⅲ . ①运动性—心脏病—研究 Ⅳ . ①R541

中国国家版本馆 CIP 数据核字 (2023) 第 220110 号

著作权合同登记号：01-2023-4840

策划编辑	郭仕薪　孙　超	
责任编辑	孙　超	
文字编辑	陈　雪	
装帧设计	佳木水轩	
责任印制	李晓霖	

出　　版	中国科学技术出版社	
发　　行	中国科学技术出版社有限公司发行部	
地　　址	北京市海淀区中关村南大街 16 号	
邮　　编	100081	
发行电话	010-62173865	
传　　真	010-62179148	
网　　址	http://www.cspbooks.com.cn	

开　　本	889mm×1194mm　　1/16	
字　　数	404 千字	
印　　张	15.5	
版　　次	2024 年 1 月第 1 版	
印　　次	2024 年 1 月第 1 次印刷	
印　　刷	北京盛通印刷股份有限公司	
书　　号	ISBN 978-7-5236-0316-1/R·3141	
定　　价	198.00 元	

译者名单

主　译　黄慧玲

副主译　曹娅麟　周　娜　王学英

译　者　（以姓氏笔画为序）

王　青　应急总医院

王学英　应急总医院

吐尔逊阿依·台外库力　中山大学附属第一医院

刘金印　深圳市美林医疗器械科技有限公司

陈机明　中山大学附属第一医院

周　娜　昆明医科大学

黄慧玲　中山大学附属第一医院

曹娅麟　贵州省人民医院

内容提要

本书引进自 Springer 出版社，是一部新颖、实用、全面的运动心脏病学著作，由美国哥伦比亚大学欧文医学中心 David J. Engel 教授和美国克利夫兰诊所运动心脏中心 Dermot M. Phelan 教授倾力打造。书中主要阐述了赛前心脏筛查、病情管理和建议、急性心脏病场边管理三类热点话题，帮助临床医生解决运动心脏病学的难题，强调了从医生驱动到以患者为中心的管理模式的转化，支持临床医生、患者和家庭共同决策，致力于运动员心脏健康的最大化。另外，本书还就新型冠状病毒感染后的心肌炎运动员如何重返赛场进行了探讨。本书内容丰富，图文并茂，可读性强，可作为心脏科医生、全科医生和运动医学相关专业人士日常工作实践的宝贵参考资料。

原 书 序

在过去十年中，全球参加有组织体育锻炼的人数显著增加，与此同时，在运动心脏病学领域，以运动员心脏保健为中心的临床实践和研究活动也呈指数级增长。美国心脏病学会（ACC）认识到在优化运动员心脏健康方面存在独特的诊断和管理挑战，出于对保护运动员心脏的日益重视，于 2011 年成立了 ACC 运动和运动心脏病学科。

运动心脏病学发展的一个基础是对心脏在运动时的生理表现有了更深入的了解。认识到运动类型、训练持续时间和强度、年龄、性别、种族、体型和遗传学等因素的相对影响，这种改进的运动诱导的心脏重塑特征，极大提高了我们筛查亚临床心脏病和区分正常生理学与病理学的能力。对筛选和治疗所有技能水平运动员的医疗保健提供者来说，有必要牢牢掌握运动心脏病学的原则，以及涵盖这一发展领域关键要素的现有参考数据。

从照顾患有心脏疾病的运动员训练和比赛中积累的临床经验，推动了指导运动参与建议的迅速发展，也让我们认识到共同决策的重要性。与此同时，COVID-19 全球大流行造成的破坏也是一项挑战。体育和健康组织现在面临着设计和实施运动员安全重返赛场（RTP）战略的重大挑战。在本教材中，我们将回顾有关 COVID-19 潜在心脏后遗症的关键问题和数据，以及它们对运动员筛查和 RTP 计划的影响，作为运动心脏病学领域的最新元素。

最后，运动心脏病学领域已将执业的心脏病专家从临床机构推到了运动训练机构，除了提供有效的应急行动计划的指导，他们还必须参与运动员的急性评估和管理。

为了应对这些挑战，本书重点关注以下三类热点话题：①运动员赛前心脏筛查；②对患有心脏病的运动员管理和建议；③运动员急性心脏病的场边管理。

编写本书的目的是帮助医疗保健提供者在这些基本范围内管理运动员的心脏疾病。我们将回顾在运动员心脏评估中常使用的、最佳明确诊断的检查，包括 12 导联心电图、高级心脏成像和基因测试。心脏疾病的治疗，从比赛期间突然出现的急性症状到需要进行纵向管理和评估的慢性疾病，将纳入最新的指导方针建议，予以审查。本书将提供一个框架，助力于为所有年龄段的运动员患者提供最佳医学管理，无论是在赛场上还是在赛场外。

David J. Engel
New York, NY, USA

Dermot M. Phelan
Charlotte, NC, USA

译者前言

运动心脏病学在国外发展已有数十年的历史，但这个领域在国内仍未引起重视。随着国内参加有组织体育锻炼人数的剧增，运动心脏病学也迎来了蓬勃发展的"光辉时代"。2022 年，我初次涉足这个领域，编写了国内第一部《运动心脏病学：从筛查、诊断到临床管理》。在撰写过程中，我也仔细拜读了这部 *Sports Cardiology: Care of the Athletic Heart from the Clinic to the Sidelines*。这是一部非常不错的专著，值得再三研读。为了帮助国内读者更好地学习和了解国外学者提出的运动员心脏及相关心血管风险筛查的理论，在日常的临床工作或运动锻炼中可以学以致用，中国科学技术出版社邀请我组织专家团队翻译本书，希望能够对国内的专家学者及对运动心脏病学感兴趣的读者有所助益。

在翻译过程中，最重要的是考虑到中西方文化交流理解上的差异。例如，副标题 "Care of the Athletic Heart" 中的 "care"，在东方文化的场景中被翻译为"护理"，但通读全书你会发现，这是一部针对运动员心脏病风险筛查及管理的著作，它的受众更多的是提供医疗服务和决策的医生群体，因此我们把它翻译为"医学管理"而非"护理"。此外，副标题中的 "sidelines" 一词通常翻译为"球场的边线 / 两侧场外区域"，但经过讨论，我们更倾向于"赛场"这一表述，认为更适合中文语境，也能涵盖更多的运动类型。因此，我们最终确定中文版的书名为《运动心脏病学：从临床到赛场的医学管理》，如此更容易让大众直观理解本书所表述的主题内容，也更适合医务人员的理解和应用。

经典著作的翻译并非易事，尤其是医学著作。在此，我要特别感谢各位译者，大家积极参加每周一次的线上沟通会，就部分章节的译文初稿、术语规范及疑难点语句等问题进行讨论，付出了辛勤的汗水，使得本书的翻译工作顺利完成。在本书翻译过程中，尽管我们查阅了大量相关资料，但由于中外术语规范及语言表达习惯有所不同，中文版中可能仍存在不尽准确或妥帖之处，敬请读者批评指正。此外，感谢"美林医疗心脏健康科研基金项目"的大力支持！

中山大学附属第一医院　黄慧玲

黄慧玲

目　录

第 1 章 心血管病史和检查
The Cardiovascular History and Examination

John DiFiori　Chad Asplund　James C. Puffer　著

黄慧玲　译

建议在高中、美国大学体育协会、专业体育组织、大多数国家和国际体育管理机构开始有组织的体育训练和比赛之前，进行全面评估（preparticipation evaluation，PPE）[1-6]。虽然 PPE 被认为是确保运动员健康和福祉的重要第一步，但在各州学校项目，甚至在更高水平的体育竞赛中，PPE 的执行方式各不相同[1, 7-10]。

一、PPE 的心血管组成部分

鉴于 PPE 的主要目标是促进运动员的健康和安全[1]，PPE 的心血管（cardiovascular，CV）筛查部分可能是该评估中最重要的部分。CV 部分旨在识别和评估可能导致诊断潜在心脏病的症状或检查结果，这些潜在心脏病可能导致心脏病发病、心搏骤停（译者注：临床常称心脏骤停）或心源性猝死。美国心脏病学会（American College of Cardiology，ACC）和美国心脏协会（American Heart Association，AHA）表示筛查的主要目的是为了降低与有组织的运动相关的心血管风险，提高运动参与的安全性；然而，在标准筛查中提出对心脏异常的怀疑只是识别的第一级，之后通常需要亚专业转诊进行进一步的诊断检测[11]。

PPE 的共识声明和建议包括心脏病史和体格检查的具体细节[1, 11-13]。尽管发布了这些标准，但执行方面仍然缺乏一致性[7-10]。此外，重要的是要意识到，通过 PPE 的 CV 病史和体格检查来评估显著 CV 疾病的能力存在争议。然而，众所周知，没有筛查算法能够检测到所有临床相关的心脏疾病[2, 12]。这些重要问题超出了本章的范围，将在本书后续的其他章节中详细讨论。

考虑到这些问题，本章的目标是描述 PPE 的 CV 病史和体格检查的主要特征。

二、组织和计划

成功的 CV 筛查过程取决于计划。组织工作应提前几个月开始。计划会议应包括队医、团队运动训练人员、教练人员和行政人员［如学校、体育部门和（或）体育运营部门的工作人员］。与关键利益相关者一起确定 PPE 的日期是首要任务。该日期需要考虑训练开始的时间、运动员的行程安排和可用性。对于计划在规定时间为一组运动员进行的 PPE，应确认医疗设施的可用性。应确定心脏病学和放射学方面的主要顾问，并告知其筛查日期，以便确定可能需要进一步评估的运动员，这将有助于加快后续测试的进程。

组织过程还应包括制定有关责任保险（针对医生、运动教练和任何其他临床工作人员）、病案文件和监护人的使用等问题的政策。如果使用在线病史调查表，信息技术人员应确保网站安全。应对在线流程进行测试，以确定任何技术问题，从而提前解决。

应确定进行 CV 筛查所需的人员。在许多情况下，特别是在大学和专业水平上，CV 病史的采集和体格检查由指定的团队医生进行，他们获得了初级的专业认证，完成了奖学金培训，并获得了运动医学的认证。在其他情况下，与私人医生有持续联系的运动员最好让该医生进行筛查[1]。这可能是没有确定团队医生参与项目的儿童和青少年的最佳筛查方法。心脏病专家可以来进行 CV 病史的采集和体格检查，但他们更常被用来评估相关发现。在某些情况下，护士或医生助理可以进行筛查[1]。无论临床医生的认证如何，进行 CV 病史采集和体格检查的个人必须接受过 PPE 这一部分的临床培训，对运动员 CV 筛查的细微差别有深入了解，并具备必要的临床经验，以确定该人群中的潜在问题。

一旦确定了筛选日期，应提前通知运动员（如果是未成年人，还应通知他们的家人）。这确保有足够的时间来完成 CV 病史采集（尤其是在线执行时），并获得任何与先前筛查相关的文件和（或）涉及 CV 诊断和治疗的记录。在运动员将由私人医生或其他医疗提供者执行 PPE 的情况下，这为安排检查提供了充足的时间。

最后，制订计划时应了解病史和（或）体格检查可能会导致对潜在心脏疾病的怀疑而需要额外的评估。在这种情况下，在训练或比赛之前启动的筛查计划可能会导致运动员需要进一步评估而被取消参赛资格。为了减少运动员因进一步评估而影响已确定时间的运动训练计划的风险（如高中或大学运动），建议在该运动的预期开始日期前几周进行体检。如上所述，应提前与心脏病学和放射学顾问进行沟通，以便他们准备为病史和检查发现问题的运动员提供进一步的检查。

三、设置与实施

如果 PPE 在运动员私人医生办公室以外的地方进行，组织者应安排一个确保隐私、让运动员感到舒适并有助于最大限度地提高检查效果的环境。对于来自学校、项目或团队等运动员群体

的 CV 筛查，应确保医疗设施中患者检查区域的使用是合理的。考虑到隐私和需要安静的听诊环境，首选单人检查室。不建议使用健身房、礼堂、更衣室和其他非私人区域。同样，也不建议尝试使用"管道和窗帘"设置在大房间内创建隔间。

为了进行彻底的体格检查，应该为每一个被筛查的运动员安排合理的时间。应事先确定好为单个运动员进行体检所需的时间、在给定时间段内需要筛查的运动员总数、可用的检查室数量。这将确定为一组运动员完成完整的 CV 病史采集和体格检查所需的体检医护人数和总时间。

其他需要考虑的因素包括问卷是在线提前完成的还是现场完成的纸质打印文档（"硬拷贝"）。在线问卷必须在安全的网站上填写，然后在电子病历中查看，或上传或打印并扫描成为运动员官方病案的一部分。如果要在现场填写在线问卷或硬拷贝，应提供一个私人空间供运动员填写文件。无论哪种情况，运动员（或家长／监护人）必须在问卷上签字并注明日期，以证明其准确性。

虽然不常见，但运动员（或家长／监护人）可能会隐瞒或歪曲重要的医疗信息，因为担心提供此类信息可能会危及其参加体育运动的医疗许可。因此，医生必须确认其在确认书上签字。在某些情况下，运动员可能会认为病史采集和体格检查是训练开始前不必要的负担或"陈腔滥调"的过程。在这种情况下，运动员可能会在整个问卷中选择否定回答，以加快筛查速度。这会导致不合格的筛查，并可能会使运动员面临风险。为了识别运动员是否存在没有单独阅读和回答每个问题，并简单地填写否定栏，嵌入一个需要积极回答的问题可能会有所帮助，如"你曾经参加过竞技运动吗？"等问题。如果临床医生认为运动员提供了不准确的信息，他们应该使用初级"采访"的形式进行病史采集，询问每个问题并口头澄清每个回答。

四、个人史与家族史

几十年来，详细的病史采集和体格检查一直是美国运动员参与前评估的基石。然而，考虑到心血管评估的高度可变性和缺乏标准化，AHA 于 1996 年召开了一次专家小组会议，就参与前评估这一部分的标准化过程提出了建议[14]，并于 2007 年和 2014 年对该建议进行了最新审查[2, 11]。这项工作的结果是制订了一项 14 分评估表，现已广泛应用于运动员的心血管参与前筛查（表 1–1）。

这项 14 分评估表中最重要的部分可能是个人史和家庭史，因为患有潜在但未被发现的心血管疾病的运动员可能会出现预警征兆（如运动期间晕厥或胸痛），这些征兆可能会通过详细询问的个人史来揭示。此外，由于导致运动员猝死的大多数心血管疾病在本质上可能是遗传或家族性的，因此，家族史的询问可能在疑诊这些疾病时起关键作用[15]。

AHA 建议在个人史中包括关于以下要素的询问[2]。

- 与劳累相关的胸痛 / 不适 / 憋闷 / 压迫感。
- 不明原因晕厥 / 晕厥前兆。
- 与运动相关的过度和无法解释的呼吸困难 / 疲劳或心悸。
- 曾被检出心脏杂音。
- 血压升高。
- 之前被限制参加体育运动。
- 之前有医生建议进行心脏相关的检查。

对这些问题的肯定或模棱两可的回答应与适当的后续问题相结合，以便更深入地探讨每一个问题。这些后续问题清单已列入由美国家庭医生学会（American Academy of Family Physicians，AAFP）、美国儿科学会（American Academy of Pediatrics，AAP）、美国运动医学院（American College of Sports Medicine，ACSM）、美国运动医学医学会（American Medical Society for Sports Medicine，AMSSM）、美国运动医学骨科学会（American Orthopaedic

---

表 1–1 AHA 推荐的竞技运动员参与前心血管筛查的 14 项指标

病 史[a]

个人史
- 有过胸部疼痛、不适、憋闷或劳累后压迫感
- 发生过不明原因的晕厥，或者近乎晕厥（晕厥前兆）[b]
- 运动后出现过度的、难以解释的呼吸困难 / 疲劳或心悸
- 曾被检出心脏杂音
- 血压升高
- 之前被限制参加体育运动
- 之前有医生建议进行心脏相关的检查

家族史
- 家族中有一位甚至多位亲属不到 50 岁就因心脏病突发而过早死亡（突然和意外，或以其他方式）
- 近亲中有不到 50 岁即因心脏病致残者
- 伴有肥厚型或扩张型心肌病、长 QT 间期综合征、其他离子通道类疾病、马方综合征，或者明显心律失常；了解家庭成员罹患遗传性心脏病的具体情况

体格检查
- 检查是否存在心脏杂音[c]
- 触诊股动脉搏动排除主动脉缩窄
- 是否具备马方综合征的特殊体征
- 量取肱动脉血压[d]

a. 对于中学生，可向家长或监护人询问确认
b. 排除神经性因素，体力消耗期间或之后发生尤要关注
c. 卧位和立位都要仔细听，听诊时可嘱患者做 Valsalva 动作；尤其要留意左心室流出道梗阻所致的杂音
d. 坐姿，最好测双臂
AHA. 美国心脏协会
经 Maron et al.[3] 许可转载，引自 ©2007，American Heart Association, Inc. 版权所有

Society for Sports Medicine，AOSSM）和美国骨科运动医学学会（American Osteopathic Academy for Sports Medicine，AOASM）联合开发的第 5 版参与前身体评估（*Preparticipation Physical Evaluation*）并由 AAP 出版[1]。

同样，AHA 建议在家族史中包括以下三个方面的问题[2]。

- 家族中有一位甚至多位亲属在 50 岁之前就因

心脏病突发而早逝（猝死和意外或其他）。

- 近亲中有不到 50 岁即因心脏病致残者。
- 伴有肥厚型或扩张型心肌病、长 QT 间期综合征、其他离子通道类疾病、马方综合征，或者明显心律失常；家庭成员罹患遗传性疾病的情况。

与个人史一样，对于这些问题的肯定或模棱两可的回答应该进一步探究，以获得更详细的信息；建议的后续问题可在上述 PPE 专著中找到。

最后，进行运动前筛查的医生、其他提供者和组织应了解 2008 年遗传信息非歧视法案（Genetic Information Nondiscrimination Act，GINA）[16]。这项法律禁止雇主在就业决策中使用基因信息，并禁止雇主在雇佣、解雇、晋升、薪酬和工作分配等就业决策中要求基因信息（注意，GINA 第 2 章的一个重要例外涉及美国军方）。因此，当在专业运动员中执行 PPE 时，获得包括有关遗传疾病问题的个人或家族病史可能被认为是非法的[17-19]。因为这些信息对于心血管病史至关重要，所以团队或组织的法律顾问、相关运动员工会或运动员协会应确定是否和如何应用 PPE 的这一关键组成部分。

五、体格检查

心血管系统的体格检查应全面，尤其要注意可能导致运动员猝死的体检结果，如提示马方综合征的体征或主动脉瓣狭窄或梗阻性肥厚型心肌病的杂音。记录静息血压也是体检的关键组成部分。AHA 建议体格检查应包括以下要素[2]。

- 仰卧位和站立位心脏杂音的听诊。
- 触诊股动脉搏动以排除主动脉缩窄。
- 是否具备马方综合征的特殊体征。
- 坐姿时测量的肱动脉血压。

现已证明，进行 PPE 的临床医生，无论其经验或培训水平如何，都可能无法通过听诊来区分病理性杂音和生理性杂音[1, 20]。简化心脏检查可以

更好地区分良性和病理性杂音。以下杂音值得进一步评估和参考[1]。

- 响亮（＞2/6 级）或刺耳的杂音。
- 杂音向侧面而不是向上辐射。
- 收缩期中期或晚期杂音伴喀喇音。
- 任何随着动态动作（站立、蹲下）或 Valsalva 动作而增强的杂音。
- 任何全收缩期或舒张期杂音。

检查的临床医生应仔细检查马方综合征的任何体征，这些体征可能导致主动脉夹层和运动期间的猝死。这些特征包括但不限于手腕和拇指体征、胸壁畸形、后脚畸形、上下肢比例降低、臂长与身高比例增加、皮肤条纹、脊柱侧凸或二尖瓣脱垂杂音。基于体格检查的异常发现，应高度怀疑该综合征，并转诊以进一步评估和诊断。

最好测量双臂血压。运动员在安静的房间里休息几分钟后，用合适尺寸的袖带将裸臂放在心脏水平面上，测量坐位的血压。上述每一个条件对于获得准确的测量值都至关重要[21]。袖带尺寸对体格较大的运动员尤为重要，因为袖带尺寸过小可能导致血压的假性升高。应提供大尺寸的成人袖带和大腿袖带，以避免这一潜在问题。如果血压测量正确且升高，则需要运动员安静地坐着或平卧 5～10min 后重新测量。持续升高的测量值需要进一步的检查和评估。

六、病史和体格检查的局限性

尚无研究证实运动前的心血管筛查能预防心源性猝死。为评估国家级运动员心血管筛查而进行的一项意大利研究表明，经过筛查的运动员在 30 年的治疗过程中猝死率有所下降，特别是致心律失常性右心室发育不良和早发性冠状动脉疾病[22]。最近的一项系统回顾和 Meta 分析证明了心脏 PPE 在检测潜在致命心血管疾病方面的有效性[23]。具体而言，病史的敏感性和特异性分别为 20% 和 94%，而体格检查的敏感性和特异性分别

为 9% 和 97%。病史和体格检查的阳性似然比分别为 3.22 和 2.93，而病史和体检的阴性似然比分别为 0.85 和 0.93。

七、洗脱期的确定和随访协调

对于被诊断患有心脏病的运动员来说，确定未来的运动资格是医疗管理范围中的关键一步，从诊断开始，通过决策后续可能的治疗。这一过程对患者、家人、医生和学校 / 体育组织来说可能具有挑战性。直到最近，2005 年 Bethesda 大会报告声明才成为这些决定的最佳临床指南[24]。Bethesda 指南在很大程度上是基于诊断的关于运动许可的二元是 / 否声明，被批评为在本质上过于家长式，并且在很大程度上基于专家共识或建议。在过去的 10 年间，我们对于特定疾病及其自然进展有了进一步的了解，更加需要一份更新的文件。2015 年，由 AHA、ACC 和美国心律学会（Heart Rhythm Society，HRS）联合发起的竞技体育资格声明更新并取代了 Bethesda 指南[25]。这一新的声明代表了对患有心血管疾病（cardiovascular disease，CVD），甚至是由 CVD 引发心源性猝死的运动员的治疗方法的一次范式转变，从医生驱动的模式转向以患者为中心的医疗管理模式，支持临床医生、患者和家庭共同决策。

2015 年的文件并没有严格的"是"或"否"，而是提供了不同的类别，代表了一种处理证据、风险水平和患者愿望的新方法。对于被视为Ⅰ类的情况，建议参加；被认为属于ⅡA 类和ⅡB 类，参与可能是合理的；对于Ⅲ类情况，则不建议参加。Ⅱ类分类的建立是在严格的是（Ⅰ类）和否（Ⅲ类）二元模型之间创造了一个空间。在Ⅱ类范围内，鼓励医生向患者介绍科学事实和与他们的病情相关的不确定性，并参与一个关于随后的管理和清除选择的共同决策（shared decision making，SDM）过程。承认某些疾病过程中的不完整证据，允许临床医生陈述"……如果……参与是合理的"或"在……之后可以考虑参加体育运动"，这允许

在证据和风险水平不明确的情况下，由医生和患者进行个性化决策。在这种情况下，主治医生或团队医生和具有与竞技运动员合作经验的心脏病专家顾问合作，就运动参与提供建议，这对适当的决策非常重要。

这种新的 SDM 框架通常会导致一个更加耗时的过程，因为需要大量讨论和教育。为了成功实施这一框架，必须确认诊断的准确性，因为许多疾病过程可能难以与运动员心脏的正常适应和病理表现充分区分。应进行风险分层，以更好地了解风险，并采取可能的措施以缓解或降低风险。患者和家庭教育是 SDM 过程中最重要的步骤，以确保参与决策的人员对疾病、风险、继续运动可能带来的进一步风险、运动参与带来的获益有一个透彻的了解。

根据最终的参与建议，无论是否选择继续参加运动，纵向的医疗管理对所有患有心血管疾病的运动员来说都是必不可少的。必须评估他们的疾病进展，注意风险水平的变化，并及时做出适当的管理决策。这可能包括强调重要的体征和症状，以便运动员识别并在疾病恶化或进展的特征出现时立即向其医疗团队报告。在这一纵向随访期间，疾病过程的变化可能需要升级或降级其参与状态[26]。

随着许可决定模式的转变，人们开始担心，医生现在必须承担更大的法律责任，特别是在仍然存在不确定性的情况下。决策必须基于合理的医疗实践，并考虑到运动员的最大利益[27, 28]。需要对诊断的确定性、已知的（和未知的）风险、参与可能带来的好处进行详尽的记录。尽管存在医生承担额外风险的担忧，但在风险明显超过获益的情况下，没有法律先例规定医生对拒绝为患者提供运动参与许可的行为承担责任[29]。

结论

心血管病史的采集和体格检查对参与前评估至关重要。标准化地使用病史和体格检查的关键

要素，并广泛和一致地实施这些要素，仍然是美国各级体育参与的一个挑战。运动员、主治医生或团队医生与心脏病专家顾问之间的沟通对于正确解释和管理相关发现是不可或缺的。

参考文献

[1] American Academy of Family Physicians, American Academy of Pediatrics, American College of Sports Medicine, American Medical Society for Sports Medicine, American Orthopaedic Society for Sports Medicine, American Osteopathic Academy of Sports Medicine. Preparticipation physical evaluation. 5th ed. Itasca: American Academy of Pediatrics; 2019.

[2] Maron BJ, Friedman RA, Kligfield P, et al. Assessment of the 12-lead electrocardiogram as a screening test for detection of cardiovascular disease in healthy general populations of young people (12–25 years of age): a scientific statement from the American Heart Association and the American College of Cardiology. J Am Coll Cardiol. 2014;64: 1479–514.

[3] Corrado D, Pelliccia A, Bjornstad HH, et al. Cardiovascular preparticipation screening of young competitive athletes for prevention of sudden death: proposal for a common European protocol. Consensus statement of the Study Group of Sport Cardiology of the Working Group of Cardiac Rehabilitation and Exercise Physiology and the Working Group of Myocardial and Pericardial Diseases of the European Society of Cardiology. Eur Heart J. 2005;26:516–24.

[4] Dvorak J, Grimm K, Schmied C, et al. Development and implementation of a standardized precompetition medical assessment of international elite football players—2006 FIFA World Cup Germany. Clin J Sport Med. 2009;19:316–21.

[5] Ljungqvist A, Jenoure P, Engebretsen L, et al. The International Olympic Committee (IOC) Consensus Statement on periodic health evaluation of elite athletes March 2009. Br J Sports Med. 2009;43:631–43.

[6] Hainline B, Drezner JA, Baggish A, et al. Interassociation consensus statement on cardiovascular care of college student-athletes. J Am Coll Cardiol. 2016;67:2981–95.

[7] Madsen NL, Drezner JA, Salerno JC. The preparticipation physical evaluation: an analysis of clinical practice. Clin J Sport Med. 2014; 24:142–9.

[8] Glover DW, Glover DW, Maron BJ. Evolution in the process of screening United States high school student-athletes for cardiovascular disease. Am J Cardiol. 2007;100(11):1709–12.

[9] Charboneau ML, Mencias T, Hoch AZ. Cardiovascular screening practices in collegiate student-athletes. PM R. 2014;6(7):583–6.

[10] Moulson N, Kuljic N, McKinney J, Taylor T, Hopman WM, Johri AM. Variation in preparticipation screening medical questionnaires and physical examinations across Canadian Universities. Can J Cardiol. 2018;34(7):933–6.

[11] Maron BJ, Thompson PD, Ackerman MJ, et al. Recommendations and considerations related to preparticipation screening for cardiovascular abnormalities in competitive athletes: 2007 update a scientific statement from the American Heart Association Council on Nutrition, Physical Activity, and Metabolism. Circulation. 2007;115:1643–55.

[12] Drezner JA, O'Conner FG, Harmon KG, et al. AMSSM Position statement on cardiovascular preparticipation screening in athletes: current evidence, knowledge gaps, recommendations, and future directions. Clin J Sport Med. 2016;26:347–61.

[13] Corrado D, Pelliccia A, Bjørnstad HH, et al. Cardiovascular pre-participation screening of young competitive athletes for prevention of sudden death: proposal for a common European protocol. Consensus statement of the Study Group of Sport Cardiology of the Working Group of Cardiac Rehabilitation and Exercise Physiology and the Working Group of Myocardial and Pericardial Diseases of the European Society of Cardiology. Eur Heart J. 2005;26(5):516–24. https://doi.org/10.1093/eurheartj/ehi108.

[14] Maron BJ, Thompson PD, Puffer JC, McGrew CA, Strong WB, Douglas PS, Clark LT, Mitten MJ, Crawford MH, Atkins DL, Driscoll DJ, Epstein AE. Cardiovascular preparticipation screening of competitive athletes: a statement for health professionals from the Sudden Death Committee (Clinical Cardiology) and Congenital Cardiac Defects Committee (Cardiovascular Disease in the Young), American Heart Association. Circulation. 1996;94:850–6.

[15] Ranthe MF, Winkel BG, Andersen EW, et al. Cardiovascular disease in family members of young sudden cardiac death victims. Eur Heart J. 2013;34:503–11.

[16] Genetic information nondiscrimination act of 2008. 42 USC 2000ff. https://www.eeoc.gov/ statutes/genetic-information-nondiscrimination- act- 2008.

[17] Evans RB. 'Striking out': the genetic nondiscrimination act of 2008 and title II's impact on professional sports employers. N C J Law Technol. 2009;11(1):205–21.

[18] Bland JA. There will be blood … testing: the intersection of professional sports and the genetic information nondiscrimination act of 2008. Vanderbilt J Entertain Technol Law. 2011;13(2):357–83.

[19] Patel S, Varley I. Exploring the regulation of genetic testing in sport. Entertain Sports Law J. 2019;17:5, 1–13. https://doi.org/10.16997/eslj.223.

[20] O'Connor FG, Johnson JD, Chapin M, Oriscello RG, Taylor DC. A pilot study of clinical agreement in cardiovascular preparticipation examinations: how good is the standard of care? Clin J Sports Med. 2005;15(3):177–9.

[21] Whelton PK, Carey RM, Aronow WS, Casey DE Jr, Collins KJ, Dennison Himmelfarb C, DePalma SM, Gidding S, Jamerson KA, Jones DW, MacLaughlin EJ, Muntner P, Ovbiagele B, Smith SC Jr, Spencer CC, Stafford RS, Taler SJ, Thomas RJ, Williams KA Sr, Williamson JD, Wright JT Jr. 2017 ACC/AHA/AAPA/ABC/ACPM/AGS/APhA/ASH/ASPC/NMA/PCNA Guideline for the prevention, detection, evaluation, and management of high blood pressure in adults: executive summary: a report of the American College of Cardiology/American Heart Association Task Force on clinical practice guidelines. Hypertension. 2018;71:1269–324.

[22] Corrado D, Basso C, Pavei A, Michieli P, Schiavon M, Thiene G. Trends in sudden cardiovascular death in young competitive athletes after implementation of a preparticipation screening program. JAMA. 2006;296:1593–601.

[23] Harmon KG, Zigman M, Drezner JA. The effectiveness of screening history, physical exam, and ECG to detect potentially lethal cardiac disorders in athletes: a systematic review/meta-analysis. J Electrocardiol. 2015;48:329–38.

[24] Maron BJ, Zipes DP. 36th Bethesda conference: introduction: eligibility recommendations for competitive athletes with cardiovascular abnormalities. J Am Coll Cardiol. 2005;45:1318–21.

[25] Maron BJ, Zipes DP, Kovacs RJ, American Heart Association Electrocardiography and Arrhythmias Committee of Council on Clinical Cardiology, Council on Cardiovascular Disease in Young,

Council on Cardiovascular and Stroke Nursing, Council on Functional Genomics and Translational Biology, American College of Cardiology. Eligibility and disqualification recommendations for competitive athletes with cardiovascular abnormalities: preamble, principles, and general considerations: a scientific statement from the American Heart Association and American College of Cardiology. Circulation. 2015;132:e256–61. https://doi.org/10.1161/ CIR.0000000000000236.

[26] Baggish AL, Ackerman MJ, Putukian M, et al. Shared decision making for athletes with cardiovascular disease: practical considerations. Curr Sports Med Rep. 2019;18(3):76–81.

[27] Baggish AL, Ackerman MJ, Lampert R. Competitive sport participation among athletes with heart disease: a call for a paradigm shift in decision making. Circulation. 2017;136:1569–71.

[28] Mitten MJ. Emerging legal issues in sports medicine: a synthesis, summary and analysis. St John's Law Rev. 2002;76:5–86.

[29] Di Luca TR. Medical malpractice and the modern athlete: a whole new ballgame…or is it? Westchester County Bar Assoc J. 2008;35:17–26.

第 2 章　将心电图作为运动员筛查的一个组成部分
Using an Electrocardiogram as a Component of Athlete Screening

David J. Engel　著

黄慧玲　刘金印　译

一、针对是否每位运动员的参与前筛查都要添加心电图的流行病学研究结果

用于检测心脏异常的最佳参与前筛查策略仍未明确，这些异常会使运动员面临运动诱发心源性猝死（sudden cardiac death，SCD）的风险。美国的惯例是，所有参与运动员医疗管理的主要医疗机构都建议对运动员进行参与前筛查，并且该评估应包括病史和体格检查（history and physical exam，H&P）[1-4]。为了协助 H&P 的标准化和优化，AHA 为 14 个项目的 H&P 提供了一致的建议，作为这些检查的执行指南[5]。虽然详细的 H&P 会发现许多以前未确诊的心脏疾病，这些疾病可能会导致运动诱发的 SCD，但这种检查的敏感性和特异性尚不完善。为了加强筛查的效果，有人提倡将 12 导联心电图（electrocardiogram，ECG）普遍纳入运动员的参与前筛查，以提高心脏筛查的有效性[2, 6, 7]。然而，在这个问题上仍有大量的讨论和争议。

围绕无症状运动员大规模 ECG 筛查的争议涉及成本、资源分配、心电图识别隐匿性心血管疾病的准确性、ECG 假阳性的后果。同时，人们认识到 ECG 可以提高筛查的效率，以检测运动员 SCD 相关的心脏异常[8, 9]。

推动全民 ECG 纳入运动员筛查的一个重要推动力来自一项长期的意大利国家运动员筛查项目产生的数据。1971 年，意大利政府制定了一项立法，要求对所有竞技运动员进行医疗监督。1982 年，这项法律得到了显著加强和正式化实施，要求每年进行参与前的医疗检查，其中包括 H&P 和 ECG[10, 11]。在对意大利威尼托地区 1979—2004 年 SCD 发病率的研究中，引入包括 ECG 在内的运动员筛查使运动员的 SCD 发生率降低了 89%（3.6 人死亡 /10 万人降低至 0.4 人死亡 /10 万人），其中大部分原因是通过筛查发现了心肌病，而在这段时间内，未经筛查的年龄匹配的非运动员没有观察到这种趋势[12]（图 2–1）。

然而，将 ECG 纳入参与前筛查的其他大规模举措并没有复制意大利的结论。1997 年，以色列颁布了以色列体育法（Israeli Sport Law），规定对竞技运动员进行赛前医学检查，包括每年进行一次 H&P 和 ECG 检查，以及每 4 年进行一次运动负荷试验（≥ 35 岁的运动员每年进行一次运动负荷试验）[13, 14]。在 1985—2009 年对以色列运动员 SCD 发生率的研究中（该立法颁布前 12 年和启动后 12 年），运动员 SCD 发生率没有显著差异（立法前 2.66 次 /10 万人，立法后 2.54 次 /10 万人，P=0.88）[14]。此外，在一项比较威尼托地区和明尼苏达州（人口统计学上与威尼托地区相似，运动员参与前筛查仅限于 H&P）运动员 SCD 率的为期 11 年（1993—2004 年）的研究中，SCD 发生率没有观察到差异[15]。这些研究得出了与意大利关于 ECG 在 SCD 预防中效用的研究不同的结论，对 ECG 普遍纳入筛查的适当性提出了疑问。

二、ECG 在运动员筛查中的优势和缺陷

关于在运动员筛查中如何最好地使用 ECG 的策略和实践的确定不能仅仅基于大规模流行病学研究中产生的数据。分析 ECG 本身的优势和缺陷对于帮助策略的制订也至关重要。对 ECG 内在特征的评估是目前主要医疗机构提出的关于运动员筛查的指南建议和立场声明的组成部分。表 2-1 总结了与运动员筛查相关的 ECG 的重要优势和缺陷。

（一）ECG 的优势

ECG 是检测潜在结构性心脏病的有效诊断工具，因为心肌病患者的 ECG 在很大比例上会出现异常。此外，ECG 的成本很低，只需几分钟即可

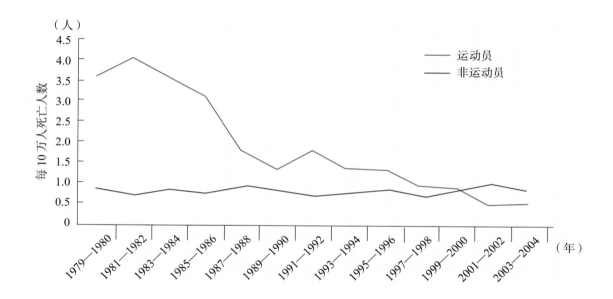

▲ 图 2-1　1979—2004 年，意大利威尼托地区，经过筛查的运动员和未经筛查的非运动员的年心源性猝死率
经许可转载，引自 Corrodo et al.[10]，Elsevier

表 2-1　ECG 在运动员筛查中的优势和缺陷	
ECG 的优势	**ECG 的缺陷**
患心肌病的运动员 ECG 异常的比例很高	尽管使用了运动员特定的 ECG 解释标准，但仍会出现假阳性 ECG
ECG 是检测运动员与 SCD 相关的内在传导异常的最佳初筛工具，包括心室预激、离子通道病和长 QT 间期综合征	ECG 无法检测到与运动员 SCD 相关的几种心血管疾病，包括动脉粥样硬化性冠状动脉疾病、冠状动脉异常起源、二叶主动脉瓣和马方综合征
ECG 提高了单纯依赖 H&P 检测心血管疾病的灵敏度，这些疾病可能是运动诱发 SCD 的诱因	评估大量 ECG 异常的运动员所需的下游测试可能会对运动员的参与状态产生不利影响，并对医疗系统造成巨大压力，要求其提供精简且可负担的测试
ECG 检查价格低且快捷	技术因素，包括导联位置的可变性、间期测量的不准确性（特别是 QT 间期）和 ECG 解释中判图者之间的变异性，会对测试的可靠性产生不利影响
采用最新的运动员专用 ECG 解释标准，假阳性率很低	运动员 SCD 的发病率较低，假阳性 ECG 的数量远远超过真阳性 ECG。无症状运动员 ECG 的风险 / 益处尚不完全清楚

ECG. 心电图；SCD. 心源性猝死；H&P. 病史和体格检查

完成。大量研究表明，肥厚型心肌病（hypertrophic cardiomyopathy，HCM）患者中有 75%～95% 存在 ECG 异常，这是运动诱发 SCD 的一个重要原因[16-19]。在致心律失常性右心室心肌病（arrhythmogenic right ventricular cardiomyopathy，ARVC）的患者中，ECG 异常的比例也很高[20-22]。ECG 诊断心律失常的价值甚至比检测潜在结构性心脏病的价值更大。ECG 是识别运动员 SCD 相关传导异常的初始诊断方式，包括心室预激和离子通道疾病，如长 QT 间期综合征。

由于这些在运动员中检测与 SCD 相关的重要心脏疾病的内在能力，ECG 已被证明增加了运动员筛查（H&P）的效力和敏感性。17 年来（1979—1996 年），将 ECG 作为意大利威尼托地区国家运动员筛查计划的一部分加入 H&P 中，可显著提高 HCM 的检出率[8]。同样在美国，对高中[23, 24] 和大学[9, 25, 26] 运动员的 ECG 纳入筛查项目的前瞻性研究表明，与单纯的 H&P 相比，ECG 提高了检出率，提高了识别潜在致命性心脏病的敏感性和特异性。美国大学体育协会（National Colle-giate Athletic Association，NCAA）赞助的一项涵盖了 35 所大学、包括 5000 多名运动员的前瞻性研究，发现 ECG 检测严重基础心脏疾病的敏感性为 100%，而 H&P 为 15.4%[27]。这些分析和支持 ECG 增强筛查能力的综述是赞成将 ECG 普遍纳入运动员参与前筛查论据的基本组成部分。

（二）ECG 的缺陷

尽管上述论点赞成将 ECG 标准纳入运动员筛查，但还需要考虑 ECG 的若干特性，以及医疗服务提供者和运动员在使用心电图时所遇到的现实情况。尽管制订和使用了运动员特定 ECG 解释标准的专家共识，但仍会出现假阳性 ECG[28]。即使目前公布了最新和最具体的运动员 ECG 标准（国际建议[29]），在运动员群体中应用和前瞻性研究这些 ECG 标准时，假阳性率可能高达 6.8%～15.6%[30-32]。除了假阳性，ECG 可能并不总

是显示典型的模式或提示潜在的结构性心脏病的异常。高达 10% 的 HCM 病例和高达 1/3 的 ARVC 病例中可出现假阴性 ECG[33, 34]。尤其就 HCM 而言，已知这种疾病的表型和 ECG 表现可在青春期或成年早期发展，这一时期与大多数竞技运动员的职业生涯相吻合，因此需要反复筛查，以便在这种情况下最佳地利用 ECG[35, 36]。除了与假阳性和假阴性相关的问题外，ECG 还无法检测出运动员中已知与 SCD 相关的几种重要心血管疾病，包括动脉粥样硬化性冠状动脉疾病、异常冠状动脉起源、二叶主动脉瓣和马方综合征。

ECG 采集中固有的技术因素也为建议谨慎使用 ECG 对运动员进行大规模筛查提供了依据。ECG 描记的波形高度依赖于肢体和心前区导联的位置，导联位置的变异性不可避免地出现在广泛的 ECG 表现中，这导致测试的准确性和解释存在显著的不一致[37-39]。同样，获得精确的间期测量值的变异性和困难，尤其是当它们涉及精确的 QT 间期测量时，是影响 ECG 可靠性和解释的另一个重要的不一致来源[40, 41]。这些技术因素导致了判图者对于 ECG 解释的显著差异，这也是影响质量控制的主要因素，对运动员个人和人群筛查都有重要影响[42, 43]。

将运动员的 ECG 检查结果归类为异常将需要进一步的评估和下游测试，以确保运动员的健康和安全。这些评估往往会对运动员的参赛状态产生即时和潜在的长期不利影响，并对健康资源的利用产生重大影响。评估运动员 ECG 异常的经典后续步骤包括亚专科会诊、超声心动图、负荷试验、延长的节律监测、心脏磁共振成像（cardiac MRI，CMR）或潜在的侵入性心脏测试。由于全世界有数以百万计的运动员在高中、大学、成人业余和职业水平上进行比赛，即使是极小比例的无症状运动员由于 ECG 分类异常而需要接受进一步评估，也会给医疗保健系统带来巨大压力，使其无法提供精简且负担得起的下游检测。鉴于未经普遍 ECG 筛查的运动员 SCD 的估计年发病率

为 0.6～1.2 人 /10 万人 [15, 44, 45]，关于 ECG 筛查的最终风险和益处的辩论和讨论仍在继续。

三、医学会指南和立场声明

目前，主要的医疗机构并没有就运动员参与前筛查中纳入 ECG 的建议达成一致意见。表 2-2 总结了这些医疗机构目前关于将 ECG 纳入参与前筛查方案的标准立场声明。尽管建议有所不同，但所有指南和立场声明都强调的一个关键概念是，任何机构或组织如果选择将 ECG 纳入参与前筛查过程，就必须全面了解 ECG 的优势和缺陷，以及运动员的潜在利益和风险。这一过程的保障措施

和基本要素包括，ECG 的解释必须由熟悉运动员心电图结果的医疗专业人员进行，运动员心血管医疗管理专家密切配合，以提供监督，并高效、快速地管理下游测试 [2-4, 46-48]。

四、我们如何解释运动员的 ECG

（一）运动员专用 ECG 解释标准的制订

当决定对运动员进行 ECG 检查时，无论是出于筛查目的还是为了评估临床问题，医疗保健提供者必须尝试明确观察到的 ECG 结果是正常还是异常，是否需要进一步评估。人们认识到，长期和高强度的运动训练会导致生理、适应性的心脏

表 2-2　主要的医疗机构 / 组织关于将 ECG 纳入参与前筛查计划的立场声明

医疗机构 / 协会	ECG 在运动员参与前筛查中的常规应用	立场声明来源
美国心脏协会 /美国心脏病学会（AHA/ACC）	不推荐	Eligibility and disqualification recommendations for competitive athletes with cardiovascular abnormalities: task force 2: pre-participation screening for cardiovascular disease in competitive athletes-a scientific statement from the American Heart Association and American College of Cardiology Circulation 2015; 132: e267–e272
美国大学体育协会（NCAA）	没有正式建议支持或反对普遍纳入 ECG，为选择实施 ECG 的成员机构提供最佳流程指南	Interassociation consensus statement on cardiovascular care of college student-athletes J Am Coll Cardiol 2016; 67: 2981–95
欧洲心脏病学会（ESC）	推荐	Pre-participation cardiovascular evaluation for athletic participants to prevent sudden death: position paper from the EHRA and the EACPR, branches of the ESC.Endorsed by APHRS, HRS, and SOLAECE Eur J Prev Cardiol 2017; 24: 41–69
国际奥委会（IOC）	推荐	The International Olympic Committee（IOC）consensus statement on periodic health evaluation of elite athletes, March 2009 Clin J Sport Med 2009; 19: 347–60
加拿大心血管学会（CCS）/ 加拿大心律学会（CHRS）	不推荐	Canadian Cardiovascular Society/Canadian Heart Rhythm Society Joint Position Statement on the cardiovascular screening of competitive athletes Can J Cardiol.2019; 35: 1–11
美国运动医学医学会（AMSSM）	没有关于支持或反对普遍纳入 ECG 的正式建议	AMSSM position statement on cardiovascular pre-participation screening in athletes: current evidence, knowledge gaps, recommendations, and future directions Clin J Sport Med 2016; 26: 347–361

ECG. 心电图

重塑[49-51]。因此，在训练有素的运动员中，反映潜在心脏结构的体表 ECG 通常与年龄匹配的非运动员个体不同[52, 53]。在这种情况下，医疗保健提供者面临的挑战是将生理性、训练相关的 ECG 变化，与可能提示潜在心脏疾病的 ECG 变化区分开。为了提高 ECG 判读的特异性并最大限度地降低假阳性率，目前已经制订了运动员专用 ECG 判读标准的专家共识。欧洲心脏病学会（European Society of Cardiology，ESC）于 2005 年编制了第一部正式的运动员特定 ECG 解释标准[54]。这些标准提供了一个异常 ECG 发现的表格，如果存在异常，则表明需要进一步评估。然而，当这些标准前瞻性地应用于运动员群体时，发现 ECG 假阳性率高得令人无法接受。一项对 1005 名优秀混合运动运动员的综合研究显示，使用这些标准的假阳性率为 40%[52]。ESC 随后于 2010 年制订并发布了一套现代化的标准，将 ECG 检查分为常见和生理性的"训练相关 ECG 表现"以及运动训练后未预料到的 ECG 表现，并归类为"异常"[55]。与 2005 年的标准相比，这些新的标准确实提高了特异性并降低了假阳性率，但在从事运动横断面的运动员队列中仍观察到约 10% 的异常 ECG 比例[56]。2010 年 ESC 标准的另一个重要缺陷是，这些标准主要是从白种人运动员的 ECG 分析中得出的，并且没有纳入突出白种人和黑种人运动员之间不同复极和 T 波模式的新数据[57-59]。

基于这些观察到的复极的种族差异，为了进一步提高 ECG 的特异性，2012 年在西雅图召开了一次由运动心脏病学家和运动医学医师参加的国际峰会，制订了一套改进的标准，这套"西雅图标准"于 2013 年发布[60]。西雅图标准将 $V_{1\sim4}$ 导联 ST 段凸面向上抬高合并 T 波倒置（T wave inversion，TWI）归类为黑种人运动员的正常心电图变异，基于数据表明，这种 T 波模式与黑种人运动员潜在的心脏病理情况无关[59, 60]。此外，西雅图标准缩短了 QT 间期延长的临界值，延长了 QRS 异常增宽的临界值[60]。

在西雅图标准发布后，对 2500 多名混合运动的运动员和近 10 000 名对照者进行了大规模分析，结果表明，当比较匹配的 ECG 和 ECG 数据时，心房增大和电轴偏离的 ECG 结果（西雅图标准将其归类为异常）与心脏病理学无关。从异常 ECG 分类中去除这些 ECG 特征可将假阳性率从 13% 降低到 7.5%[61]。这一数据的纳入促成了 2014 年发布的"修订标准"的出台，该标准除了训练相关和异常 ECG 发现外，还增加了一类临界 ECG 表现[62]。孤立存在的临界改变不再被归类为异常的 ECG 表现，但如果存在两个或两个以上的临界改变，则将 ECG 归类为异常。

图 2-2 显示了这些运动员特定的 ECG 解释标准的演变，以及每组标准中 ECG 结果的定义。虽然每一套更新的标准都改善了具体情况，但重要的是要认识到这些标准的固有局限性。将个别 ECG 结果指定为正常或异常主要基于专家的一致意见。此外，这些标准并非特定于运动，也没有考虑不同运动的不同血流动力学需求，或者高强度训练的水平或年限，可能会改变这些心脏结构、电变化的适应性心脏重塑和 ECG 表现。相反，这些标准被设计成一种"一刀切"的方法。还有一个局限是，在公布之前，没有对标准集进行前瞻性研究，以测试或评估其在运动员群体中的准确性。尽管如此，这些专家共识标准为医疗保健提供者评估运动员 ECG 提供了极其重要的参考框架。所有从事运动员 ECG 检查和解释工作的从业者都应熟悉这些标准的最新版本。

（二）2017 年国际建议

2017 年，国际运动心脏病学、遗传性心脏病和运动医学专家构成的专家组发布了最新的运动员特定 ECG 解释标准[29]。该小组提出的国际建议代表了运动员 ECG 解释的最新和最具体的指导性建议。基于右束支传导阻滞（right bundle branch block，RBBB）在运动员中比非运动员更普遍，但这种 ECG 模式并不固有地反映运动员潜在的结

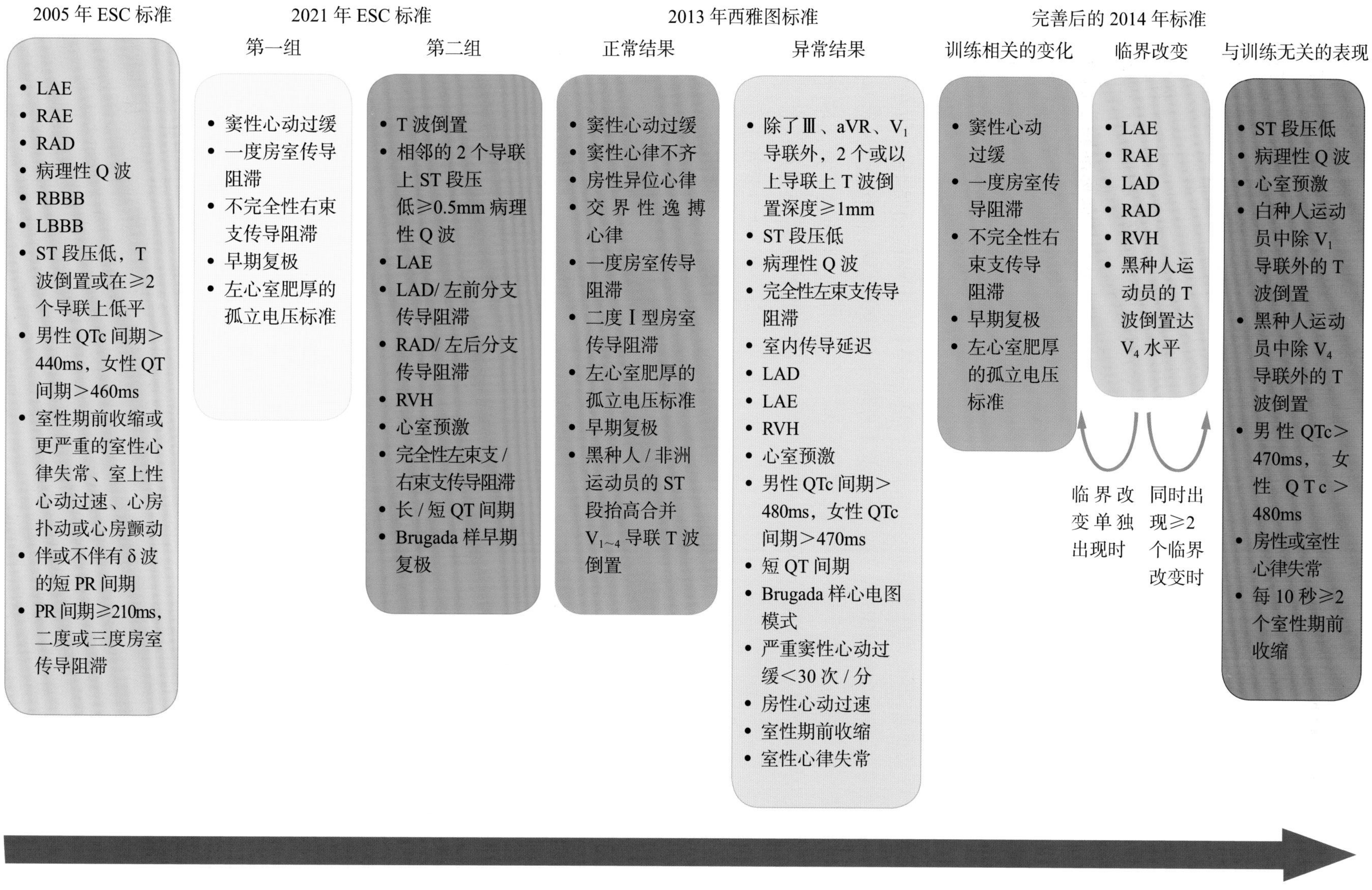

2005 年 ESC 标准
- LAE
- RAE
- RAD
- 病理性 Q 波
- RBBB
- LBBB
- ST 段压低，T 波倒置或在 ≥2 个导联上低平
- 男性 QTc 间期 >440ms，女性 QT 间期 >460ms
- 室性期前收缩或更严重的室性心律失常、室上性心动过速、心房扑动或心房颤动
- 伴或不伴有 δ 波的短 PR 间期
- PR 间期 ≥210ms，二度或三度房室传导阻滞

2021 年 ESC 标准

第一组
- 窦性心动过缓
- 一度房室传导阻滞
- 不完全性右束支传导阻滞
- 早期复极
- 左心室肥厚的孤立电压标准

第二组
- T 波倒置
- 相邻的 2 个导联上 ST 段压低 ≥0.5mm
- 病理性 Q 波
- LAE
- LAD/ 左前分支传导阻滞
- RAD/ 左后分支传导阻滞
- RVH
- 心室预激
- 完全性左束支阻滞
- 右束支传导阻滞
- 长 / 短 QT 间期
- Brugada 样早期复极

2013 年西雅图标准

正常结果
- 窦性心动过缓
- 窦性心律不齐
- 房性异位心律
- 交界性逸搏心律
- 一度房室传导阻滞
- 二度 I 型房室传导阻滞
- 左心室肥厚的孤立电压标准
- 早期复极
- 黑种人 / 非洲运动员的 ST 段抬高合并 V1~4 导联 T 波倒置

异常结果
- 除了 III、aVR、V1 导联外，2 个或以上导联上 T 波倒置深度 ≥1mm
- ST 段压低
- 病理性 Q 波
- 完全性左束支传导阻滞
- 室内传导延迟
- LAD
- LAE
- RVH
- 心室预激
- 男性 QTc 间期 >480ms，女性 QTc 间期 >470ms
- 短 QT 间期
- Brugada 样心电图模式
- 严重窦性心动过缓 <30 次 / 分
- 房性心动过速
- 室性期前收缩
- 室性心律失常

完善后的 2014 年标准

训练相关的变化
- 窦性心动过缓
- 一度房室传导阻滞
- 不完全性右束支传导阻滞
- 早期复极
- 左心室肥厚的孤立电压标准

临界改变
- LAE
- RAE
- LAD
- RAD
- RVH
- 黑种人运动员的 T 波倒置达 V4 水平

临界改变单独出现时 / 临界改变同时出现 ≥2 个临界界改变时

与训练无关的表现
- ST 段压低
- 病理性 Q 波
- 心室预激
- 白种人运动员中除 V1 导联外的 T 波倒置
- 黑种人运动员中除 V4 导联外的 T 波倒置
- 男性 QTc>470ms，女性 QTc> 480ms
- 房性或室性心律失常
- 每 10 秒有 2 个室性期前收缩

▲ 图 2-2　运动员特异性心电图解释标准的演变

ESC. 欧洲心脏病学会；LAE. 左心房扩大；RAE. 右心房扩大；LAD. 电轴左偏；RAD. 电轴右偏；RVH. 右心室肥厚；RBBB. 右束支传导阻滞；LBBB. 左束支传导阻滞；QTc. 校正的 QT 间期 [经许可转载，引自 Basu and Malhotra[70].Springer Nature (http://creativecommons.org/licenses/by/4.0/)]

构性心脏病，国际建议通过将 RBBB 从异常 ECG 表现重新归类为临界性改变，进一步提高了以前 ECG 标准的特异性[63]。此外，对异常 Q 波的定义更加严格。此标准发表以来，虽然仍然存在假阳性率，但国际推荐标准在儿童运动员、职业自行车运动员和职业篮球运动员的研究中表现出的特异性已经超过了以前的 ESC、西雅图和细化标准，降低了 ECG 假阳性率[30-32]。

使用国际建议评估运动员 ECG 的流程见图 2-3。绿色的心电图表现被归类为生理性、训练相关结果，在没有其他临床指征的情况下，不需要进一步评估。常见训练相关 ECG 模式的代表性表现见图 2-4。黄色的 ECG 特征被归类为临界性改变，包括电轴偏移、心房扩大和完全性 RBBB。这些孤立的表现不需要进一步评估，但两个或两个以上的临界改变将归类为异常 ECG。红色的 ECG

表现被归类为异常，并且未知是否与运动重塑有关。建议对此类 ECG 结果进行进一步评估。异常 ECG 表现的精准定义见表 2-3。该类别 ECG 模式的代表性表现见图 2-5。

国际建议的另一个组成部分有助于进一步将其与以前的运动员 ECG 标准区分开来，即更加强调对异常 TWI 的识别。尽管 TWI 的模式已被证明在运动员中相对常见，并且与潜在的心脏病理学无关，包括白种人运动员中 V_1 和 V_2 导联相关的 TWI[64]，16 岁以下的青少年运动员中 $V_{1\sim3}$ 导联的 TWI（幼稚型 T 波倒置）[65]，以及黑种人运动员中 $V_{1\sim4}$ 导联的凸面向上的 ST 段抬高和 T 波倒置[59, 60]（图 2-4D），TWI 的其他模式在运动员中并不普遍。涉及下外侧壁导联的 TWI 在不分种族的运动员中非常罕见[35, 59, 66]。此外，考虑到涉及下壁导联和侧壁导联的 TWI 在 HCM 中经常出现[33, 67, 68]，运动

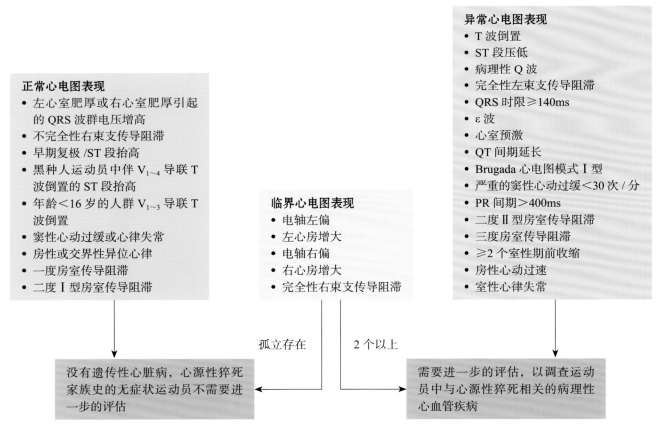

异常心电图表现
- T 波倒置
- ST 段压低
- 病理性 Q 波
- 完全性左束支传导阻滞
- QRS 时限≥140ms
- ε 波
- 心室预激
- QT 间期延长
- Brugada 心电图模式 I 型
- 严重的窦性心动过缓＜30 次 / 分
- PR 间期＞400ms
- 二度 II 型房室传导阻滞
- 三度房室传导阻滞
- ≥2 个室性期前收缩
- 房性心动过速
- 室性心律失常

正常心电图表现
- 左心室肥厚或右心室肥厚引起的 QRS 波群电压增高
- 不完全性右束支传导阻滞
- 早期复极 /ST 段抬高
- 黑种人运动员中伴 $V_{1\sim4}$ 导联 T 波倒置的 ST 段抬高
- 年龄＜16 岁的人群 $V_{1\sim3}$ 导联 T 波倒置
- 窦性心动过缓或心律失常
- 房性或交界性异位心律
- 一度房室传导阻滞
- 二度 I 型房室传导阻滞

临界心电图表现
- 电轴左偏
- 左心房增大
- 电轴右偏
- 右心房增大
- 完全性右束支传导阻滞

孤立存在　　2 个以上

没有遗传性心脏病，心源性猝死家族史的无症状运动员不需要进一步的评估

需要进一步的评估，以调查运动员中与心源性猝死相关的病理性心血管疾病

▲ 图 2-3　使用国际推荐标准进行心电解释的流程
经许可转载，引自 Sharma et al.[27]，Elsevier

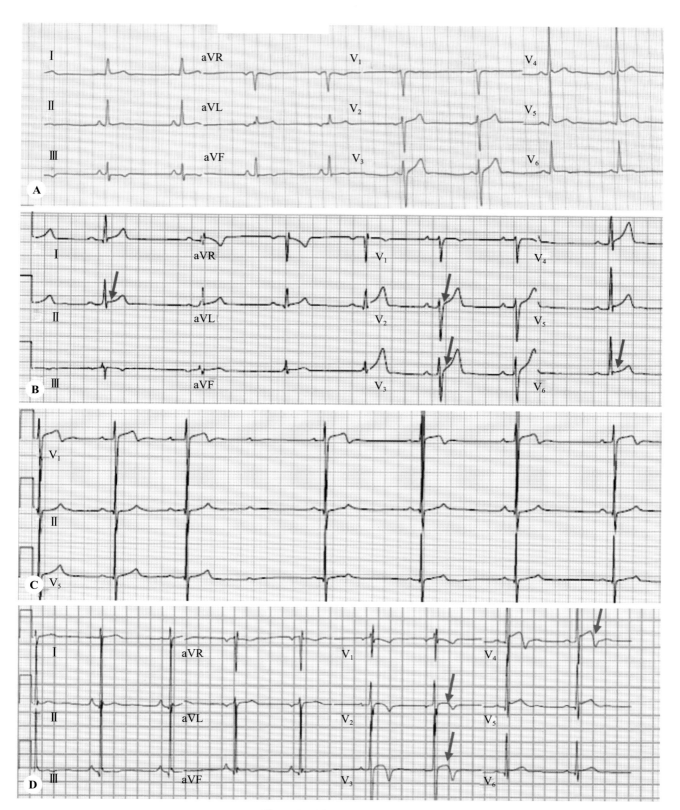

▲ 图 2-4　常见"训练相关"心电图模式的典型表现

A. 左心室肥厚的电压标准（Sokolow-Lyon 标准）；B. 早期复极，可见 QRS-ST 段（J 点）的普遍性升高（蓝箭）；
C. 窦性心律伴二度 I 型房室传导阻滞（文氏现象）；D. 黑种人运动员 $V_{1\sim4}$ 导联 ST 凸面向上抬高伴 T 波倒置（蓝箭）

心电图分类	具体表现	定 义
异常心电图	T 波倒置 －前壁 －侧壁 －下侧壁 －下壁	2 个或以上相邻导联的 T 波深度≥1mm；不包括 aVR、Ⅲ和 V_1 导联 －$V_{2\sim4}$ 导联（不包括上述的正常变异） －Ⅰ和 aVL、V_5 和（或）V_6 －Ⅱ和 aVF、$V_{5\sim6}$、Ⅰ和 aVL －Ⅱ和 aVF
	ST 段压低	2 个或以上相邻导联，深度≥0.5mm
	病理性 Q 波	2 个或以上相邻导联 Q/R≥0.25 或 Q 波时限≥40ms（不包括Ⅲ和 aVR 导联）
	完全性左束支传导阻滞	QRS≥120ms，主要表现为 V_1 导联 QRS 波群群负向波为主（QS 或 rS），以及Ⅰ和 V_6 导联为直立或 R 波切迹
	非特异性室内传导延迟	任何导联 QRS 时限≥140ms
	ε波	在 $V_{1\sim3}$ 导联，QRS 波群末端和 T 波开始之间有明显的高频、低幅的棘波或震荡波
	心室预激	PR 间期<120ms，伴有 δ 波和宽 QRS（≥120ms）
	QT 间期延长（Bazett 公式）	QTc≥470ms（男性） QTc≥480ms（女性） QTc≥500ms（QT 间期明显延长）
	Brugada 综合征 I 型	ST 段呈穹窿形抬高，J 波或 ST 段抬高≥0.2mV，逐渐下降到 T 波呈负向，其间极少或无等电位线
	严重窦性心动过缓	<30 次 / 分或窦性停搏≥3s
	严重的一度房室传导阻滞	PR 间期≥400ms
	二度Ⅱ型房室传导阻滞	间歇性的 P 波不能下传，阻滞前后的 PR 间期均固定
	三度房室传导阻滞	完全性心脏传导阻滞
	房性快速性心律失常	室上性心动过速、心房扑动、心房颤动
	室性期前收缩	每 10 秒≥2 个室性期前收缩
	室性心律失常	成对、联律、3 个短阵和非持续性室性心动过速
临界性心电图（单独出现的临界性心电图表现并不代表运动员存在病理性心血管疾病，但存在两个或两个以上的临界性心电图可能值得进一步研究）	电轴左偏	–30°～–90°
	左心房增大	Ⅰ或Ⅱ导联 P 波时限>120ms，负向 P 波≥1mm，V_1 导联≥40ms
	电轴右偏	>120°
	右心房增大	Ⅱ、Ⅲ或 aVF 导联 P 波≥2.5mm
	完全性右束支传导阻滞	V_1 导联的 rSR' 型，V_6 导联 S 波宽于 R 波，并且 QRS 时限≥120ms

表 2-3 国际标准定义的异常和临界性心电图表现

改编自 Sharma et al.[27]

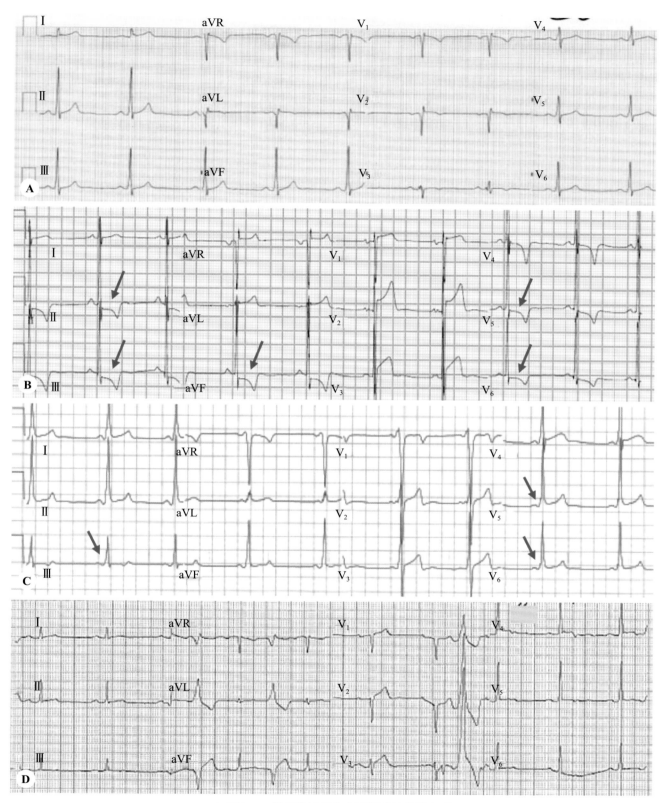

▲ 图 2-5　常见的异常心电图模式的典型表现

A. 异常 Q 波（$V_{1\sim2}$）；B. ST 段压低伴下外侧 T 波倒置（V_5、V_6、Ⅱ、Ⅲ、aVF）（蓝箭）；C. 心室预激（δ 波）（蓝箭）；
D. 频发室性期前收缩

员存在下外侧 TWI 需要进一步评估。异常下外侧壁 TWI 的 ECG 模式的典型表现见图 2-6。

对具有下外侧壁 TWI 的运动员进行的大规模和纵向研究产生的数据有助于进一步形成指南建议，包含在针对具有这种 ECG 模式的运动员的国际建议中。在一个由 12 000 多名意大利混合运动的症状性运动员组成的数据库中，0.6% 的运动员基线 TWI 异常（绝大多数为下外侧壁导联），但其他情况下心血管筛查正常。对这些运动员进行平均 9 年的随访，观察到 6% 的运动员出现心肌病，7% 的运动员出现其他心脏疾病[35]。在一项针对 6000 多名混合运动运动员的研究中，2.4% 的运动员被检测出 TWI 异常（83.9% 涉及下壁导联或侧壁导联），44.5% 的运动员最终被发现患有心脏病[66]。在这些确诊疾病的病例中，超声心动图检测到 53.6% 的病例存在潜在的心脏病理情况。然而，在超声心动图判读正常的运动员中，有 16.5%

的病例通过 CMR 被诊断为心肌病，在超声心动图判读可疑的运动员中有 30% 的病例被确诊为心肌病[66]。在对 TWI 异常但超声心动图和 CMR 正常的运动员进行为期 1 年的随访中，7.2% 随后发现有心肌病的迹象[66]。

国际建议纳入了这一数据，并强调了在运动员中识别下壁和侧壁 TWI 的重要性。建议指出，如果超声心动图无法诊断，应使用钆增强 CMR 进一步评估具有侧壁或下外侧壁 TWI 表现的运动员[29]。在这种超声心动图图像质量不理想的情况下，CMR 具有可以更精准地显示左心室心尖部位心肌肥厚的优势，并且晚期钆增强可能提示心肌纤维化[29]。此外，建议对具有这种心电图模式的运动员进行系列随访检查[29]。

结论

关于 ECG 是否应普遍纳入无症状运动员的赛

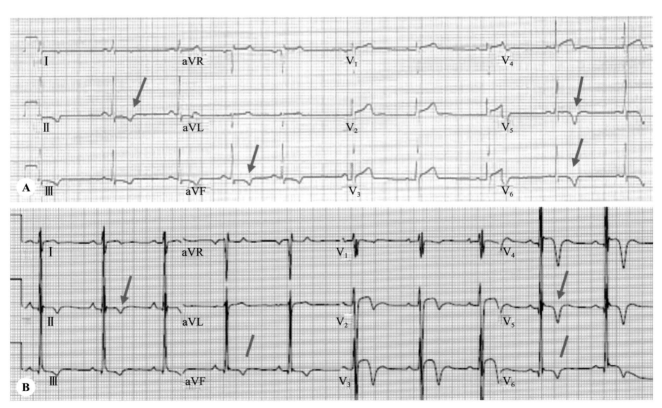

▲ 图 2-6　蓝箭显示了下壁和侧壁导联的 T 波倒置

这些 T 波倒置不应视为与训练相关的心电图表现，需要进行进一步的评估，包括钆增强心脏磁共振成像以排除结构性心脏病

前筛查仍存在争议。目前，全世界主要的医疗机构都对支持和反对 ECG 纳入标准提供了有力论据。目前，包括美国在内的大多数组织都不建议在无症状运动员的筛查过程中添加 ECG。虽然在政策方面没有达成普遍共识，但指导原则一致建议，如果医疗保健系统将 ECG 作为赛前筛查标准的一部分，则应制订详细的方案，以有效管理不可避免的进一步测试。此外，ECG 解读应由运动心脏病专家或其他具有心脏评估和解读运动员 ECG 专业知识背景的医疗保健提供者完成。

区分 ECG 表现是运动训练导致心脏重塑所引起的还是潜在心脏病理情况引起的，对于医疗保健提供者可能是一个挑战，也是面临的一个临床难题。该标准提高了 ECG 判读的准确性，降低了

假阳性率，在制订运动员专用 ECG 判读标准方面取得了显著的成就。最新的国际建议还强调了重要的 ECG 表现，这些表现预示患心脏病的概率更高。鉴于不同运动的血流动力学需求会不同程度地影响运动锻炼相关的心脏结构适应和 ECG 变化，因此需要更多的运动专用 ECG 标准。"一刀切"的 ECG 解释方法可能不是最佳方法。正如 ACC 运动和运动生理学智库所强调的[69]，我们需要更多的运动专用的标准心脏数据，以便更准确地解释运动员的测试结果，并促进运动员健康和安全的最佳实践，同样，在运动员筛查中使用 ECG 的最佳策略可能不是适合所有运动员的统一方法，而是整合运动员特定数据和运动特定数据，以满足运动员的最佳利益。

参 考 文 献

[1] Maron BJ, Thompson PD, Ackerman MJ, et al. Recommendations and considerations related to preparticipation screening for cardiovascular disorders in competitive athletes: 2007 update: a scientific statement from the American Heart Association Council on Nutrition, Physical Activity, and Metabolism. Circulation. 2007;115:1643–55.

[2] Mont L, Pellicia A, Sharma S, et al. Preparticipation cardiovascular evaluation for athletic participants to prevent sudden death: position paper from the EHRA and the EACPR, branches of the ESC. Endorsed by APHRS, HRS, and SOLACE. Europace. 2017;19:139–63.

[3] Hainline B, Drezner JA, Baggish A, et al. Interassociation consensus statement on cardiovascular care of college student-athletes. J Am Coll Cardiol. 2016;67:2981–95.

[4] Johri AM, Poirier P, Dorian P, et al. Canadian Cardiovascular Society/ Canadian Heart Rhythm Society Joint Position Statement on the cardiovascular screening of competitive athletes. Can J Cardiol. 2019;35:1–11.

[5] Maron BJ, Friedman RA, Kligfield P, et al. Assessment of the 12-lead ECG as a screening test for detection of cardiovascular disease in healthy general populations of young people (12–25 years of age): a scientific statement from the American Heart Association and the American College of Cardiology. Circulation. 2014;130:1303–34.

[6] Asif IM, Drezner JA. Cardiovascular screening in young athletes: evidence for the electrocardiogram. Curr Sports Med Rep. 2016;15:76–80.

[7] Myerburg RJ, Vetter VL. Electrocardiograms should be included in preparticipation screening of athletes. Circulation. 2007;116: 2616–26.

[8] Corrado D, Basso C, Schiavon M, Thiene G. Screening for hypertrophic cardiomyopathy in young athletes. N Engl J Med. 1998;339(6):364–9.

[9] Baggish AL, Hutter AM, Wang F, et al. Cardiovascular screening in college athletes with and without electrocardiography: a cross-sectional study. Ann Intern Med. 2010;152:269–75.

[10] Corrado D, Basso C, Schiavon M, et al. Pre-participation screening of young competitive athletes for prevention of sudden cardiac death. J Am Coll Cardiol. 2008;52:1981–9.

[11] Decree of the Italian Ministry of Health, February 18, 1982. Norme

per la tutela sanitaria dell'attività sportiva agonistica [rules concerning the medical protection of athletic activity]. Gazzetta Ufficiale della Repubblica Italiana. March 5, 1982:63. Accessed 8 Feb 2019.

[12] Corrado D, Basso C, Pavel A, et al. Trends in cardiovascular death in young competitive athletes after implementation of a preparticipation screening program. JAMA. 2006;296:1593–601.

[13] Israel Ministry of Health Athlete pre-participation medical screening guidelines. Ministry of Health website. Available at: http://www.health. gov.il. Accessed 15 Feb 2019.

[14] Steinvil A, Chundadze T, Zeltser D, et al. Mandatory electr-ocardiographic screening of athletes to reduce their risk for sudden death. Proven fact or wishful thinking? J Am Coll Cardiol. 2011;57:1291–6.

[15] Maron BJ, Haas TS, Doerer JJ, et al. Comparison of U.S. and Italian experiences with sudden cardiac deaths in young competitive athletes and implications for preparticipation screening strategies. Am J Cardiol. 2009;104:276–80.

[16] Ryan MP, Cleland JG, French JA, et al. The standard electrocardiogram as a screening test for hypertrophic cardiomyopathy. Am J Cardiol. 1995;76:689–94.

[17] Maron BJ, Mathenge R, Casey SA, Poliac LC, Longe TF. Clinical profile of hypertrophic cardiomyopathy identified de novo in rural communities. J Am Coll Cardiol. 1999;33:1590–5.

[18] Pellicia A, DiPaolo FM, Corrado D, Buccolieri C, et al. Evidence for efficacy of the Italian national pre-participation screening programme for identification of hypertrophic cardiomyopathy in competitive athletes. Eur Heart J. 2006;27:2196–200.

[19] Maron BJ. Hypertrophic cardiomyopathy: a systematic review. JAMA. 2002;287:1308–20.

[20] Marcus FI. Prevalence of T-wave inversion beyond V1 in young normal individuals and usefulness for the diagnosis of arrhythmogenic right ventricular cardiomyopathy/dysplasia. Am J Cardiol. 2005;95:1070–1.

[21] Marcus FI. Electrocardiographic features of inherited diseases that predispose to the development of cardiac arrhythmias,

long QT syndrome, arrhythmogenic right ventricular cardio-myopathy/ dysplasia, and Brugada syndrome. J Electrocardiol. 2000;33(Suppl):1–10.

[22] Gemavel C, Pellicia A, Thompson PD. Arrhythmogenic right ventricular cardiomyopathy. J Am Coll Cardiol. 2001;38:1773–81.

[23] Price DE, McWilliams A, Asif IM, et al. Electrocardiography-inclusive screening strategies for detection of cardiovascular abnormalities in high school athletes. Heart Rhythm. 2014; 11:442–9.

[24] Williams EA, Pelto HF, Toresdahl BG, et al. Performance of the American Heart Association (AHA) 14-point evaluation versus electrocardiography for the cardiovascular screening of high school athletes: a prospective study. J Am Heart Assoc. 2019;8:e012235.

[25] Le VV, Wheeler MT, Mandic S, et al. Addition of the electrocardiogram to the preparticipation examination of college athletes. Clin J Sport Med. 2010;20:98–105.

[26] Harmon KG, Suchsland MZ, Prutkin JM, Petek BJ, Malik A, Drezner JA. Comparison of cardiovascular screening in college athletes by history and physical examination with and without an electrocardiogram: efficacy and cost. Heart Rhythm. 2020;S1547-5271(20):30406–9.

[27] Drezner JA, Owens DS, Prutkin JM, et al. Electrocardiographic screening in National Collegiate Athletic Association athletes. Am J Cardiol. 2016;118:754–9.

[28] Harmon KG, Zigman M, Drezner JA. The effectiveness of screening history, physical exam and ECG to detect potentially lethal cardiac disorders in athletes: a systematic review/meta-analysis. J Electrocardiol. 2015;48:329–38.

[29] Sharma S, Drezner JA, Baggish A, et al. International recommendations for electrocardiographic interpretation in athletes. J Am Coll Cardiol. 2017;69:1057–75.

[30] McClean G, Riding NR, Pieles G, et al. Diagnostic accuracy and Bayesian analysis of new international ECG recommendations in paediatric athletes. Heart. 2019;105:152–9.

[31] Beale AL, Julliard MV, Maziarski P, Zittener JL, Burri H, Meyer P. Electrocardiographic findings in elite professional cyclists: the 2017 international recommendations in practice. J Sci Med Sport. 2019;22:380–4.

[32] Waase MP, Mutharasan RK, Whang W, et al. Electrocardiographic findings in National Baskebtall Association athletes. JAMA Cardiol. 2018;3:69–74.

[33] Rowin EJ, Baron BJ, Appelbaum E, et al. Significance of false negative electrocardiograms in preparticipation screening of athletes for hypertrophic cardiomyopathy. Am J Cardiol. 2012;110:1027–32.

[34] Zaidi A, Sheikh N, Jongman JK, et al. Clinical differentiation between physiological remodeling and arrhythmogenic right ventricular cardiomyopathy in athletes with marked repolarization abnormalities. J Am Coll Cardiol. 2015;65:2702–11.

[35] Pellicia A, Di Paolo FM, Quattrini FM, et al. Outcomes in athletes with marked ECG repolarization abnormalities. N Engl J Med. 2008;358:152–61.

[36] Maron BJ. Clinical course and management of hypertrophic cardiomyopathy. N Engl J Med. 2018;379:655–68.

[37] Herman MV, Ingram DA, Levy JA, et al. Variability of electrocar-diographic precordial lead placement: a method to improve accuracy and reliability. Clin Cardiol. 1991;14:469–76.

[38] Wenger W, Kligfield P. Variability of precordial electrode placement during routine electrocardiography. J Electrocardiol. 1996;29:179–84.

[39] Angeli F, Verdecchia P, Angeli E, et al. Day-to-day variability of electrocardiographic diagnosis of left ventricular hypertrophy in hypertensive patients: influence of electrode placement. J Cardiovasc Med. 2006;7:812–6.

[40] Hill AC, Miyake CY, Grady S, Dubin AM. Accuracy of interpretation of preparticipation screening electrocardiograms. J Pediatr.

2011;159:783–8.

[41] Viskin S, Rosovski U, Sands AJ, et al. Inaccurate electrocardiographic interpretation of long QT: the majority of physicians cannot recognize a long QT when they see one. Heart Rhythm. 2005;2:569–74.

[42] Berte B, Duytschaever M, Elices J, et al. Variability in interpretation of the electrocardiogram in young athletes: an unrecognized obstacle for electrocardiogram-based screening protocols. Europace. 2015;17:1435–40.

[43] Lampert R. ECG screening in athletes: differing views from two sides of the Atlantic. Heart. 2018;104:1037–43.

[44] Maron BJ, Doerer JJ, Tierney DM, Mueller FO. Sudden deaths in young competitive athletes: analysis of 1866 deaths in the United States, 1980–2006. Circulation. 2009;119:1085–92.

[45] Maron BJ, Haas TS, Murphy CJ, Ahluwalia A, Rutten-Ramos S. Incidence and causes of sudden death in U.S. college athletes. J Am Coll Cardiol. 2014;63:1636–43.

[46] Maron BJ, Levine BD, Washington RL, Baggish AL, Kovacs RJ, Marson MS. Eligibility and disqualification recommendations for competitive athletes with cardiovascular abnormalities: task force 2: preparticipation screening for cardiovascular disease in competitive athletes. A scientific statement from the American Heart Association and American College of Cardiology. Circulation. 2015;132:e267–72.

[47] Ljungqvist A, Jenoure P, Engebretsen L, et al. The International Olympic Committee (IOC) consensus statement on periodic health evaluation of elite athletes March 2009. Br J Sports Med. 2009;43:631–43.

[48] Drezner JA, O'Connor FG, Harmon KG, et al. AMSSM Position statement on cardiovascular preparticipation screening in athletes: current evidence, knowledge gaps, recommendations, and future directions. Clin J Sport Med. 2016;26:347–61.

[49] Pelliccia A, Maron BJ, Spataro A, Proschan MA, Spirito P. The upper limit of physiologic cardiac hypertrophy in highly trained elite athletes. N Engl J Med. 1991;324:295–301.

[50] Bekaert I, Pannier JL, Van de Weghe C, Van Durme JP, Clement DL, Pannier R. Non-invasive evaluation of cardiac function in professional cyclists. Br Heart J. 1981;45:213–8.

[51] Engel DJ, Schwartz A, Homma S. Athletic cardiac remodeling in US professional basketball players. JAMA Cardiol. 2016; 1:80–7.

[52] Pellicia A, Maron BJ, Culasso F, et al. Clinical significance of abnormal electrocardiographic patterns in trained athletes. Circulation. 2000;102:278–84.

[53] Sharma S, Whyte G, Padula M, Kaushal R, Mahon N, McKenna W. Electrocardiographic changes in 1000 highly trained junior athletes. Br J Sports Med. 1999;33:319–24.

[54] Corrodo D, Pellicia A, Bjornstad HH, et al. Cardiovascular preparticipation screening of young competitive athletes for prevention of sudden death: proposal for a common European protocol. Consensus statement of the study group of sport cardiology of the working group of cardiac rehabilitation and exercise physiology and the working group of myocardial and pericardial diseases of the European Society of Cardiology. Eur Heart J. 2005;26:516–24.

[55] Corrodo D, Pellicia A, Heidbuchel H, et al. Recommendations for interpretation of 12-lead electrocardiogram in the athlete. Eur Heart J. 2010;31:243–59.

[56] Weiner RB, Hutter AM, Wang F, et al. Performance of the 2010 European Society of Cardiology criteria for ECG interpretation in athletes. Heart. 2011;97:1573–7.

[57] Sharma S, Ghani S, Papadakis M. ESC criteria for ECG interpretation: better but not perfect. Heart. 2011;97:1540–1.

[58] Magalski A, Maron BJ, Main ML, et al. Relation of race to electrocardiographic patterns in elite American football players. J Am Coll Cardiol. 2008;51:2250–5.

[59] Papadakis M, Carre F, Kervio G, et al. The prevalence, distribution, and

clinical outcomes of electrocardiographic repolarization patterns in male athletes of African/Afro-Caribbean origin. Eur Heart J. 2011;32:2304–13.

[60] Drezner JA, Ackerman MJ, Anderson J, et al. Electrocardiographic interpretation in athletes: the 'Seattle Criteria'. Br J Sports Med. 2013;47:122–4.

[61] Gati S, Sheikh N, Ghani S, et al. Should axis deviation or atrial enlargement be categorized as abnormal in young athletes? The athlete's electrocardiogram: time for re-appraisal of markers of pathology. Eur Heart J. 2013;34:3641–8.

[62] Sheikh N, Papadakis M, Ghani S, et al. Comparison of electr–ocardiographic criteria for the detection of cardiac abnormalities in elite black and white athletes. Circulation. 2014; 129:1637–49.

[63] Kim JH, Baggish AL. Electrocardiographic right and left bundle branch block patterns in athletes: prevalence, pathology, and clinical significance. J Electrocardiol. 2015;48:380–4.

[64] Malhotra A, Dhutia H, Gati S, et al. Anterior T-wave inversion in young white athletes and nonathletes. Prevalence and significance. J Am Coll Cardiol. 2017;69:1–9.

[65] Migliore F, Zorzi A, Michieli P, et al. Prevalence of cardiomyopathy in Italian asymptomatic children with electrocardiographic T-wave inversion at preparticipation screening. Circulation. 2012;125: 529–38.

[66] Schnell F, Riding N, O'Hanlon R, et al. Recognition and significance of pathological T-wave inversions in athletes. Circulation. 2015;131: 165–73.

[67] Sheikh N, Papadakis M, Schnell F, et al. Clinical profile of athletes with hypertrophic cardiomyopathy. Circ Cardiovasc Imaging. 2015;8:e003454.

[68] Bent RE, Wheeler MT, Hadley D, et al. Systematic comparison of digital electrocardiograms from healthy athletes and patients with hypertrophic cardiomyopathy. J Am Coll Cardiol. 2015;65:2462–3.

[69] Lawless CE, Asplund C, Asif IM, et al. Protecting the heart of the American athlete: proceedings of the American College of Cardiology Sports and Exercise Cardiology Think Tank October 18, 2012, Washington, DC. J Am Coll Cardiol. 2014;64:2146–71.

[70] Basu J, Malhotra A. Interpreting the athlete's ECG: current state and future prospectives. Curr Treat Options Cardiovasc Med. 2018;20:104–14.

第3章 初始异常筛查后的诊断方法
Diagnostic Approach after Initial Abnormal Screening

Matthew W. Martinez 著

王学英 吐尔逊阿依·台外库力 黄慧玲 王 青 译

有潜在心脏问题的运动员的表现可以有很大的差异。这些运动员可能是无症状的，但在常规检查或参与前筛查中会有相关表现，或者他们可能表现出轻微症状的加重。运动员很少出现运动相关的心搏骤停。当无症状或者初步筛查的体征或症状是非特异性时，在临床上决定哪个运动员应该接受下一步有针对性的诊断评估可能是一项挑战。

运动员的心脏评估从病史和体检开始，有时包括 12 导联心电图，具体取决于当地或组织者的政策和实际要求。了解需要进一步评估的症状和体格检查结果，以及运动员异常心电图检查结果，对于确定何时和是否需要进一步更详细的心脏检查至关重要。当临床表现提示要求进行心电图以外的检查时，检查方式包括大量的心脏测试以及专科医生的进一步看诊，这样可能会导致巨大的花费、时间成本、焦虑情绪和持续的不确定性。因此，负责制订和解释运动员心脏研究的医师必须首先熟悉运动员的心脏生理学，以帮助优化下游检查计划。

由于对规律的体能训练反应，心脏结构和功能会发生适应性变化，这些运动重塑的表现在运动员评估过程中经常遇到。研究发现，训练量和由此产生的心脏大小变化之间存在很强的线性关系[1]。运动诱导的心脏重塑（exercise-induced cardiac remodeling，EICR）是将心脏和血管系统的变化过程描述为对重复性运动反应的生理变化[2]。心脏重塑程度的重要决定因素包括运动员的性别、种族、遗传、运动暴露的持续时间，以及运动员运动和训练的血流动力学属性[3-5]。并非所有运动员都会以相同的方式出现 EICR，并且关于心脏对不同体育学科、性别、种族和训练方案适应程度的数据仍然不断涌现[6-10]。

EICR 影像学特征表现和不良心血管风险相关的某些心肌疾病的影像学表现有重叠。在 EICR 和心肌疾病病理学之间观察到的重叠被称为"灰色地带"。对于请求、获取和解释运动员心脏成像研究的提供者来说，最重要的任务是尝试将 EICR 与潜在的病理改变区分开来[11, 12]。此过程需要全面了解 EICR 基本原理，并识别出超出 EICR 界限的病理性改变（见第 8 章）。

一、进一步检查的概述

在高度活跃的个人和竞技运动员的心脏评估中，通常要求和使用的基本下游测试包括经胸超声心动图（transthoracic echocardiograms，TTE）、CMR、冠状动脉计算机断层造影（coronary computed tomography angiography，CCTA）和负荷试验。评估可以包括一个或多个成像检查，以评估瓣膜疾病、心肌结构和功能或冠状动脉在主动脉的开口。对于运动员评估，没有一种单一的成像模式或算法能够适用于所有情况。一线评估包括 TTE。TTE 通过测量心肌结构、收缩和舒张功能、瓣膜形态和功能、近端冠状动脉解剖的特征性表现，可以非常准确地确认或排除大多数运动员是否存在临床相关疾病。TTE 已成为研究 EICR 和建立不同运动员组标准 EICR 数据的主要成像方法。越来越多的 TTE 参考数据有助于区分 EICR 和病理改变。TTE 的局限性包括由于胸廓肋骨阴影而导致的心室有时显示不佳，从而妨碍了对心脏形态和功能的充分测定。此外，由于难以将右心室小梁组织与室间隔的左心室部分区分而导致的测量误差可能造成不准确的诊断。

在 TTE 成像不理想的情况下，CMR 已成为确定心肌结构和心肌组织特征的参考标准，并越来越多地用于运动员的评估[13]。CMR 可以定义心肌功能、瓣膜形态和功能、冠状动脉起源和大血管的解剖。CMR 检查可以描绘心室肥厚和（或）扩张的存在、严重程度和对称性，以及对于心室组织结构和心肌纤维化、组织水肿和炎症进行定性和定量的评估。CMR 的局限性包括获得测试所需的成本、可用性和时间。此外，CMR 仍然具有高度技术性，不同中心对这些研究的表现和解释均存在差异。目前，运动员的 CMR 参考数据还比较少。

心脏 CT 在运动员中的作用尚不明确，但在特定的临床情况下发挥着重要作用。CT 仅需要非常短的图像采集时间，并且可以提供具有高水平空间分辨率的三维图像。这些功能提供了极好的冠状动脉解剖和血管走行评估。此外，CCTA 可以提供精确的冠状动脉开口位置，是否存在冠状动脉粥样硬化及狭窄程度，以及粥样斑块的特征、血管形态。

心血管专家熟悉 EICR 数据和现有下游测试设备的优缺点，能够很好地为运动员提供有效的疗护，因为他们可以根据具体情况整合和解释多模型诊断成像。在选择下游测试之前，咨询团队和成像团队之间进行沟通后制订计划是至关重要的。这一合作将优化测试过程，并减少不必要的测试或尽快确诊。

本章的其余部分将重点讨论并概述如何最佳地利用多模态成像来评估参与前筛查后可能需进一步评估的运动员，包括有新症状或正在发展的

症状的运动员、无症状的老年运动员、患有先天性心脏病（congenital heart disease，CHD）的年轻运动员。这些建议的摘要见表 3-1。

二、ECG 之后进一步检查

（一）何时避免进一步检查

没有症状的运动员和心电图符合运动训练相关特征性表现的运动员一般不需要任何额外的检查，这时要避免 ECG 之后的进一步检查。窦性心动过缓、一度房室传导阻滞、二度 I 型房室传导阻滞（文氏现象）、异位房性心律失常和窦性心律失常[14]，这些一般被归类为与训练相关的心电图表现，是由生理适应引起的，通常不需要额外的检查。根据作者的经验，在没有症状的情况下，上述发现不需要正式的运动测试，而是可以在现场进行身体活动（即走楼梯或在走廊活动），即使在办公室环境中，以保证并确保适当的运动速度和节律反应。在有限的运动后，可以重复"静息"心电图，以确认和记录正常窦房结活动的恢复。在极少数情况下，如那些有潜在症状的运动员，其症状可能与 ECG 检查结果相关，可以进行踏车心电图负荷试验以记录适当的窦房和房室结功能。

（二）何时选择进一步检查

心电图变化可能处于"灰色地带"，并在临床上被认为是临界异常。目前，国际运动员心电图标准所描述的临界心电图异常[15]，包括电轴左偏或右偏、左心房或右心房增大、完全性右束支传导阻滞。在大多数情况下，这些发现被认为可能是运动员的正常变异。在这方面，仅一种临界运动心电图表现，有或没有其他预期的训练相关心电图表现，通常不需要对无症状运动员进行额外的检查。相比之下，在心电图追踪中识别出两个或多个临界心电图结果则将运动员判为异常类别，提示用 TTE 对心肌结构进行成像和功能评估。如果 TTE 不能排除潜在的心脏病，那么 CMR 将是评估潜在结构性心脏病的下一个最佳选择。

疑似疾病或临床表现	具体分类	一线影像学检查	根据需要额外影像学检查
常见疾病	肥厚型心肌病	TTE 和 CMR	动态心电图、负荷成像
	致心律失常性室性心肌病	TTE 和 CMR	动态心电图
	家族性 / 特发性扩张型心肌病	TTE 和 CMR	
	左心室心肌致密化不全	TTE 和 CMR	负荷成像
	中毒性心肌病（酒精、非正常合成代谢类固醇等）	TTE 和 CMR	
	心肌炎	TTE 和 CMR	动态心电图、负荷成像
	复杂先天性心脏病	TTE	CMR 和 CT、负荷成像
心脏传导障碍	心室预激 / 预激综合征	TTE 和负荷成像	动态心电图、CMR 或 CTA
	先天性长 QT 间期综合征	负荷成像	动态心电图
	儿茶酚胺敏感性多形性室性心动过速	负荷成像	动态心电图
	特发性室性心动过速	负荷成像	动态心电图
	冠状动脉起源和走行先天性异常	CMR 或 CTA 或 TTE	运动负荷试验
心脏瓣膜疾病	获得性动脉粥样硬化性疾病	TTE	CMR、负荷成像
	二叶主动脉瓣（伴狭窄 ± 主动脉病）	TTE	CMR 或 CTA
	肺动脉狭窄（≥中度狭窄）	TTE	
	二尖瓣脱垂（伴有致心律失常）	TTE	动态心电图
主动脉疾病	二叶主动脉瓣主动脉病	CTA 或 CMR 或 TTE	
	家族性主动脉病 /TAA/ 特发性主动脉病	CTA 或 CMR 或 TTE	
	马方综合征 /Loeys-Dietz 综合征 /Ehlers-Danlos 血管型（Ⅳ型）	CTA 或 CMR 或 TTE	
症状或体征	心脏杂音	TTE	CMR
	劳力性胸痛 / 压迫感或呼吸困难	TTE 和负荷成像	
	晕厥	TTE	CMR
	乏力	TTE 和负荷成像	
	心动过缓	ECG	TTE

表 3-1 需进一步检查的运动员的重要心脏表现和出现的体征 / 症状

CMR. 心脏磁共振成像；CTA. 计算机断层扫描血管造影；ECG. 心电图；TAA. 胸主动脉瘤；TTE. 经胸超声心动图

左心室肥厚电压标准

运动员通常符合左心室肥厚（left ventricular hypertrophy，LVH）的 QRS 波群电压标准[16-21]。

在没有其他心电图改变或临床指标提示病理性改变的情况下，仅仅满足 LVH 的 QRS 波群电压升高是生理性心电图变化，通常不需要进一步评估。

当 QRS 电压标准与心电图特征相关时，应怀疑病理性 LVH，如累及下壁导联和（或）侧壁导联的 T 波倒置、ST 段压低或异常 Q 波[22, 23] 应怀疑病理性 LVH，需行 TTE 检查评估心脏结构和功能排除潜在的心肌病。如果 TTE 异常或不能排除左心室和（或）右心室病变，CMR 应作为进一步的检查。

（三）何时需要行进一步检查

根据国际运动员心电图标准分类，心电图变化可能属于的异常类别[15]。心电图异常，如 TWI（前壁、下壁或侧壁）、ST 段压低、病理性 Q 波和左束支传导阻滞（left bundle branch block，LBBB）是所有公认的心电图异常表现，可出现在遗传性心肌病和缺血性心脏病。心电图中原发性电生理疾病，如心室预激、长 QT 间期综合征（long QT syndrome，LQTS）和 Brugada 综合征，也被归类为国际标准中的异常心电图表现[15]。上述异常心电图检查结果均不被认为是运动的生理适应或运动训练的特征表现，通常需要进一步检查来排除器质性心脏病的存在。

1. T 波倒置

负偏转的 T 波被称为 TWI，常见于心肌病患者，可见于无明显病变的运动员[24]。两个或多个相邻导联，如前壁导联、侧壁导联、下侧壁导联或下壁导联（排除导联 aVR、Ⅲ 和 V_1）中的 TWI≥1mm 时，应发出警报提示可能存在潜在的心脏疾病，在大多数情况下需要进一步评估。

J 点和 ST 段抬高的前壁导联的 TWI 在无症状 <16 岁的青少年运动员（$V_{1\sim3}$）和黑种人运动员（$V_{1\sim4}$）中是一种正常变异[25]。在一项针对 80 名多种族运动员的研究中，延续至 V_4 导联 J 点抬高≥1mm，伴 T 波倒置，100% 排除左心室 / 右心室心肌病，此现象不分种族[25]。据报道，在健康的成年白种人耐力运动员中，延伸至 V_3 导联的前壁 TWI 也占一定比例（14.3%）[14]。然而，Malhotra 等研究了 14 646 名年轻的白种人，其中 20% 是运动员，并发现仅有 1.2% 的女性和 0.2%

的男性出现超过 V_2 的 TWI[26]。根据关于前壁导联 TWI 的现有数据，考虑对前壁导联 TWI 超过 V_2（既往无 J 点抬高）的无症状运动员进行下游检测似乎是合理的[26]。

在任何运动员中，外侧壁或下外侧壁导联 TWI 可能与无症状型心肌病有关[18, 27-29]。这种分布中的 TWI 与左心室和右心室的结构性心脏病有关，包括 HCM、致心律失常性右心室心肌病、扩张型心肌病（dilated cardiomyopathy，DCM）、孤立性左心室致密化不全、急性或恢复期心肌炎。例如，在一项比较 1124 名运动员和 255 名 HCM 患者的研究中，<1% 的运动员存在 $V_{4\sim6}$ 中的 TWI，而 HCM 患者中为 38%[30]。对于那些有侧壁或下外侧壁 TWI 人群，如果怀疑有 HCM 或 ARVC，TTE 是用于评估的一线影像学检查。然而，TTE 的成像质量是不稳定的，可能对左心室心尖、下间隔、前侧壁或右心室的评估不充分[31]。因此，建议联合 TTE 和 CMR 的多模态方法[17, 25, 32-38]。增强 CMR 可以为左心室局部和整体心肌肥大提供很好的评估，以及评估右心室结构，同时评估水肿和纤维化 / 瘢痕形成。CMR 应是累及侧壁导联和下壁导联的异常 TWI 评估的标准组成部分[30, 39]。如果无法进行 CMR，应考虑将超声心动图增强作为心尖 HCM 的替代检查[33]。

由于基础疾病与田径运动之间的复杂关系，通常需要在 CMR 之外对外侧壁和下外侧壁 TWI 进行进一步评估。运动负荷试验、动态心律监测和信号平均心电图应该考虑。影像学检查后诊断仍不明确，如轻度肥大（左心室壁厚 13～15mm）无纤维化或扩张性右心室且病理诊断仍不确定，这些额外的评估可能特别有帮助。在这种情况下，运动或动态心电图监测期间出现室性心动过速可能支持病理诊断，并有助于风险分层[40]。

无 ST 段压低的单纯下壁导联 TWI（Ⅱ、Ⅲ 和 aVF）没有详细研究数据。迄今为止，在没有临床表现或其他异常心电图特征的情况下，下壁导联无 ST 段压低的 TWI 尚未被发现是病理性心肌疾病的强预测指标。根据经验，下游测试中的异常结果很少出现在无 ST 段压低的孤立性下壁 TWI 中。然而，孤立性下壁 TWI 不能肯定地归因于当时的运动生理变化，因此，在研究证明并非如此之前，需要进一步检查。是否进行 CMR 检查应根据超声心动图检查结果或临床症状进行判定，但通常是不需要的。

TWI 患者需要持续监测。即使初始评估未发现病理性改变，也有必要定期随访以及连续心脏影像学检查，以监测心肌病表型表达的潜在发展。

2. ST 段压低

ST 段压低在心肌病中很常见，不是运动训练的心电图特征。两个或多个导联 ST 段压低≥0.5mm 在肥厚型心肌病患者中的发生率约为 67%，与心搏骤停的风险有关，应被视为运动员心电图的异常发现[18, 23, 30, 41–44]。鉴于与心肌病密切相关，TTE 是有 ST 段压低的运动员所需的最基本评估。应根据超声心动图检查结果或临床异常检查结果考虑进一步 CMR 检查。

3. 病理性 Q 波

病理性 Q 波（两个或两个以上导联，不包括 Ⅲ 和 AVR 导联，Q/R 比值≥0.25 或时限≥40ms）不是运动员预期的生理反应，应进行 TTE 检查[15]。如果病理性 Q 波同时合并其他心电图异常，如 ST 段压低或 TWI，或如果有临床表现，应考虑进一步 CMR。在≥30 岁的运动员中，特别是在存在冠状动脉疾病（coronary artery disease，CAD）危险因素的情况下，进一步评估建议选择负荷试验或 CCTA。如果 TTE 正常且没有其他相关的临床发现或其他心电图异常，可能不需要进行额外检查。此外，任何 Q 波异常的心电图都应仔细检查是否存在旁路的可能性，寻找较短的 PR 间期或 δ 波的证据。

4. 预激综合征模式

短 PR 间期伴 δ 波，无心律失常史，与预激（Wolff-Parkinson-White，WPW）综合征模式一致[45]。发现 WPW 综合征时，ECG 表现是相对常见的，并不是所有具有 WPW 综合征表现的人都会有症状或需要干预。WPW 综合征模式通常发生在结构正常的心脏中，但可能与 Ebstein 异常或其他形式的心肌病有关；因此，需要 TTE 检查。对于无症状运动员，可能只有短 PR 间期，而没有宽 QRS 波群或 δ 波。这不是特征性 WPW 综合征表现，也不需要进一步评估。WPW 综合征是指心电图特征性改变并伴有与快速性心律失常相关的症状。

无论有无症状，运动员都需要进一步评估旁路的不应期。WPW 综合征的非侵入性风险分层始于运动负荷试验，其中在较高心率下预激完全消失提示低风险旁路[46, 47]。如果非侵入性检测不能确认低风险旁路，或者结果疑似，那么应考虑进行电生理检查，以确定最短的预激 RR 间期[46]。发现预激 RR 间期≤250ms（240 次 / 分）将旁路归类为高风险，并应同时做出有关旁路消融的决策[45, 46]。有些人主张所有具有 WPW 综合征心电图模式的竞技运动员都应通过电生理学检查。动态监护仪可以提供更多的数据来确定运动员是否有隐匿性心律失常。临床医生应该注意这些风险是否需要侵入性消融手术[48]。在实践中，偶然发现的 WPW 综合征心电图模式，不需要常规进行电生理评估或消融。

5. 完全性左束支传导阻滞

LBBB 常见于心肌病和缺血性心脏病患者，但在没有结构性心脏疾病的运动员中比较罕见[23, 30, 49–51]。LBBB 应该总是被认为是不正常的，要求全面评估，除非有证据证明并非如此。完整检查应包括 TTE 和 CMR，以排除病理性改变。在 30 岁以上的患者中，进行缺血检查排除 CAD 是合适的。具体的患者特征、临床异常表现和专业知识是决定是否采取核灌注扫描、负荷超声心动图或冠状动脉评估（有创血管造影术或 CCTA）的因素。

6. ε 波

ε 波与 ARVC 相关[52]。ε 波不太可能在没有其他 ECG 异常的情况下单独存在，可能与右心室导联 TWI 或 S 波上升支延迟有关。所有具有 ε 波的患者都需要使用 TTE 和 CMR 进行下游成像[39]。ARVC 的诊断可能具有挑战性，并且疾病发现的连续性可以从轻度到重度不等。疾病进展很常见，可能需要连续影像学检查以监测疾病和（或）排除疾病[39, 53, 54]。如果初始成像为正常、模棱两可或仅有轻度异常，则建议继续监测。建议早期让 ARVC 专家参与，以促进评估和管理。应根据个体情况考虑动态心电图、运动试验和信号平均心电图的额外评估[55]。

（四）何时需要持续监测

具有明显结构性心脏病的患者往往具有心肌病的遗传因素，心电图异常通常先于影像学的确诊检查[23, 28, 29]。因此，表现出一种或多种明显异常心电图结果的运动员可能会接受全面的临床评估，这些评估没有显示真实病理的明确证据。心电图明显异常的运动员，如下外侧壁 TWI 或 ST 段压低，即使是结构正常的心脏仍面临未来出现疾病的风险。有限的数据表明，仅有异常心电图表现而没有同时发现初始病理影像学表现者中，5%～6% 进展为明显的心肌病[28, 29]。建议每年或根据临床医生的判断更频繁地进行纵向监测。在我们看来，心电图异常提示心肌病，但经过完整临床评估后没有病理发现的运动员可以不受限制地参加竞技活动。应告知运动员定期随访的重要性和不依从的风险。为此，随后的系列评估应在他们的竞技运动生涯期间和之后进行。

三、可能需要进行进一步测试的症状

许多运动员在出现预测的心脏"事件"或新发现症状后来接受评估。需要下游检查的常见症状包括不明原因的晕厥和劳力性胸部不适 / 紧缩感或进行性的呼吸异常。此外，如果一级亲属有心源性猝死家族史，体格检查有异常，如非生理性杂音、高血压或提示遗传性主动脉病的躯体特征，则需要进行下游检查以排除病理改变[56]。下面进一步阐述针对特定症状进行相应下游检查的建议。

（一）劳力性胸部不适

胸部不适是运动员常见的主诉，心脏和非心脏病因可导致胸部不适，真正的心脏病因仅占诊断的 5%，但这些病例可能与不良后果相关联[57]。评估开始于详细的病史、全面体格检查和 ECG，这通常足以确定非心脏病因，而无须进一步诊断。对于那些怀疑有心脏病因的患者，TTE 和负荷试验的无创影像学检查是一线评估，并在特定病例中进行其他检查。在那些高度怀疑或证实左心室或右心室心肌病理改变的运动员中，由于 CMR 具有更高的诊断和预后准确性，特别是对右心室的评估，因此应在 TTE 之后进行 CMR[39]。

运动员的高体能水平降低了标准化和分级运动测试的有效性。反映症状发生情况的个体化方案并适当补充影像学检查，是进行负荷试验[58]的最佳手段。为此，评估应采用症状驱动的方案，而不是以预定心率（即最大年龄 – 性别预测值的 85%）终止检测的典型方案。如果没有达到高工作负荷，症状的再现可能不会表现出来；因此，终止试验应基于运动员疲劳、运动员症状重现或出现高危结果。如果利用负荷超声心动图进行缺血评估，超声医师和判读医师应认识到运动员缺血改变的快速恢复，因此应运动后立即进行影像学检查以避免假阴性结果。因此，考虑到该方法的潜在局限性，负荷超声心动图应仅限于有丰富经验和专业知识的医疗中心来开展。如果医疗机构的专家可以进行 CCTA 的检查，那么该项检查可能是疑似与阻塞性 CAD 相关胸痛的最佳一线评估方法。CCTA 对冠状动脉解剖结构的评估具有较高的灵敏度，可以较好地检测 CAD 和排除血流限制性冠状动脉狭窄[13]。

如果使用 TTE 不能排除冠状动脉异常，则推荐使用 CCTA 或 CMR 进行断层成像，这取决于患者的特征和机构的专业知识。CCTA 是最常用于描述冠状动脉起源、血管走行（大血管之间）和评估高危特征[13]的影像学方法。

（二）晕厥或近乎晕厥

晕厥，即一过性意识丧失，随后自然完全恢复是运动员的常见主诉，代表病理性和良性疾病[59, 60]。病因最好通过描述该事件的详细病史来确定。大多数情况下，运动员晕厥是由神经机制引起的。神经介导性晕厥表现为与运动无关的典型"血管迷走性"发作，或通常在运动突然终止后几分钟内发生的劳力性晕厥，一般预后良好[61]。对于出现晕厥的所有运动员，应进行完整的病史、体格检查和 ECG 检查。这一评估通常足以确认神经介导的病因，并消除了额外评估的必要性。

相反，运动期间突然意识丧失的症状，尤其是当事件严重到足以引起肌肉骨骼损伤时，应归因于需要进行额外评估的潜在心血管病因。在这些情况下，心脏病因可能包括梗阻性瓣膜疾病、诱导性心肌缺血或与获得性或先天性病变相关的电传导疾病。最初的影像学检查应包括 TTE，以检查是否存在梗阻性瓣膜疾病，包括左心室/右心室流出道病理或具有心律失常和（或）缺血倾向的心肌病和高危的冠状动脉解剖异常。这一评估可能足以排除或确定病因，如果发现不明确，则需要进一步评估，包括运动试验和（或）使用 CT 或 MRI 的断层成像。

（三）心悸和心律失常

在运动员中出现良性异位心律失常非常常见，大部分不需要进一步检查。但如果诊断为心动过缓，并且出现期前收缩，伴或不伴有心悸的症状时，应作进一步的评估。心悸和（或）心律失常的评估始于全面的病史、体格检查和心电图。目的是鉴别室性心律失常和房性心律失常，并确定运动是否加速或加剧了这些症状。需要通过心电图、动态心电图监测或能够诱发心律失常的运动试验来记录，有时可能需要植入式记录仪。

通常采用 TTE 成像来识别或排除心肌异常，特别是存在室性心律失常时更为重要。若存在异常心肌病变（遗传性或获得性），如缺血性疾病、心肌炎、先天性冠状动脉异常或与瓣膜病相关的压力/容量过度，当已确定的心律失常伴随以上情况时，会使其严重性有所差异。在没有异常心肌结构的情况下，心律失常可归因于心室预激引起的传导异常或遗传性通道病。心室预激的存在应促使我们考虑并排除相关的心脏疾病，包括 Ebstein 异常、PRKAG2 基因介导的肥厚型心肌病或其他先天性心脏病[62, 63]。原发性通道病，如 LQTS、儿茶酚胺敏感性多形性室性心动过速（catecholaminergic polymorphic ventricular tachycardia，CPVT）、Brugada 模式/综合征和特发性室性心动过速，通常没有潜在的结构异常[64, 65]。CCTA 或 CMR 应作为二线评估，用于临床怀疑或病理确认的患者。

心房颤动是精英运动员中最常见的心律失常，尤其是中年男性[66]。根据研究人群的不同，患病率高达 9%[67, 68]。病理生理学尚不清楚，但起源显然是多因素的，并与持续的耐力训练和迷走神经张力增加有关。心房异位和副交感神经活动增强导致的心房有效不应期缩短是触发因素[69]。运动员心房颤动的常规评估应包括全面的病史，以确定病因，如甲状腺功能障碍或睡眠障碍，是否使用了违禁药物，是否使用了酒精。影像学检查应包括 TTE，用以识别或排除心肌异常[70]。青少年运动员的心房颤动也应考虑到旁路引起的可能，可以使用动态监测仪或连续心电图来寻找是否存在间歇性预激。

（四）不适当的劳力性呼吸困难

在娱乐活动、运动训练和运动比赛中呼吸困难是常见的，但如果持续甚至进展，则可能代表存在潜在的心血管疾病[71, 72]。通过仔细询问运动时间和运动强度，往往足以确定所感觉到的呼吸困难是预期的还是不成比例的。主观呼吸困难通常发生于那些处于运动能力上限的人，当训练方案升级使运动习惯改变，或由于长时间的受伤或疾病使适应能力下降时都会发生。但如果在原先可容忍的强度下出现了呼吸困难，需要降低运动强度，或没有改变训练方案的情况下出现了呼吸困难，应被认为是不适当的。此时应注意是否发生了以下的相关症状，如喘鸣、喘息、胸部紧缩感/疼痛、心悸或近乎晕厥/晕厥，有助于制订进一步的检查计划[73]。

经过仔细的病史询问和体格检查，在许多年轻运动员中，可能发现非心源性的病因，如反应性气道疾病、运动性支气管痉挛、矛盾性声带功能障碍、上呼吸道感染、过敏性和非过敏性鼻炎或呼吸功能障碍[74]。如果怀疑这些诊断，则不需要心脏成像。如果后续诊断不明确或治疗无效，应寻求心脏病因。

对于所有出现不适当的或原因不明的劳力性呼吸困难的运动员，初始的心脏检查应包括心电图和 TTE。伴或不伴影像学检查的运动测试，均应以重现症状和排除心源性病变为目的。通过肺功能测试和心肺运动试验对气体交换功能进行评估是有价值的，并且获得了专业机构的强烈推荐[75]。CCTA 或 CMR 应作为二线评估方式，可应用于病理改变可疑或已确认或高度临床怀疑的患者。

（五）运动能力下降或丧失力量

通过临床评估来判断能力下降的主观性或客观性是有困难的。全面的询问病史和体格检查应包括了解饮食状况，以确保足够的能量平衡，了解睡眠是否欠佳或有无情绪障碍，了解是否存在常见器质性病变的体征和症状，如内分泌疾病（甲状腺功能障碍、肾上腺疾病、糖尿病）、传染病、炎症性疾病、电解质缺乏和贫血[76]。应考虑是否存在以下情况：在不熟悉的条件（海拔、高温或寒冷）下进行训练，或训练负荷显著增加，或训练模式改变。过度训练综合征很常见，在杰出的和一般的跑步者中都有发生，但应视为排除性诊断[77]。这种评估会出现广泛的差异，因此最好由经验丰富的运动心脏病专家进行，并且通常需要

其他专家（包括运动医学专家）的多次会诊。全面的询问病史和仔细的体检有助于避免大范围的检查和诊断偏差。心电图检查是必要的，但特异性低。对于那些病史和体格检查或 ECG 结果提示心肌、冠状动脉或瓣膜病变的患者，TTE 检查通常是首选。运动能力的证明记录和关联缺血评估的心肺运动试验是非常有用的，并且可以使用机构专家推荐的负荷模式。负荷灌注成像和负荷超声心动图的应用注意事项，在本章前已讨论。CT 和 MRI 检查应根据个体的情况予以保留。

四、特殊人群

（一）年龄 40 岁及以上的运动员

年龄在 40 岁及以上的运动员患冠状动脉粥样硬化性疾病、房性心动过速（尤其是心房颤动）、主动脉退行性病变、二尖瓣疾病、高血压性心脏病的风险较高[55, 78]。这个年龄段的运动员在出现症状时应该首先考虑以上原因，而不应首先考虑遗传性心脏病的原因。

由于运动员具有传统意义上的动脉粥样硬化危险因素（高血压、血脂异常、CAD 家族史和既往/持续吸烟）相对较少，因此往往预测出低风险 CAD 特征，但是使用 Framingham 风险评分证明低估了运动员的 CAD 风险[79]。因此，运动负荷试验和冠状动脉成像是诊断评估的关键组成部分。一般来说，建议对怀疑或有冠心病风险的老年运动员进行有症状限制的运动测试。如前所述，在使用负荷超声心动图时，由于运动员恢复迅速，假阴性结果的可能性较高，因此在负荷后立即成像仔细观察是至关重要的。

对于那些高度疑似，或者是在负荷测试后症状持续存在，但测试结果尚未报告之前，使用包括冠状动脉钙化（coronary artery calcum, CAC）评分或 CCTA 的非侵入性冠状动脉成像技术是非常有用的。CAC 评分在运动员中的应用是有争议的，一些研究表明，比较相同年龄的

非运动员和较少运动的运动员，老年耐力运动员的 CAC 评分更高[80, 81]。这种看似矛盾的机制尚不清楚，导致人们猜测长期和高强度的运动训练可能是有害的。因为运动员和非运动员的数据表明，零钙评分对未来事件的预后风险是非常有用的[82-84]。然而，最近更大规模的数据表明，尽管运动暴露最多的运动员有更高的 CAC 评分，但这些运动员的心血管预后仍优于运动暴露较少和 CAC 评分较低的运动员[81]。关于 CAC 的全部预后影响及其与高活性个体风险关系的进一步调查正在进行中。对于那些有症状或 CAD 危险因素较高而怀疑阻塞性 CAD 的运动员，需要评估冠状动脉腔的解剖结构，侵入性冠状动脉造影可能是一种优先选择的合适的方法，而不是 CCTA。

心房颤动和心房扑动常发生在竞技运动员中，是优秀运动员最常见的心律失常，尤其是中年男性[66]。运动员发生这些心律失常的具体机制表明，与运动持续时间长、强度大、迷走神经张力增加等因素相关[85, 86]。症状、静息或动态心电图是诊断的常用手段。常规评估应包括对病史的全面询问，从而确定病因，如使用违禁药物、过度饮酒、有甲状腺功能障碍、心肌病家族史或存在睡眠呼吸暂停。初始的检查应包括 TTE，以识别或排除结构性心脏病（心肌或瓣膜），并排除心动过速介导的心肌病[70]。运动可能是心律失常的触发因素，可能需要进行负荷试验或长时间的动态心电图监测来记录心律失常。CMR 和 CCTA 可作为心肌病或明确 CAD 存在 / 程度的二线手段。此外，CCTA 或 CMR 也可以为有创导管消融术提供断层扫描的解剖成像。

（二）小儿运动员与先天性心脏病

儿童和青少年是运动员的重要群体[46, 87]。许多与猝死风险增加相关的遗传性心脏疾病在这一年龄组临床表现明显。在这一组中，心脏尺寸快速增长，从而结构改变，因此很难区分是正常的生长相关变化，还是运动适应性生理改变，或者是出现了早期的病理改变。儿童运动员与年龄相关的规范的心脏数据相对缺乏，因此区分正常生理改变或病理改变是有挑战性的。

许多先天性心脏结构缺损的患者，无论其是否做过修复手术，都可能以运动员的身份参加各种体育活动[87]。各种严重程度的先天性心脏畸形范围比较广，会有不同的治疗干预需求。明确了解每位患者心脏的解剖结构是确定风险评估的必要条件。冠心病患者参加竞技体育的安全性尚未进行严谨的研究[87, 88]，竞技体育资格推荐主要基于专家意见[89, 90]。尽管指南提供了有用的初始模板，但这一类别中包含的患者种类繁多，具体到临床实践时同样会有很多变化，因此个性化的体育活动建议成为最常用的方法[91]。考虑到这些因素，我们强烈建议儿童心脏病专家和接受过冠心病培训的医生进行合作[88]。

对儿童和冠心病患者的建议通常与成人的建议一致，但需要咨询专家以帮助确定这些患者的最佳成像计划[92]。在冠心病专家的指导下，根据疾病类型和严重程度，TTE 初始成像是主要的一线检查，其次是 CMR 或 CCTA。症状限制性运动负荷试验可作为辅助检查方法，用于评估运动能力或何时会诱发运动相关的症状或心律失常。

结论

在临床实践中，从轻度心脏病理中区分 EICR 仍然具有挑战性。运动心脏学专家应结合 ECG 和影像学特征，结合病史和体格检查结果对可疑的运动员进行评估。患者的个体特征和症状应决定下一步的影像学检查方法，从而识别或排除异常，并在疾病存在时提供风险分层。需要了解 EICR 和现有成像技术的优缺点才能更好地使用多模态成像。精心设计的检查计划可以使诊断和风险分层更为顺畅。在这一过程中，采纳运动心脏学家的建议，将提供准确的诊断，减少不必要的检查和费用，同时可以避免延长回归比赛的时间。

参考文献

[1] Prior DL, La Gerche A. The athlete's heart. Heart. 2012;98:947–55.

[2] Astrand PO, Cuddy TE, Saltin B, Stenberg J. Cardiac output during submaximal and maximal work. J Appl Physiol. 1964; 19:268–74.

[3] Weiner RB, Wang F, Isaacs SK, Malhotra R, Berkstresser B, Kim JH, Hutter AM Jr, Picard MH, Wang TJ, Baggish AL. Blood pressure and left ventricular hypertrophy during Americanstyle football participation. Circulation. 2013;128:524–31.

[4] Baggish AL, Weiner RB, Kanayama G, Hudson JI, Lu MT, Hoffmann U, Pope HG Jr. Cardiovascular toxicity of illicit anabolic-androgenic steroid use. Circulation. 2017;135:1991–2002.

[5] Sharma S, Merghani A, Mont L. Exercise and the heart: the good, the bad, and the ugly. Eur Heart J. 2015;36:1445–53.

[6] Whyte GP, George K, Nevill A, Shave R, Sharma S, McKenna WJ. Left ventricular morphology and function in female athletes: a meta-analysis. Int J Sports Med. 2004;25:380–3.

[7] Sun B, Ma JZ, Yong YH, Lv YY. The upper limit of physiological cardiac hypertrophy in elite male and female athletes in China. Eur J Appl Physiol. 2007;101:457–63.

[8] Whyte GP, George K, Sharma S, Firoozi S, Stephens N, Senior R, McKenna WJ. The upper limit of physiological cardiac hypertrophy in elite male and female athletes: the British experience. Eur J Appl Physiol. 2004;92:592–7.

[9] Howden EJ, Perhonen M, Peshock RM, Zhang R, Arbab-Zadeh A, Adams-Huet B, Levine BD. Females have a blunted cardiovascular response to one year of intensive supervised endurance training. J Appl Physiol (1985). 2015;119:37–46.

[10] Weiner RB, DeLuca JR, Wang F, Lin J, Wasfy MM, Berkstresser B, Stöhr E, Shave R, Lewis GD, Hutter AM Jr, Picard MH, Baggish AL. Exercise-induced left ventricular remodeling among competitive athletes: a phasic phenomenon. Circ Cardiovasc Imaging. 2015;8:e003651.

[11] Caruso MR, Garg L, Martinez MW. Cardiac imaging in the athlete: shrinking the "gray zone". Curr Treat Options Cardiovasc Med. 2020;22:5.

[12] Quarta G, Papadakis M, Donna PD, Maurizi N, Iacovoni A, Gavazzi A, Senni M, Olivotto I. Grey zones in cardiomyopathies: defining boundaries between genetic and iatrogenic disease. Nat Rev Cardiol. 2017;14:102–12.

[13] Martinez MW. Advanced imaging of athletes: added value of coronary computed tomography and cardiac magnetic resonance imaging. Clin Sports Med. 2015;34:433–48.

[14] Brosnan M, La Gerche A, Kalman J, Lo W, Fallon K, MacIsaac A, Prior DL. Comparison of frequency of significant electrocardiographic abnormalities in endurance versus nonendurance athletes. Am J Cardiol. 2014;113:1567–73.

[15] Sharma S, Drezner JA, Baggish A, Papadakis M, Wilson MG, Prutkin JM, La Gerche A, Ackerman MJ, Borjesson M, Salerno JC, Asif IM, Owens DS, Chung EH, Emery MS, Froelicher VF, Heidbuchel H, Adamuz C, Asplund CA, Cohen G, Harmon KG, Marek JC, Molossi S, Niebauer J, Pelto HF, Perez MV, Riding NR, Saarel T, Schmied CM, Shipon DM, Stein R, Vetter VL, Pelliccia A, Corrado D. International recommendations for electrocardiographic interpretation in athletes. J Am Coll Cardiol. 2017;69:1057–75.

[16] Pelliccia A, Maron BJ, Culasso F, Di Paolo FM, Spataro A, Biffi A, Caselli G, Piovano P. Clinical significance of abnormal electrocardiographic patterns in trained athletes. Circulation. 2000;102:278–84.

[17] Papadakis M, Basavarajaiah S, Rawlins J, Edwards C, Makan J, Firoozi S, Carby L, Sharma S. Prevalence and significance of T-wave inversions in predominantly Caucasian adolescent athletes. Eur Heart J. 2009;30:1728–35.

[18] Papadakis M, Carre F, Kervio G, Rawlins J, Panoulas VF, Chandra N, Basavarajaiah S, Carby L, Fonseca T, Sharma S. The prevalence, distribution, and clinical outcomes of electrocardiographic repolarization patterns in male athletes of African/AfroCaribbean origin. Eur Heart J. 2011;32:2304–13.

[19] Riding NR, Salah O, Sharma S, Carré F, George KP, Farooq A, Hamilton B, Chalabi H, Whyte GP, Wilson MG. ECG and morphologic adaptations in Arabic athletes: are the European Society of Cardiology's recommendations for the interpretation of the 12-lead ECG appropriate for this ethnicity? Br J Sports Med. 2014;48:1138–43.

[20] Sharma S, Whyte G, Elliott P, Padula M, Kaushal R, Mahon N, McKenna WJ. Electrocardiographic changes in 1000 highly trained junior elite athletes. Br J Sports Med. 1999;33:319–24.

[21] Huston TP, Puffer JC, Rodney WM. The athletic heart syndrome. N Engl J Med. 1985;313:24–32.

[22] Sheikh N, Papadakis M, Ghani S, Zaidi A, Gati S, Adami PE, Carré F, Schnell F, Wilson M, Avila P. Comparison of electrocardiographic criteria for the detection of cardiac abnormalities in elite black and white athletes. Circulation. 2014;129:1637–49.

[23] Lakdawala NK, Thune JJ, Maron BJ, Cirino AL, Havndrup O, Bundgaard H, Christiansen M, Carlsen CM, Dorval J-F, Kwong RY. Electrocardiographic features of sarcomere mutation carriers with and without clinically overt hypertrophic cardiomyopathy. Am J Cardiol. 2011;108:1606–13.

[24] Sheikh N, Papadakis M, Schnell F, Panoulas V, Malhotra A, Wilson M, Carré F, Sharma S. Clinical profile of athletes with hypertrophic cardiomyopathy. Circ Cardiovasc Imaging. 2015;8:e003454.

[25] Calore C, Zorzi A, Sheikh N, Nese A, Facci M, Malhotra A, Zaidi A, Schiavon M, Pelliccia A, Sharma S. Electrocardiographic anterior T-wave inversion in athletes of different ethnicities: differential diagnosis between athlete's heart and cardiomyopathy. Eur Heart J. 2016;37:2515–27.

[26] Malhotra A, Dhutia H, Gati S, Yeo T-J, Dores H, Bastiaenen R, Narain R, Merghani A, Finocchiaro G, Sheikh N. Anterior T-wave inversion in young white athletes and nonathletes: prevalence and significance. J Am Coll Cardiol. 2017;69:1–9.

[27] Chandra N, Bastiaenen R, Papadakis M, Panoulas VF, Ghani S, Duschl J, Foldes D, Raju H, Osborne R, Sharma S. Prevalence of electrocardiographic anomalies in young individuals: relevance to a nationwide cardiac screening program. J Am Coll Cardiol. 2014;63:2028–34.

[28] Pelliccia A, Di Paolo FM, Quattrini FM, Basso C, Culasso F, Popoli G, De Luca R, Spataro A, Biffi A, Thiene G, Maron BJ. Outcomes in athletes with marked ECG repolarization abnormalities. N Engl J Med. 2008;358:152–61.

[29] Schnell F, Riding N, O'Hanlon R, Axel Lentz P, Donal E, Kervio G, Matelot D, Leurent G, Doutreleau S, Chevalier L. Recognition and significance of pathological T-wave inversions in athletes. Circulation. 2015;131:165–73.

[30] Bent RE, Wheeler MT, Hadley D, Knowles JW, Pavlovic A, Finocchiaro G, Haddad F, Salisbury H, Race S, Shmargad Y. Systematic comparison of digital electrocardiograms from healthy athletes and patients with hypertrophic cardiomyopathy. J Am Coll Cardiol. 2015;65:2462–3.

[31] Maron MS, Maron BJ, Harrigan C, Buros J, Gibson CM, Olivotto I, Biller L, Lesser JR, Udelson JE, Manning WJ. Hypertrophic

cardiomyopathy phenotype revisited after 50 years with cardiovascular magnetic resonance. J Am Coll Cardiol. 2009;54:220–8.

[32] Maron MS, Lesser JR, Maron BJ. Management implications of massive left ventricular hypertrophy in hypertrophic cardiomyopathy significantly underestimated by echocardiography but identified by cardiovascular magnetic resonance. Am J Cardiol. 2010;105:1842–3.

[33] Nagueh SF, Bierig SM, Budoff MJ, Desai M, Dilsizian V, Eidem B, Goldstein SA, Hung J, Maron MS, Ommen SR, Woo A. American Society of Echocardiography clinical recommendations for multimodality cardiovascular imaging of patients with hypertrophic cardiomyopathy: endorsed by the American Society of Nuclear Cardiology, Society for Cardiovascular Magnetic Resonance, and Society of Cardiovascular Computed Tomography. J Am Soc Echocardiogr. 2011;24:473–98.

[34] Rickers C, Wilke NM, Jerosch-Herold M, Casey SA, Panse P, Panse N, Weil J, Zenovich AG, Maron BJ. Utility of cardiac magnetic resonance imaging in the diagnosis of hypertrophic cardiomyopathy. Circulation. 2005;112:855–61.

[35] Link MS, Laidlaw D, Polonsky B, Zareba W, McNitt S, Gear K, Marcus F, Estes NM. Ventricular arrhythmias in the North American multidisciplinary study of ARVC: predictors, characteristics, and treatment. J Am Coll Cardiol. 2014;64:119–25.

[36] Marcus FI, McKenna WJ, Sherrill D, Basso C, Bauce B, Bluemke DA, Calkins H, Corrado D, Cox MG, Daubert JP. Diagnosis of arrhythmogenic right ventricular cardiomyopathy/dysplasia: proposed modification of the task force criteria. Circulation. 2010;121:1533–41.

[37] Nasir K, Bomma C, Tandri H, Roguin A, Dalal D, Prakasa K, Tichnell C, James C, Jspevak P, Marcus F. Electrocardiographic features of arrhythmogenic right ventricular dysplasia/cardiomyopathy according to disease severity: a need to broaden diagnostic criteria. Circulation. 2004;110:1527–34.

[38] Saguner AM, Ganahl S, Kraus A, Baldinger SH, Akdis D, Saguner AR, Wolber T, Haegeli LM, Steffel J, Krasniqi N. Electrocardiographic features of disease progression in arrhythmogenic right ventricular cardiomyopathy/dysplasia. BMC Cardiovasc Disord. 2015;15:4.

[39] Prior D. Differentiating athlete's heart from cardiomyopathies – the right side. Heart Lung Circ. 2018;27:1063–71.

[40] members ATF, Elliott PM, Anastasakis A, Borger MA, Borggrefe M, Cecchi F, Charron P, Hagege AA, Lafont A, Limongelli G. 2014 ESC Guidelines on diagnosis and management of hypertrophic cardiomyopathy: the task force for the diagnosis and management of hypertrophic cardiomyopathy of the European Society of Cardiology (ESC). Eur Heart J. 2014;35:2733–79.

[41] Di Paolo FM, Schmied C, Zerguini YA, Junge A, Quattrini F, Culasso F, Dvorak J, Pelliccia A. The athlete's heart in adolescent Africans: an electrocardiographic and echocardiographic study. J Am Coll Cardiol. 2012;59:1029–36.

[42] Baggish AL, Hutter AM, Wang F, Yared K, Weiner RB, Kupperman E, Picard MH, Wood MJ. Cardiovascular screening in college athletes with and without electrocardiography: a cross-sectional study. Ann Intern Med. 2010;152:269–75.

[43] Haghjoo M, Mohammadzadeh S, Taherpour M, Faghfurian B, Fazelifar AF, Alizadeh A, Rad MA, Sadr-Ameli MA. ST-segment depression as a risk factor in hypertrophic cardiomyopathy. Europace. 2009;11:643–9.

[44] Maron BJ, Wolfson JK, Ciró E, Spirito P. Relation of electrocardiographic abnormalities and patterns of left ventricular hypertrophy identified by 2-dimensional echocardiography in patients with hypertrophic cardiomyopathy. Am J Cardiol. 1983;51:189–94.

[45] Etheridge SP, Escudero CA, Blaufox AD, Law IH, Dechert-Crooks BE, Stephenson EA, Dubin AM, Ceresnak SR, Motonaga KS, Skinner JR, Marcondes LD, Perry JC, Collins KK, Seslar SP, Cabrera M, Uzun O,

Cannon BC, Aziz PF, Kubuš P, Tanel RE, Valdes SO, Sami S, Kertesz NJ, Maldonado J, Erickson C, Moore JP, Asakai H, Mill L, Abcede M, Spector ZZ, Menon S, Shwayder M, Bradley DJ, Cohen MI, Sanatani S. Life-threatening event risk in children with Wolff-Parkinson-White syndrome: a multicenter international study. JACC Clin Electrophysiol. 2018;4:433–44.

[46] Cohen M, Triedman J, Cannon B, Davis A, Drago F, Janousek J, Klein G, Law I, Morady F, Paul T. Pediatric and Congenital Electrophysiology Society (PACES). Heart Rhythm Society (HRS). 2012;9(6):1006–24.

[47] Daubert C, Ollitrault J, Descaves C, Mabo P, Ritter P, Gouffalt J. Failure of the exercise test to predict the anterograde refractory period of the accessory pathway in Wolff Parkinson White syndrome. Pacing Clin Electrophysiol. 1988;11:1130–8.

[48] Roberts WC, Grayburn PA, Hall SA. Complications of radiofrequency ablation for supraventricular tachycardia in the Wolff-Parkinson-White syndrome associated with noncompaction cardiomyopathy. Am J Cardiol. 2018;121:1442–4.

[49] Marek J, Bufalino V, Davis J, Marek K, Gami A, Stephan W, Zimmerman F. Feasibility and findings of large-scale electrocardiographic screening in young adults: data from 32,561 subjects. Heart Rhythm. 2011;8:1555–9.

[50] Kim JH, Baggish AL. Electrocardiographic right and left bundle branch block patterns in athletes: prevalence, pathology, and clinical significance. J Electrocardiol. 2015;48:380–4.

[51] Le V-V, Wheeler MT, Mandic S, Dewey F, Fonda H, Perez M, Sungar G, Garza D, Ashley EA, Matheson G. Addition of the electrocardiogram to the preparticipation examination of college athletes. Clin J Sport Med. 2010;20:98–105.

[52] Platonov PG, Calkins H, Hauer RN, Corrado D, Svendsen JH, Wichter T, Biernacka EK, Saguner AM, Te Riele AS, Zareba W. High interobserver variability in the assessment of epsilon waves: implications for diagnosis of arrhythmogenic right ventricular cardiomyopathy/ dysplasia. Heart Rhythm. 2016;13:208–16.

[53] Kirchhof P, Fabritz L, Zwiener M, Witt H, Schafers M, Zellerhoff S, Paul M, Athai T, Hiller KH, Baba HA, Breithardt G, Ruiz P, Wichter T, Levkau B. Age-and training-dependent development of arrhythmogenic right ventricular cardiomyopathy in heterozygous plakoglobin-deficient mice. Circulation. 2006;114:1799–806.

[54] Zaidi A, Sheikh N, Jongman JK, Gati S, Panoulas VF, Carr-White G, Papadakis M, Sharma R, Behr ER, Sharma S. Clinical differentiation between physiological remodeling and arrhythmogenic right ventricular cardiomyopathy in athletes with marked electrocardiographic repolarization anomalies. J Am Coll Cardiol. 2015;65:2702–11.

[55] Marcus FI, McKenna WJ, Sherrill D, Basso C, Bauce B, Bluemke DA, Calkins H, Corrado D, Cox MG, Daubert JP, Fontaine G, Gear K, Hauer R, Nava A, Picard MH, Protonotarios N, Saffitz JE, Sanborn DM, Steinberg JS, Tandri H, Thiene G, Towbin JA, Tsatsopoulou A, Wichter T, Zareba W. Diagnosis of arrhythmogenic right ventricular cardiomyopathy/dysplasia: proposed modification of the Task Force Criteria. Eur Heart J. 2010;31:806–14.

[56] Baggish AL, Battle RW, Beckerman JG, Bove AA, Lampert RJ, Levine BD, Link MS, Martinez MW, Molossi SM, Salerno J, Wasfy MM, Weiner RB, Emery MS. Sports cardiology: core curriculum for providing cardiovascular care to competitive athletes and highly active people. J Am Coll Cardiol. 2017; 70:1902–18.

[57] Singh AM, McGregor RS. Differential diagnosis of chest symptoms in the athlete. Clin Rev Allergy Immunol. 2005;29:87–96.

[58] Churchill TW, Disanto M, Singh TK, Groezinger E, Loomer G, Contursi M, DiCarli M, Michaud-Finch J, Stewart KM, Hutter AM, Lewis GD, Weiner RB, Baggish AL, Wasfy MM. Diagnostic yield of customized exercise provocation following routine testing. Am J Cardiol. 2019;123:2044–50.

[59] Moya A, Sutton R, Ammirati F, Blanc JJ, Brignole M, Dahm JB, Deharo JC, Gajek J, Gjesdal K, Krahn A, Massin M, Pepi M, Pezawas T, Ruiz Granell R, Sarasin F, Ungar A, van Dijk JG, Walma EP, Wieling W. Guidelines for the diagnosis and management of syncope (version 2009). Eur Heart J. 2009;30:2631–71.

[60] Colivicchi F, Ammirati F, Biffi A, Verdile L, Pelliccia A, Santini M. Exercise-related syncope in young competitive athletes without evidence of structural heart disease. Clinical presentation and long-term outcome. Eur Heart J. 2002; 23:1125–30.

[61] Shen WK, Sheldon RS, Benditt DG, Cohen MI, Forman DE, Goldberger ZD, Grubb BP, Hamdan MH, Krahn AD, Link MS, Olshansky B, Raj SR, Sandhu RK, Sorajja D, Sun BC, Yancy CW. 2017 ACC/AHA/HRS Guideline for the evaluation and management of patients with syncope: a report of the American College of Cardiology/ American Heart Association Task Force on clinical practice guidelines and the Heart Rhythm Society. Circulation. 2017;136:e60–e122.

[62] Qureshi MY, O'Leary PW, Connolly HM. Cardiac imaging in Ebstein anomaly. Trends Cardiovasc Med. 2018;28:403–9.

[63] Porto AG, Brun F, Severini GM, Losurdo P, Fabris E, Taylor MRG, Mestroni L, Sinagra G. Clinical spectrum of PRKAG2 syndrome. Circ Arrhythm Electrophysiol. 2016;9:e003121.

[64] Schwartz PJ, Ackerman MJ, Wilde AAM. Channelopathies as causes of sudden cardiac death. Card Electrophysiol Clin. 2017;9:537–49.

[65] Ackerman MJ, Priori SG, Willems S, Berul C, Brugada R, Calkins H, Camm AJ, Ellinor PT, Gollob M, Hamilton R, Hershberger RE, Judge DP, Le Marec H, WJ MK, Schulze-Bahr E, Semsarian C, Towbin JA, Watkins H, Wilde A, Wolpert C, Zipes DP. HRS/EHRA Expert consensus statement on the state of genetic testing for the channelopathies and cardiomyopathies this document was developed as a partnership between the Heart Rhythm Society (HRS) and the European Heart Rhythm Association (EHRA). Heart Rhythm. 2011;8:1308–39.

[66] Turagam MK, Velagapudi P, Kocheril AG. Atrial fibrillation in athletes. Am J Cardiol. 2012;109:296–302.

[67] Boraita A, Santos-Lozano A, Heras ME, González-Amigo F, López-Ortiz S, Villacastín JP, Lucia A. Incidence of atrial fibrillation in elite athletes. JAMA Cardiol. 2018;3:1200–5.

[68] Furlanello F, Bertoldi A, Dallago M, Galassi A, Fernando F, Biffi A, Mazzone P, Pappone C, Chierchia S. Atrial fibrillation in elite athletes. J Cardiovasc Electrophysiol. 1998;9:S63–8.

[69] Lai E, Chung EH. Management of arrhythmias in athletes: atrial fibrillation, premature ventricular contractions, and ventricular tachycardia. Curr Treat Options Cardiovasc Med. 2017;19:86.

[70] Zipes DP, Link MS, Ackerman MJ, Kovacs RJ, Myerburg RJ, Estes NAM 3rd. Eligibility and disqualification recommendations for competitive athletes with cardiovascular abnormalities: task force 9: arrhythmias and conduction defects: a scientific statement from the American Heart Association and American College of Cardiology. J Am Coll Cardiol. 2015;66:2412–23.

[71] Parshall MB, Schwartzstein RM, Adams L, Banzett RB, Manning HL, Bourbeau J, Calverley PM, Gift AG, Harver A, Lareau SC, Mahler DA, Meek PM, O'Donnell DE. An official American Thoracic Society statement: update on the mechanisms, assessment, and management of dyspnea. Am J Respir Crit Care Med. 2012;185:435–52.

[72] Boulet LP. Cough and upper airway disorders in elite athletes: a critical review. Br J Sports Med. 2012;46:417–21.

[73] Tilles SA. Exercise-induced airway dysfunction in athletes. Immunol Allergy Clin N Am. 2018;38:xiii–xiv.

[74] Boulet LP, Turmel J, Côté A. Asthma and exercise-induced respiratory symptoms in the athlete: new insights. Curr Opin Pulm Med. 2017;23:71–7.

[75] Sarma S, Levine BD. Beyond the Bruce protocol: advanced exercise testing for the sports cardiologist. Cardiol Clin. 2016;34:603–8.

[76] Watson AM. Sleep and athletic performance. Curr Sports Med Rep. 2017;16:413–8.

[77] Meeusen R, Duclos M, Foster C, Fry A, Gleeson M, Nieman D, Raglin J, Rietjens G, Steinacker J, Urhausen A. Prevention, diagnosis, and treatment of the overtraining syndrome: joint consensus statement of the European College of Sport Science and the American College of Sports Medicine. Med Sci Sports Exerc. 2013;45:186–205.

[78] Goel R, Majeed F, Vogel R, Corretti MC, Weir M, Mangano C, White C, Plotnick GD, Miller M. Exercise-induced hypertension, endothelial dysfunction, and coronary artery disease in a marathon runner. Am J Cardiol. 2007;99:743–4.

[79] Möhlenkamp S, Lehmann N, Breuckmann F, Bröcker-Preuss M, Nassenstein K, Halle M, Budde T, Mann K, Barkhausen J, Heusch G, Jöckel KH, Erbel R. Running: the risk of coronary events: prevalence and prognostic relevance of coronary atherosclerosis in marathon runners. Eur Heart J. 2008;29:1903–10.

[80] Merghani A, Maestrini V, Rosmini S, Cox AT, Dhutia H, Bastiaenan R, David S, Yeo TJ, Narain R, Malhotra A, Papadakis M, Wilson MG, Tome M, AlFakih K, Moon JC, Sharma S. Prevalence of subclinical coronary artery disease in masters endurance athletes with a low atherosclerotic risk profile. Circulation. 2017;136:126–37.

[81] DeFina LF, Radford NB, Barlow CE, Willis BL, Leonard D, Haskell WL, Farrell SW, Pavlovic A, Abel K, Berry JD, Khera A, Levine BD. Association of all-cause and cardiovascular mortality with high levels of physical activity and concurrent coronary artery calcification. JAMA Cardiol. 2019;4:174–81.

[82] Budoff MJ, Mayrhofer T, Ferencik M, Bittner D, Lee KL, Lu MT, Coles A, Jang J, Krishnam M, Douglas PS, Hoffmann U. Prognostic value of coronary artery calcium in the PROMISE study (Prospective multicenter imaging study for evaluation of chest pain). Circulation. 2017;136:1993–2005.

[83] Radford NB, DeFina LF, Barlow CE, Lakoski SG, Leonard D, Paixao AR, Khera A, Levine BD. Progression of CAC score and risk of incident CVD. JACC Cardiovasc Imaging. 2016;9:1420–9.

[84] Ekblom-Bak E, Ekblom Ö, Fagman E, Angerås O, Schmidt C, Rosengren A, Börjesson M, Bergström G. Fitness attenuates the prevalence of increased coronary artery calcium in individuals with metabolic syndrome. Eur J Prev Cardiol. 2018;25:309–16.

[85] Wilhelm M, Roten L, Tanner H, Schmid JP, Wilhelm I, Saner H. Long-term cardiac remodeling and arrhythmias in nonelite marathon runners. Am J Cardiol. 2012;110:129–35.

[86] Andersen K, Farahmand B, Ahlbom A, Held C, Ljunghall S, Michaëlsson K, Sundström J. Risk of arrhythmias in 52 755 long-distance cross-country skiers: a cohort study. Eur Heart J. 2013;34:3624–31.

[87] Dean PN, Battle RW. Congenital heart disease and the athlete: what we know and what we do not know. Cardiol Clin. 2016;34:579–89.

[88] Etheridge SP, Saarel EV, Martinez MW. Exercise participation and shared decision-making in patients with inherited channelopathies and cardiomyopathies. Heart Rhythm. 2018; 15:915–20.

[89] Van Hare GF, Ackerman MJ, Evangelista JA, Kovacs RJ, Myerburg RJ, Shafer KM, Warnes CA, Washington RL. Eligibility and disqualification recommendations for competitive athletes with cardiovascular abnormalities: task force 4: congenital heart disease: a scientific statement from the American Heart Association and American College of Cardiology. Circulation. 2015;132:e281–91.

[90] Priori SG, Blomström-Lundqvist C, Mazzanti A, Blom N, Borggrefe M, Camm J, Elliott PM, Fitzsimons D, Hatala R, Hindricks G, Kirchhof P, Kjeldsen K, Kuck KH, Hernandez-Madrid A, Nikolaou N, Norekvål TM, Spaulding C, Van Veldhuisen DJ. 2015 ESC Guidelines for the management of patients with ventricular arrhythmias and the prevention of sudden cardiac death: the task force for the management of patients with ventricular arrhythmias and the prevention of sudden cardiac death

of the European Society of Cardiology (ESC). Endorsed by: Association for European Paediatric and Congenital Cardiology (AEPC). Eur Heart J. 2015;36:2793–867.

[91] McKillop A, McCrindle BW, Dimitropoulos G, Kovacs AH. Physical activity perceptions and behaviors among young adults with congenital heart disease: a mixed-methods study. Congenit Heart Dis. 2018;13:232–40.

[92] Cohen MS, Eidem BW, Cetta F, Fogel MA, Frommelt PC, Ganame J, Han BK, Kimball TR, Johnson RK, Mertens L, Paridon SM, Powell AJ, Lopez L. Multimodality imaging guidelines of patients with transposition of the great arteries: a report from the American Society of Echocardiography developed in collaboration with the Society for Cardiovascular Magnetic Resonance and the Society of Cardiovascular Computed Tomography. J Am Soc Echocardiogr. 2016;29:571–621.

第 4 章　基因检测在运动员中的实际应用
Practical Use of Genetic Testing in Athletes

Isha Kalia　Farhana Latif　Muredach P. Reilly　Marc P. Waase　著

周　娜　译

"迎接检测和筛选运动员的未来：DNA，检测你的基因。你的 DNA 能说清你的健康状况吗？了解你的风险，这样你就可以了解你的选择。"这些只是基因检测公司战略性地向消费者推销他们产品的众多方式中的一小部分。无论他们是否打算提供关于你祖先的信息，还是确定你在某项特定运动项目中的运动潜力，抑或是确定你的个人健康风险，他们产品中的基因测试变得越来越多样化，让消费者更容易获得。用于以健康相关为目的的基因检测在医学实践中越来越普遍。作为与运动员合作的医疗提供者，我们必须教育自己，了解目前在运动员中运用遗传信息和适当的基因检测方法，以便能更好地为患者和体育界服务。

一、基因检测的一般原则

某些遗传性疾病的确会给从事剧烈体力活动 /体育的人带来已知的重大健康风险。识别心血管疾病的遗传形式，包括通道病、心肌病和主动脉疾病，正成为运动心脏病学实践的重要组成部分。对这些可能使运动员易感发生心源性猝死的心脏疾病进行筛查、识别，尤其是在年轻运动员中，至关重要。

对运动员进行基因检测可以在以下几个方面发挥作用。首先，诊断性基因检测可对病史、体检结果、症状或影像学检查结果怀疑某一特定疾病时进行确诊。明确诊断对患者的临床治疗和管理起着至关重要的作用。其次，在获得全面的病史和家族史后进行症状前基因检测，可识别出使个体将发生特定疾病风险的基因变异。症状前基因检测提供了机会，包括有针对性的监测、明确治疗干预措施和完善风险评估。除医疗福利，它还提供了社会心理福利，如减少焦虑和不确定性，在家庭成员间共享信息，以及根据遗传信息调整生活计划。为了使基因检测具有临床实用性，在一个家族中正确地确定合适的候选基因进行基因检测很重要。

与任何医学检查一样，只有在获得全面病史（尤其需要注意家族史和体检结果）后有临床指征时，才考虑进行基因检测。基因检测的第一步是确定符合条件的检测对象，即识别具有符合特定诊断的临床表型的个体，如一名有主动脉根部扩张和晶状体病变的运动员。这种临床表型引起了对马方综合征诊断的怀疑。因此，在这种情况下，马方综合征的诊断性基因检测才将是有益的。

基因检测过程中需要考虑的一个因素是个体的家族史。家族谱系评估应包括三代家族成员信息，重点关注早发心血管事件（猝死、心力衰竭）和相关心脏（心律失常、传导疾病、晕厥）和非心脏（骨骼肌病、肾脏疾病、听觉 /视觉缺陷）特征。识别具有相似表型的其他家族成员很重要。这种对家族史的回顾有助于识别遗传模式，并缩小疑似诊断范围。

一旦确定家族中有症状的个体，就必须明确谁应该接受基因检测。通常，第一个接受基因检测的家庭成员（先证者）应该是最年轻且有症状的个体。具有遗传病因的疾病通常在人的生命早期就可表现出来。因此，最有可能患上由基因突变引发疾病的人是最早出现症状的人。如果该个体无法进行检测，那么下一个最佳检测人选是家族中具有支持特定疾病表型临床症状的另一个体。

二、基因检测方法

有几种方法可进行基因测试。如果家族中先前已发现基因突变，那么其他有风险的家庭成员应该接受该特定家族基因突变的检测。进行这种测试的最保守方法是单基因测试。如果症状或体征与特定疾病表型一致，单基因检测的运用在临床上是合理的。这种测试是经济高效的，因为它减少了对其他非目的基因的检测。例如，钠通道 SCN5A 基因可能是疑似 Brugada 综合征的单基因检测的候选基因，因为 SCN5A 的致病性变异占 Brugada 综合征的 15%～30% [1]。然而，单基因检测法并不能检测与多种不同基因相关的疾病所涉及的可能致病基因，从而会遗漏其他潜在的有害基因变异体。如果单基因检测为阴性，可能需要重复检测。

另一种方法称为多基因面板测试，是扩大了包括与特定疾病相关的更罕见的变异基因测试范围。多基因面板测试可以仅包含少数基因，也可包含多达数百个基因。当已知多个基因的突变会导致特定疾病时，这种类型的检测可能是有益的。例如，长 QT 间期综合征的基因检测可包括更常见的基因，如钾通道 KCNQ1 和 KCNH2、钠通道 SCN5A，以及更罕见的变体，如 CALM1 和 CALM2，或钾通道 KCNE1、KCNE2、KCNJ2 和 KCNJ5。

基因测试的最终和最自由的方法是进行全基因组或全外显子组测序（whole genome or whole exome sequencing，WGS/WES）。虽然大规模的基因检测可以节省成本和时间效益，但也面临一些挑战，包括有限的敏感性、低预后预测值、识别不同基因致

病性变异的低概率，以及结果无法诠释的主要风险。进行多基因面板测试和（或）WGS/WES 的主要限制之一，是遇到不确定意义的变体（variants of uncertain significance，VUS）。当没有足够的数据证实其与特定疾病关联时，基因突变被归类为 VUS [2]。因此，不建议把 VUS 用于个体的临床决策中。直到基因检测实验室能收集到更多关于特定 VUS 的数据，并最终可以将 VUS 重新进行分类为致病性或良性。然而，这一分类所需的时间不可预知，可以从几个月到几年不等。这种模糊的时间范围给意见提供者和患者带来了挑战和问题。在临床医生工作变动率很高的情况下，当 VUS 被重新分类时，将由谁负责重新联系病患家庭呢？此外，等待的这些年中，病患家庭是否会向临床医生提供变更后的联系方式呢？最后，如果一个变体被重新分类为致病性突变，通过基因检测筛查其他有风险的家族成员是谁的职责？

随着基因检测成本的降低和基因检测组中基因数量的增加，广泛进行的临床基因检测，如 WGS/WES，在医学实践中越来越普遍。使基因检测更加复杂的是偶然或继发发现的问题。附带发现了与检测适应证无关的基因变化，但对意见提供者和患者都有临床实用性 [3]。偶然发现的一个示例，包括为心肌病适应证订购 WES 和发现致病性乳腺癌基因突变。虽然遗传性癌症的易感基因与心肌病症状无关，但这些信息为患者提供了未来可选择的医疗决策。美国遗传学和基因组学学院发布了一份政策声明，确定了在进行 WGS/WES 时，应向患者披露的 59 个基因，因为这些基因与特定诊断测试和医疗干预的疾病相关；其中 31 个基因与心血管疾病相关，包括心肌病、遗传性心律失常、主动脉瘤和家族性高胆固醇血症 [3]（表 4-1）。

使用大规模基因检测法的另一个缺点是基因外显率的问题。外显性是指一个人携带特定基因突变时所表现出的某种疾病症状的可能性 [4]。外显率是临床决策的重要激励因素，因此，临床表现

表 4-1　根据美国遗传学和基因组学学院的建议，31 个已鉴定的变异基因可及时用于对遗传性心血管疾病的评估

表　型	基　因
ARVC	*PKP2, DSP, DSC2, TMEM43, DSG2*
HCM 或 DCM	*MYBPC3, MYH7, TNNT2, TNNI3, TPM1, MYL3, ACTC1, PRKAG2, GLA, MYL2, LMNA*
CPVT	*RYR2*
Ehlers-Danlos 综合征，血管型	*COL3A1*
家族性高胆固醇血症	*LDLR, ABOB, PCSK9*
马方综合征 /Loeys-Dietz 综合征 / 家族性胸主动脉瘤和夹层	*FBN1, TGFBR1, TGFBR2, SMAD3, ACTA2, MYLK, MYH11*
• Romano Ward 长 QT 间期综合征 • 1～3 型 /Brugada 综合征	*KCNQ1, KCNH2, SCN5A*

ARVC. 致心律失常性右心室心肌病；CPVT. 儿茶酚胺敏感性多形性室性心动过速；DCM. 扩张型心肌病；HCM. 肥厚型心肌病
改编自 Kalia et al.[32]

的风险越大（外显率越高），医疗干预就应越积极。随着多基因面板测试在性质上变得更加广泛，大量低至中等渗透性基因被添加到这些面板中。这些情况下，尚不清楚如果发现渗透性较低（出现疾病临床表现的风险较低）的基因突变，临床管理和治疗将如何改变。

三、与心源性猝死相关的遗传病

作为医疗专业人员，我们的目标是帮助患者健康长寿。我们需要就行为和生活方式的改变向患者提供建议。运动是我们鼓励患者参与的最有力的治疗工具之一，可帮助改善他们的健康状况，因为它与心血管危险因素的改善相关。运动员本质上是每天锻炼身体的高度健康个体。然而，对少数心脏病患者来说，运动有时会导致患者最担心的结果，即猝死风险增加（"运动悖论"）[5]。据报道，运动员心源性猝死（SCD）的发病率在 1∶（30 000～1 000 000），有待数据收集方法和运动员组研究的更新[6-9]。一些运动员群体可能比其他人群面临的风险更高，医疗保健提供者对这些人群的识别至关重要。运动员 SCD 最常见的先天性 / 遗传性病因包括结构性心脏病，

如 HCM、致心律失常性心肌病（arrhythmogenic cardiomyopathy，AC）/ARVC、DCM、主动脉病变、先天性冠状动脉异常、左心室致密化不全（left ventricular noncompaction，LVNC）、双侧二尖瓣脱垂，以及原发性心电疾病 / 致心律失常疾病，如先天性长 QT 间期综合征、CPVT、Brugada 综合征、WPW 综合征和其他离子通道病[6, 10]（表 4-2 和表 4-3）。

然而，仅因为患者的致病基因突变并不一定能让患者表现出临床症状。表现型高度可变，基因型并不总能预测外显率、表现度、发病年龄或严重程度，所有这些都可能具有很大的可变性。不予参加体育对运动员来说可能是毁灭性的打击，应与患者和其家人仔细讨论风险。目前，没有证据表明 HCM、马方综合征、Brugada 综合征、CPVT、LQTS、短 QT 间期综合征、DCM 或 LVNC 基因型阳性但表型阴性的运动员应被取消运动资格。在美国，Bethesda 会议和 2015 年 AHA/ACC 关于运动员资格和取消资格建议（Eligibility and Disqualification Recommendations）要求表型达阈值时，方可考虑取消资格，ARVC 除外[11]。此前，欧洲心脏病学会建议取消运动资格，其依

表 4–2　与运动员突发心源性猝死相关的常见遗传性 / 先天性心血管疾病	
心脏结构异常	**心脏结构正常**
• 肥厚型心肌病 • 致心律失常性心肌病 / 致心律失常性右心室心肌病 • 扩张型心肌病 • 心肌病（左心室致密化不全） • 主动脉病（马方综合征、升主动脉瘤） • 先天性冠状动脉畸形 • 瓣膜性心脏病（先天性主动脉瓣狭窄、二尖瓣脱垂）	• 先天性长 QT 间期综合征 • 儿茶酚胺敏感性多形性室性心动过速 • WPW 综合征和旁路综合征 • Brugada 综合征 • 离子通道病

改编自 Wasfy et al.[6]

表 4–3　与遗传性心肌病相关的主要基因		
	具体基因类型	**概率（%）**
肥厚型心肌病 肉瘤基因 / 表型基因	B 肌球蛋白重链（MYH7）	20～30
	肌球蛋白结合蛋白 C（MYBPC3）	30～40
	肌球蛋白轻链（MYL2）	2～4
	心肌肌钙蛋白 T（TNNT2）	3～5
	心肌肌钙蛋白 I（TNNI3）	<5
	A– 原肌球蛋白（TPM1）	<1
	A– 心肌肌动蛋白（ACTC1）	<1
	原发性肌球蛋白轻链（MYL3）	<1
	α– 半乳糖苷酶（GLA）	<1 Fabry 病
	溶酶体相关膜蛋白 2（LAMP2）	<1 Danon 病
	蛋白激酶, AMP 激活, γ2 亚基（PRKAG2）	<1 WPW 综合征
扩张型心肌病 肉瘤基因 /Z-disc 基因	Titin（TTN）	15～25
	B 肌球蛋白重链（MYH7）	3～4
	心肌肌钙蛋白 T（TNNT2）	3
	A– 原肌球蛋白（TPM1）	1～2
	A– 心肌肌动蛋白（ACTC1）	<1
	心肌肌钙蛋白 I（TNNI3）	<1
	心肌肌钙蛋白 C（TNNC1）	<1
	α– 肌动蛋白 2（ACTN2）	<1

（续表）

	具体基因类型	概率（%）
扩张型心肌病 肉瘤基因 /Z-disc 基因	TCAP 中的 Telethonin	<1
	心脏锚蛋白重复蛋白（*ANKRD1*）	<1
	Cypher/ZASP（*LDB3*）	<1
	肌肉 LIM 蛋白（*CSRP3*）	<1
其他基因（细胞骨架、桥粒、核膜、肌养蛋白复合体、离子通道、肌质网和细胞质）	核纤层蛋白 A/C（*LMNA/C*）	4～8
	电压门控钠通道 5α 抗体（*SCN5A*）	2～3
	桥粒斑蛋白（*DSP*）	2
	RNA 结合基序蛋白 20（*RBM20*）	2
	纽蛋白（*VCL*）	1
	丝蛋白 Cγ（*FLNC*）	1
	肌养蛋白（*DMD*）	<1
	重组人 DES 蛋白（*DES*）	<1
	磺酰脲受体 2A（*ABCC9*）	<1
	δ- 肌聚糖（*SGCD*）	<1
致心律失常性右心室心肌病	桥粒斑菲素蛋白 2（*PKP2*）	30～40
	桥粒芯糖蛋白 2（*DSG2*）	5～20
	桥粒斑蛋白（*DSP*）	10～20
	桥粒芯胶蛋白 2（*DSC2*）	1～2
	连接桥粒斑珠蛋白（*JUP*）	1～2
	人源跨膜蛋白 43（*TMEM43*）	<1
	转化生长因子 3（*TGFB3*）	<1
	重组人 DES 蛋白（*DES*）	<1
	α-T 型蛋白（*CTNNA3*）	<1
	钙黏蛋白 C（*CDH2*）	<1

改编自 Girolami et al. [33]

据是在某些情况下，如马方综合征或 HCM，仅发现致病性突变而无表型表达；然而，欧洲预防心脏病学协会最近的指南已经放宽了对这些运动的限制 [12, 13]。有关继发于马方综合征、HCM 和 LQTS 的主动脉病变运动员的诊断和治疗，将在后续章节中详细讨论。

四、应限制参与竞技运动的特定遗传性疾病

（一）致心律失常性心肌病

致心律失常性心肌病是一种遗传性心脏病，以心室肌纤维脂肪化为特征。心肌萎缩是一个由

基因决定的过程，随时间推移而逐渐发生，并从心外膜开始向心肌延伸。这种萎缩可导致危及生命的室性心律失常，并最终损害心室的收缩功能。该疾病最初被描述为，仅致心律失常性右心室心肌病/发育不良（arrhythmogenic right ventricular cardiomyopathy/dysplasia，ARVC/D），随着对左心室受累（left ventricular involvement，ALVC）认识的加深，从而采用了更为广泛的术语 AC，该术语包含了多种心肌疾病，而非缺血性、高血压性或瓣膜性心脏病[14]。ARVC 和 ALVC 是遗传性和临床异质性疾病。ARVC 可能是最具特征的 AC，其患病率为 1/5000～1/2000。ARVC 被认为是年轻人和运动员猝死的主要原因之一，特别是在意大利和丹麦等一些国家。ARVC 通常与 ECG 的改变相关，包括 ε 波、右胸导联 T 波倒置、胸导联 S 波上行延长、进展性传导疾病和具有左束支传导阻滞形态的室性心律失常。Holter 和长程心电监测、超声心动图和心脏 MRI 是有用的诊断工具。典型情况表现为，心律失常是这种疾病的最初表现。2010 年成人工作标准建立了有助于识别 ARVC 的诊断工具[15]。目前，还没有建立类似的 ALVC 诊断标准。ARVC 最常见病因为常染色体显性异常；然而，隐性异常也存在。ARVC 通常由桥粒基因突变引起，占所有 ARVC 患者的 50%～60%。这些突变导致桥粒蛋白改变，从而干扰细胞间接触。ARVC 通常由桥粒基因突变引起，如下所示。

- 桥粒斑蛋白（DSP，患病率约 10%）。
- 桥粒芯糖蛋白 2（DSG2，患病率约 40%）。
- 桥粒斑菲素蛋白 2（PKP2，患病率约 40%）。
- 桥粒芯胶蛋白 2（DSC2，患病率约 3%）。

此外，兰尼碱受体 2（RYR2）和电压门控钠通道 5α（SCN5a）等离子通道的突变与 ARVC 相关。同时，ALVC 最常由肌质网、肌节、离子通道和线粒体的突变引起，如下所示。

- 核纤层蛋白 A/C（LMNA）。
- 跨膜蛋白 43（TMEM43）。
- RNA 结合基序蛋白 20（RBM20）。

- 丝蛋白 Cγ（FLNC）。

因此，建议进行多基因面板测试，以确定 AC 的遗传病因。几乎 40% 的 AC 患者没有可识别的突变。这些基因难以捉摸的病例可能代表具有未知的、低渗透性的遗传变异和（或）导致疾病发病的外部因素的寡基因形式。AC 临床治疗的最重要目标是预防疾病进展和 SCD 风险。目前的治疗选择，包括生活方式改变、β 受体拮抗药、抗心律失常药物、导管消融术、植入式心脏复律除颤器（implantable cardioverter defibrillator，ICD）和心脏移植。体育锻炼是促进和加速 ARVC 表型表达的最重要因素之一。有重要证据表明，耐力运动与发生 ARVC 的可能性之间，存在剂量依赖关系。2015 年 AHA/ACC 资格和取消资格建议指出，确诊 ARVC 和临界 ARVC 运动员不鼓励参与竞技体育或耐力运动[11]。即使运动员的 ARVC 表型阴性但基因型阳性，也应劝阻其进行高强度运动，因为运动可能会加速心肌病进展，并有可能增加其他无症状受试者发生室性心律失常风险。

（二）儿茶酚胺敏感性多形性室性心动过速

儿茶酚胺敏感性多形性室性心动过速（CPVT）是一种遗传性心脏离子通道病，伴有晕厥或儿茶酚胺介导的室性心律失常相关症状，可导致心搏骤停。CPVT 患者可在身体活动或情绪紧张时出现心悸或晕厥。CPVT 是一种临床的遗传异质性疾病，表现为多形性心律失常。CPVT 是一种罕见的疾病，发病率低至 1:（10 000～50 000）。CPVT 的诊断依赖于标准无创运动负荷试验或肾上腺素激发试验过程中捕捉到室性心律失常证据[16]。阳性测试结果定义为出现复杂心室异位心律、双向性室性心动过速（ventricular tachycardia，VT）和（或）多形性 VT（图 4-1）。Holter 监测应作为辅助诊断工具。CPVT 可呈常染色体显性遗传或常染色体隐性遗传模式，这取决于所涉及的基因。CPVT 是由负责调节细胞内钙离子的基因突变引起的。肌质网

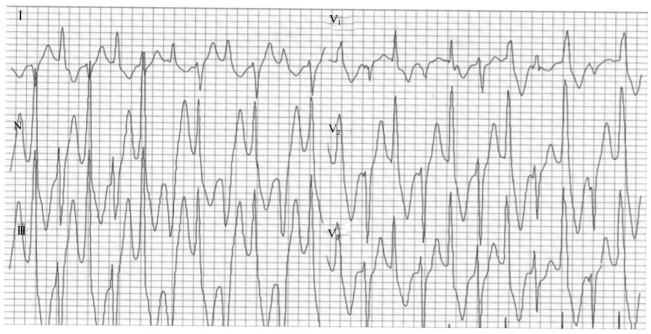

▲ 图 4-1　儿茶酚胺敏感性多形性室性心动过速患者的双向性室性心动过速
经许可转载，引自 Monteforte et al.[31]，Elsevier Spain

的钙离子释放可导致钙超载，从而导致延迟后除极和触发活动。CPVT 最常见的遗传突变是兰尼碱受体 2（RYR2），该受体为常染色体显性遗传，约占 CPVT 病例的 50%。钙螯合素（CASQ2）基因的突变（以常染色体隐性遗传方式遗传）占 CPVT 病例的 3%。其他基因也被发现与之相关，包括锚蛋白 -2（ANK2）、钙调素（CALM1）、反式 -2,3- 烯酰 -CoA 还原酶（TECRL）和三肽（TRDN）等，因此建议进行多基因面板测试。目前的治疗方案，包括 β 受体拮抗药、钙通道阻滞药、抗心律失常药物、ICD 和左心交感神经切除术[16]。尽管存在一些新的争议，但 Bethesda 会议和 2015 年 AHA/ACC 资格和取消资格建议提出，应阻止有症状的 CPVT 或无症状的 CPVT 运动员参与竞技体育，除外 I A 类运动[17]。然而，目前的指南允许表型阴性但基因型阳性的运动员参与竞技体育。

（三）遗传学与运动表现

体育世界的本质是一种竞争的环境，运动员和教练都在其中为自己寻求一种优势，一种超越竞争对手的"优势"。竞技体育参与者很容易受到

直接面向消费者服务的快速扩展的影响，而这些服务是在没有医生参与的情况下提供给公众的。直接面向消费者的基因检测公司已经开始提供有关运动能力、运动表现和运动损伤风险的基因检测。虽然支持这项测试的研究很薄弱，但这并不能阻止基因检测公司将这些测试向运动员、教练，甚至家长推销，因为他们的目的是要确定孩子应该参加哪些运动，以及该运动项目的竞争力如何。运动员和教练可以专注于实施有针对性的营养、训练和恢复策略，以优化运动表现。因此，运动员和教练可能容易受到直接面向消费者的基因测试的诱惑，因为他们相信测试结果可以帮助他们提高运动表现。随着直接面向消费者的基因检测的出现，患者现在面临着所有专业的提供者对基因结果的诠释。作为医疗保健提供者，我们有责任了解基因检测在运动表现方面的临床效用。

已经有几个基因在许多体育文化中具有弱相关，尤其是在运动表现和运动损伤方面，包括 α-肌动蛋白 3（ACTN3）、载脂蛋白 E（Apoe）和血管紧张素转换酶 II（ACE），但都获得了吸引力。

ACTN3 在快速抽搐的 Ⅱ 型肌纤维中表达，与增强力量、防止偏心训练引起的肌肉损伤和运动损伤有关。*ACTN3 R577X* 等位基因代表 *ACTN3* 基因的碱基变化，可导致过早终止密码子和蛋白质缺乏，与耐力运动员的表现改善相关，而野生型正常等位基因与需要短跑或短时间爆发力的运动的成绩提高相关[18]。对 *Apoe* 的研究表明，*Apoe* 基因型与损伤易感性之间存在相关性，特别是对脑震荡的反应[19]。*ACE* 基因突变与耐力运动表现的提高相关[20]。*ACE* 基因的 I（插入）等位基因代表 287bp 的插入，与耐力运动表现的提高有关，而缺失的基因变体与需要短跑或短时间爆发力的运动表现的提高有关。此外，基因 *COL5A1*、*TNC*、*MMP* 和 *GDF-5* 中的几种单核苷酸多态性（single nucleotide polymorphisms，SNP），已被鉴定为与运动损伤风险的增加相关；然而，没有证据表明它们可预测一定损伤风险或与种族和性别相关[21, 22]。虽然其中一些基因的关联数据相当可靠，但为了更好地理解 *ACTN3*、*Apoe* 和 *ACE* 基因型对运动表现的真正影响，相关的研究正在进行中。

运动遗传学作为一门科学尚不完整，并且仍受小样本量和偏差分析方法的限制[22]。运动表现是复杂多样的，这是许多不同基因，以及包括性别和种族在内的特征和环境因素的综合结果。研究的主要限制之一是关于运动表现的遗传学研究具有运动能力多因素性质。每项运动都对身体有一套独特要求，如增加有氧耐力或肌肉力量。此外，每项运动都需要身体系统（心血管、呼吸、神经、肌肉骨骼）间的相互协调。遗传学很可能只是整体的一部分。没有明确的证据支持，应对运动员针对上述基因进行常规检测，因为它们只预测了整体运动表现的一小部分。目前可采用的运动基因测试无法准确预测运动表现。因此，目前它们对患者的运用，充其量是可疑的，并且可能是危险的。2015 年，基因组学、运动、运动表现和损伤，以及反兴奋剂领域的世界专家联合会撰写了一份共识声明。该小组警告说，不要将从小样本、效力不足和未经验证的针对运动员的研究中获得的基因观察结果泛化[23]。专家小组主张，反对使用直接面向消费者的基因测试对消费者进行解释或采取措施。缺乏对测试结果的循证解释，可能会导致有抱负的运动员获得关于他们是否适合特定运动项目的不适当建议，从而有可能会对他们的身体和心理健康造成伤害。在预测运动表现或人才识别时，不允许将这些基因信息作为纳入或排除标准[23]。

此外，基因治疗虽然在治疗特定疾病方面显示出潜在前景，同样的技术对想寻求提高成绩的运动员也是可行的。基因治疗领域，以及更大范围的基因兴奋剂领域，充满了不可预测性和危险性结果。2018 年，世界反兴奋剂机构（World Anti-Doping Agency，WADA）将基因兴奋剂定义为"非治疗性使用具有提高运动表现能力的基因、遗传元素和（或）细胞"，并应予与禁止[24]。

（四）对体育就业进行基因检测的担忧

鉴于基因信息对运动员在体育运动中的运用和重要性，人们对隐私和歧视的担忧与日俱增，尤其是在就业方面。表 4-4 描述了运动员基因检测的全球时间表。一种担忧是，教练和球队老板可能试图利用球员的基因信息来预测他们的医疗前景和（或）运动潜力，并据此决定给予他们的薪酬多少或者是否支付。2005 年，国家篮球协会的一支球队担心球员 Eddy Curry 的健康，要求他在续约前提交 HCM 基因检测。他拒绝了该项要求，并与另一家不需要进行基因检测的球队签约[25]。面对拉丁美洲棒球前景的虚假身份和年龄造假案例，美国职业棒球大联盟对一些有前途的年轻球员及其父母进行了基因检测。为了打击美国基因检测中的滥用和歧视可能性，基因信息非歧视法于 1995 年由 Slaughter 众议员首次提出，2008 年获得近一致的签署支持，以禁止健康保险和就业中某些类型的基因歧视[26]。GINA 的目的是消除诱惑，禁止雇主询问或接收遗传信息。

表 4-4　体育基因检测的全球时间表	
年　份	事　件
1968	国际奥林匹克委员会进行染色体检测，旨在识别可能伪装成女性的男运动员
2001	维多利亚州职业拳击和武术委员会考虑对拳击运动员进行 APOE4 变异的强制性基因筛查
2003	世界反兴奋剂机构禁止使用基因兴奋剂
2005	• 对 18 名澳大利亚男性橄榄球运动员进行了 11 种基因测试和分析 • 芝加哥公牛队试图对 Eddy Curry 进行 HCM 基因检测
2009	• 23andMe DNA 鉴定公司对 100 名前任和现任国家橄榄球联盟球员进行了基因分析 • 美国职业棒球大联盟对来自多米尼加球员进行基因检测 • 共和国和其他拉丁美洲国家的年龄和身份
2010	国家大学体育协会于 2010 年第一赛区、2011 年第二赛区和 2013 年第三赛区强制实施镰状细胞特性筛选筛查
2011	英超球队俱乐部经理对球员 DNA 进行了分析，以确定他们发生运动损伤的易感性
2012	根据 2011 年国家橄榄球联盟集体谈判协议，筛选遗传性镰状细胞特性和 G6PD
2014	英国体育协会表示有兴趣整合遗传技术，为英国奥运会和残奥会运动员"量身定制训练、调节和准备"
2015	两支巴克莱英超足球队委托对其球员的 DNA 进行 45 种变体测试
2018	乌兹别克斯坦宣布对儿童进行 DNA 检测，以确定他们的体适能

改编自 Goodlin et al.[34]

结论

基因组学是一个快速发展的医学领域。由于成本的降低和技术的改进，基因研究和测试已在医学界之外的领域广泛运用，并可直接向体育组织、教练和运动员等消费者提供服务。因此，国际医学界就心血管基因筛查在体育参与方面的角色，进行了长久的辩论。话题涉及国际医学界和体育组织的医学、伦理学和法律问题[27]。目前，美国、以色列和意大利，以及高级别体育组织都在开展国家级的运动前心脏筛查[28]。直接采用基因筛查结果（无论是单基因、多基因面板测试、WGS/WES）已慢慢融入这一诊断医学。关于体育参与前的筛查，医学界认识到某些临床情况需要进行基因检查，具体如下。

• 呈现可疑表型的心血管疾病患者，可能因体育活动而有不利影响。
• 患者有遗传性心血管疾病或猝死家族史。

对运动员遗传结果的诠释，应当由遗传学顾问和熟悉运动员照顾的医生组成的医疗团队来负责，以避免向运动员传达不一致的信息，并能帮助直接面向消费者进行基因检测的公司正确诠释对疾病风险的预测，正如美国政府问责局的一份报告所指出的那样[29]。对遗传数据的错误解释，可能会导致对特定体育活动的适应性提出不恰当的建议，从而对个人的身体或心理健康带来不利影响[30]。最后，基因测试在运动医学领域中的作用，是基于已验证的基因数据来推进个性化医疗，从而保护运动员的健康与安全。

参考文献

[1] Brugada R, Campuzano O, Sarquella-Brugada G, et al. Brugada syndrome. 2005 Mar 31 [Updated 2016 Nov 17]. In: Adam MP, Ardinger HH, Pagon RA, et al., editors. GeneReviews [Internet]. Seattle (WA): University of Washington; 1993–2019. Available from: https://www.ncbi.nih.gov/books/NBK1517.

[2] Richards S, Aziz N, Bale S, Laboratory Quality Assurance Committee, et al. Standards and guidelines for the interpretation of sequence variants: a joint consensus recommendation of the American College of Medical Genetics and Genomics and the Association of Molecular Pathology. Genet Med. 2015;17(5): 405–24.

[3] Green RC, Berg JS, Grody WW, et al. ACMG Recommendations for reporting of incidental findings in clinical exome and genome sequencing. Genet Med. 2013;15(7):565–74.

[4] Cooper DN, Krawczak M, Polychronakos C, Tyler-Smith C, Kehrer-Sawatzk H. Where genotype is not predictive of phenotype: towards an understanding of the molecular basis of reduced penetrance in human inherited disease. Hum Genet. 2013;132(10):1077–130.

[5] Maron BJ. The paradox of exercise. N Engl J Med. 2000; 343:1409–11.

[6] Wasfy MM, Hutter AM, Weiner RB. Sudden cardiac death in athletes. Methodist Debakey Cardiovasc J. 2016;12(2):76–80.

[7] Harmon KG, Asif IM, Maleszewski JJ, et al. Incidence, cause, and comparative frequency of sudden cardiac death in National Collegiate Athletic Association Athletes: a decade in review. Circulation. 2015;132(1):10–9.

[8] Roberts WO, Stovitz SD. Incidence of sudden cardiac death in Minnesota high school athletes 1993–2012 screened with a standardized pre-participation evaluation. J Am Coll Cardiol. 2013;62:1298–301.

[9] Steinvil A, Chundadze T, Zeltser D, et al. Mandatory electro-cardiographic screening of athletes to reduce their risk for sudden death proven fact or wishful thinking? J Am Coll Cardiol. 2011;57:1291–6.

[10] Tiziano FD, Palmieri V, Genuardi M, Zeppilli P. The role of genetic testing in the identification of young athletes with inherited primitive cardiac disorders at risk of exercise sudden death. Front Cardiovasc Med. 2016;3:28.

[11] Maron BJ, Udelson JE, Bonow RO, et al. Eligibility and disqualification recommendations for competitive athletes with cardiovascular abnormalities: task force 3. Circulation. 2015;132:e273–80.

[12] Pelliccia A, Zipes DP, Maron BJ. Bethesda Conference #36 and the European Society of Cardiology Consensus Recommendations revisited a comparison of U.S. and European criteria for eligibility and disqualification of competitive athletes with cardiovascular abnormalities. J Am Coll Cardiol. 2008;52(24):1990–6.

[13] Pellicia A, Solberg EE, Papadakis M, et al. Recommendations for participation in competitive and leisure time sport in athletes with cardiomyopathies, myocarditis, and pericarditis: position statement of the Sport Cardiology Section of the European Association of Preventive Cardiology (EAPC). Eur Heart J. 2019;40:19–33.

[14] Towbin JA, McKenna WJ, Abrams DJ, et al. 2019 HRS expert consensus statement on evaluation, risk stratification, and management of arrhythmogenic cardiomyopathy. Heart Rhythm. 2019;16(11): e373–407.

[15] Marcus FI, Mckenna WJ, Sherrill D, et al. Diagnosis of arrhythmogenic right ventricular cardiomyopathy / dysplasia proposed modification of the task force criteria. Circulation. 2010;121:1533–41.

[16] Lieve KV, van der Werf C, Wilde AA. Wilde catecholaminergic polymorphic ventricular tachycardia. Circ J. 2016;80(6):1285–91.

[17] Panhuyzen-Goedkoop NM, Wilde AAM. Athletes with channelopathy may be eligible to play. Neth Heart J. 2018; 26(3):146–53.

[18] Yang N, MacArthur DG, Gulbin JP, et al. ACTN3 Genotype is associated with human elite athletic performance. Am J Hum Genet. 2003;73(3):627–31.

[19] Terrell TR, Bostick RM, Abramson R, et al. Apoe, Apoe promoter and Tau genotypes and risk for concussion in college athletes. Clin J Sport Med. 2008;18(1):10–7.

[20] Ma F, Yang Y, Li X, et al. The association of sport performance with ACE and ACTN3 genetic polymorphisms: a systematic review and meta-analysis. PLoS One. 2013;8(1):e54685.

[21] Wagner JK. Playing with heart and soul…and genomes: sports implications and applications of personal genomics. PeerJ. 2013;1:e120.

[22] Mattsson CM, Wheeler MT, Waggott D, Caleshu C, Ashley EA. Sports genetics moving forward: lessons learned from medical research. Physiol Genomics. 2016;48(3):175–82.

[23] Webborn N, Williams A, McNamee M, et al. Direct-to-consumer genetic testing for predicting sports performance and talent identification: consensus statement. Br J Sports Med. 2015;49(23):1486–91.

[24] The world antidoping code: international standard 2018. https://www.wada-ama. org/.

[25] Beck H. Curry faces tests to evaluate risk factor. The New York Times. 5 Oct 2005.

[26] The Genetic Information Nondiscrimination Act of 2008. https://www.eeoc.gov/laws/statutes/ gina.cfm.

[27] Magavern EF, Badalato L, Finocchiaro G, Borry P. Ethical considerations for genetic testing in the context of mandated cardiac screening before athletic participation. Genet Med. 2017;19(5):493–5.

[28] Maron BJ, Friedman R, Caplan A. Ethics of preparticipation cardiovascular screening for athletes. Nat Rev Cardiol. 2015;12:1–4.

[29] Direct-to-Consumer genetic tests: misleading test results are further complicated by deceptive marketing and other questionable practices: congressional testimony. US Government Accountability Office. 22 July 2010. https://www.gao.gov/products/GAO–10– 847.

[30] Vlahovich N, Fricker PA, Brown MA, Hughes D. Ethics of genetic testing and research in sport: a position statement from the Australian Institute of Sport. Br J Sports Med. 2017;51:5–11.

[31] Monteforte N, Napolitano C, Priori SG. Genetics and arrhythmias: diagnostic and prognostic applications. Rev Esp Cardiol. 2012;65(3):278–86.

[32] Kalia SS, Adelman K, Bale SJ, et al. Recommendations for reporting of secondary findings in clinical exome and genome sequencing, 2016 update (ACMG SF v2.0): a policy statement of the American College of Medical Genetics and Genomics. Genet Med. 2017;19:249–55.

[33] Girolami F, Frisso G, Benelli M, et al. Contemporary genetic testing in inherited cardiac disease: tools, ethical issues, and clinical applications. J Cardiovasc Med. 2018;19:1–11.

[34] Goodlin GT, Roos TR, Roos AK, Kim SK. The dawning age of genetic testing for sports injuries. Clin J Sport Med. 2015;25(1):1–5.

第 5 章 运动员高血压的管理
Management of Hypertension in Athletes

D. Edmund Anstey Daichi Shimbo 著
周 娜 译

高血压是世界范围内的常见多发病，也是心血管疾病发病率和死亡率的重要病因[1-3]。众所周知，高血压的患病率会随年龄的增长而增加，但在年轻人中，其患病率也可能很高[1,4,5]。对美国20—44岁的人群调查发现，当采用收缩压/舒张压大于140/90mmHg作为高血压诊断阈值时，男性高血压患病率为11.2%，女性为8.7%[1,5]。在儿童和青少年中，高血压的患病率为3%~6%[6-8]。高血压的高患病率辐射包括竞技运动员在内的所有人群，并且也是最常见的心血管疾病[6]。一项对美国国家橄榄球联盟职业运动员的分析报道显示，即使在调整了种族和体重指数后，其高血压患病率仍比年龄匹配的对照组高（分别为13.8%和5.5%）[9]。本章我们将讨论高血压对竞技运动员的影响，以及临床医生在高血压诊断和管理中的角色。

一、高血压与心血管风险

高血压已被列为全球死亡率和伤残调整生命年的最重要危险因素[10]。在普通人群中，高血压是心脑血管疾病发病率和死亡率的主要危险因素，尤其是脑卒中或心肌梗死[2,3]。其增加了包括动脉硬化、外周血管疾病、视网膜病变、蛋白尿、慢性肾病和左心室肥厚在内的靶器官损伤风险[2,3]。尽管存在这些风险，但高血压的治疗率和控制率常较低，如果没有适当的早期筛查，可能直到亚临床或临床心血管疾病发病后才会被同时发现[1]。这在年轻人中尤为常见，因为患有高血压的年轻

人通常不太关注自身高血压状况或不太接受规范的治疗。一项美国的2011—2012年国家健康和营养调查（National Health and Nutrition Examination Survey，NHANES）报道显示，与40—59岁成年人和≥60岁老年人相比较，18—39岁的成人的高血压知晓率、治疗率和控制率均最低（分别为86.1% vs. 83.0% 和 61.8%；44.5% vs. 73.7% 和 82.2%；34.4% vs. 57.8% 和 50.5%）[11]。最近的证据表明，即使在年轻阶段，高血压也可能与长期的临床和亚临床心血管疾病有关[12]。

本章重点介绍高血压的检测和管理。我们对运动期间可能出现的血压急性升高的健康影响和管理知之甚少。峰值运动时的血压升高是血压对运动增加的正常生理反应。然而，运动引起血管内压力的极端升高可能是病理性的。一些抗阻训练可能会导致血压短暂性的显著升高。例如，举重运动员在运动峰值时的血压监测结果表明，其血管内压力可达到350~480mmHg[13]。这样的升高，可导致人们对发生主动脉夹层或脑卒中等急性血管潜在并发症的担忧[14]。但没有足够的证据表明这种严重的短暂血管内压力升高是否会导致高血压事件的发生和心血管疾病风险的增加。

二、血压测量

2015年ACC/AHA关于心血管异常运动员资格和取消资格标准的科学声明建议，所有运动员的标准参与前检查需包括准确的血压测量[6]。在

没有血压升高的个体中，复测血压的频率由接诊临床医生和本地指南决定。考虑竞技运动员血压升高检测的影响，包括限制参加运动，最近的科学声明和指南强调了使用适当和标准化的技术获取血压的重要性[2, 3, 6]。血压测量若采用不适当的

技术，可导致测量值显著和不真实的升高。例如，使用错误袖带尺寸或将血压袖带放在衣服上等常见的不当操作，可能会导致收缩压在 5~50mmHg 波动[15]。标准血压测量技术见表 5-1，应由接受过相应培训的临床医生进行。负责接诊运动员的

表 5-1 规范测量血压的步骤[30]

正确测量血压的关键步骤	具体说明
步骤 1：患者正确准备	让患者放松，端坐于椅子上，双脚平放于地上，背部支撑。第一次测量 BP 前，患者应静坐 3~5min，不要说话或走动。一些 AOBP 设备可缩短等待时间
	测量前，患者应在至少 30min 内不要摄入咖啡因、运动和吸烟
	确保患者排空膀胱
	休息或测量期间，患者和观察者都不应说话
	脱掉血压袖带放置区域的衣袖
	当患者坐在检查台上测量时不符合这些标准
步骤 2：采用正确 BP 测量技术	采用有效的上臂袖带式血压计，并确保血压计定期校准
	支撑患者手臂（如放于桌上）。患者不应自己支撑测量一侧的手臂，因为等长运动会影响 BP 水平
	让患者上肢袖带的中部保持与右心房水平（胸骨中点）
	采用合适的袖带尺寸，使气囊环绕手臂的 75%~100%
	使用隔膜听诊器或铃声进行听诊读数
	第一次就诊时，应记录双上肢 BP[a]。记录读数较高一侧的上肢 BP
步骤 3：采取诊断和治疗血压升高所需的适当措施	间隔 1~2min 后重测 BP
	采用触诊估计桡动脉搏动闭塞压来估计收缩压。将袖带充气，压力高于预计 SBP 水平 20~30mmHg，放气过程中听到的第一响声，记录位 SBP 读数
	袖带放气速度为 2mmHg/s，当听到柯氏音时，记录为舒张压读数
	记录 SBP 和 DBP。若采用听诊技术，则分别将至少两个连续搏动中的第一个和最后一个可听到的声音，记录位 SBP 和 DBP 数值
步骤 4：准确记录 BP 读数	将 SBP 和 DBP 记录为最接近的偶数值
	注意测量 BP 前患者最近一次服药时间
步骤 5：读数取平均值	采用≥2 次测量的≥2 个读数取平均值，作为个体 BP 数值
步骤 6：告知患者 BP 测值	以口头和书面的形式向患者提供 SBP/DBP 结果，并帮助患者解释结果的意义

a. 测量一侧上肢血压随后测量另一侧上肢血压，若后面测量的那一侧上肢血压明显低于前面测量的一侧血压时，差异可能是由适应所致。这种情况下，应首先重新测量第一次测量的那侧上肢血压

AOBP. 自动办公室血压；BP. 血压；DBP. 舒张压；SBP. 收缩压

改编自 Muntner et al.[30]

临床医生需考虑选择采用合适袖带尺寸的重要性，因为许多运动员可能有比较粗壮的手臂周长，并且应避免让运动员在测量血压前饮用咖啡因制品和运动。此外，尤其对于 30 岁以下患者，如果其上臂血压测值较高，则应测量其下肢动脉血压量，以评估是否存在主动脉缩窄[6]。为诊断运动员高血压，2017 年 ACC/AHA 血压指南和 2015 年 ACC/AHA 关于心血管异常运动员资格和取消资格标准的科学声明均建议采用≥2 次测量的≥2 次血压测值的平均值作为标准[2, 6]。

临床上一些人群在诊室内可以有血压的升高，但在临床外测量获得的血压是正常的，这被称为"白大褂高血压"。越来越多的证据表明，这是普通人群中常见的表型，患病率为 13%～35%[2, 3]。运动员中白大褂高血压的患病率尚不清楚。研究表明，焦虑可能是白大褂高血压的主要因素。焦虑可能与正在进行赛前准备的运动员尤为相关，因为医生的诊断可直接影响他或她的比赛资格。当怀疑有白大褂高血压时，可采用 24h 动态血压监测（ambulatory blood pressure monitoring，ABPM）来确认是否存在诊室外高血压[6]。与临床血压测量相比，ABPM 获得的血压水平能更好地预测普通人群心血管疾病事件和亚临床心血管疾病发生[2, 3, 16]。此外，对有较高运动血压测值的个体，ABPM 能更好地预测哪些个体将进展呈现出左心室肥厚[17]。与近期高血压指南[2, 3]一致，2015 年 ACC/AHA 关于心血管异常运动员资格和取消资格标准的科学声明指出，当怀疑存在白大褂高血压时，ABPM 可用于确认高血压的诊断[6]。该科学声明并未明确提及家庭血压监测（home blood pressure monitoring，HBPM）是否也可用于评估白大褂高血压的存在[6]。然而，近期高血压指南建议，当 ABPM 不可用或耐受性差时，家庭血压监测可被认为是 ABPM 的合理替代方案[2, 3]。ABPM 和 HBPM 诊断高血压的阈值见表 5-2。

三、高血压诊断

当血压测值超过血压阈值标准（表 5-2）时，可诊断为高血压[2, 3]。对于儿童和青少年，血压可因年龄、性别和身高等个体特征而有所不同[8, 18]。儿童高血压诊断的阈值取决于这些变量，定义为血压水平超过据年龄、性别、身高和体重预测值的 95%。13 岁及以上青少年，高血压定义为收缩压 / 舒张压≥130/80mmHg[8, 18]。

最近，关于成人高血压应采用什么阈值来定义争论不休。美国预防、检测、评估和治疗高血压联合委员会第七次报告指出，140/90mmHg 收缩压 / 舒张压阈值应用于定义高血压[19]。2015 年 ACC/AHA 关于心血管异常运动员资格和取消资格标准的科学声明中，也采用了 140/90mmHg 阈值来定义≥18 岁运动员高血压[6]。然而，越来越多的证据表明，为有效地识别和治疗心血管疾病风险增加的个体，较低的血压阈值可能是合适的。2017 年 ACC/AHA 血压指南提出新的分类系统，把 1 期高血压的收缩压 / 舒张压定义为 130～139/80～89mmHg，2 期高血压定义为≥140/90mmHg[2]。因为与竞技运动员有关，目前尚不清楚采用较低血压阈值 130/80mmHg 会产生什么影响（如果有的话）。下文将进一步讨论使用这些更新的阈值对高血压治疗的潜在意义。

四、高血压的检查

任何高血压个体均应接受全面的病史询问、体检和实验室检查。病史的关键核心应确定患者是否有心血管疾病或高血压家族史。病史还应关注对继发因素导致血压升高的症状评估，如嗜铬细胞瘤（头痛、出汗、心悸或血压骤然升高）、库欣综合征（体重快速增加、向心性脂肪分布）或甲亢和甲减（热 / 冷不耐受、皮肤干燥、体重波动）[2]。同时，还应特别询问运动员服用药物或可能导致血压升高的行为（表 5-3）。许多处方药、非处方药和非法使用的药物和补充剂都会导致血

表 5-2 高血压学会指南推荐的动态血压监测和临床高血压分类阈值

学会指南	临床高血压的诊断阈值	诊室高血压阈值	家庭高血压阈值
成年人			
2018 年 ESC/ESH[3]	• 1 级高血压：140～159/90～99mmHg • 2 级高血压：160～179/100～109mmHg • 3 级高血压：≥180/110mmHg	• 白天≥135/85mmHg • 夜间≥120/70mmHg • 24h 动态血压≥130/80mmHg	• ≥135/85mmHg
2017 年 ACC/AHA[2]	• 1 期高血压：130～139/80～89mmHg • 2 期高血压：≥140/90mmHg	• 白天≥135/85mmHg	• ≥130/80mmHg
2017 年加拿大高血压[31]	• AOBP 高血压：≥135/85mmHg • 非 AOBP 高血压：≥140/90mmHg	• 白天≥135/85mmHg • 24h 动态血压≥130/80mmHg	• ≥135/85mmHg
2015 年 ACC/AHA 竞技运动员资格和取消资格建议[6]	• 高血压：≥140/90mmHg	未指定	未指定
2011 年 UK NICE[32]	• 高血压：≥140/90mmHg	• 白天≥135/85mmHg	• ≥135/85mmHg
2003 年 JNC7[19]	• 1 期高血压：140～159/90～99mmHg • 2 期高血压：≥160/100mmHg	• 白天≥135/85mmHg • 夜间≥120/70mmHg	• ≥130/80mmHg
儿童 / 青少年			

2018 年 AAFP[8]	• 1—12 岁
	  – 1 期高血压：血压≥年龄、身高和性别的 95% 或 130～139/80～89mmHg（以较低者为准）
	  – 2 期高血压：血压≥年龄、身高和性别的 95%+12mmHg 或≥140/90mmHg（以较低者为准）
	• 年龄≥13 岁
	  – 1 期高血压：130～139/80～89mmHg
	  – 2 期高血压：≥140/90mmHg
		未指定	未指定

2017 年 AAP[18]	• 1—12 岁
	  – 1 期高血压：血压≥年龄、身高和性别的 95% 至 <95%+12mmHg 或 130～139/80～89mmHg（以较低者为准）
	  – 2 期高血压：血压≥年龄、身高和性别的 95%+12mmHg 或≥140/90mmHg（以较低者为准）
	• 年龄≥13 岁
	  – 1 期高血压：130～139/80～89mmHg
	  – 2 期高血压：≥140/90mmHg
		平均 SBP 和 DBP>95%，DBP 和 SBP 负荷>25%[a]	未指定

a. 负荷定义为有效的动态血压收缩压和舒张压测量值高于设定阈值（如第 95 百分位）的百分比

AAFP. 美国家庭医生学会；AAP. 美国儿科学会；ACC/AHA. 美国心脏病学会 / 美国心脏协会；ESC/ESH. 欧洲心脏病学会 / 欧洲高血压学会；AOBP. 自动办公室血压；JNC7. 美国预防、检测、评估和治疗高血压联合委员会第七次报告；DBP. 舒张压；SBP. 收缩压；UK NICE. 英国国家健康与护理卓越研究所

表 5–3　可能导致血压升高的常用药物和物质 [2]	
具体物质	可能的管理
含酒精饮料	将酒精限制在女性每天≤1 杯和男性每天≤2 杯
苯丙胺类药物（如苯丙胺、哌甲酯、右哌甲酯和右旋苯丙胺）	• 停止或减少剂量 • 考虑注意缺陷障碍的行为疗法
抗抑郁药（如单胺氧化酶抑制药、5- 羟色胺和去甲肾上腺素再摄取抑制药、三环类抗抑郁药）	考虑替代药物（如 5- 羟色胺选择性重摄取抑制药），避免含有单胺氧化酶抑制药的含有酪胺的食物
非典型抗精神病药（如氯氮平、奥氮平）	• 尽可能停止或限制使用 • 适当考虑行为治疗，建议改变生活方式 • 考虑与体重增加、糖尿病和血脂异常有关的风险的替代药物（如阿立哌唑、齐拉西酮）
咖啡因	• 通常将咖啡因摄入量限制在＜300mg/d • 避免在未控制的高血压患者中使用与血压的急性升高相关的咖啡；长期使用与血压或心血管疾病增加无关
去充血剂（如肾上腺素、伪麻黄碱）	• 使用时间尽可能短以避免严重或不受控制的高血压 • 考虑替代疗法（如鼻腔生理盐水、鼻腔内皮质类固醇、抗组胺药）
草药补充剂［如麻黄、圣·约翰草（含单胺氧化酶抑制药、育亨宾）]	避免使用
免疫抑制药（如环孢素）	考虑改用他克莫司，这可能会减少对血压的影响
口服避孕药	• 使用低剂量药物（如炔雌醇 20～30μg） • 或仅使用孕激素的避孕方式，或在适当情况下考虑其他避孕方式（如避孕套 / 环、禁欲、宫内节育器） • 避免在高血压失控的女性中使用
体适能增强药物（如促红细胞生成素、人生长激素）	尽可能避免或限制使用
非甾体抗炎药	• 尽可能避免全身性非甾体抗炎药 • 根据适应证和风险，考虑其他镇痛药（如对乙酰氨基酚、曲马多、局部非甾体抗炎药）
娱乐性药物［如"浴盐"（MDPV）、可卡因、甲基苯丙胺等]	停止或避免使用
全身皮质类固醇（如地塞米松、氟氢可的松、甲泼尼龙、泼尼松、泼尼松龙）	• 尽可能避免或限制使用 • 可行时考虑其他给药方式（如吸入、局部给药）
酪氨酸激酶抑制药（如舒尼替尼、索拉非尼）和血管生成抑制药（如贝伐单抗）	开始或加强降压治疗

改编自 Whelton et al. [2]

压升高。非甾体抗炎药作为非处方镇痛药或消炎药，可能与血压升高有关。可卡因或苯丙胺类等娱乐性药物也会使血压升高[2, 20]。运动员应接受对其他物质使用的筛查，包括咖啡因和运动补充剂，特别是含有麻黄的制品。还应评估尼古丁和烟草的使用情况。包括人类生长激素和合成代谢类固醇在内的增强体能的药物也可能会增加血压水平[21]。最后，可用于改善有氧运动的外源性促红细胞生成素和红细胞生成刺激药，也是某些人群高血压的已知原因[22]。

体检的重点也应包括寻找可能提示高血压继发原因的体征。检查四肢脉搏，因为脉搏搏动的减弱可提示潜在的血管疾病。尤其是年轻运动员，应评估上下肢血压，以排除先前未发现的主动脉缩窄[6]。应检查腹部，包括腹部血管杂音的听诊评估，这可能是肾血管性高血压的征兆[6]。检查患者是否存在提示肾上腺皮质激素升高的库欣样特征（腹部条纹、满月脸、水牛背、皮肤变薄等）。体检还应包括眼底镜检查、甲状腺触诊和心脏听诊。

实验室检查的重点是寻找靶器官损伤的证据，以及全面评估心血管风险，应包括对糖尿病和葡萄糖不耐受、血脂异常、血红蛋白、甲状腺功能异常、蛋白尿和慢性肾病的检测。2015 年 ACC/AHA 关于心血管异常运动员评估左心室肥厚或传导异常的资格和取消资格标准的科学声明建议但非强制要求行 12 导联心电图检测[6]。心电图应由熟悉运动员心电图的医生进行分析判读，以保证有丰富的经验能识别运动员心电图的正常生理变化和病理变化[23]。心电图对诊断左心室肥厚的特异性高，但敏感性低[6]。ACC/AHA 还建议，在某些情况下，如对收缩压≥160mmHg、舒张压≥100mmHg 的患者，或寻找高血压相关靶器官损害的证据，可采用超声心动图来明确左心室肥厚。通过超声心动图检查识别病理性改变，以及运动员中常可观察到的高血压介导的生理性心肌肥厚很重要[6]。对高血压患儿的诊断，有特殊考量和检查。对于新诊断高血压患儿，当考虑高血压药物治疗时，建议行超声心动图检查[8, 18]。

五、高血压的治疗

决定治疗对象、时间、如何改变生活方式或降压治疗是一个重要的决策，需要临床医生和患者共同行动。应考虑竞技运动员的特殊性，包括他（她）希望继续训练、保持最佳体能状态，以及不因使用违禁物品而被取消竞技体育资格。因此，所有治疗方案包括药物治疗和生活方式改变，需要由患者和专业医生一同讨论，并共同决策。

如前所述，2017 年 ACC/AHA 血压指南将1 期高血压定义为收缩压 / 舒张压为 130～139/80～89mmHg，2 期高血压定义收缩压 / 舒张压≥140/90mmHg[2]。根据这些指南，2 期高血压患者应开始服用抗高血压药物，同时改变不良生活方式，这项治疗策略独立于心血管疾病风险[2]。1 期高血压患者和预测 10 年心血管疾病风险≥10%的患者也应开始服用抗高血压药物，同时改变不良生活方式。1 期高血压且心血管疾病风险没有增加的患者，建议可以仅改变生活方式，而无须立即开始服用抗高血压药物。

对运动员采用较低高血压诊断阈值（130/80mmHg）的治疗意义尚不清楚。使用较低高血压诊断阈值，许多人将被重新定义 1 期高血压。然而，鉴于运动员年龄较小，预测 10 年心血管疾病风险较低，许多患有 1 期高血压的运动员可能会被建议通过改变生活方式来降低血压，而不建议开始服用降压药[24]。因此，尽管一部分人群可能被定义患有高血压，但并非所有人都需要药物治疗[24]。

许多不良生活方式的改变已被证明可有效降低血压，可防止或延迟开始抗高血压治疗的需要（表 5-4）。对所有高血压患者的实践建议，包括减肥、改善饮食，特别注意减少钠的摄入量和增加体育活动。对于大多数患有高血压的运动员来说，规律而剧烈的体育活动可能已成为他们日常生活的一部分。然而，改变运动类型可降低某些

非药理学建议	剂量 / 说明	评估收缩压的影响（针对高血压患者）
超重或肥胖者减肥的建议	目标理想体重，体重至少减少 1kg 为目标，体重的减轻与血压的降低相关	−5mmHg
减少钠摄入和低钠饮食	总剂量<1500mg/d 或减少 1000mg/d 的最佳目标	−5/6mmHg
DASH 饮食（终止高血压的饮食方法）	富含全谷物、水果、蔬菜、低脂乳制品，以及减少饱和脂肪和总脂肪的饮食	−11mmHg
如果没有禁忌证，补充钾	通过摄入富含钾的饮食实现 3500～5000mg/d 的目标	−4/5mmHg
增加体力活动：有氧运动	每周 90～150min，训练强度为 65%～75% 心率储备	−5/8mmHg
动态抗阻运动	• 每周 90～150min • 训练强度为 50%～80% 1RM（即一次可重复的最大力量） • 10 次重复 / 组，每次训练 3 组，6 次训练	−4mmHg
等长抗阻运动	4×2min（握力训练），每组运动间休息 1min，训练强度为 30%～40% 最大自愿收缩，每周 3 次，持续 8～10 周	−5mmHg
减少饮酒量	• 对于饮酒的人，减少饮酒量 　– 男性：≤每天 2 杯 　– 女性：≤每天 1 杯	−4mmHg

表 5-4　高血压患者血压控制的非药理学建议 [2]

改编自 Whelton et al. [2]

个体的血压。一些证据表明，运动对血压的影响可能与所进行的运动类型有关 [25, 26]。在一项针对成年运动员的观察性研究显示，与那些从事"静态"运动项目的运动员（指从事举重或健美等高阻力训练的运动员）相比，以"动态"运动项目为主的运动员（指从事耐力训练，如自行车或游泳）的血压水平更低 [25]。一项对美国男大学生运动员赛前体检的回顾性分析显示，足球运动员的高血压患病率明显高于非足球运动员（分别为 19.2% 和 7.0%）[27]。这些数据表明，从事静态运动的高血压运动员应考虑定期进行有氧运动，以降低血压水平 [20]。通常，有氧运动和阻力训练相结合，被认为是降低血压的最佳运动策略 [28]。

所有高血压患者应避免摄入会增加血压或心血管疾病风险的物质，包括酗酒、吸烟或吸毒，或从其病史中知晓的其他物质。为运动员提供咨询时，应特别注意处方药或非处方药，这些药物可能会增加血压水平，包括非甾体抗炎药、合成代谢类固醇或生长激素。

一些由于高血压严重性或未能成功通过改变不良生活方式来达到理想降压的个体，有必要开始抗高血压治疗。关于普通人群的高血压管理，2017 年 ACC/AHA 血压指南建议，在开始降压药物治疗时，将噻嗪类利尿药、钙通道阻滞药和血管紧张素转换酶抑制药或血管紧张素受体拮抗药作为一线治疗药物。对于血压≥160/100mmHg 的个体，建议启动两种不同类别的一线药物。这些策略还应有效降低高血压竞技运动员的血压和心血管疾病事件风险。然而，为竞技运动员选择治疗方案时，有一些特殊的考量可能会影响和潜在地限制治疗方案。管理竞技运动员高血压的一个原则是，临床医生应该识别并避免可能限制运动能力的药物。另一个与职业运动员特别密切的问题是，运动员运动管理机构是否禁止规定的药物治疗方案。世界反兴奋剂机构由国际奥委会成立，旨在规范和监督世界反兴奋剂法规，并定期公布竞技体育禁用物质清单[29]。尽管许多组织已经采纳了世界反兴奋剂机构的政策，但在开始任何新的降压药物方案之前，应对每个运动员的特定运动项目的物质限制和（或）集体谈判协议进行审查。

对竞技运动员来，包括二氢吡啶钙通道阻滞药、血管紧张素转换酶抑制药和血管紧张素受体拮抗药在内的扩血管药物是合理的一线抗高血压治疗，尤其适用于许多运动员。除了有效治疗高血压和降低血压外，这些药物对运动成绩的影响最小，在竞技训练期间不会被扣留或在竞技训练期间减少剂量，也不会被主要的监管体育项目禁止。利尿药对治疗高血压也很有效；然而，这些药物在运动员中的使用可能会受到限制，因为这些药物会减少总循环血容量并导致运动成绩受损。这在有氧运动需求高的运动项目中可能会很受限。利尿药也被包括世界反兴奋剂机构、NCAA、国家橄榄球联盟和美国国家篮球协会在内的许多管理机构禁止，因为它被认为是"掩蔽剂"，可用来掩盖服用合成代谢类固醇的痕迹[29]。β受体拮抗药对许多运动员来说不是理想的一线治疗方法，因为它们会导致疲劳，降低心率对运动的应答反应，从而损害最佳体适能表现。β受体拮抗药也被禁止用于射箭、高尔夫和射击等某些精密运动项目[29]。在某些体育运动项目中，β受体拮抗药可在不参加比赛时服用，但在比赛期间特别禁止服用。世界反兴奋剂机构（World Anti-Doping Agency）提供了一份年度公开的禁用物质清单，可在 www.wada-ama 上查阅，详细说明了哪些物质在比赛内和比赛外被禁止，哪些物质被特定体育项目直接禁止。考虑给予患者β受体拮抗药治疗的医生，应在治疗患者前明确运动相关管理机构列出的禁用物质清单。如果遇特殊情况需要运动员服用违

禁药物，如使用β受体拮抗药作为心肌梗死的二级预防措施，那么可以向包括世界反兴奋剂机构在内的一些机构提出正式申请和通过审查程序，来获得治疗用途豁免。

运动员和非运动员的治疗起始剂量、后续随访和剂量滴定方案相同。与普通人一样，应定期监测接受药物治疗的高血压运动员，随访其血压治疗效果，评估药物不良反应，并保障其治疗依从性。

六、参加体育活动许可

2015 年 ACC/AHA 关于心血管异常运动员资格和取消资格标准的科学声明表明，在没有靶器官损伤的情况下，收缩压 / 舒张压 140～159/90～99mmHg 时，不应限制个人参加竞技运动的资格[6]。对收缩压≥160mmHg 或舒张压≥100mmHg 的高血压患者，在血压得到更好的控制前，应限制运动，尤其是高强度静态运动项目（举重、拳击、摔跤），这可能会进一步加剧血压的升高。如前所述，有血压很高或相关靶器官损害的高血压患者，应接受超声心动图筛查。如果超声心动图显示高血压性心脏病，在可能的情况下，应将其与"运动员心脏改变"鉴别，在血压得到有效控制前，应该限制运动。

结论

高血压在普通人群中很常见，并且存在于所有年龄段的许多人群中。未经治疗的高血压可导致显著的心血管疾病发病率和死亡率。通过适当的筛查，可有效地检测和管理高血压，而不必取消运动员参加竞技运动的资格。负责运动员的临床医生应与患者合作共同制订降压策略，以确保治疗不会干扰比赛，同时帮助患者保持最佳的长期健康效果。

参 考 文 献

[1] Whelton PK. The elusiveness of population-wide high blood pressure control. Annu Rev Public Health. 2015;36:109–30.

[2] Whelton PK, Carey RM, Aronow WS, et al. 2017 ACC/AHA/AAPA/ABC/ ACPM/AGS/ APhA/ASH/ASPC/NMA/PCNA guideline for the prevention, detection, evaluation, and management of high blood pressure in adults: executive summary: a report of the American College of Cardiology/ American Heart Association task force on clinical practice guidelines. Hypertension. 2018;71(6):1269–324.

[3] Williams B, Mancia G, Spiering W, et al. 2018 ESC/ESH guidelines for the management of arterial hypertension. Eur Heart J. 2018;39(33):3021–104.

[4] Go AS, Mozaffarian D, Roger VL, et al. Heart disease and stroke statistics-2013 update: a report from the American Heart Association. Circulation. 2013;127(1):e6–e245.

[5] Health, United States, 2013: with special feature on prescription drugs. Hyattsville, MD; 2014.

[6] Black HR, Sica D, Ferdinand K, et al. Eligibility and disqualification recommendations for competitive athletes with cardiovascular abnormalities: task force 6: hypertension: a scientific statement from the American Heart Association and the American College of Cardiology. Circulation. 2015; 132(22):e298–302.

[7] McNiece KL, Poffenbarger TS, Turner JL, Franco KD, Sorof JM, Portman RJ. Prevalence of hypertension and pre-hypertension among adolescents. J Pediatr. 2007;150(6):640–4, 644 e641.

[8] Riley M, Hernandez AK, Kuznia AL. High blood pressure in children and adolescents. Am Fam Physician. 2018;98(8):486–94.

[9] Tucker AM, Vogel RA, Lincoln AE, et al. Prevalence of cardiovascular disease risk factors among National Football League players. JAMA. 2009;301(20):2111–9.

[10] Lim SS, Vos T, Flaxman AD, et al. A comparative risk assessment of burden of disease and injury attributable to 67 risk factors and risk factor clusters in 21 regions, 1990–2010: a systematic analysis for the Global Burden of Disease Study 2010. Lancet. 2012;380(9859):2224–60.

[11] Nwankwo T, Yoon SS, Burt V, Gu Q. Hypertension among adults in the United States: National Health and Nutrition Examination Survey, 2011–2012. NCHS data brief, no 133. Hyattsville, MD: National Center for Health Statistics; 2013; https://www.cdc.gov/nchs/data/ databriefs/ db133.pdf.

[12] Yano Y, Reis JP, Colangelo LA, et al. Association of blood pressure classification in young adults using the 2017 American College of Cardiology/American Heart Association blood pressure guideline with cardiovascular events later in life. JAMA. 2018;320(17):1774–82.

[13] MacDougall JD, Tuxen D, Sale DG, Moroz JR, Sutton JR. Arterial blood pressure response to heavy resistance exercise. J Appl Physiol (1985). 1985;58(3):785–90.

[14] Hatzaras I, Tranquilli M, Coady M, Barrett PM, Bible J, Elefteriades JA. Weight lifting and aortic dissection: more evidence for a connection. Cardiology. 2007;107(2):103–6.

[15] Handler J. The importance of accurate blood pressure measurement. Perm J. 2009;13(3):51–4.

[16] Banegas JR, Ruilope LM, de la Sierra A, et al. Relationship between clinic and ambulatory blood-pressure measurements and mortality. N Engl J Med. 2018;378(16):1509–20.

[17] Zanettini JO, Pisani Zanettini J, Zanettini MT, Fuchs FD. Correction of the hypertensive response in the treadmill testing by the work performance improves the prediction of hypertension by ambulatory blood pressure monitoring and incidence of cardiac abnormalities by echocardiography: results of an eight year follow-up study. Int J Cardiol. 2010;141(3):243–9.

[18] Flynn JT, Kaelber DC, Baker-Smith CM, et al. Clinical practice guideline for screening and management of high blood pressure in children and adolescents. Pediatrics. 2017;140(3):e20171904.

[19] Chobanian AV, Bakris GL, Black HR, et al. The seventh report of the Joint National Committee on prevention, detection, evaluation, and treatment of high blood pressure: the JNC 7 report. JAMA. 2003;289(19):2560–72.

[20] Leddy JJ, Izzo J. Hypertension in athletes. J Clin Hypertens (Greenwich). 2009;11(4):226–33.

[21] Achar S, Rostamian A, Narayan SM. Cardiac and metabolic effects of anabolic-androgenic steroid abuse on lipids, blood pressure, left ventricular dimensions, and rhythm. Am J Cardiol. 2010;106(6): 893–901.

[22] Vaziri ND. Mechanism of erythropoietin-induced hypertension. Am J Kidney Dis. 1999;33(5):821–8.

[23] Waase MP, Mutharasan RK, Whang W, et al. Electrocardiographic findings in National Basketball Association athletes. JAMA Cardiol. 2018;3(1):69–74.

[24] Muntner P, Carey RM, Gidding S, et al. Potential US population impact of the 2017 ACC/AHA high blood pressure guideline. Circulation. 2018;137(2):109–18.

[25] Varga-Pinter B, Horvath P, Kneffel Z, Major Z, Osvath P, Pavlik G. Resting blood pressure values of adult athletes. Kidney Blood Press Res. 2011;34(6):387–95.

[26] Whelton SP, Chin A, Xin X, He J. Effect of aerobic exercise on blood pressure: a meta-analysis of randomized, controlled trials. Ann Intern Med. 2002;136(7):493–503.

[27] Karpinos AR, Roumie CL, Nian H, Diamond AB, Rothman RL. High prevalence of hypertension among collegiate football athletes. Circ Cardiovasc Qual Outcomes. 2013;6(6):716–23.

[28] Sousa N, Mendes R, Abrantes C, Sampaio J, Oliveira J. A randomized 9-month study of blood pressure and body fat responses to aerobic training versus combined aerobic and resistance training in older men. Exp Gerontol. 2013;48(8):727–33.

[29] World anti-doping agency prohibited list. 2019. https://www.wada–ama. org/. Accessed 1 Feb 2019.

[30] Muntner P, Shimbo D, Carey RM, et al. Measurement of blood pressure in humans: a scientific statement from the American Heart Association. Hypertension. 2019;73(5):e35–66.

[31] Leung AA, Daskalopoulou SS, Dasgupta K, et al. Hypertension Canada's 2017 guidelines for diagnosis, risk assessment, prevention, and treatment of hypertension in adults. Can J Cardiol. 2017;33(5):557–76.

[32] National Clinical Guideline Center (UK). Hypertension: the clinical management of primary hypertension in adults: update of clinical guidelines 18 and 34. London: Royal College of Physicians; 2011.

第 6 章　瓣膜性心脏病
Valvular Heart Disease

Tamanna K. Singh　著

周　娜　译

瓣膜性心脏病（valvular heart disease，VHD）影响 1%～2% 的年轻人，其中很多人有参加竞技体育或保持高活跃体力活动的生活方式[1]。瓣膜本身的结构和功能的病理变化可随参与运动而进展；然而，运动强度对瓣膜病进展的影响尚未得到广泛研究。运动员瓣膜病进展的潜在病因是运动相关的肾上腺素能激增，这会进一步增加原有病变瓣膜上的心脏血流动力学负荷。这种额外的心脏压力负荷可导致继发的心脏病变，包括主动脉壁剪切应力和压力的增加可加速主动脉病变、肺动脉高压、房性或室性心律失常、恶性心脏重塑（心室肥大或扩大）、心肌缺血和最终的心功能恶化[1]。

VHD 可根据瓣膜功能不全的严重程度、相关症状和心室功能状态进行分类或分期。2014 年 AHA/ACC 总结了瓣膜疾病进展的分期[2]。

- A 期：有发展成有临床意义的瓣膜狭窄或反流的风险无症状个体。
- B 期：无症状且左心室或右心室收缩功能保留的轻度至中度 VHD 患者。
- C_1 期：无症状且左心室或右心室收缩功能保留的严重 VHD 患者。
- C_2 期：无症状且左心室或右心室收缩功能受损的严重 VHD 患者。
- D 期：有症状且左心室或右心室收缩功能障碍的严重 VHD 患者。

截至目前，尚无公开发表的针对无症状瓣膜性心脏病运动员的前瞻性研究报道。因此，基于对非运动人群的队列研究分析，无症状 VHD 运动员（A～C_2 期）的管理建议仅限于 AHA/ACC 专家和共识[3]。D 期 VHD 运动员不具有参加竞技体育资格，应根据普通人群的管理指南进行瓣膜修复或置换。然而，无症状运动员，无论其瓣膜病变严重程度和心室功能状况如何，在完成运动负荷试验并证明能良好耐受特定运动类型所需运动强度后，可能可获得参加运动的资格。表 6-1 提供了根据瓣膜损伤和严重程度进行运动耐受性测试的算法。根据临床表现和运动负荷试验结果，意见提供者和 VHD 运动员将共同决定以明确适合的体育参与程度[1, 2]。

本章将回顾并概述 A～D 期 VHD 运动员的评估和监测策略，以及体育参与建议，并重点关注主动脉瓣疾病（主动脉瓣狭窄、主动脉瓣反流）和二尖瓣疾病（二尖瓣狭窄、二尖瓣反流）。

一、主动脉瓣疾病

后天性主动脉瓣疾病以瓣膜钙化和退行性变为特征，前者是大师级运动员中更常见的病因，后者在所有年龄段都很常见[5]。先天性主动脉瓣疾病，包括二叶主动脉瓣疾病，在年轻运动员中发病率为 1.5%～2.0%。

（一）主动脉瓣狭窄

主动脉瓣狭窄（aortic stenosis，AS）是一种瓣膜病变，在年轻运动员和大师级运动员中均可见到，可导致近 4% 的心源性猝死发生率[6]。AS

表 6-1　AHA/ACC 对无症状瓣膜性心脏病运动员进行运动测试的建议

瓣膜疾病			参加竞技体育资格	运动耐力测试 [a]
主动脉瓣	主动脉瓣狭窄	重度	除低强度运动外，无其他运动：ⅠA 级运动（Ⅲ级）	否
		中度	低和中等静态 / 动态运动：ⅠA、ⅠB、ⅡA 级运动（Ⅱa 级）	是（Ⅱa 级）
		轻度	所有运动（Ⅱa 级）	是（Ⅱa 级）
	主动脉瓣反流	重度 [b]	所有运动（Ⅱb 级）	是（Ⅱb 级）
		LVEF＜50% 或 LV 显著扩大 [c]	无（Ⅲ级）	否
		轻至中度	所有运动（Ⅰ级）	是（Ⅰ级）
		中度 LV 扩大 [d]	所有运动（Ⅱa 级）	是（Ⅱa 级）
二尖瓣	二尖瓣狭窄	重度	除低强度运动外，无其他运动：ⅠA 级运动（Ⅲ级）	是（Ⅰ级）
		中度	未给出具体建议	是（Ⅰ级）
		轻度	AH 运动（Ⅱa 级）	是（Ⅰ级）
	二尖瓣反流 [e]	重度	未给出具体建议；建议如下	是（Ⅰ级）
		轻度 LV 扩大	低强度和中等强度运动：ⅠA、ⅡA、ⅠB 运动（Ⅱb 级）	是（Ⅰ级）
		中度伴轻度 LV 扩大 [f]	所有运动（Ⅱa 级）	是（Ⅰ级）
		轻至中度 [g]	所有运动（Ⅰ级）	是（Ⅰ级）
		LV 扩大 [h]、PHTN 或 LVEF＜60%	除低强度外，无其他体育ⅠA 级运动（Ⅲ级）	否
抗凝			无身体接触风险（Ⅲ级）	否

a. 在没有症状、ST 段压低、异常血压应答反应或室性快速性心律失常的情况下，运动耐力测试可参照比赛或训练需要达到的强度水平进行

b. 如果运动力测试的结果正常，LVEF＞50%，左心室收缩末期直径（LVESD）＜50mm（男性）或＜40mm（女性）或 LVESD 指数＜25mm/m^2，并且无严重主动脉瓣反流或严重左心室扩张进展迹象

c. LVEF＜50%，LVESD＞50mm 或 LVESD 指数为 25mm/m^2，或左心室舒张末期直径（LVEDD）明显增加（男性＞70mm 或 35.3mm/m^2；女性＞65mm 或＞40.8mm/m^2）

d. LVESD＜50mm（男性）或＜40mm（女性）或 LVESD 指数＜25mm/m^2

e. 理论上，左心室收缩压的持续升高会加重对既往有感染性心内膜炎或腱索断裂患者的损害；因此，对于这些患者，更应加强对上述建议的实施

f. LVEDD 男性＜60mm 或 35.3mm/m^2，女性＜40mm/m^2

g. 窦性心律、正常的左心室大小和功能，以及正常肺动脉压

h. LVEDD＞65mm 或 35.3mm/m^2（男性）或＞40mm/m^2（女性）

ACC. 美国心脏病学会；AHA. 美国心脏协会；LV. 左心室；LVEF. 左心室射血分数；PHTN. 肺动脉高压

经许可转载，引自 Gentry et al.[4]，Karger Publishers

病史中的常见症状，包括呼吸困难、头晕或劳力性胸痛，以及运动耐力降低。AS 的查体结果包括渐强-渐弱的收缩性心脏杂音，颈动脉脉搏波向上传导的冲程延迟和减少。经胸超声心动图（TTE）可提供 AS 严重程度的补充信息，是目前量化瓣膜狭窄严重程度的标准。表 6-2 根据当前 AHA/ACC 瓣膜性心脏病指南，概述了 TTE 参数对 AS 严重程度的分类和量化[2]。

建议每年对 AS 患者进行超声心动图评估，以监测狭窄的进展，以及左心室的功能和结构。运动负荷试验提供了有关运动员运动耐力、是否存在运动诱发心肌缺血、运动中血压应答反应的额外信息（表 6-1）。

AS 患者参加竞技体育的建议取决于其 AS 病变的严重程度和临床症状。无症状的轻度 AS 伴左心室收缩功能保留的运动员（前向血流速度<3m/s 或主动脉瓣瓣口面积>1.5cm²，B 期）对参加竞技运动无特殊限制，前提是运动员能继续年度体检

和 TTE 检查以评估狭窄病变的进展。此外，还需要每年进行运动负荷试验，以评估运动引起的低血压或心肌缺血，并客观评估最大运动耐力。无症状的中度 AS（前向血流速度 3.0～3.9m/s，主动脉瓣瓣口面积 1.0～1.5cm²，B 级）运动员建议参加低-中强度静态或动态竞技运动，前提是运动负荷试验证明其有令人满意的运动耐力，并且无运动后血压应答反应减弱或下降的证据，也无运动诱导心肌缺血的证据。无症状的重度 AS（前向血流速度≥4.0m/s，主动脉瓣瓣口面积<1.0cm²，C 期）运动员建议仅参加低强度运动。对有症状的 AS（D 期）运动员，无论病变程度如何，建议避免参加所有竞技体育活动[1, 3]。AS 的有关建议见图 6-1。

（二）主动脉瓣反流

主动脉瓣反流（aortic regurgitation，AR）通常发生在有先天性主动脉瓣疾病（如二叶主动脉

表 6-2　超声心动图对左心室收缩功能正常患者的主动脉瓣狭窄严重程度的定量分析

主动脉瓣狭窄严重程度	前向血流速度（m/s）	平均跨瓣压差（mmHg）	主动脉瓣瓣口面积（cm²）
轻度	2.6～2.9	<20	>1.5
中度	3.0～3.9	20～39	1.0～1.5
重度	≥4.0	≥40	<1.0

改编自 Nishimura et al. [2]

	瓣膜病变严重程度	监测建议	体育参与的建议
无症状	轻度（B 期），前向血流速度<3m/s，AVA>1.5cm²	年度体检、超声心动图、运动负荷试验	无限制
	中度（B 期），前向血流速度 3.0～3.9m/s，AVA1.0～1.5cm²		低至中强度静态或动态运动+
	重度（C 期），前向血流速度≥4m/s，AVA<1.0cm²		低强度运动（ⅠA 级）
有症状	任何程度（D 期）		不建议参与竞技体育

▲ 图 6-1　主动脉瓣狭窄运动员参加竞技体育的建议

+. 如果运动负荷试验显示了令人满意的运动耐力结果，并且没有运动后血压应答反应减弱或下降的证据，也没有运动诱导心肌缺血的证据。AVA. 主动脉瓣瓣口面积

瓣病变）和遗传性结缔组织疾病（如马方综合征）的基础上。AR 也可能与风湿性心脏瓣膜病或高血压性心脏病引起的主动脉环扩张相关[3]。提示 AR 的体格检查结果，包括因每搏输出量增加而引起的收缩期心脏杂音伴或不伴沿胸骨左缘或胸骨右缘的递减型舒张期杂音。

许多 AR 运动员多年来可一直无临床症状，并能耐受主动脉瓣反流量逐渐增加所导致的左心室尺寸、容积和压力的增加。临床症状通常始于病理性左心室重塑时期。此阶段的特点是间质纤维化致左心室顺应性降低，导致心室收缩末期和舒张末期压力容积增加，进一步使左心室扩张，不可避免地导致左心室功能障碍、心腔内压力增加和心力衰竭[7]。运动员所面临的挑战在于，区分与慢性 AR 相关的早期病理性左心室扩张和与运动诱导的心脏重塑（EICR）（运动员心脏）相关的生理性左心室扩大[8, 9]。

来自意大利的数据表明，EICR 运动员的左心室舒张末期和收缩末期尺寸存在重叠，尤其是从事动力性运动和混合动静力性运动的运动员，以及慢性 AR 的非运动员人群[10, 11]。从事混合运动的意大利男性精英运动员中，接近 50% 的运动员被观察到其左心室舒张末期直径（left ventricular end-diastolic dimension，LVEDD）>55mm，但 LVEDD>60mm 并 不 常 见，LVEDD>70mm 则极为罕见[10, 11]。从事混合运动的训练有素的意大利女性运动员中，LVEDD>55mm 的运动员占 10% 以下，而 LVEDD>60mm 的很少见，仅占 1%[10, 11]。据报道，意大利精英男性和女性运动员的左心室收缩末期直径（left ventricular end-systolic dimension，LVESD）的正常上限分别为 49mm 和 38mm[11]。

LVESD 和（或）LVEDD 大于该参考值的 AR 运动员，应首先用体表面积矫正这些尺寸结果，以确定对心室大小评估的准确性[12]。如果用体表面积矫正的结果仍高于参考值，则应通过运动负荷试验进一步评估其运动能力和运动血流动力学变化（表 6-1）。TTE 的评估还应包括 AR 的严重

程度、左心室功能、主动脉瓣膜的形态、主动脉的尺寸和形态学[3]。

目前的 AHA/ACC 指南建议，无症状 AR 运动员应每年进行超声心动图检查和运动负荷试验，测试强度应达到或超过比赛所应达到的运动强度水平，以评估运动的症状和血压对运动的应答反应，以确定是否应保持不限制其参与竞技体育的决定。左心室收缩功能和尺寸正常（B 期）的轻-中度 AR 运动员，可不限制其继续参与竞技体育，前提是运动负荷试验显示其运动耐力正常。左心室轻度中度扩张（男性 LVESD<50mm，女性 LVESD<40mm，或男女 LVESD<25mm/m²）伴左心室收缩功能保留的 B 期 AR 运动员，如果运动负荷试验能达到正常运动强度，则可不限制其继续参加竞技体育。C_1 期的 AR 运动员按以下分类。

- 严重 AR。
- 左心室射血分数（left ventricular ejection fraction，LVEF）>50%。
- 男性 LVESD<50mm，女性 LVESD<40mm，或男女 LVESD<25mm/m²。
- 运动负荷试验显示正常运动力。
- 超声心动图显示 AR 或 LV 的扩张无进展性。

这些运动员可不限制其继续参加竞技体育。最后，无症状的 C_2 期 AR 运动员（男性 LVEF<50%；LVESD>50mm，LVEDD>70mm 或 >35.3mm/m²；女性 LVEDD>65mm 或 >40.8mm/m²）不建议参与竞技体育。同样，有症状的重度 AR（D 期）运动员，不建议参与竞技体育。值得注意的是，主动脉尺寸在 41~45mm 的 AR 运动员，可参加身体碰撞风险较低的竞技体育项目[1, 3]。这些 AR 建议总结在图 6-2 中。

二、二尖瓣疾病

二尖瓣疾病的后天性原因，包括风湿性心脏病、二尖瓣瓣环钙化、感染性心内膜炎、放射性心瓣膜炎、全身炎症性疾病引起的心瓣膜炎（如类风湿关节炎、红斑狼疮）、梗阻性病变（如心房黏液瘤），

	瓣膜病变严重程度		监测建议	体育参与的建议
无症状	轻至中度（B期）±LV扩大[+]		年度体检、超声心动图、运动负荷试验	无限制
	重度（C_1期）[++]			
	轻至重度，主动脉直径41~45mm			无身体接触的竞技体育
	重度（C_2期）[+++]			不建议参与竞技体育
有症状	重度（D期）			

▲ 图6-2 对主动脉瓣反流运动员参加竞技体育的建议

[+]. 男性左心室收缩末期直径（LVESD）< 50mm，女性< 40mm，或男女均< $25mm/m^2$；[++]. 左心室射血分数（LVEF）> 50%，男性LVESD < 50mm，女性LVESD < 40mm或任何性别< $25mm/m^2$，运动负荷试验显示正常运动耐力，超声心动图显示主动脉瓣反流或左心室的扩张无进展；[+++].LVEF < 50%，LVESD > 50mm，男性左心室舒张末期直径（LVEDD）> 70mm或> $35.3mm/m^2$；女性LVEDD > 65mm或> $40.8mm/m^2$

以及左心室（left ventricular，LV）功能障碍伴左心室和二尖瓣瓣环扩张，导致二尖瓣瓣叶移位伴瓣叶关闭受限和功能性二尖瓣反流[13]。基因原因介导的二尖瓣疾病包括黏液瘤性二尖瓣疾病和脱垂，以及结缔组织疾病（如马方综合征）。

（一）二尖瓣狭窄

二尖瓣狭窄（mitral stenosis，MS）最常见的病因是风湿性心脏病，在发展中国家也最普遍[13]。风湿性MS是二尖瓣组织与链球菌抗原间的交叉反应结果所导致的二尖瓣组织的免疫激活和瓣膜形态学改变，包括小叶增厚、粘连融合、瓣膜口呈鱼嘴样改变，以及腱索缩短和融合[13]。随MS狭窄程度的加重，左心房压力升高，进入LV的正向血流量减少，导致跨瓣梯度压增加，并随心动过速而增加[13]。加之，MS可进展发生其他并发症，包括房性心律失常（如心房颤动）、继发性肺动脉高压、三尖瓣反流、右心室衰竭和低心排血量的风险增加[13]。

MS是运动员心源性猝死的罕见原因。MS运动员即使已有显著血流动力学异常，通常也无临床症状，但异常的血流动力学可能会使心腔内压力骤然增加伴运动性心动过速和心输出量增加，从而导致急性肺水肿[14]。运动员也有发生快速心房心律失常的风险，包括左心房扩张导致的心房颤动。因此，建议对MS患者给予抗凝治疗预防脑卒中。尽管心房颤动存在全身栓塞的风险，但目前没有证据表明运动会增加栓塞风险[3]。

与AS相似，MS运动员应当通过体格检查、心电图、TTE和运动负荷试验无创评估运动耐力和心腔内压力（表6-1）。轻度MS的二尖瓣瓣口面积（mitral valve area，MVA）在1.6~$2.0cm^2$，中度MS的MVA在1.1~$1.5cm^2$，重度MS的MVA≤$1.0cm^2$ [2]。此外，肺动脉收缩压>50mmHg时，平均跨二尖瓣压差>10mmHg提示重度MS[3]。

所有MS运动员均应接受每年体检评估，以确定他们是否可以继续参与竞技体育。具有窦性心律（B期）的轻度MS（静息时平均传导压差<5mmHg）运动员，可不限制其继续参与竞技体育。无症状的轻-中度MS运动员，在运动负荷试验显示运动耐力可保持竞赛强度，并且TTE显示静息肺动脉收缩压<35mmHg（B期）时，可不限制其继续参与竞技体育。严重MS运动员，无论有无临床症状，也无论是窦性心律还是心房颤动（C和D期），均不建议参与除低强度ⅠA级运动以外的竞技体育。伴有心房颤动的轻度、中度或重度MS运动员，建议给予抗凝药物治疗以预防脑卒中，因此应避免参与预期会发生身体碰撞的竞技体育项目[3]。图6-3总结了MS的相关建议。

（二）二尖瓣反流

二尖瓣脱垂是运动员二尖瓣反流（mitral

	瓣膜病变严重程度		监测建议	体育参与的建议
无症状	轻度（B 期） MTG＜5mmHg		年度体检、超声心动图、运动负荷试验	无限制（窦性心律）
	轻至中度（B 期） MTG＜10mmHg			无限制 +
	重度（C 期） MTG＞10mmHg			无论心律如何，低强度 （Ⅰ A 级）++
有症状	轻至重度（D 期）			不建议参与竞技体育

▲ 图 6-3　二尖瓣狭窄运动员竞技运动参与的建议

+. 静息收缩压＜ 35mmHg 的运动负荷试验完整运动耐量；++. 患有轻度、中度或重度多发性硬化的心室颤动运动员应服用抗凝血药以预防脑卒中，因此需要避免参加可能发生身体碰撞的竞技运动。MTG. 透射平均梯度

regurgitation，MR）最常见病因。MR 运动员应每年进行一次体格检查和 TTE 检查，以具体评估二尖瓣反流量、LV 大小和功能、左心房大小和容量、心内压力。建议进行运动负荷试验，以评估运动耐力和血流动力学表现（表 6-1）[2, 3]。在对既往患有心内膜炎和腱索断裂 / 脱垂的 MR 运动员进行评估时应谨慎，因为对于心脏瓣膜完整性脆弱的个体，最大运动负荷试验可能会导致急性或慢性瓣膜功能不全。

运动通常不会导致静息状态以上的 MR 显著增加；然而，对于运动中心率和（或）血压显著升高的运动员，可能会出现肺动脉压的显著升高[3]。与 AR 相似，当 LVEDD＜60mm（＜40mm/m^2）时，对有显著 MR 的运动员，区分运动所致生理性 LV 扩张和 MR 所致病理性 LV 扩张具有挑战性。LVEDD＞60mm（存在显著 MR）高度提示病理性心脏重塑，需要进行外科二尖瓣修复手术[3]。

关于运动的建议，窦性心律的轻 - 中度 MR 运动员，LV 大小和功能正常（LVEDD＜60mm，LVEF＞60%）且肺动脉压正常（B 期），可不限制其参与竞技体育。窦性心律的中度 MR 运动员，符合运动所致生理性心脏重塑的 LV 轻度扩张（男性 LVEDD＜60mm 或＜35mm/m^2，女性 LVEDD＜40mm/m^2，B 期），可不限制其参与竞技体育。窦性心律的重度 MR，LV 功能正常，并且

LV 扩张在运动所致生理性心脏重塑的参考范围内（C$_1$ 期），建议仅参与低强度和中等强度运动（Ⅰ A、Ⅱ A、Ⅰ B 级）。对于 MR 运动员，如果有 LV 内径大于运动所致生理性心脏重塑的参考范围（男性 LVEDD＞65mm 或＞35.5mm/m^2，女性＞40mm/m^2，LVESD＞40mm）、肺动脉高压或静息 LV 收缩功能障碍（LVEF＜60%）（C$_2$ 期），虽然他们可参与低强度 Ⅰ A 级运动，但建议不参与竞技体育。最后，建议心房颤动的 MR 运动员，在接受长期抗凝治疗时，不要参加可能会发生身体碰撞的竞技运动项目[3]。相关 MR 建议汇总于图 6-4 中。

（三）三尖瓣和肺动脉瓣疾病

三尖瓣和肺动脉瓣疾病最常与先天性和遗传异常疾病相关，尽管它们可能会是进展性左心衰竭、肺动脉高压，以及后期的右心室扩张和功能障碍的并发症。继发性三尖瓣或肺动脉瓣疾病运动员，应接受 TTE 和类似主动脉瓣和二尖瓣疾病建议的运动负荷试验的系列检查评估。目前，AHA/ACC 关于竞技运动员瓣膜疾病的指南没有提供三尖瓣和肺瓣膜疾病的建议[3]。临床实践中，用于主动脉瓣和二尖瓣疾病运动员的筛查策略和流程，以及体育活动的指南，适用于确诊患有三尖瓣和肺瓣膜疾病的运动员。

	瓣膜病变严重程度	监测建议	体育参与的建议
无症状	轻至中度（B 期）+	年度体检、超声心动图、运动负荷试验	无限制
	中度（B 期）++		无限制（窦性心律）
	重度（C₁ 期）++		低强度或中等强度（ⅠA、ⅡA、ⅠB 级）
	重度（C₂ 期）+++		无论心律如何，低强度（ⅠA 级）++++
有症状	重度（D 期）		不建议参与竞技体育

▲ 图 6-4　患有二尖瓣反流的运动员参加竞技体育的建议

+. 窦性心律、正常左心室内径和收缩功能（LVEDD < 60mm，LVEF > 60%）、正常肺动脉压力；++. 左心室轻度扩大，指标在运动心脏重塑参考值范围内（男性 LVEDD < 60mm 或 < 35mm/m²，女性 LVEDD < 40mm/m²）；+++. 左心室轻度扩大，指标大于运动心脏重塑参考值（男性 LVEDD > 65mm 或 > 35.5mm/m²，女性 LVEDD > 40mm/m²，LVESD > 40mm），肺动脉高压或静息时左心室收缩功能障碍（LVEF < 60%）；++++. 伴有心房颤动的二尖瓣反流运动员不建议参与预期会发生身体碰撞的竞技体育项目。LVEF. 左心室射血分数；LVEDD. 左心室舒张末期直径；LVESD. 左心室收缩末期直径

三、瓣膜介入手术和重返赛场的建议

患有严重瓣膜性心脏病的有症状的运动员，应以类似非运动员的方式转诊，进一步行外科和（或）经皮介入手术治疗对瓣膜进行修复或置换[2]。在讨论瓣膜手术策略、介入干预时机和参与竞技体育期望时，建议采用决策共享模型。人工瓣膜植入对运动员会有特殊影响。与自身瓣膜相比，人工瓣膜的跨瓣梯度压可能会随运动而显著增加[2, 15]。此外，植入机械瓣膜的运动员需要接受长期抗凝药物治疗，因此应建议避免可能有潜在身体碰撞的竞技体育项目。接受主动脉瓣或二尖瓣修复手术的运动员，建议重返赛场前与其讨论参与运动的风险和益处[3]。

TTE 和运动负荷试验能充分明确人工瓣膜功能和瓣膜修复后的血流动力学情况，以评估与运动相关的症状、静息和运动状态下的瓣膜功能、重返竞技体育前的运动能力，以及进行之后的随访。运动能力应达到预期运动强度所需水平。截至目前，尚无大规模回顾性或前瞻性研究，以评估瓣膜手术治疗干预对竞技体育运动员能否恢复至术前运动能力的影响。应采用决策共享模型，以确保对运动员体育参与目标的恰当性，以及参与运动的相关潜在风险进行适当讨论。

目前 AHA/ACC 指南建议，主动脉瓣或二尖瓣生物瓣膜置换术后不需要抗凝，瓣膜和左心室功能正常的运动员可参与低强度和中等强度竞技体育（ⅠA、ⅠB、ⅠC 和 ⅡA 级运动）。主动脉瓣和二尖瓣人工机械瓣膜置换术后需接受长期抗凝治疗，瓣膜和左心室功能正常的运动员可参与不会发生身体碰撞的低强度竞技体育（ⅠA、ⅠB、ⅡA 级）。对因反流性瓣膜病而接受主动脉瓣或二尖瓣修复手术，术后无残余 AR 或 MR，并且左心室功能正常的运动员，建议遵循决策共享模型，以明确他们是否可安全地参与预期身体碰撞可能性较低的竞技体育（ⅠA、ⅠB、ⅡA 级）[3]。

结论

瓣膜疾病可能是进展性的，因此需要对 VHD 运动员进行仔细的初始和系列评估，以指导持续参与运动的有关建议。许多无症状 VHD 运动员，即使是中-重度 VHD，也可在密切的 TTE 监测和临床状态评估下继续参与竞技体育。对反流性瓣膜疾病，区分运动所致的生理性心脏重塑与瓣膜反流所致的病理性心脏重塑变化是一大挑战。使用推荐的筛查流程和临床评估，VHD 运动员能否继续安全参与竞技体育，最终需要运动员和医生就终止竞技体育时机和瓣膜病进展到晚期时对瓣膜的干预做出共同决策。

参 考 文 献

[1] Gati S, Malhotra A, Sharma S. Exercise recommendations in patients with valvular heart disease. Heart. 2019;105(2):106–10.

[2] Nishimura RA, et al. 2014 AHA/ACC Guideline for the management of patients with valvular heart disease: executive summary: a report of the American College of Cardiology/American Heart Association task force on practice guidelines. J Am Coll Cardiol. 2014;63(22):2438–88.

[3] Bonow RO, et al. Eligibility and disqualification recommendations for competitive athletes with cardiovascular abnormalities: task force 5: valvular heart disease: a scientific statement from the American Heart Association and American College of Cardiology. J Am Coll Cardiol. 2015;66(21):2385–92.

[4] Gentry Iii JL, et al. The role of stress echocardiography in valvular heart disease: a current appraisal. Cardiology. 2017; 137(3):137–50.

[5] Siu SC, Silversides CK. Bicuspid aortic valve disease. J Am Coll Cardiol. 2010;55(25):2789–800.

[6] Maron BJ. Sudden death in young athletes. N Engl J Med. 2003; 349(11):1064–75.

[7] Akinseye OA, Pathak A, Ibebuogu UN. Aortic valve regurgitation: a comprehensive review. Curr Probl Cardiol. 2018; 43(8):315–34.

[8] Beaudry R, et al. A modern definition of the athlete's heart-for research and the clinic. Cardiol Clin. 2016;34(4):507–14.

[9] Prior DL, La Gerche A. The athlete's heart. Heart. 2012; 98(12):947–55.

[10] Pelliccia A, et al. Physiologic left ventricular cavity dilatation in elite athletes. Ann Intern Med. 1999;130(1):23–31.

[11] Pelliccia A, et al. Long-term clinical consequences of intense, uninterrupted endurance training in Olympic athletes. J Am Coll Cardiol. 2010;55(15):1619–25.

[12] Dujardin KS, et al. Mortality and morbidity of aortic regurgitation in clinical practice. A longterm follow-up study. Circulation. 1999;99(14):1851–7.

[13] Harb SC, Griffin BP. Mitral valve disease: a comprehensive review. Curr Cardiol Rep. 2017;19(8):73.

[14] Rahimtoola SH, et al. Current evaluation and management of patients with mitral stenosis. Circulation. 2002;106(10):1183–8.

[15] Rahimtoola SH. Choice of prosthetic heart valve for adult patients. J Am Coll Cardiol. 2003;41(6):893–904.

第7章 肥厚型心肌病
Hypertrophic Cardiomyopathy

Dermot M. Phelan　John Symanski　著

周　娜　译

肥厚型心肌病（HCM）是一种遗传性心肌病，主要由编码肌节收缩蛋白的基因突变引起。诊断依据是在未扩张的心室中至少有一段左心室（LV）室壁增厚>15mm，并且不存在潜在的可导致心脏负载的情况下[1, 2]。对 LV 室壁厚度<15mm，诊断还需要具备其他特征，包括 HCM 家族史或致病基因突变的鉴定，心电图异常或心脏影像学提示存在其他典型特征。一些个体可能是基因型阳性而表型阴性。HCM 在普通人群中的发病率约 1∶500[3]；然而，HCM 在训练有素运动员中的患病率可能较低，因为精英级运动员中与 HCM 相似的运动适应性心脏结构和功能的变化，可将许多 HCM 患者排除在外[4]。

一、运动员心脏与肥厚型心肌病的鉴别

过去的 10 年在定义运动员心脏的正常生理适应性方面取得了巨大进展。运动员心脏是指心脏通过心电活动、形态和功能的适应来提高心脏功能的效率。通常情况下，在训练有素的运动员中，可预见的 LV 室壁厚度可增加 10%～20%，从而有可能与 HCM 的表现重叠。值得庆幸的是，大多数情况下，表型阳性的 HCM 和运动员心脏，二者间有明显区别；而在少部分运动员中，区分这些情况可能具有挑战性。遗憾的是，除罕见病例外，有关这方面的大多数文献都只是比较了运动员和表型明确阳性的 HCM 患者，而这些患者通常不是运动员。这些数据对鉴别"灰色地带"中的真正

患者没有帮助。以下是可用于鉴别这些个体的建议性流程。

了解疾病的预测概率至关重要。对于劳力性胸痛或晕厥症状、可被运动诱发出现的 LV 流出道杂音或 HCM 家族史，提示应对 HCM 进行全面评估。在没有上述特征的情况下，明确 HCM 的诊断应需要高级别的证据。

评估的第二步是进行 12 导联心电图（ECG）检查。大多数 HCM 患者的 ECG 可观察到超出运动员正常适应范围的异常表现。单独出现的左心室肥厚（LVH）图形被认为是运动员的正常 ECG 变化，而 T 波异常、显著 Q 波和 ST 段压低是 HCM 最常见的 ECG 异常表现[1, 2, 5]。然而，5%～10% 的具有 HCM 形态学表现的年轻人群中，其 ECG 可正常[6, 7]。此外，高达 4% 的黑种人运动员会出现侧壁 T 波改变，这被认为是病理性的，并提示 HCM[8, 9]。最近关于运动员 ECG 判读的国际建议优化了该测试的敏感性和特异性[5]。了解运动员的预期心电活动变化可避免对许多人采取进一步检查，同时又可指导其他方面进行更广泛的评估。例如，黑种人运动员中，当发现 T 波倒置伴有 J 点抬高和凹面向下的 ST 段抬高时，T 波倒置至 V_4 导联，被认为是正常 ECG 变化，而侧壁导联 T 波倒置与 HCM 高度相关（图 7-1）。Schnell 等的一项研究显示，这种 ECG 表现与 HCM 的相关比例为 35%，超声心动图的漏诊比例接近 50%，主要原因是对心尖的可视化程度欠佳[8]。因此，如果

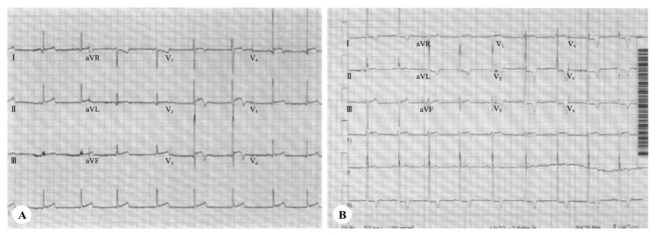

▲ 图 7-1　A. 12 导联心电图显示，J 点抬高、凹面向下的 ST 段抬高和 T 波倒置至 V₄ 导联，这是黑种人运动员正常的心电图变化；B. 12 导联心电图显示，V₂₋₆、Ⅰ 和 aVL 导联中 T 波深倒，近 1/3 的运动员中，这种表现与 HCM 相关

当超声心动图不能清晰显示所有室壁节段（特别是心尖部）时，当前指南建议完善运动 ECG、24h Holter 和心脏磁共振成像（CMR）检查，作为进一步明确这种 ECG 表现的常规方法[5]。

对于因 LVH 而就诊的患者，医师必须了解该特定运动员 LV 室壁厚度预测值范围。影响 LV 室壁厚度的因素可包括运动的类型和强度、种族、性别、年龄和体型。例如，Basavarajaiah 等报道，18% 的黑种人男性运动员的 LV 室壁厚度＞12mm，而在白种人男性运动员中只有＜2%[10]。事实上，在这项研究中，3% 的黑种人运动员的 LV 室壁厚度＞15mm。女性中，很少有白种人女性运动员的 LV 室壁厚度＞11mm，而 LV 室壁厚度＞11mm 的黑种人女性运动员仅有 3%。女运动员出现向心性肥厚的情况也很少见。混合耐力和静态运动员，如划船或自行车，往往对 LV 室壁厚度有更显著的影响。

需要仔细评估图像，以确保测量的准确性。因测量包含了右心室（right ventricular，RV）肌小梁而导致对室间隔室壁厚度的高估，可通过超声心动图短轴切面成像和必要时行 CMR 检查来避免（图 7-2）。

运动员心脏中的 LVH 通常是偏心性的（心腔室大小与壁厚等比增加），相邻节段间的 LV 室壁

厚相差＜2mm。相比之下，HCM 的 LVH 通常是不对称性的，相邻节段间的室壁厚度差常＞2mm。此外，HCM 的心腔内径通常比预计值小；即使是 HCM 运动员，LV 舒张末径也很少超过 5.5cm。与传统教学相反，HCM 运动员的舒张功能一般正常，包括正常的组织多普勒二尖瓣环速度。运动员的超声心动图的整体长轴应变值一般是正常的，但 HCM 中该值降低，特别是肥厚最严重的心肌部位。然而，这些数据是由重度 LVH 的 HCM 患者报告的，对鉴别轻度 LVH 中处于"灰色地带"的运动员的适用性尚不明确。一项研究比较了久坐的 HCM 患者、HCM 运动员和没有 HCM 的运动员，三组研究对象均对 LV 室壁厚度进行了匹配，结果显示，后两组的整体长轴应变值无差异，但在久坐的 HCM 组中，该值显著降低。一种利用机械分散的新技术，确实可以鉴别 HCM 运动员和非 HCM 运动员，但该项技术还需进一步验证[11]。

HCM 运动员的静息左心室流出道阻塞（left ventricular outflow tract obstruction，LVOTO）较久坐的 HCM 患者少，但在评估"灰色地带"运动员时，必须对二尖瓣相关部件进行细致评估。高达 70% 的 HCM 患者有二尖瓣相关部件异常（细长的二尖瓣瓣叶、乳头肌移位、多组乳头肌和乳头肌不稳定），并且易患 LVOTO。对 LVOTO 的评估，

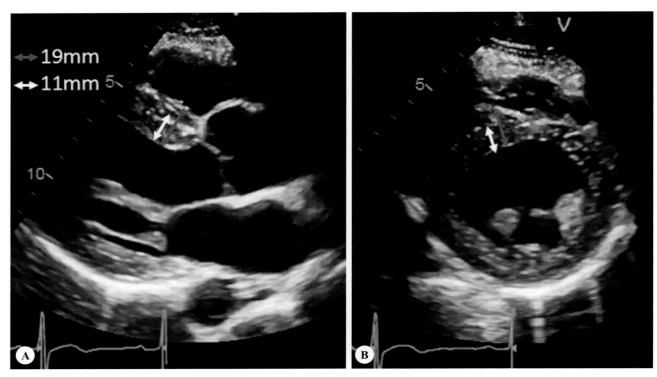

▲ 图 7-2　一名职业运动员，根据二维超声心动图胸骨旁长轴切面（A）和短轴切面（B）中最初测量的室间隔壁厚度为 19mm（红箭）而考虑肥厚型心肌病诊断。仔细评估后，并与短轴切面中的图像进行对比，发现该测量值包含了右心室肌小梁的大部分截面。而真正左心室致密室间隔的厚度测量值为 11mm（白箭）

尤其是在活动中症状的个体，应采用负荷超声心动图检测。

除了对 LV 室壁厚度、LV 心腔大小和功能、二尖瓣附件进行最佳评估外，CMR 还具有评估心肌瘢痕的额外优势。晚期钆增强（late gadolinium enhancement，LGE）可见于约 65% 的 HCM 患者[12]，通常位于 RV 入口或最厚的室壁部位。虽然一些研究已经描述了运动员的 LGE 征象，但这些研究是针对中老年、长期训练运动员和耐力运动员。年轻运动员中的 LGE 征象一直被认为属于异常表现，RV 入口处的 LGE 可能是个例外。

HCM 患者的心肺运动测试通常会呈现异常表现，包括峰值 VO_2 和无氧阈值的降低，低 O_2 脉搏伴 PO_2/VO_2 关系平台；但极少数情况下，HCM 运动员的这些参数可表现为正常。

有时，建议停止训练可观察到 LV 室壁厚度的恢复。这个建议仅在极少数运动员身上得到验证，但 HCM 运动员的 LV 室壁厚度可逆转的程度尚未

得到评估，因此这种策略的效用尚不清楚。

最后，应对有 HCM 家族史的个人进行基因检测，因为索引家族成员具有已确定的致病基因突变。对轻度 LVH 运动员进行超出此范围的基因检测是有争议的，只能在心血管遗传学专家的指导下进行。

二、临床过程和管理

HCM 是一种在形态学表达、临床病程和预后等方面都具有异质性的疾病。大多数 HCM 患者无症状，很少有严重并发症，尽管一部分人可出现严重症状，并经历复杂的临床过程。HCM 患者运动能力受限的病理生理学是复杂的，与多种因素相关，包括舒张功能障碍、LVOTO、二尖瓣反流、自主神经调节失调和心内膜下心肌缺血。大约 1/3 的患者在休息时可出现 LVOTO，另外 1/3 的患者在应激情况下可发生 LVOTO。负荷超声心动图检查能着重识别和量化 LVOTO，应对有症状

的 HCM 运动员进行使用。LVOTO 的治疗策略包括生活方式建议（如避免脱水、过量酒精摄入和某些激发性的药物）、药物（最常见的是非血管舒张的 β 受体拮抗药、维拉帕米或偶尔会使用的二吡喃胺）或室间隔减容术（室间隔酒精消融术或手术切除）。值得注意的是，一项随机对照试验结果显示，这些治疗策略均未显示出能降低心源性猝死（SCD）的发生率，鉴于对体育活动的考虑，不应受到这些治疗的影响[13]。其他并发症，如心力衰竭、心房颤动和心源性脑卒中，很少会影响到 HCM 运动员。

伴有 SCD 的室性心律失常是年轻 HCM 运动员最担心的并发症，它可在既往无症状的情况下发生。那些被认为是风险最高的患者，应该进行一级预防性植入式心脏复律除颤器（ICD）治疗；然而，只有少部分植入了 ICD 的患者有过适当的电击经历[14]。

三、预后

Minneapolis 心脏研究基金会的美国国家运动员猝死登记处报告显示，HCM 是美国运动员猝死的头号病因。然而，这一发现并没有在其他人群中观察到，最近研究表明，35 岁以下儿童和成人中，有 30%～40% 的 SCD 事件是在没有任何明确病理学改变的情况下发生的，即使进行了包括毒理学和组织学检查的全面尸检后也是如此。最近的一项 Meta 分析显示，年轻人心脏结构正常的情况比 HCM 更常见。尽管会存在一定的地域差异，但包括运动员在内的亚组分析中，HCM 并不是更常见的死因[15]。

重要的是，当与 HCM 年轻运动员讨论 SCD 风险时，需要注意到大多患者有正常预期寿命[16]。此外，大多数 HCM 患者是死于与 HCM 无关的原因[17]。对那些死因的确与 HCM 相关的人群，其死亡通常发生在与运动无关的活动期间。在普通 HCM 成人中，SCD 的年发病率约为 1%，而 HCM 年轻运动员中的 SCD 估计风险与普通 HCM

人群相当[13]。

不幸的是，对有极高 SCD 风险的 HCM 预测仍然不完善。既往曾有心搏骤停心肺复苏、心室颤动或室性心动过速病史是后续事件的最强预测因子，事件年发生率约为 10%。其他与 SCD 风险增加有关因素的阳性预测价值较低，针对一种或多种风险因素植入 ICD 的年出院率约 4%。Maron 等最近一项纵向观察研究，对 2094 名 HCM 患者进行了超过 17 年的随访，并评估了导致预防性 ICD 植入的 SCD 预测模型的可靠性[18]。结合传统阐述的 SCD 风险因素，存在如下所述的一个或多个风险因素情况下，可考虑植入 ICD。

- 50 岁或以下一级亲属，有明确或可能的与 HCM 相关的 SCD 家族史。
- LV 室壁厚度≥30mm 的显著 LVH。
- 5 年内发生过不太可能是神经心源性所致的原因不明的晕厥。
- 非持续性室性心动过速（non-sustained ventricular tachycardia，NSVT）（定义为 24～48h 心电监测期间，心室率>130 次 / 分时出现 3 次或 3 次以上 NSVT，或 1 次 NSVT 持续超过 10 次心跳）。

更新的风险因素指标包括以下内容。

- CMR 提示>15% 的 LV 心肌有 LGE 征象。
- LV 射血分数<50%。
- LV 心尖部室壁瘤。

采用该流程，15.6% 的患者都经历了恰当的器械治疗，即 ICD 植入。仅有 5 名未接受 ICD 植入的患者突然死亡；其中 5 名拒绝 ICD 植入，另外 2 名没有危险因素，另外 1 名在被确认有 SCD 危险因素前已有心尖部室壁瘤。总体而言，2094 名患者中，仅有 2 人（0.2%）在没有危险因素的情况下发生了 SCD，这一比值与普通人群相似[18]。虽然运动员和非运动员间的差异不是这项研究的内容，但出于安全性的假设，在这个大样本队列中，一些患者还在继续锻炼，并且这种风险因素流程识别了几乎所有存在 SCD 风险的患者。值得注意的是，该研究中，欧洲心脏病学会对 HCM 的 5 年 SCD 风险评分在识别高危患者的敏感性要低得多。这项研究支持这样的概念，即 SCD 风险并不统一，如果没有上述危险因素，HCM 患者可被合理地归为低风险人群。

四、HCM 的运动获益

关于 HCM 患者的运动的主要关注点一直是避免室性心律失常的潜在诱因，而很少关注运动的好处。与对照组相比，这已转化为 HCM 患者久坐不动的生活方式水平增加，体重指数增加，超过 50% 的 HCM 患者没有达到最低身体活动指南[19]。这些运动限制已被证明会对情绪健康和社会整合产生负面影响。然而，运动已经被证明可以改善几乎所有心脏疾病的预后。运动悖论描述了这样一个事实：在正常人和心脏病患者中，在剧烈运动中，心搏骤停的风险会短暂地增加到很小的程度，但习惯性运动与总体死亡率显著降低相关。这也适用于 HCM 患者吗？在一项研究中，426 名 HCM 患者在克利夫兰诊所接受负荷试验和跟踪（8.7±3）年，达到最大年龄预测心率 >100% 的患者的事件发生率为 1%，而达到 <85% 的患者为 12%[20]。通过定期锻炼来实现和维持更高的功能能力。此外，HCM 患者久坐的生活方式会导致功能降低和 VO_2 降低，这与更糟糕的长期预后密切相关[21, 22]。

一个经常会涉及的担忧是，运动可能会加速肥大和纤维化，并加重舒张功能障碍和整体疾病的表达。然而，有大量证据表明，运动对健康个体的心室顺应性具有好处，这似乎也适用于 HCM 患者[23, 24]。对 HCM 小鼠的模型研究显示，运动训练可以减少心肌纤维化和心肌细胞紊乱，这表明运动可以预防甚至部分逆转 HCM 的病理表型[25]。对 HCM 运动员的观察性研究一致显示，轻度表型表达，肥大程度较低，舒张功能改善，通常正常，纵向应变正常，流出道梗阻较少，左心室腔尺寸更大[6, 11, 26]。虽然这种轻度表型有可能允许运动表现，但上述数据也表明，定期运动对疾病有积极影响。

最近，一些研究强调了运动对 HCM 的有益作用。一项前瞻性、非随机对照试验招募了 20 名 HCM 患者参加一项结构化运动计划，平均进行 41h 的中等强度运动，结果显示功能能力显著改善（4.7±2.2）~（7.2±2.8）MET[27]。运动训练在 HCM 中的随机探索性研究（RESET-HCM）试验是一项多中心、随机对照试验，研究对象包括 136 名 HCM 患者，他们接受了 16 周的中等强度运动训练或常规活动[24]。与对照组相比，运动组的运动能力适度改善，生活质量改善，没有任何不良影响。虽然这些数据没有解决 HCM 患者进行激烈竞技运动的安全性问题，但它们确实强调了咨询 HCM 患者定期适度和低强度运动的安全性和显著益处的重要性。

五、目前有关 HCM 患者参与体育的建议

运动，特别是高强度运动，可导致心肌氧需增加，自主神经张力、血容量和电解质水平改变，以及儿茶酚胺能激增。运动诱发的 LVOTO 恶化将进一步增加 LV 室壁应力，可加剧冠状动脉发育不良的增厚心肌的需求性缺血。在心肌细胞紊乱和纤维化导致的促心律失常的背景下，这些生理应激可导致的恶性心律失常和 SCD 令人担心。数据表明，HCM 是美国运动员 SCD 的头号原因，这加剧了人们的担忧[28]。目前，AHA/ACC 对心血管异常的竞技运动员的资格和取消资格建议指出，"在存在潜在（且通常未被察觉）HCM 的情况下，参加高强度竞技运动本身可能会促发室性心动过速 / 心室纤颤，并可作为一种有效（但可改变）的独立危险因素，即使在缺乏疾病过程固有的常规危险标志物的情况下也如此"；然而，很少有客观证据支持这一说法，尤其在低风险人群中。

1994 年，Maron 等首次描述了一组 14 名患有 HCM 的运动员，他们中大多数人平均 15 年来没有困难地参加了国家、大学或职业水平的比赛[29]。在植入 ICD 运动员登记中，Lampert 等注意到，HCM 运动员已植入 ICD 且继续参加运动的

患者中，其 ICD 放电率在比赛期间和在娱乐活动期间相似[30]。Pelliccia 等在 9 年的随访中跟踪了 35 名 HCM 患者，大多数为低风险患者，其中 20 人在确诊后暂停运动训练，15 人选择继续保持体力活动，甚至参加比赛，两组间的观察结果无差异[31]。该队列中有 1 名患者死亡，但与运动无关。此外，具有高运动能力的 HCM 患者中，其不良事件发生率最低。两项深入观察性研究表明，高强度运动对运动员有生理获益[6, 26]。总之，这些数据表明，尽管参加了运动，但并非所有 HCM 患者都有 SCD 高风险。

尽管存在上述研究观察数据，2015 年 ACC/AHA 对心血管异常的竞技运动员资格和取消资格建议指出，"患有可疑或明确 HCM 临床表现和诊断（LV 肥大的疾病表型）的运动员，不应参加大多数竞技运动，低强度运动除外（Ⅰ A 级运动）（Ⅲ类，C 级）"。这些建议明确指出，"只要最终做出的决定符合医生和第三方利益"，并不严格排除体育参与[32]。

最近出版的欧洲指南对这种不加区分的方法提出了挑战，并试图使其更具针对性[33]。他们认识到，"对所有受影响的个人进行竞技体育的系统性限制可能是不合理的，在考虑到运动员的年龄、诊断前在竞技体育中的持续时间，以及 SCD 的常规风险因素后，更自由的体育参与方式可能是合理的"。因此，他们建议，HCM 轻度表达、低风险评分和成人运动员可在完整的共同决策过程后参加体育运动。然而，他们的确也建议在某些临床情况下应限制运动参与（表 7-1）。

2020 年 AHA/ACC 关于 HCM 患者诊断和治

表 7-1 美国和欧洲心脏病学协会对肥厚型心肌病患者参与竞技运动建议的比较：HCM 患者运动和参与竞技体育建议的最新进展			
	2015 年美国 AHA/ACC 工作组 -3[32]	**2018 年 ESC[33]**	**2020 年 AHA/ACC HCM 诊断和治疗指南[34]**
允许参与的运动	所有 HCM 患者只能参加 Ⅰ A 级运动	个人可参加所有运动（除非晕厥的发生可能与伤害或死亡相关），如果他们是以下情况 • 临床表现为轻症的 HCM • 低的 ESC 风险评分 • 已成年 • 不符合以下任何排除标准，则仅在完整的决策共享后决定	• Ⅰ级建议：大多数 HCM 患者，轻度到中度的娱乐性运动是有益的 • Ⅱa 级建议：大多数 HCM 患者，参加低强度竞技体育是合理的 • Ⅱb 级建议：所有 HCM 运动员对于参与高强度娱乐活动或中至高强度竞技体育活动，可在综合评估和共享讨论后考虑决策，并每年与专业意见提供者重复讨论，该意见提供者考虑猝死和 ICD 电击风险增加的可能性，并了解参加竞技体育的资格决定通常涉及代表学校或团队的第三方（如团队医生、顾问和其他机构领导）
受限运动	所有可疑或明确临床表达和诊断的 HCM 运动员，除 Ⅰ A 级外的所有竞技体育项目	参与体育的绝对禁忌证 • SCD/CA 病史 • 症状，尤其是未经治疗的晕厥 • 运动诱发的室性心动过速 • 高的 ESC 5 年风险评分 • LV 流出道梯度压显著增加（>50mmHg） • 运动时血压应答异常	

ACC. 美国心脏病学会；AHA. 美国心脏协会；CA. 心搏骤停；ESC. 欧洲心脏病学会；HCM. 肥厚型心肌病；LV. 左心室；SCD. 心源性猝死

疗的指南遵循了与欧洲人相似的轨迹，并在综合评估和共享讨论之后给出参与高强度娱乐或中等高强度竞技体育的Ⅱa级建议，"每年与一名专业意见提供者进行一次随诊，该意见提供者需考虑猝死和ICD电击风险增加的可能性，并了解参加竞技体育的资格决定通常涉及代表学校或团队的第三方（如团队医生、顾问和其他机构领导）"[34]。这些建议应取代2015年的建议。

六、共享决策

认识到HCM患者的竞争性体育参与决策的细微差别，已经从家长式的二元"是–否"决策框架演变为患者–临床医生协作的共享决策模型[33, 34]。临床医生的作用是在个体疾病背景下，呈现关于运动参与风险和益处的已知事实和不确定性。应考虑患者的症状、SCD危险因素和体育纪律，同时又需认识到个人对持续参与运动的重要性。关键利益相关者包括父母/监护人/家庭和团队/学院/俱乐部/体育组织代表。如果决定允许参与体育活动，则必须为紧急救援计划制订明确的指导，并制订重新评估和后续行动的标准。

结论

HCM是一种异质性疾病，其表型的表达和临床结果存在显著差异。偶尔，这种疾病的表现会与剧烈运动训练所致的生理适应性表现重叠。了解个体运动员预期的心脏肥大范围和对测试的关键指标，可帮助临床医生鉴别这两种情况。

HCM最令人担忧的并发症是运动员和非运动员SCD。然而，HCM存在SCD的可识别危险因素，大多数没有这些危险因素的个体其预期寿命正常。由于担心运动可能引发SCD，有关运动和体育参与的建议一直受到限制，没有区分低风险和高风险个体。这导致了HCM患者久坐不动的生活方式占比较高，生活质量较低，肥胖风险增加，以及所有固有风险增加。最新数据强调了HCM患者定期进行低强度和中等强度运动的安全性和获益，高强度运动已从个体化演变为决策共享模型。

参考文献

[1] Gersh BJ, Maron BJ, Bonow RO, et al. 2011 ACCF/AHA Guideline for the diagnosis and treatment of hypertrophic cardiomyopathy: a report of the American College of Cardiology Foundation/American Heart Association Task Force on Practice Guidelines. Developed in collaboration with the American Association for Thoracic Surgery, American Society of Echocardiography, American Society of Nuclear Cardiology, Heart Failure Society of America, Heart Rhythm Society, Society for Cardiovascular Angiography and Interventions, and Society of Thoracic Surgeons. J Am Coll Cardiol. 2011;58(25):e212–60.

[2] Elliott PM, Anastasakis A, Borger MA, et al. 2014 ESC Guidelines on diagnosis and management of hypertrophic cardiomyopathy: the task force for the diagnosis and management of hypertrophic cardiomyopathy of the European Society of Cardiology (ESC). Eur Heart J. 2014;35(39):2733–79.

[3] Maron BJ, Gardin JM, Flack JM, Gidding SS, Kurosaki TT, Bild DE. Prevalence of hypertrophic cardiomyopathy in a general population of young adults. Echocardiographic analysis of 4111 subjects in the CARDIA Study. Coronary artery risk development in (young) adults. Circulation. 1995;92(4):785–9.

[4] Basavarajaiah S, Wilson M, Whyte G, Shah A, McKenna W, Sharma S. Prevalence of hypertrophic cardiomyopathy in highly trained athletes: relevance to pre-participation screening. J Am Coll Cardiol. 2008;51(10):1033–9.

[5] Sharma S, Drezner JA, Baggish A, et al. International recommendations for electrocardiographic interpretation in athletes. J Am Coll Cardiol. 2017;69(8):1057–75.

[6] Sheikh N, Papadakis M, Schnell F, et al. Clinical profile of athletes with hypertrophic cardiomyopathy. Circ Cardiovasc Imaging. 2015; 8(7):e003454.

[7] Rowin EJ, Maron BJ, Appelbaum E, et al. Significance of false negative electrocardiograms in preparticipation screening of athletes for hypertrophic cardiomyopathy. Am J Cardiol. 2012;110(7):1027–32.

[8] Schnell F, Riding N, O'Hanlon R, et al. Recognition and significance of pathological T-wave inversions in athletes. Circulation. 2015; 131(2):165–73.

[9] Papadakis M, Carre F, Kervio G, et al. The prevalence, distribution, and clinical outcomes of electrocardiographic repolarization patterns in male athletes of African/Afro-Caribbean origin. Eur Heart J. 2011;32(18):2304–13.

[10] Basavarajaiah S, Boraita A, Whyte G, et al. Ethnic differences in left ventricular remodeling in highly-trained athletes relevance to differentiating physiologic left ventricular hypertrophy from hypertrophic cardiomyopathy. J Am Coll Cardiol. 2008;51(23): 2256–62.

[11] Schnell F, Matelot D, Daudin M, et al. Mechanical dispersion by strain echocardiography: a novel tool to diagnose hypertrophic cardiomyopathy in athletes. J Am Soc Echocardiogr. 2017;30(3): 251–61.

[12] Rudolph A, Abdel-Aty H, Bohl S, et al. Noninvasive detection of fibrosis applying contrastenhanced cardiac magnetic resonance in

different forms of left ventricular hypertrophy relation to remodeling. J Am Coll Cardiol. 2009;53(3):284–91.

[13] Alpert C, Day SM, Saberi S. Sports and exercise in athletes with hypertrophic cardiomyopathy. Clin Sports Med. 2015;34(3):489–505.

[14] Catto V, Dessanai MA, Sommariva E, Tondo C, Russo AD. S-ICD is effective in preventing sudden death in arrhythmogenic cardiomyopathy athletes during exercise. Pacing Clin Electrophysiol. 2019;42(9):1269–72.

[15] Ullal AJ, Abdelfattah RS, Ashley EA, Froelicher VF. Hypertrophic cardiomyopathy as a cause of sudden cardiac death in the young: a meta–analysis. Am J Med. 2016;129(5):486–496.e482.

[16] Cannan CR, Reeder GS, Bailey KR, Melton LJ 3rd, Gersh BJ. Natural history of hypertrophic cardiomyopathy. A population-based study, 1976 through 1990. Circulation. 1995;92(9):2488–95.

[17] Maron BJ, Rowin EJ, Casey SA, Garberich RF, Maron MS. What do patients with hypertrophic cardiomyopathy die from? Am J Cardiol. 2016;117(3):434–5.

[18] Maron MS, Rowin EJ, Wessler BS, et al. Enhanced American College of Cardiology/American Heart Association strategy for prevention of sudden cardiac death in high-risk patients with hypertrophic cardiomyopathy. JAMA Cardiol. 2019;4(7):644–57.

[19] Reineck E, Rolston B, Bragg-Gresham JL, et al. Physical activity and other health behaviors in adults with hypertrophic cardiomyopathy. Am J Cardiol. 2013;111(7):1034–9.

[20] Masri A, Pierson LM, Smedira NG, et al. Predictors of long-term outcomes in patients with hypertrophic cardiomyopathy undergoing cardiopulmonary stress testing and echocardiography. Am Heart J. 2015;169(5):684–692 e681.

[21] Sharma S, Elliott PM, Whyte G, et al. Utility of metabolic exercise testing in distinguishing hypertrophic cardiomyopathy from physiologic left ventricular hypertrophy in athletes. J Am Coll Cardiol. 2000;36(3):864–70.

[22] Sorajja P, Allison T, Hayes C, Nishimura RA, Lam CS, Ommen SR. Prognostic utility of metabolic exercise testing in minimally symptomatic patients with obstructive hypertrophic cardiomyopathy. Am J Cardiol. 2012;109(10):1494–8.

[23] Bhella PS, Hastings JL, Fujimoto N, et al. Impact of lifelong exercise "dose" on left ventricular compliance and distensibility. J Am Coll Cardiol. 2014;64(12):1257–66.

[24] Saberi S, Wheeler M, Bragg-Gresham J, et al. Effect of moderate-intensity exercise training on peak oxygen consumption in patients

with hypertrophic cardiomyopathy: a randomized clinical trial. JAMA. 2017;317(13):1349–57.

[25] Konhilas JP, Watson PA, Maass A, et al. Exercise can prevent and reverse the severity of hypertrophic cardiomyopathy. Circ Res. 2006;98(4):540–8.

[26] Dejgaard LA, Haland TF, Lie OH, et al. Vigorous exercise in patients with hypertrophic cardiomyopathy. Int J Cardiol. 2018;250:157–63.

[27] Klempfner R, Kamerman T, Schwammenthal E, et al. Efficacy of exercise training in symptomatic patients with hypertrophic cardiomyopathy: results of a structured exercise training program in a cardiac rehabilitation center. Eur J Prev Cardiol. 2015;22(1):13–9.

[28] Maron BJ, Doerer JJ, Haas TS, Tierney DM, Mueller FO. Sudden deaths in young competitive athletes: analysis of 1866 deaths in the United States, 1980–2006. Circulation. 2009;119(8):1085–92.

[29] Maron BJ, Klues HG. Surviving competitive athletics with hypertrophic cardiomyopathy. Am J Cardiol. 1994;73(15):1098–104.

[30] Lampert R, Olshansky B, Heidbuchel H, et al. Safety of sports for athletes with implantable cardioverter-defibrillators: results of a prospective, multinational registry. Circulation. 2013;127(20):2021–30.

[31] Pelliccia A, Lemme E, Maestrini V, et al. Does sport participation worsen the clinical course of hypertrophic cardiomyopathy? Clinical outcome of hypertrophic cardiomyopathy in athletes. Circulation. 2018;137(5):531–3.

[32] Maron BJ, Udelson JE, Bonow RO, et al. Eligibility and disqualification recommendations for competitive athletes with cardiovascular abnormalities: task force 3: hypertrophic cardiomyopathy, arrhythmogenic right ventricular cardiomyopathy and other cardiomyopathies, and myocarditis: a scientific statement from the American Heart Association and American College of Cardiology. J Am Coll Cardiol. 2015;66(21):2362–71.

[33] Pelliccia A, Solberg EE, Papadakis M, et al. Recommendations for participation in competitive and leisure time sport in athletes with cardiomyopathies, myocarditis, and pericarditis: position statement of the Sport Cardiology Section of the European Association of Preventive Cardiology (EAPC). Eur Heart J. 2019;40(1):19–33.

[34] Writing Committee M, Ommen SR, Mital S, et al. AHA/ACC Guideline for the diagnosis and treatment of patients with hypertrophic cardiomyopathy: a report of the American College of Cardiology/American Heart Association Joint Committee on clinical practice guidelines. J Am Coll Cardiol. 2020;76(25):3022–55.

Bradley Lander　David J. Engel　著
周　娜　译

运动员心脏结构通常会对长期高强度运动训练的血流动力学应答而产生适应，被称为运动诱导的心脏重塑（EICR），通常又称为"运动员心脏"。运动员心脏的结构变化与多种形式的心肌病相类似。肥厚型心肌病（HCM）在第 7 章中有详细描述。本章将回顾 EICR 的解剖特征和生理特征，并强调 EICR 与其他几种心肌病结构特征间的重叠区域，以及现有证据和当前专家建议对这些患病运动员的医疗管理。

一、EICR 和基本生理学原理

运动包括"静态"和"动态"身体活动。静态或等长运动，如举重、田径和投掷项目，可用短而有力的骨骼肌收缩来描述，并可通过估算参与肌群的最大自愿收缩百分比来量化[1]。这种类型的活动会导致全身血管阻力和动脉血压的急剧增加。对运动的应答反应中，心脏系统会随时间进展而调整以维持心输出量，从而适应左心室（LV）后负荷的增加[1]。反之，动态运动（也称为等张运动或耐力运动，如跑步）的特点是大骨骼肌群的重复收缩和松弛，这需要增加氧化代谢，并可通过测量摄氧量（VO_2）来量化[1]。这类运动中，心输出量的增加与运动强度成比例，并通过增加心率和每搏输出量、降低全身血管阻力来调节心输出量[1]。为适应运动负荷的增加，定期运动可导致右心室（RV）和 LV 内径增加，LV 质量增加，这是由心室壁增厚和心腔大小所致[2-7]。与单纯的耐力运动员（跑步者）相比，这些心脏的适应性改变在静态和耐力混合运动员（划船者）中更显著[1, 8-11]。

虽然 LV 增大是常见的运动适应性表现，一定程度的运动重塑可随体能训练的停止而逆转[11-14]。这种"停训"方法常被用于区分运动生理性适应和心肌病相关的病理性改变的机制。患有心肌病的个体中，左心室肥厚（LVH）和心室腔增大不太可能随"停训"而逆转，尽管可能会有一定程度上的缓解。不幸的是，目前尚未进行前瞻性研究在遗传性 HCM 或扩张型心肌病（DCM）受试者中探索这一问题，尽管有少数病例报道显示 HCM 运动员中存在一定程度的逆向重塑[8, 15]。一项小样本研究表明，停止剧烈体力活动后的健康运动员，在 6 周至 6 个月时间范围内，其 LV 室壁厚度和质量可恢复到正常范围[11, 12, 16]。

（一）力量和耐力运动相关的 EICR 的不同特征

心脏重塑由训练的强度、持续时间和频率决定，通常在耐力运动员中更明显[10]。这可能部分归因于运动员长期暴露于升高的血流动力学应答的状态[10]。等速或耐力运动训练可导致以 LV 舒张末期内径增加为主要表现的心脏重塑，并与 LV 偏心性肥厚所致的 LV 质量的平行增加相关，通常心室壁厚度在正常范围[16, 17]。相反，等长或力量训练主要表现为 LV 压力负荷的增加，可导致典型的向心性对称性左心室肥厚，而 LV 内径无显著增加[16, 17]。总的来说，与耐力运动量增加的相关生理学改变会导致心房和心室两者的扩张，而与静态运动相关的压力负荷会导致左心室壁增厚，而对其他三个房室影响较小[1]。这些与耐力和力量训练有关的心脏适应性改变总结见图 8-1。

（二）区分 EICR 与心肌病：灰色地带

鉴别 EICR 与潜在心肌病有时会遇到临床挑战，因为这两个过程之间可能存在心脏结构的重叠；这种重叠通常被称为"灰色区域"或"灰色地带"（图8-2）。例如，大约 2% 的 LVH 运动员有高于正常预计测量值但低于 HCM 诊断阈值的 LV 室壁增厚，男性为 13～15mm，女性为 12～13mm[6-8, 13, 14, 18-21]。该情况下，应审核影像学检查，以确保原始测量中没有包括乳头肌、肌小梁和 RV 隔缘肉柱[8]。除 LV 室壁增厚外，心室显著扩张的耐力运动员也存在"灰色地带"，需要区分 EICR 与 DCM[1]。正如 Baggish 等所指出，生理性 LV 和 RV 的扩张通常与另一心室扩张、双心室扩张，以及正常到正常低限值的静息心室收缩功能（运动期间会适当增强）一

同呈现。单独出现的 LV 或 RV 扩张伴其他结构或功能的异常应视为病理性改变，除非有其他证据[1]。生理性重塑和心肌病两者间的进一步鉴别将在本章后续部分中阐述。

第 7 章中详细描述了 HCM。本章将重点介绍会影响到左右心室的其他几类心肌病。运用 12 导联心电图、超声心动图 / 应变成像、负荷试验和心脏磁共振成像的检测数据帮助鉴别每种心肌病和 EICR 是恰当的。

二、扩张型心肌病

DCM 是运动员心源性猝死（SCD）的公认原因，已被定义为收缩功能受损和左心室射血分数（LVEF）降低相关的 LV 扩张，无冠心病、高血压病和严重心脏瓣膜病依据[8, 22, 23]。大约 40% 的 DCM 病例是由遗传因素决定的[24]，尽管报道有 50 多个与之相关的基因，但其中的肌联蛋白（*TTN*）和核纤层蛋白 A/C（*LMNA*）最常见[23]。EICR 也

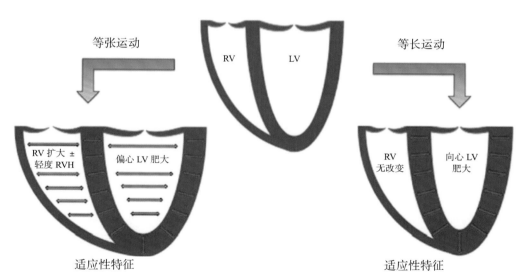

等张运动　　　　　RV　LV　　　　　等长运动

适应性特征	适应性特征
RV 扩大 ± 轻度 RVH　偏心 LV 肥大	RV 无改变　向心 LV 肥大

适应性特征
- 轻度至中度偏心性 LVH 和 RV 扩大
- 双心室扩大
- 静息 LVEF 正常至轻度降低
- 早期 LV 舒张功能正常或增强
- LV 扭转 / 解开正常或强化

适应性特征
- 轻度向心 LVH 但无 RV 重塑
- 左心房内径正常至轻度增大
- 静息 LVEF 正常至高动力型
- 早期 LV 舒张功能正常至轻度降低
- 晚期 LV 舒张功能代偿性增加

▲ 图 8-1　按运动类型归类的运动诱发心脏重塑的总结和特点
LV. 左心室；LVEF. 左心室射血分数；LVH. 左心室肥厚；RV. 右心室；RVH. 右心室肥厚
经许可转载，引自 Kim and Baggish[59]，Elsevier

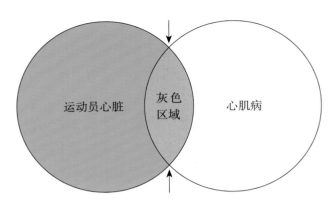

▲ 图 8-2 灰色区域：运动员心脏和心肌病的特征之间存在重叠

改编自 Maron et al. [54]

可观察到 LV 和 RV 内径的增加，以及 LVEF 的轻度降低，因此需要鉴别运动员的适当心脏适应和真正的 DCM 病理性改变很重要。

（一）DCM 与 EICR 的鉴别

DCM 和运动员心脏两者间的主要重叠心脏特征是 LV 增大伴 LVEF 达正常低限值至轻度降低[8]。不幸的是，两者鉴别的大多数指标是在久坐 DCM 患者中验证的，因此不太适用于合并有 DCM 的运动员[8]。

1. 12 导联 ECG

尽管关于无症状 DCM 的 ECG 研究数据有限，但大多数病例中可观察到房室传导阻滞或传导延迟[8, 25-27]。在约 7% 的健康运动员中，可观察到一度房室传导阻滞和二度 I 型房室传导阻滞（文氏现象），高度房室传导阻滞并不常见，但总是异常[8, 28, 29]。DCM 中的其他 ECG 表现包括 QRS 低电压、异常 T 波倒置、左心房扩大、心电轴左偏、病理性 Q 波、左束支和右束支传导阻滞、室性期前收缩和心房颤动[8]。其中许多表现在健康运动员身上并不常见。

2. 超声心动图

当前指南建议，左心室舒张末期直径（LVEDD）≥60mm 伴静息 LVEF 降低应怀疑运动员患有 DCM[8, 30]。然而，健康耐力运动员（如赛艇运动员、越野滑雪运动员和公路自行车运动员）可观察到 LV 内径大于此参考值。Pelliccia 等完成的一项对 1309 名健康精英运动员的研究显示，14% 的运动员 LVEDD＞60mm，女性和男性的 LVEDD 分别为 66mm 和 70mm[31]。值得注意的是，本研究中所有受试者的 LVEF 均正常[31]。Engel 等完成的一项对美国国家篮球协会（National Basketball Association，NBA）篮球运动员的研究显示，36.5% 的运动员 LVEDD≥59mm，4.4% 的运动员 LVEDD≥65mm[32]。然而，当用运动员的绝对身度和体表面积（body surface area，BSA）对 LVEDD 矫正后，其 LV 内径大小达正常成人参考值范围[32]。该研究还表明，1% 的 NBA 运动员的 LVEF＜50%（最低 LVEF 参考值为 45%），与 LVEF≥50% 的运动员相比，LVEF 降低的运动员 LVEDD 更大（62.4mm vs. 56.8mm）[32]。其他运动员组（如职业足球运动员和自行车运动员）也有类似报道[33, 34]，即少数运动员 LVEF 正常至轻度降低，而对于极罕见的 LVEF＜50% 的运动员应完善进一步检查以排除心肌病可能。虽然静息时的整体纵向应变（global longitudinal strain，GLS）已被建议作为超声心动图的附加分析技术可帮助鉴别 DCM 和 EICR，但在健康运动员和 DCM 患者中均可观察到 GLS 值的降低[35, 36]。一项针对 650 名精英混合运动运动员的研究显示，37% 的伴有 LVEF 低于正常水平的健康无症状运动员，其 GLS 可正常，而 58% 的 LVEF 正常的运动员，其 GLS 可异常，这表明 GLS 在明确 LV 收缩功能方面具有不确定性[37]。

3. 心脏磁共振成像

增强心脏磁共振成像（CMR）的晚期钆增强（LGE）征象不是 EICR 的特征。然而，无症状耐力运动员中，偶尔会观察到非特异性 LGE，通常位于室间隔和 RV 室壁面[8, 38]。值得注意的是，虽然非特异性 LGE 可能在中年和老年运动员中观察到，但在年轻运动员中出现是不正常的。DCM 中观察到的 LGE 常位于心室壁中部，但 LGE 不是 DCM 的必要诊断指标，因为 68% 的遗传性疾病患者没有 LGE 征象[39]。T₁ 标测技术已表现出鉴别 DCM 和 EICR 的一定潜力，但还需更多研究来证实[40]。

4. 负荷试验

健康运动员和 DCM 患者可能都会表现有静息 LVEF 达临界水平，但运动过程中增加心输出量的能力被认为是鉴别这两组人群的有用方法，尽管这个看似合理的建议缺乏明显的证据支持[8]。负荷超声心动图显示，健康运动员处于正常低限值水平的静息 LVEF 可随运动负荷的增加而增加[34]，而 DCM 患者无法在运动中适当增加其 LVEF[41]。Claessen 等把 10 名健康耐力运动员、5 名 CMR 提示有心外膜下纤维化的伴有心律失常的耐力运动员、9 名轻度 DCM 患者进行了比较。结果显示，所有患者的静息 LVEF 均达临界值。运动 CMR 可用于评估最大运动状态下的运动能力（VO₂max）和心脏收缩力的变化。毫无疑问，运动状态下，健康运动员和有心外膜下纤维化的运动员比轻度 DCM 的久坐受试者有更好的运动能力。然而，与健康运动员相比，患有心外膜下纤维化的运动员和轻度 DCM 患者的 LVEF 均有显著增加（健康运动员的 LVEF 增加了 14%±3%，而 DCM 和纤维化运动员的 LVEF 分别增加了 5%±6% 和 4%±3%）[42]。单独的运动能力指标并不能鉴别健康运动员和患有心肌纤维化和心律失常的运动员的心脏改变，但运动时收缩功能储备的减少有助于鉴别诊断[42]。对这领域的探索还需要更多数据支持，但运动状态下的心脏功能评估可能将是鉴别 DCM 和 EICR 的最佳检查方法。然而，高于正常水平之上的运动能力，并不能排外疑似 DCM 运动员的潜在病理性改变[8]。

（二）诊断扩张型心肌病的指南

2015 年 AHA/ACC 关于心血管异常竞技运动员资格和取消资格建议的科学声明工作组 -3 建议，有症状的 DCM 运动员不应参与大多数的竞技体育项目，但低强度（ⅠA 级运动）可能例外（Ⅲ类、

C 级）[21]。值得注意的是，LVEF 的绝对值并不能作为指导运动参与强度建议的决定因素。工作组注意到，与针对大样本运动员的心脏研究结果一致，运动员静息 LVEF<45% 的情况并不常见[21]。

三、左心室致密化不全心肌病

左心室致密化不全（LVNC）是一种因胚胎发育异常引起的遗传性心肌病，从出生到儿童和成人期持续存在凹陷形网状交错的肌小梁网（主要位于心室中部和心尖部）[8, 21]。因此，这种大量存在的过度突出的肌小梁可导致部分患者发生心力衰竭和心律失常[43]。

（一）超声心动图和心脏 MRI

超声心动图的常规诊断标准是基于致密化心肌厚度 / 非致密化心肌厚度比值。Chin 标准（图 8-3A）是在胸骨旁短轴切面或心尖切面上，观察到的舒张末期致密化心肌厚度 / 非致密化心肌厚度比值≤0.5[44]。Jenni 标准（图 8-3B）是在胸骨旁短轴切面上，观察到的收缩末期未致密化心肌厚度 / 非致密化心肌厚度比值>2[45]。其他标准包括，通过 CMR 测量的舒张末期致密化心肌厚度 / 非致密化心肌厚度比值>2.3（Petersen 标准）[46]，或采用二维彩色多普勒超声心动图（Stollberger 标准）对肌小梁结构进行详细分析[47]。总的来说，CMR 在鉴别非致密化心肌区域方面优于超声心动图，并且可以比超声心动图更精准、更明确地诊断 LVNC[21]。重要的是，因为这些测量和诊断标准是从非运动队列观察研究中获得的，因此在运动队列的推广可能会受到限制。

（二）LVNC 和 EICR 的鉴别

突出的 LV 肌小梁结构在精英运动员中相对常见，可能是对训练的心脏适应性生理反应的一部分，这种现象使高强度训练运动员 LVNC 的确诊变得复杂[44]。一项针对 1146 名健康欧洲运动员的研究显示，18.3% 的运动员（29% 非裔美国运动员，16% 白种人运动员）呈现显著的 LV 肌小梁结构，

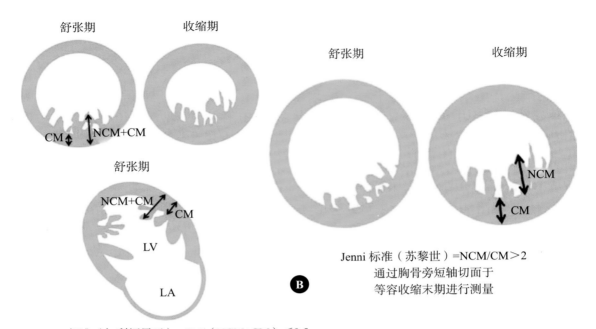

▲ 图 8-3　诊断左心室致密化不全的超声心动图指标 A. Chin 标准；B. Jenni 标准

CM. 致密化心肌；LA. 左心房；LV. 左心室；NCM. 非致密化心肌（引自 Hotta et al. [60] http: //creativecommons.org/ licenses/by/4.0/ ）

8.1% 的运动员符合 LVNC 的传统诊断标准 [48]。Zemrak 等于 2014 年开展的一项人口学队列研究表明，尽管 25% 的患者符合 LVNC 的 Petersen 诊断标准，但在近 10 年的随访中，这些患者不良事件的发生率或射血分数降低并未增加 [49]。因此，对运动员 LVNC 的诊断很重要，并且必须很谨慎，避免将单独存在的高度肌小梁网结构作为限制运动的指标。目前，没有明确的标准来鉴别运动员心脏与 LVNC 的特征，但以下检查的任何发现都可能有助于 LVNC 诊断。

- ECG 提示下侧壁 T 波倒置。
- 出现心脏症状。
- 明确的 LVNC 家族史。
- 一级亲属中有相似的心脏表型。
- 左束支传导阻滞。
- 超声心动图提示 LVEF 降低或运动负荷超声心动图提示无 LV 功能的适当增加。
- 心肺运动试验（cardiopulmonary exercise testing,

CPET）提示 VO_{2max} < 100% 预测值。
- 组织多普勒超声心动图提示组织速度成像（侧壁 E' < 9cm/s）。
- LV 心肌应变异常。
- 有据可循的心律失常。
- CMR 提示 LGE [8, 50]。

（三）诊断 LVNC 的指南

关于确诊 LVNC 患者的运动参与，AHA/ACC 工作组指南声明，对于无症状、LV 收缩功能正常、动态监测或运动试验未提示重要室性心动过速性心律失常，并且既往无不明原因晕厥病史的 LVNC 患者，可考虑参与竞技体育（Ⅱb 类, C 级）。然而，心室收缩功能受损、动态监测或运动试验提示重要的房性或室性快速性心律失常（或伴有晕厥史）的确诊 LVNC 运动员，不应参与竞技体育，排除可能的低强度 Ⅰ A 级运动，直到进一步临床信息提示可行（Ⅲ类，C 级）[21]。

四、致心律失常性右心室心肌病

致心律失常性右心室心肌病（ARVC）是一种以 RV 心肌纤维脂肪化为病理特征的常染色体显性遗传性心肌疾病，可导致节段性或弥漫性室壁变薄[21, 51]。明确 ARVC 的临床诊断具有挑战性。一般诊断标准包括，已知家族病史、呈左束支传导阻滞图形的室性心律失常、胸前导联 $V_{1\sim3}$ T 波倒置、ε 波、RV 扩张或 RV 节段性室壁运动异常、RV 室壁瘤形成，以及 CMR 提示 RV 室壁脂肪沉积[21]。

2010 年修订的诊断标准包括以下组成部分：超声心动图或 CMR 提示的弥漫性或节段性 RV 功能障碍和结构改变，组织学改变（包括心肌活检提示心肌纤维脂肪化），ECG 提示除极或复极异常、室性心律失常，以及家族史[51]。这些组成部分中的每一组份均包括主要和次要标准，汇总在表 8-1 中[52]。

ARVC 的明确诊断需符合 2 个主要标准，或 1 个主要标准和 2 个次要标准，或来自不同类别的 4 个次要标准。ARVC 的临界诊断需符合 1 个主要标准和 1 个次要标准，或不同类别的 3 个次要标准；ARVC 的可疑诊断需要符合来自不同类别的 1 个主要标准或 2 个次要标准。

ARVC 具有广泛的表型谱，一些个体可能呈现基因型阳性但表型阴性。随时间推移，应对这些个体进行连续追踪随访，因为他们可能会有表型的进展[21]。有数据表明，运动会增加无症状 ARVC 基因携带者的外显率和心律失常风险，因此引起人们对参与竞技体育和中度至极限娱乐性体育活动的担忧[53]。Ruwald 等于 2015 年的一项研究表明，与参与娱乐性体育运动员或无体力活动受试者相比，竞技体育会致室性心律失常 / 死亡风险增加 2 倍，并且临床症状提早出现；然而，对将娱乐性体育运动员与无体力活动受试者比较时，没有发现这种风险的增加[54]。

（一）运动员病理性心脏改变与 RV 适应性心脏改变的鉴别

尽管 D'Ascenzi 等的研究提供了严格的数据结果，但目前还没有明确的标准能鉴别 ARVC 的心脏形态学变化与 EICR 相关的类似 RV 重塑[55]。运动性 RV 重塑的程度与运动类型相关，耐力运动（游泳、跑步）通常以 RV 伸长和扩大为特征，而等长运动（举重、划船）对 RV 结构的影响很小[56, 57]。具体机制尚不完全清楚，但高强度有氧运动期间，持续增加的心输出量会增加 RV 舒张末期容积[56]。与 LV 相比，RV 心肌呈非致密结构，具有更高的顺应性，因此，其形状对负荷的影响更为敏感[57]。与普通人群相比，RV 的扩大在接受训练的运动员中更常见[58]；因此，不能单独用 RV 尺寸作为鉴别精英运动员和 ARVC 两者间的可靠标准[56]。此外，部分精英耐力运动员的 RV 心尖部还可呈圆形，并具有突出的 RV 肌小梁和隔缘肉柱[52]，这一征象也可存在于 ARVC 患者中。重叠区域内的 RV 结构和尺寸可导致对运动员 ARVC 的诊断具有很高的假阳性率。然而，由于 ARVC 与 RV 室壁节段性无收缩运动、收缩运动减弱或室壁瘤的形成有关，RV 的扩张和这些异常征象可综合用于 ARVC 定性[56]。

（二）ARVC 指南

2015 年 AHA/ACC 关于心血管异常竞技运动员资格和取消资格建议的科学声明工作组 -3 建议，对于 ARVC 诊断明确、临界或怀疑的运动员，不得参与大多数竞技运动项目，低强度 I A 级运动（Ⅲ类，C 级）可能除外。对于预防性植入 ICD 的 ARVC 运动员，不建议参与高强度体育运动，因为可能存在器械相关并发症（Ⅲ类，C 级）[21]。

五、浸润性心肌病

相关运动员浸润性心肌病的数据很少。临床指导原则是参考其他类型心肌病运动员的治疗建议，直到有进一步的数据报道。如果运动员出现

表 8-1	2010 年工作组对致心律失常性右心室心肌病的主要和次要标准：当前 2010 TFC 诊断标准	
	主要标准	**次要标准**

整体或局部的功能障碍和结构改变	**二维超声心动图提示**
	• RV 室壁节段性无收缩运动、收缩运动减弱或室壁瘤，以及以下 1 种情况（舒张末期）
	  – PLAX RVOT≥32mm（PLAX/BSA≥19mm/m²）
	  – PSAX RVOT≥36mm（PSAX/BSA≥21mm/m²）
	  – RFAC≤33%
	
	MRI 提示
	• RV 室壁节段性无收缩运动、收缩运动减弱或收缩运动不同步
	• 右心室收缩和以下 1 项情况（舒张末期）
	  – RV 舒张末期容积 /BSA≥110ml/m²（男性）
	  – RV 舒张末期容积 /BSA≥100ml/m²（女性）
	  – RV 射血分数≤40%
	
	RV 造影提示
	• RV 室壁节段性无收缩运动、收缩运动减弱或室壁瘤
		二维超声心动图提示
		• RV 室壁节段性无收缩运动、收缩运动减弱，以及以下 1 种情况（舒张末期）
		  – 29≤PLAX RVOT<32mm（16≤PLAX/BSA<19mm/m²）
		  – 32≤PSAX RVOT<36mm（18≤PSAX/BSA<21mm/m²）
		  – 33%<RFAC≤40%
		
		MRI 提示
		• RV 室壁节段性无收缩运动、收缩运动减弱或收缩运动不同步
		• 右心室收缩和以下 1 项情况（舒张末期）
		  – 100ml/m²≤RV 舒张末期容积 /BSA 110ml/m²（男性）
		  – 90ml/m²≤RV 舒张末期体积 /BSA<100ml/m²（女性）
		  – 40%<RV 射血分数≤45%

室壁组织特征	形态计量学分析残存心肌细胞<60%（或<50% 预计值），伴≥1 个样本中有右心室游离壁心肌纤维，以及伴或不伴心肌活检提示心肌脂肪化	形态计量学分析残存心肌细胞 60%～75%（或 50%～65% 预计值），伴≥1 个样本中有右心室游离壁心肌纤维，以及伴或不伴心肌活检提示心肌脂肪化
复极异常	>14 岁个体中右心前区导联（V₁、V₂ 和 V₃）T 波倒置（不完全性 RBBB QRS≥120ms 情况下）	• >14 岁个体中 V₁ 和 V₂（不完全性 RBBB）或 V₄、V₅ 或 V₆ 导联 T 波倒置 • >14 岁个体在完全性 RBBB 情况下，V₁、V₂、V₃ 和 V₄ 导联 T 波倒置
除极 / 传导异常	右侧胸前导联（V₁₋₃）ε 波	在标准 ECG 中无 QRS 时限≥110ms 的情况下，SAECG 的 3 个参数中有≥1 个参数提示晚电位 • 滤波 QRS 时限≥114ms • QRS 波群终末<40μV 的低振幅信号持续时间≥38ms • QRS 波群终末 40ms 内均方根电压≤20μV 在不完全性 RBBB 情况下，从 S 波最低点到 QRS 波群结束测量的 QRS 终末激活持续时间≥55ms，包括 V₁、V₂ 或 V₃ 中的 R'
室性心律失常	电轴右偏的 LBBB 形态（Ⅱ、Ⅲ 和 aVF 导联 QRS 主波向下或不确定，aVL 导联 QRS 主波向上）的非持续性或持续性 VT	• 电轴左偏的 LBBB 形态（Ⅱ、Ⅲ 和 aVF 导联 QRS 主波向上，aVL 导联 QRS 主波向下）或心电轴不确定的非持续性或持续性 RVOT VT • 24h 心室期前收缩>500 次（Holter）
家族史	• 一级亲属确认患有 ARVC/D，符合当前 TFC • 一级亲属尸检或手术病理证实有 ARVC/D • 确定患者有与 ARVC/D 相关或可能相关的致病基因突变	• 一级亲属有 ARVC/D 病史，不可能或无法确定其家庭成员是否符合当前 TFC • 一级亲属疑似因 ARVC/D 而过早猝死（<35 岁） • ARVC/D 在二级亲属中经病理或当前 TFC 证实

ARVC/D. 致心律失常性右心室心肌病 / 发育不良；ECG. 心电图；BSA. 体表面积；LBBB. 左束支传导阻滞；MRI. 磁共振成像；PLAX. 胸骨旁长轴切面；PSAX. 胸骨旁短轴切面；RBBB. 右束支传导阻滞；RFAC. 右心室分数面积变化；RV. 右心室；RVOT. 右心室流出道；SAECG. 信号平均心电图；TFC. 任务组标准；VT. 室性心动过速

经许可转载，改编自 Marcus et al. [4]

经许可转载，引自 Gandjbakhch et al. [51]，Elsevier

与充血性心力衰竭、LVEF 降低、有据可循的心律失常，或其他合并症一致的症状，那么运动员发生运动相关心脏并发症的风险较高。

照顾运动员的医务人员应熟悉已出版的参考文献，这些文献描述了与 EICR 相关的心脏尺寸上限参考值，这一点在本章和本书中都有详细介绍。如果运动员通过常规测量进入灰色区域，或者如果存在临床问题，则应考虑额外的影像学评价。对于浸润性心肌病，CMR 尤其有利于鉴别运动性心脏肥大和浸润性心脏病变。LV 浸润程度会引起儿茶酚胺诱发（运动触发）心律失常的风险。

浸润性心肌病指南

2015 年 AHA/ACC 关于心血管异常竞技运动员资格和取消资格建议的科学声明工作组 -3 建议，对有症状的浸润性心肌病运动员，至少在获得更多信息之前，不建议参与大多数竞技体育项目，除了选定情况下的低强度（ⅠA 级）运动可能除外（Ⅲ类，C 级)[21]。

结论

本章回顾了 EICR 的基本生理学原理，描述了这些预期的和适应性的运动改变如何与多种类型心肌病(包括 DCM、LVNC、ARVC 和浸润性心肌病）的特征重叠（灰色区域）。已经提出的临床方法，以及心脏影像学检查和流程，可有助于鉴别那些可能在不知不觉中患有这些心肌病并存在运动诱发心脏突发事件风险的运动员。同样，对于那些仅单独有与 EICR 相符的心脏变化，并且没有引起对心肌病存在担忧的临床或影像学征象的运动员，本章中提供的信息希望能有助于减少其不必要的竞赛资格的取消和重返赛场的延误。最后，总结了目前指导这些心肌病运动员医疗管理的专家建议，但必须重申的是，有限的前瞻性研究数据使得目前的大多数建议仅作为共识建议。

参考文献

[1] Baggish AL, Battle RW, Beckerman JG, et al. Sports cardiology: core curriculum for providing cardiovascular care to competitive athletes and highly active people. J Am Coll Cardiol. 2017;70(15):1902–18. https://doi.org/10.1016/j.jacc.2017.08.055.

[2] Huston TP, Puffer JC, Rodney WM. The athletic heart syndrome. N Engl J Med. 1985;313(1):24–32. https://doi.org/10.1056/NEJM198507043130106.

[3] Pluim BM, Zwinderman AH, van der Laarse A, van der Wall EE. The athlete's heart. A meta-analysis of cardiac structure and function. Circulation. 2000;101(3):336–44. https://doi.org/10.1161/01.cir.101.3.336.

[4] Hauser AM, Dressendorfer RH, Vos M, Hashimoto T, Gordon S, Timmis GC. Symmetric cardiac enlargement in highly trained endurance athletes: a two-dimensional echocardiographic study. Am Heart J. 1985;109(5 Pt 1):1038–44. https://doi.org/10.1016/0002–8703(85)90247–9.

[5] Maron BJ. Structural features of the athlete heart as defined by echocardiography. J Am Coll Cardiol. 1986;7(1):190–203. https://doi.org/10.1016/s0735–1097(86)80282–0.

[6] Pelliccia A, Maron BJ, Spataro A, Proschan MA, Spirito P. The upper limit of physiologic cardiac hypertrophy in highly trained elite athletes. N Engl J Med. 1991;324(5):295–301. https:// doi.org/10.1056/NEJM199101313240504.

[7] Maron BJ, Pelliccia A. The heart of trained athletes: cardiac remodeling and the risks of sports, including sudden death. Circulation. 2006;114(15): 1633–44. https://doi.org/10.1161/ CIRCULATIONAHA.106.613562.

[8] Brosnan M, Rakhit D. Differentiating athlete's heart from cardiomyopathies – the left side. Hear Lung Circ. 2018;27:1052–62. https://doi.org/10.1016/j.hlc.2018.04.297.

[9] Kooreman Z, Giraldeau G, Finocchiaro G, et al. Athletic remodeling in female college athletes, the "Morganroth hypothesis" revisited. Clin J Sport Med. 2018. https://doi.org/10.1097/ JSM.0000000000000501.

[10] Beaudry R, Haykowsky MJ, Baggish A, La Gerche A. A modern definition of the athlete's heart-for research and the clinic. Cardiol Clin. 2016;34(4):507–14. https://doi.org/10.1016/j. ccl.2016.06.001.

[11] Spence AL, Naylor LH, Carter HH, et al. A prospective randomised longitudinal MRI study of left ventricular adaptation to endurance and resistance exercise training in humans. J Physiol. 2011;589(Pt 22):5443–52. https://doi.org/10.1113/jphysiol.2011.217125.

[12] Pelliccia A, Maron BJ, De Luca R, Di Paolo FM, Spataro A, Culasso F. Remodeling of left ventricular hypertrophy in elite athletes after long-term deconditioning. Circulation. 2002;105(8):944–9. https://doi.org/10.1161/hc0802.104534.

[13] Caselli S, Maron MS, Urbano-Moral JA, Pandian NG, Maron BJ, Pelliccia A. Differentiating left ventricular hypertrophy in athletes from that in patients with hypertrophic cardiomyopathy. Am J Cardiol. 2014;114(9):1383–9. https://doi.org/10.1016/j.amjcard.2014.07.070.

[14] Maron BJ, Pelliccia A, Spirito P. Cardiac disease in young trained athletes. Insights into methods for distinguishing athlete's heart from structural heart disease, with particular emphasis on hypertrophic cardiomyopathy. Circulation. 1995;91(5):1596–601. https://doi.org/10.1161/01. cir.91.5.1596.

[15] de Gregorio C, Speranza G, Magliarditi A, Pugliatti P, Andò G, Coglitore S. Detraining-related changes in left ventricular wall thickness and longitudinal strain in a young athlete likely to have

hypertrophic cardiomyopathy. J Sports Sci Med. 2012;11(3):557–61. https://www.ncbi.nlm.nih.gov/pubmed/ 24149368.

[16] Weiner RB, Wang F, Berkstresser B, et al. Regression of "gray zone" exercise-induced concentric left ventricular hypertrophy during prescribed detraining. J Am Coll Cardiol. 2012;59(22):1992–4. https://doi.org/10.1016/j.jacc.2012.01.057.

[17] Wasfy MM, Weiner RB. Differentiating the athlete's heart from hypertrophic cardiomyopathy. Curr Opin Cardiol. 2015;30(5): 500–5. https://doi.org/10.1097/HCO. 0000000000000203.

[18] Basavarajaiah S, Boraita A, Whyte G, et al. Ethnic differences in left ventricular remodeling in highly-trained athletes relevance to differentiating physiologic left ventricular hypertrophy from hypertrophic cardiomyopathy. J Am Coll Cardiol. 2008;51(23):2256–62. https://doi. org/10.1016/j.jacc.2007.12.061.

[19] Rawlins J, Carre F, Kervio G, et al. Ethnic differences in physiological cardiac adaptation to intense physical exercise in highly trained female athletes. Circulation. 2010;121(9):1078–85. https://doi.org/10.1161/CIRCULATIONAHA.109.917211.

[20] Pelliccia A, Maron MS, Maron BJ. Assessment of left ventricular hypertrophy in a trained athlete: differential diagnosis of physiologic athlete's heart from pathologic hypertrophy. Prog Cardiovasc Dis. 2012;54(5):387–96. https://doi.org/10.1016/j.pcad.2012.01.003.

[21] Maron BJ, Udelson JE, Bonow RO, et al. Eligibility and disqualification recommendations for competitive athletes with cardiovascular abnormalities: task force 3: hypertrophic cardiomyopathy, arrhythmogenic right ventricular cardiomyopathy and other cardiomyopathies, and myocarditis: a scientific statement from the American Heart Association and American College of Cardiology. Circulation. 2015;132(22):e273–80. https://doi.org/10.1161/ CIR.0000000000000239.

[22] Maron BJ, Doerer JJ, Haas TS, Tierney DM, Mueller FO. Sudden deaths in young competitive athletes: analysis of 1866 deaths in the United States, 1980–2006. Circulation. 2009;119(8):1085–92. https://doi.org/10.1161/CIRCULATIONAHA.108.804617.

[23] Pinto YM, Elliott PM, Arbustini E, et al. Proposal for a revised definition of dilated cardiomyopathy, hypokinetic non-dilated cardiomyopathy, and its implications for clinical practice: a position statement of the ESC working group on myocardial and pericardial diseases. Eur Heart J. 2016;37(23):1850–8. https://doi.org/10.1093/eurheartj/ehv727.

[24] Merlo M, Cannatà A, Gobbo M, Stolfo D, Elliott PM, Sinagra G. Evolving concepts in dilated cardiomyopathy. Eur J Heart Fail. 2018;20(2):228–39. https://doi.org/10.1002/ejhf.1103.

[25] Drezner JA, Ashley E, Baggish AL, et al. Abnormal electrocardiographic findings in athletes: recognising changes suggestive of cardiomyopathy. Br J Sports Med. 2013;47(3):137–52. https://doi.org/10.1136/bjsports–2012– 092069.

[26] Dec GW, Fuster V. Idiopathic dilated cardiomyopathy. N Engl J Med. 1994;331(23):1564–75. https://doi.org/10.1056/NEJM199412083312307.

[27] Grünig E, Tasman JA, Kücherer H, Franz W, Kübler W, Katus HA. Frequency and phenotypes of familial dilated cardiomyopathy. J Am Coll Cardiol. 1998;31(1):186–94. https://doi. org/10.1016/s0735–1097(97)00434–8.

[28] Brosnan M, La Gerche A, Kalman J, et al. Comparison of frequency of significant electrocardiographic abnormalities in endurance versus nonendurance athletes. Am J Cardiol. 2014;113(9):1567–73. https://doi.org/10.1016/j.amjcard.2014.01.438.

[29] Sharma S, Drezner JA, Baggish A, et al. International recommendations for electrocardiographic interpretation in athletes. J Am Coll Cardiol. 2017;69(8):1057–75. https://doi. org/10.1016/j.jacc.2017.01.015.

[30] Galderisi M, Cardim N, D'Andrea A, et al. The multi-modality cardiac imaging approach to the Athlete's heart: an expert consensus of the European Association of Cardiovascular Imaging. Eur Heart J Cardiovasc Imaging. 2015;16(4):353. https://doi.org/10.1093/ehjci/jeu323.

[31] Pelliccia A, Culasso F, Di Paolo FM, Maron BJ. Physiologic left ventricular cavity dilatation in elite athletes. Ann Intern Med. 1999;130(1):23–31. https://doi.org/10.7326/0003–4819– 130– 1–199901050– 00005.

[32] Engel DJ, Schwartz A, Homma S. Athletic cardiac remodeling in US professional basketball players. JAMA Cardiol. 2016;1(1):80–7. https://doi.org/10.1001/jamacardio.2015.0252.

[33] Abergel E, Chatellier G, Hagege AA, et al. Serial left ventricular adaptations in world-class professional cyclists: implications for disease screening and follow-up. J Am Coll Cardiol. 2004;44(1):144–9. https://doi.org/10.1016/j.jacc.2004.02.057.

[34] Abernethy WB, Choo JK, Hutter AM. Echocardiographic characteristics of professional football players. J Am Coll Cardiol. 2003;41(2):2–6.

[35] D'Andrea A, Cocchia R, Riegler L, et al. Left ventricular myocardial velocities and deformation indexes in top-level athletes. J Am Soc Echocardiogr. 2010;23(12):1281–8. https://doi. org/10.1016/j.echo.2010.09.020.

[36] Tarando F, Coisne D, Galli E, et al. Left ventricular non-compaction and idiopathic dilated cardiomyopathy: the significant diagnostic value of longitudinal strain. Int J Cardiovasc Imaging. 2017;33(1):83–95. https://doi.org/10.1007/s10554–016– 0980– 3.

[37] Flannery MD, Beaudry R, Prior D, et al. P1535Global longitudinal strain does not help differentiate between athlete's heart and pathology in athletes with low LVEF. Eur Heart J. 2017;38(Suppl_1). https://doi.org/10.1093/eurheartj/ehx502.P1535.

[38] La Gerche A, Burns AT, Mooney DJ, et al. Exercise-induced right ventricular dysfunction and structural remodelling in endurance athletes. Eur Heart J. 2012;33(8):998–1006. https://doi. org/10.1093/eurheartj/ehr397.

[39] Tayal U, Newsome S, Buchan R, et al. Phenotype and clinical outcomes of titin cardiomyopathy. J Am Coll Cardiol. 2017;70(18):2264–74. https://doi.org/10.1016/j.jacc.2017.08.063.

[40] Mordi I, Carrick D, Bezerra H, Tzemos N. T1 and T2 mapping for early diagnosis of dilated non-ischaemic cardiomyopathy in middle-aged patients and differentiation from normal physiological adaptation. Eur Heart J Cardiovasc Imaging. 2016;17(7):797–803. https://doi.org/10.1093/ehjci/jev216.

[41] Ennezat PV, Maréchaux S, Huerre C, et al. Exercise does not enhance the prognostic value of Doppler echocardiography in patients with left ventricular systolic dysfunction and functional mitral regurgitation at rest. Am Heart J. 2008;155(4):752–7. https://doi.org/10.1016/j.ahj.2007.11.022.

[42] Claessen G, Schnell F, Bogaert J, et al. Exercise cardiac magnetic resonance to differentiate athlete's heart from structural heart disease. Eur Heart J Cardiovasc Imaging. 2018; 19(9):1062–70. https://doi.org/10.1093/ehjci/jey050.

[43] Arbustini E, Favalli V, Narula N, Serio A, Grasso M. Left ventricular noncompaction: a distinct genetic cardiomyopathy? J Am Coll Cardiol. 2016;68(9):949–66. https://doi.org/10.1016/j. jacc.2016.05.096.

[44] Chin TK, Perloff JK, Williams RG, Jue K, Mohrmann R. Isolated noncompaction of left ventricular myocardium. A study of eight cases. Circulation. 1990;82(2):507–13. https://doi. org/10.1161/01.cir.82.2.507.

[45] Jenni R, Oechslin E, Schneider J, Attenhofer Jost C, Kaufmann PA. Echocardiographic and pathoanatomical characteristics of isolated left ventricular non-compaction: a step towards classification as a distinct cardiomyopathy. Heart. 2001;86(6):666–71. https://doi.org/10.1136/heart.86.6.666.

[46] Petersen SE, Selvanayagam JB, Wiesmann F, et al. Left ventricular non-compaction: insights from cardiovascular magnetic resonance imaging. J Am Coll Cardiol. 2005; 46(1):101–5. https://doi.org/10.1016/j.jacc.2005.03.045.

[47] Stöllberger C, Gerecke B, Finsterer J, Engberding R. Refinement of echocardiographic criteria for left ventricular noncompaction. Int J Cardiol. 2013;165(3):463–7. https://doi.org/10.1016/j.ijcard.2011.08.845.

[48] Gati S, Chandra N, Bennett RL, et al. Increased left ventricular trabeculation in highly trained athletes: do we need more stringent criteria for the diagnosis of left ventricular non-compaction in athletes? Heart. 2013;99(6):401–8. https://doi.org/10.1136/heartjnl-2012-303418.

[49] Zemrak F, Ahlman MA, Captur G, et al. The relationship of left ventricular trabeculation to ventricular function and structure over a 9.5-year follow-up: the MESA study. J Am Coll Cardiol. 2014;64(19):1971–80. https://doi.org/10.1016/j.jacc.2014.08.035.

[50] Gati S, Sharma S. CardioPulse: the dilemmas in diagnosing left ventricular non-compaction in athletes. Eur Heart J. 2015;36(15):891–3. https://www.ncbi.nlm.nih.gov/pubmed/ 26052607.

[51] Marcus FI, Mckenna WJ, Sherrill D, et al. Diagnosis of arrhythmogenic right ventricular cardiomyopathy / dysplasia proposed modification of the Task Force criteria. Circulation. 2010;121:1533–41. https://doi.org/10.1161/CIRCULATIONAHA.108.840827.

[52] Gandjbakhch E, Redheuil A, Pousset F, Charron P, Frank R. Clinical diagnosis, imaging, and genetics of arrhythmogenic right ventricular cardiomyopathy/dysplasia: JACC State-of-the-Art review. J Am Coll Cardiol. 2018;72(7):784–804. https://doi.org/10.1016/j.jacc.2018.05.065.

[53] James CA, Bhonsale A, Tichnell C, et al. Exercise increases age-related penetrance and arrhythmic risk in arrhythmogenic right ventricular dysplasia/cardiomyopathy-associated desmosomal mutation carriers.

[54] Ruwald A-C, Marcus F, Estes NAM 3rd, et al. Association of competitive and recreational sport participation with cardiac events in patients with arrhythmogenic right ventricular cardiomyopathy: results from the North American multidisciplinary study of arrhythmogenic right ventricular cardiomyopathy. Eur Heart J. 2015;36(27):1735–43. https://doi.org/10.1093/ eurheartj/ehv110.

[55] D'Ascenzi F, Pisicchio C, Caselli S, Di Paolo FM, Spataro A, Pelliccia A. RV Remodeling in Olympic athletes. JACC Cardiovasc Imaging. 2017;10(4):385–93. https://doi.org/ 10.1016/j. jcmg.2016.03.017.

[56] Maron BJ, Maron BA. Revisiting athlete's heart versus pathologic hypertrophy. JACC Cardiovasc Imaging. 2017;10(4):394–7. https:// doi.org/10.1016/j.jcmg.2016.05.011.

[57] Weiner RB, Baggish AL. Exercise-induced cardiac remodeling. Prog Cardiovasc Dis. 2012;54(5):380–6. https://doi.org/10.1016/ j.pcad.2012.01.006.

[58] Kawut SM, Barr RG, Lima JAC, et al. Right ventricular structure is associated with the risk of heart failure and cardiovascular death: the Multi-Ethnic Study of Atherosclerosis (MESA)--right ventricle study. Circulation. 2012;126(14):1681–8. https://doi.org/10.1161/ CIRCULATIONAHA.112.095216.

[59] Kim JH, Baggish AL. Differentiating exercise-induced cardiac adaptations from cardiac pathology: the "grey zone" of clinical uncertainty. Can J Cardiol. 2016;32(4):429–37.

[60] Hotta VT, Tendolo SC, Rodrigues ACT, Fernandes F, Nastari L, Mady C. Limitations in the diagnosis of noncompaction cardiomyopathy by echocardiography. Arq Bras Cardiol. 2017;109(5):483–8.

J Am Coll Cardiol. 2013;62(14):1290–7. https://doi.org/10.1016/j.jacc.2013.06.033.

第9章 运动员炎症性心脏疾病
Inflammatory Cardiac Disorders in the Athlete

Kenneth G. Zahka　Nishant P. Shah　Kara Denby　著
周　娜　译

炎症与心脏病的发病率和死亡率显著相关。炎症可累及心脏的外保护层（心包）和心脏的肌肉层（心肌），从而导致心包炎和心肌炎。此外，在心包心肌炎或心肌心包炎的疾病中，炎症可能重叠或弥漫存在。心肌心包炎主要是指符合心包炎诊断标准的心包炎性病变，同时合并心肌受累[1]。相反，心包心肌炎主要是指累及心包的心肌炎性病变[1]。无论哪种类型的炎症性心脏疾病，都可能导致严重并发症，如严重胸痛、心包积液、心脏压塞、充血性心力衰竭、心源性休克、心律失常或心源性猝死（SCD）。因此，及早发现这类疾病的症状和体征，对及时治疗和监测至关重要。

对于炎症性心脏病患者，建议限制体力活动以促进康复。然而，限制体力活动会令运动员和从事竞技体育的人感到苦恼。目前，美国心脏协会和欧洲预防心脏病学协会（European Association of Preventive Cardiology，EAPC）指南建议，在有证据表明炎症已消退之前，应当限制确诊患有炎症性心脏病运动员的体力活动[2, 3]。指南的建议主要基于专家共识，因为心包炎患者的观察数据有限，循证证据源自于心肌炎病例。本章将回顾心肌炎和心包炎的病因、临床症状、当前指南对参与运动的建议，以及指南背后的循证医学证据。

一、心肌炎

心肌炎是一种心肌的非缺血性炎症疾病，可导致心力衰竭和心律失常[4]。射血分数保留型心肌炎也得到了很好的描述。心肌炎的病因大致可分为三类：感染性、病毒性和自身免疫性。在发达国家，病毒性心肌炎是最常见的，也是被研究最多的病因。然而，对于年轻运动员患者，在询问病史时，应了解是否有摄入苯丙胺和可卡因情况[5]。心肌炎的病理生理主要是通过心肌炎性浸润和坏死来介导的[4]。

心肌炎的诊断评估通常应从临床病史和体格检查开始。其临床表现可以多种多样，患者可表现有胸痛、劳力性呼吸困难、乏力、失代偿性心力衰竭、心源性休克或心律失常[6-8]。早期心电图可有不同表现，如ST段偏移、异位搏动、传导异常、持续心律失常或QRS低电压而变化。经胸超声心动图可明确左心室功能障碍；节段性室壁运动异常并心包积液也很常见，还有扩张型心肌病的征象。诊断心肌炎的金标准是心内膜活检；然而，如果炎症呈斑片状分布，该检查的运用会因其固有风险和低敏感性而受限[8]。因此，诊断更多是基于临床病史、心肌酶的升高和心脏磁共振成像（CMR）上晚期钆增强（LGE）的非缺血性模式。扩张型心肌病通常发生在疾病的晚期，发病6～12周后演变形成。CMR通常也可用以确诊心包心肌炎或心肌心包炎[1]。因此，综合考虑临床和诊断信息，专家一致认为，心肌炎可通过以下方法进行诊断[2]。

- 临床综合征，包括急性心力衰竭、心绞痛（之前常有病毒感染的前驱症状），或持续<3个月的心肌心包炎。

- 不明原因的血清肌钙蛋白升高，伴有以下异常。
  - 心电图提示心肌缺血征象。
  - 不明原因的高度房室传导阻滞或心律失常。
  - 心室壁运动异常。
  - 超声心动图或 CMR 提示心包积液。
- CMR 提示临床急性期心肌炎的其他征象，包括 T_2 或 T_1 加权像的特征性组织信号改变和 LGE。

一旦诊断心肌炎，治疗效果取决于潜在病因和是否存在左心室功能障碍[4]。例如，对于罕见的病毒性心肌炎，如巨细胞性心肌炎或嗜酸性心肌炎，皮质类固醇或其他免疫抑制药（如静脉注射免疫球蛋白）对治疗非常重要[7]。对于有免疫系统疾病（如系统性红斑狼疮）的病例，对基础病的治疗可有助于心肌的恢复[4]。如果出现射血分数＜40% 的左心室功能障碍，那么建议对心力衰竭给予指南指导下的医学治疗（guideline-directed medical therapy，GDMT）[4]。GDMT 包括血管紧张素转换酶抑制药或血管紧张素 II 受体拮抗药、β受体拮抗药或矿物皮质激素受体拮抗药。重症心肌炎也称为暴发性心肌炎，可导致急性心力衰竭、心源性休克或恶性心律失常，疾病急性期可运用强心药（正性肌力药物）或机械辅助循环支持措施[8]。

对于临床医生，熟悉目前有关心肌炎患者参与竞技体育的指南也很重要[9]，因为体力活动与 SCD 相关[10]。目前尚不清楚，体力活动是否也是疾病复发的主要原因。基于 SCD 风险，限制体力活动也适用于心包心肌炎或心肌心包炎患者[11]。通常需要对患者进行连续随访和影像学检查（尤其是在射血分数降低的情况下）以评估病情恢复情况。随访频率应据个人情况而定。

目前对患有心肌炎的运动员的指南建议

1. AHA/ACC 指南

针对竞技运动员最新的资格和取消资格工作组建议，任何可能患有或确诊患有心肌炎的运动员，无论年龄、性别和左心室功能情况如何，在炎症活动期间不应参加竞技体育（III 类，C 级）[2]。在重返竞技体育之前，心肌炎患者应在初次患病 3～6 个月后进行静息超声心动图、24h 动态心电图监测和运动负荷心电图试验评估（I 类，C 级）[2]。如果能满足以下标准，恢复运动对运动员是合理的决定（IIa 类，C 级）[2]。

(1) 心室收缩功能已恢复正常。

(2) 炎症、损伤或心力衰竭的血清标志物已恢复正常。

(3) 动态心电图监测或分级运动心电图没有提示与临床相关的心律失常。

2. EAPC 指南

EAPC 指南建议患有心肌炎的运动员在 3～6 个月内限制剧烈运动和比赛，以便有足够的时间康复（IIb 类，C 级）[3]。康复时间的长短取决于疾病的严重程度，包括病程、左心室功能障碍或 CMR 上 LGE 的情况。既往有心肌炎病史的运动员应在疾病的前 2 年内定期重新评估疾病的无症状进展情况（IIa 类，C 级）[3]。与 AHA/ACC 指南相似，如果左心室功能已恢复正常，心肌损伤生物标志物已恢复正常，并且运动负荷心电图或动态心电图监测未提示临床相关心律失常，可考虑重返赛场（IIa 类，C 级）[3]。此外，如果无症状运动员的 CMR 中仍有 LGE 征象，那么每年的临床监测是必要的。表 9-1 对美国和欧洲指南进行了总结和比较。

3. 循证指南

高达 5%～22% 的 SCD 病例是由心肌炎所致[12-22]。早期尸检数据显示，许多心肌炎相关的 SCD 病例似乎也与运动相关[14, 17-23]。一项早期回顾性研究，对经历过 SCD 的瑞典定向运动员（15 名男性和 1 名女性）进行评估，结果显示，心肌炎是尸检中最常见的组织病理学诊断。大多数心肌炎病例与运动相关[19]。另一项研究分析了 126 名非创伤性猝死的新兵尸检数据，其中 108 例死

表 9-1　AHA/ACC 和 EAPC 关于患有心肌炎的运动员参加运动的指南建议对比		
	活动限制	重新评估内容	重返赛场标准

	活动限制	重新评估内容	重返赛场标准
AHA/ACC 指南	无论年龄、性别和左心室功能情况如何，考虑可能患有和明确诊断患有心肌炎的运动员，不应参加竞技体育 Ⅲ类，C 级	• 超声心动图、24h 动态心电图、运动负荷心电图试验 • 应在初次患病至少 3～6 个月内进行 Ⅰ类，C 级	• 左心室收缩功能已恢复正常 • 心肌损伤、炎症和心力衰竭的血清标志物已恢复正常 • 运动负荷心电图和动态心电图监测未提示临床相关心律失常 Ⅱa 类，C 级
EAPC 指南	患有心肌炎运动员，应根据其临床严重程度、病程、发病时的左心室功能、CMR 的炎症程度，在 3～6 个月内禁止参加运动项目 Ⅱa 类，C 级	• 超声心动图、24h 动态心电图、运动负荷心电图试验的测试 • 如果 CMR 提示 LGE 征象，但无心律失常，可考虑恢复训练计划 • CMR 提示 LGE 征象时，建议每年进行监测 Ⅲ类，C 级	• 左心室收缩功能已恢复正常 • 心肌损伤的血清生物标志物已恢复正常 • 运动负荷心电图和动态心电图监测未提示临床相关心律失常 Ⅱa 类，C 级

CMR. 心脏磁共振成像；LGE. 晚期钆增强
改编自 Maron et al.[2] and Pelliccia et al.[3]

亡病例与运动相关，64 例死亡病例与心脏病相关，心肌炎占比 20%[20]。另一项研究，对 162 名 40 岁以下有过 SCD 经历的受试者进行了 10 年的观察，结果显示，22% 的病例在尸检中发现了心肌炎，23% 的 SCD 病例与运动相关[21]。因此，尽管这些早期的分析数据是小样本的观察性研究，但明确了 SCD 与心肌炎相关。运动会进一步增加 SCD 的风险，尤其是年轻患者，这是运动员应特别关注的问题，因为运动训练和竞技体育是他们生活的重要组成部分。

4. 心肌炎的病理机制

心肌炎的自然进程假设始于（病毒复制）刺激触发的急性期，随后是亚急性免疫应答期，再到慢性期。慢性期包括心脏完全恢复到心力衰竭的整个范畴。目前尚不清楚在心肌炎运动员中，大多数 SCD 是发生在病程的早期（急性和亚急性）还是晚期（慢性）阶段。

基于早期动物模型研究报道，疾病早期运动导致 SCD 增加的机制，可能是由于加速了炎症反应的进展，从而导致心肌基质的不稳定性[24-27]。

许多早期的研究都聚焦于心肌炎病毒病因学，但它们为进一步探索运动如何影响免疫系统提供了基础[11, 28-30]。过度的体力消耗可导致 T 淋巴细胞、白细胞介素和自然杀伤细胞系统介导的免疫抑制期[29]。这个阶段使患者容易发生上呼吸道感染，也可使已经感染的心肌在病毒快速复制期变得更易被感染[24, 27]。

免疫抑制期后炎症激增，可增加早期已受累的心肌范围。这种炎症激增可导致心肌坏死、纤维化，进而发生心律失常，从而增加了 SCD 风险。即使在研究非感染性心肌炎模型中，也观察到运动与导致心脏结构异常的显著炎症反应相关[28]。此外，基于对能量的高需求，过度的炎症反应可导致心肌和骨骼肌分解代谢和降解的增加。这种反应可能会因去适应而延迟恢复，并导致运动表现不佳，从而使运动员容易发生运动损伤[30]。

心脏的许多持续性结构变化发生在疾病的慢性期。尽管心肌炎引起的心肌细胞水肿是导致早期心脏功能障碍的主要原因，但心肌纤维化或瘢痕是晚期心脏功能障碍的主要原因。瘢痕还可以诱发心律失常，增加 SCD 风险。CMR 可通过评估 LGE 的存在来确定瘢痕的程度（图 9-1）。然而，目前尚不清楚 LGE 的存在是否会让没有活动性炎症依据的无症状运动员丧失参与竞技体育的比赛资格。如前所述，EAPC 指南建议，如果存在明显的 LGE 征象，应进行密切监测[3]。

　　CMR 随访中，采用 LGE 来评估运动方案决策仍然没得到突破，并存在争议。与肌炎相关的 SCD 的人群观察研究中，许多病例生前没有报告临床症状，但在后来的尸检中发现患有心肌炎的证据。由此，提出了心肌炎发生后残留瘢痕形成的意义这个问题。这方面的文献有限，但现有数据表明，残留瘢痕可能有预后作用。一项研究观察了 35 名患有室性心律失常且 CMR 提示 LGE 征象的运动员，并与无 LGE 征象的室性心律失常运动员和健康运动员进行对比。研究发现，与

健康对照组相比，在有 LGE 征象的运动员中，77% 的运动员在心室肌侧壁条状亮带的 LGE 优势（$P<0.001$）[31]。在随后的 38 个月随访中，6 名具有条状亮带 LGE 的运动员发生了包括植入式除颤器放电、持续性室性心动过速或猝死在内的恶性心律失常事件[30]。这 6 名运动员中有 5 名是在运动过程中发生的恶性心律失常事件。另一项小样本研究对 7 名心室肌侧壁有 LGE 征象的运动员进行了为期 3 年的随访，其中 6 名运动员因室性心律失常或进行性左心室功能障碍而被禁止参加竞技体育[32]。大多数研究结果也支持 LGE 的预后作用。这些研究观察了所有心肌炎患者，发现 LGE 的预后作用并非运动员所特有。一项包括 670 名心肌炎患者的研究通过多变量模型分析发现，LGE 的存在与主要不良心脏事件（major adverse cardiac events，MACE）显著相关（HR=2.22，$P<0.001$）[33]。在 374 名急性心肌炎和射血分数保

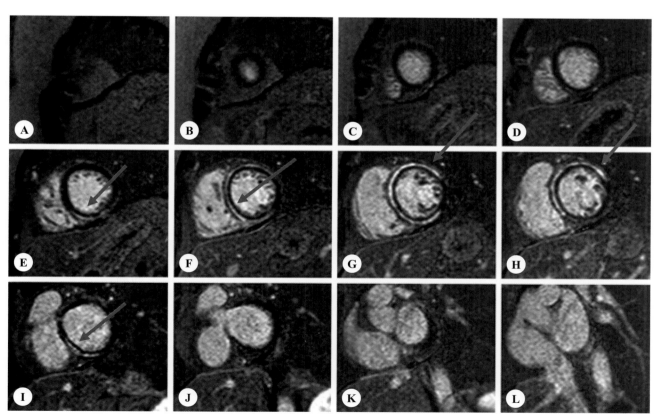

▲ 图 9-1　心脏磁共振成像观察到钆的横向增强征象
蓝箭显示心肌中部分布增强信号，符合心肌炎诊断

留患者的亚组中也观察到了同样结果，作者指出，LGE 的存在是 MACE 的独立预测因子（OR=2.73，P=0.01）[34]。

二、心包炎

急性心包炎是最常见的心包疾病，据报道，其发病率约为每年每 10 万人中有 27.7 人[35]。急性心包炎占入院人数的 0.1%，占因胸痛到急诊科就诊人数的 5%[35-37]。不幸的是，首次诊断心包炎后 18 个月内约 30% 的患者会复发，并与死亡率显著相关[38, 39]。

心包炎的病因主要分三类：特发性、感染性和非感染性。发达国家最常见的病因是特发性和病毒性，而在发展中国家，结核病是主要原因[40, 41]。心包炎的诊断主要基于临床症状、体格检查、心电图、实验室和影像学检查结果的综合判断。通常情况下，患者有典型的胸痛症状，吸气和仰卧位时加重，心电图可有广泛导联 ST 段凹面向上抬高和 PR 偏移（图 9-2），伴或不伴心包积液的心包摩擦音[37, 42]。

心包炎可表现为急性、持续、慢性和复发性心包炎。持续性症状是指症状持续 4～6 周，但少于 3 个月无缓解。慢性心包炎是指症状超过 3 个月。最后，复发性心包炎是指在首次心包炎发作后症状复发，无症状时间间隔为 4～6 周或更长[43]。

心包炎的药物治疗包括抗炎药物，如非甾体抗炎药和秋水仙碱[44-46]。类固醇和免疫调节药通常用于持续性、慢性或反复发作的病例。然而，一些非药物措施，如限制体力活动，也可帮助恢复[3, 47]。如前所述，限制体力活动会严重影响运动员生涯，但限制心包炎运动员体力活动的证据有限[48, 49]。

（一）心包炎运动员的现行指南建议

1. AHA/ACC 指南

心包炎运动员体力活动指南主要基于专家共识，因为限制身体活动的研究数据有限。目前，处于急性期心包炎的运动员不应参加竞技体育，

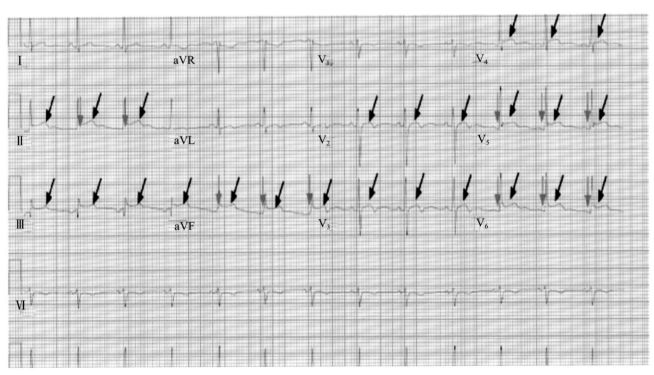

▲ 图 9-2　急性心包炎患者的 12 导联心电图
ST 段抬高（黑箭）和 PR 段压低（红箭）

当完全没有活动性病变证据时，可恢复完全活动状态（Ⅲ类，C 级）[2]。无活动性病变状态包括超声心动图提示心包积液回声消失或血清炎症标志物的正常化。如果炎症累及心肌，则必须遵循心肌炎的建议。如果运动员有缩窄性心包炎证据，那么他或她将被取消所有竞技体育资格（Ⅲ类，C 级）[2]。

2. EAPC 指南

EAPC 指南与 AHA/ACC 指南的建议相似，也建议处于急性期心包炎的运动员在炎症消退前不应参加竞技体育（Ⅲ类，C 级）[3]。然而，EAPC 指南建议至少需要 1 个月（轻度病例）至 3 个月的时间，以保证病情的充分恢复。炎症病变的缓解状态，应包括生物标志物和左心室功能的正常化，以及无静息或运动诱发的室性心律失常表现（Ⅱa 类，C 级）[3]。合并有心肌炎的运动员应遵循心肌炎的建议（Ⅱa 类，C 级）[3]。AHA/ACC 和 EAPC 指南的总结和比较见表 9-2。

（二）循证指南

关于运动对心包炎作用的文献有限。指南的建议主要基于专家共识或关于心肌炎病例中炎症级联调节的基础科学研究结果[2, 3, 30, 47, 50]。

心包炎中避免体力活动的基本原理是促进愈合，降低并发症（进展为心肌炎、心包积液恶化、心脏压塞、缩窄性心包炎）或复发性 / 难治性心包炎风险。关于心包炎的进展演变，已有几种病理生理机制的假说（图 9-3）。心包炎相关并发症进展演变的主要理论依据是免疫介导、机械和遗传的综合因素，尽管这些假设是基于小型动物和心肌炎尸检的研究结果[10, 30, 50]。如心肌炎所述，体力消耗后的免疫抑制期可使心包易于被感染或损伤，随后炎症激增会加剧感染或损伤[10, 30, 51, 52]。心肌炎小鼠模型表明，持续的体力活动会进一步加剧这种炎症反应[24, 25, 53, 54]。心包炎可能也是如此。

运动可在较高心率下增加心包的两个炎症表面间的摩擦，使剪切应力增加，从而进一步增加

	表 9-2　AHA/ACC 和 EAPC 关于心包炎运动员参加运动的指南建议比较		
	活动限制	**重新评估内容**	**重返赛场标准**
AHA/ACC 指南	• 心包炎运动员，无论病因如何，均不应在急性期参加竞技体育 • 如果心肌受累，应遵循心肌炎指南 • 缩窄性心包疾病应取消所有运动员参加竞技体育资格 Ⅲ类，C 级	超声心动图评估心包积液量炎症标志物	• 完全没有活动性病变证据 • 炎症标志物恢复正常 • 心包积液解除 Ⅲ类，C 级
EAPC 指南	• 心包炎运动员在急性期不应参加竞技体育，运动员应在急性病变缓解后至少 3 个月内停止运动 • 轻症患者可考虑 1 个月后恢复运动 • 如果累及心肌，应遵循心肌炎指南 Ⅱa 类，C 级	• 超声心动图评估左心室功能炎症标志物 • 运动负荷心电图试验 • 24h 动态心电图监测 Ⅱa 类，C 级	• 活动性病变完全消失 • 左心室功能恢复正常 • 炎症标志物恢复正常 • 运动负荷心电图试验或动态心电图监测无心律失常 Ⅱa 类，C 级

改编自 Maron et al.[2] and Pelliccia et al.[3]

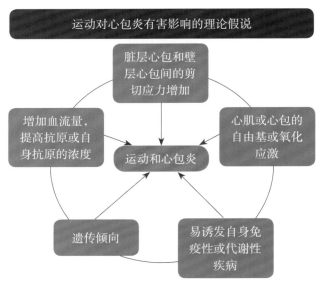

▲ 图 9-3　运动对心包炎的潜在危害的假设理论
机制被假设为免疫介导、机械或遗传因素，然而证据有限

炎症反应。与炎症和运动相关的血流增加，可使自由基氧化应激增加，从而可能由此发挥作用。最后，免疫系统的基因变异可能会导致个体因运动等环境因素发生炎症恶化[55]。再次提醒需要注意的是，这些机制尚未得到广泛研究，需要进一步探索。

（三）重返赛场

尽管指南建议应等待炎症消退后再恢复比赛，但关于恢复运动或体力活动的最佳康复时间的文献有限。在限制体力活动一段时间后，是否应该逐渐增加体力活动的强度（从低到中到高），还是可以立即恢复高强度运动，尚无明确建议。目前关于该疑问的指导方法是在其他炎症标志物恢复正常后继续监测 LGE 程度。一项对 159 名复发性心包炎患者的回顾性分析显示，CMR 对心包 LGE 的定量评估与临床结果相关，并提供了超过临床基线和实验室参考值的预后价值[56]。也许心包 LGE 的定量评估可以指导恢复活动。然而，需要在这方面进行更多探索。另一个研究关注点是心率（heart rate，HR）在该疾病进程中的作用。一项对 73 名急性心包炎患者的回顾性分析显示，HR 可作为预后指标，并与疾病的复发相关[57]。未来的研究需要明确较低的平均心率是否会在心包炎病例中带来更好的转归，尤其是在移动医学技术和可连续监测生命体征的大健康时代。

结论

心脏炎症性疾病，如心肌炎和心包炎，与致残率和致死率显著相关。除医学治疗外，限制运动对治疗和预防 SCD 等并发症至关重要。AHA/ACC 和 EAPC 针对运动员参与体育的指南均一致建议应限制身力活动，直到证据表明炎症消退。然而，关于 CMR 和 LGE 在心肌炎后期的角色，以及运动在心包炎中的致病机制尚有许多未解之题。未来在该领域的深入探索，将有助于临床医生更好地管理患有心脏炎性疾病的运动员。

参考文献

[1] Imazio M, Cooper LT. Management of myopericarditis. Expert Rev Cardiovasc Ther. 2013;11(2):193–201.

[2] Maron BJ, Udelson JE, Bonow RO, et al. Eligibility and disqualification recommendations for competitive athletes with cardiovascular abnormalities: task force 3: hypertrophic cardiomyopathy, arrhythmogenic right ventricular cardiomyopathy and other cardiomyopathies, and myocarditis. Circulation. 2015;132:e273–80.

[3] Pelliccia A, Solberg EE, Papadakis M, Adami PE, Biffi A, Caselli S, et al. Recommendations for participation in competitive and leisure time sport in athletes with cardiomyopathies, myocarditis, and pericarditis: position statement of the Sport Cardiology Section of the European Association of Preventive Cardiology (EAPC). Eur Heart J. 2019;40(1):19–33.

[4] Basso C, Carturan E, Corrado D, Thiene G. Myocarditis and dilated cardiomyopathy in athletes: diagnosis, management, and recommendations for sport activity. Cardiol Clin. 2007;25(3):423–9.

[5] Trachtenberg BH, Hare JM. Inflammatory cardiomyopathic syndromes. Circ Res. 2017;121(7):803–18.

[6] Vikerfors T, Stjerna A, Olcén P, Malmcrona R, Magnius L. Acute myocarditis. Acta Med Scand. 2009;223(1):45–52.

[7] Woodruff JF. Viral myocarditis. A review. Am J Pathol. 1980;101(2):425–84.

[8] Caforio ALP, Marcolongo R, Basso C, Iliceto S. Clinical presentation and diagnosis of myocarditis. Heart. 2015;101(16):1332–44.

[9] Shah NP, Phelan DM. Myocarditis in the athlete. Expert analysis. ACC.org. 2018.

[10] Mazic S, Ilic V, Djelic M, Arandjelovic A. Sudden cardiac death in young athletes. Srp Arh Celok Lek. 2011;139(5–6):394–401.

[11] Duraković Z, Misigoj Duraković M, Skavić J, Tomljenović A. Myopericarditis and sudden cardiac death due to physical exercise in male athletes. Coll Antropol. 2008;32(2):399–401.

[12] Cooper LT, Keren A, Sliwa K, Matsumori A, Mensah GA. The global burden of myocarditis. Glob Heart. 2014;9(1):121–9.

[13] Basso C. Postmortem diagnosis in sudden cardiac death victims: macroscopic, microscopic and molecular findings. Cardiovasc Res. 2001;50(2):290–300.

[14] Kirschner RH. The cardiac pathology of sudden, unexplained nocturnal death in Southeast Asian Refugees. JAMA J Am Med Assoc. 1986;256(19):2700.

[15] Corrado D. Sudden cardiac death in young people with apparently normal heart. Cardiovasc Res. 2001;50(2):399–408.

[16] Phillips M. Sudden cardiac death in air force recruits. JAMA. 1986;256(19):2696.

[17] Maron BJ. Sudden death in young athletes – lessons from the Hank Gathers affair. N Engl J Med. 1993;329(1):55–7.

[18] Maron BJ, Haas TS, Murphy CJ, Ahluwalia A, Rutten-Ramos S. Incidence and causes of sudden death in U.S. college athletes. J Am Coll Cardiol. 2014;63(16):1636–43.

[19] Larsson E, Wesslén L, Lindquist O, Baandrur U, Eriksson L, Olsen E, et al. Sudden unexpected cardiac deaths among young Swedish orienteers – morphological changes in hearts and other organs. APMIS. 1999;107(1–6):325–36.

[20] Eckart RE, Scoville SL, Campbell CL, Shry EA, Stajduhar KC, Potter RN, et al. Sudden death in young adults: a 25-year review of autopsies in military recruits. Ann Intern Med. 2004;141(11):829.

[21] Drory Y, Turetz Y, Hiss Y, Lev B, Fisman EZ, Pines A, et al. Sudden unexpected death in persons <40 years of age. Am J Cardiol. 1991;68(13):1388–92.

[22] Wesslen L, Pahlso C, Lindquist O, Hjelm E, Gnarpe J, Larsson E, et al. An increase in sudden unexpected cardiac deaths among young Swedish orienteers during 1979–1992. Eur Heart J. 1996;17(6):902–10.

[23] Corrado D, Basso C, Pavei A, Michieli P, Schiavon M, Thiene G. Trends in sudden cardiovascular death in young competitive athletes after implementation of a preparticipation screening program. JAMA. 2006;296(13):1593.

[24] Gatmaitan BG. Augmentation of the virulence of murine coxsackievirus B-3 myocardiopathy by exercise. J Exp Med. 1970;131(6):1121–36.

[25] Ilbäck N-G, Fohlman J, Friman G. Exercise in coxsackie B3 myocarditis: effects on heart lymphocyte subpopulations and the inflammatory reaction. Am Heart J. 1989;117(6):1298–302.

[26] Cabinian AE, Kiel RJ, Smith F, Ho KL, Khatib R, Reyes MP. Modification of exerciseaggravated coxsackievirus B3 murine myocarditis by T lymphocyte suppression in an inbred model. J Lab Clin Med. 1990;115(4):454–62.

[27] Kiel RJ, Smith FE, Chason J, Khatib R, REYES MP. Coxsackievirus B3 myocarditis in C3H/HeJ mice: description of an inbred model and the effect of exercise on virulence. Eur J Epidemiol. 1989;5(3):348–50.

[28] Hosenpud JD, Campbell SM, Niles NR, Lee J, Mendelson D, Hart MV. Exercise induced augmentation of cellular and humoral autoimmunity associated with increased cardiac dilatation in experimental autoimmune myocarditis. Cardiovasc Res. 1987;21(3):217–22.

[29] Shephard RJ, Shek PN. Infectious diseases in athletes: new interest for an old problem. J Sports Med Phys Fitness. 1994; 34(1):11–22.

[30] MacKinnon LT. Overtraining effects on immunity and performance in athletes. Immunol Cell Biol. 2000;78(5):502–9.

[31] Zorzi A, Perazzolo Marra M, Rigato I, De Lazzari M, Susana A, Niero A, et al. Nonischemic left ventricular scar as a substrate of life-threatening ventricular arrhythmias and sudden cardiac death

in competitive athletes. Circ Arrhythm Electrophysiol. 2016;9(7): e004229.

[32] Schnell F, Claessen G, La Gerche A, Bogaert J, Lentz P-A, Claus P, et al. Subepicardial delayed gadolinium enhancement in asymptomatic athletes: let sleeping dogs lie? Br J Sports Med. 2016;50(2):111–7.

[33] Gräni C, Eichhorn C, Bière L, Murthy VL, Agarwal V, Kaneko K, et al. Prognostic value of cardiac magnetic resonance tissue characterization in risk stratifying patients with suspected myocarditis. J Am Coll Cardiol. 2017;70(16):1964–76.

[34] Aquaro GD, Perfetti M, Camastra G, Monti L, Dellegrottaglie S, Moro C, et al. Cardiac MR with late gadolinium enhancement in acute myocarditis with preserved systolic function. J Am Coll Cardiol. 2017;70(16):1977–87.

[35] Imazio M. Contemporary management of pericardial diseases. Curr Opin Cardiol. 2012;27(3):308–17.

[36] Imazio M, Gaita F. Diagnosis and treatment of pericarditis. Heart. 2015;101(14):1159–68.

[37] LeWinter MM. Clinical practice. Acute pericarditis. N Engl J Med. 2014;371(25):2410–6.

[38] Imazio M, Bobbio M, Cecchi E, Demarie D, Demichelis B, Pomari F, et al. Colchicine in addition to conventional therapy for acute pericarditis. Circulation. 2005;112(13):2012–6.

[39] Imazio M, Brucato A, Cemin R, Ferrua S, Maggiolini S, Beqaraj F, et al. A randomized trial of colchicine for acute pericarditis. N Engl J Med. 2013;369(16):1522–8.

[40] Imazio M, Spodick DH, Brucato A, Trinchero R, Adler Y. Controversial issues in the management of pericardial diseases. Circulation. 2010;121(7):916–28.

[41] Sliwa K, Mocumbi AO. Forgotten cardiovascular diseases in Africa. Clin Res Cardiol. 2010;99(2):65–74.

[42] Cremer PC, Kumar A, Kontzias A, Tan CD, Rodriguez ER, Imazio M, et al. Complicated pericarditis. J Am Coll Cardiol. 2016;68(21): 2311–28.

[43] Adler Y, Charron P, Imazio M, Badano L, Barón-Esquivias G, Bogaert J, Brucato A, Gueret P, Klingel K, Lionis C, Maisch B, Mayosi B, Pavie A, Ristic AD, Sabaté Tenas M, Seferovic P, Swedberg K, Tomkowski W, ESC Scientific Document Group. 2015 ESC Guidelines for the diagnosis and management of pericardial diseases: the task force for the diagnosis and management of pericardial diseases of the European Society of Cardiology (ESC) Endorsed by: the European Association for Cardio-Thoracic Surgery (EACTS). Eur Heart J. 2015; 36(42):2921–64.

[44] Imazio M, Brucato A, Trinchero R, Spodick D, Adler Y. Individualized therapy for pericarditis. Expert Rev Cardiovasc Ther. 2009;7(8): 965–75.

[45] Imazio M, Brucato A, Trinchero R, Spodick D, Adler Y. Colchicine for pericarditis: hype or hope? Eur Heart J. 2009;30(5):532–9.

[46] Imazio M, Brucato A, Belli R, Forno D, Ferro S, Trinchero R, et al. Colchicine for the prevention of pericarditis. J Cardiovasc Med. 2014;15(12):840–6.

[47] Seidenberg PH, Haynes J. Pericarditis. Curr Sports Med Rep. 2006;5(2):74–9.

[48] Shah NP, Phelan DM. Physical activity recommendations in patients with acute pericarditis. Expert analysis. ACC.org. 2017.

[49] Shah N, Ala CK, Verma B, Bafadel A, Klein A. Exercise is good for the heart but not for the inflamed pericardium. J Am Coll Cardiol. 2018;71(11):A2339.

[50] Pedersen BK, Hoffman-Goetz L. Exercise and the immune system: regulation, integration, and adaptation. Physiol Rev. 2000;80(3): 1055–81.

[51] Beisel KW, Srinivasappa J, Olsen MR, Stiff AC, Essani K, Prabhakar BS. A neutralizing monoclonal antibody against Coxsackievirus B4 cross-reacts with contractile muscle proteins. Microb Pathog.

1990;8(2):151–6.

[52] Huber SA, Gauntt CJ, Sakkinen P. Enteroviruses and myocarditis: viral pathogenesis through replication, cytokine induction, and immunopathogenicity. Adv Virus Res. 1998;51:35–80.

[53] Lerner A, Wilson FM, Reyes MP. Enteroviruses and the heart (with special emphasis on the probable role of coxsackieviruses, group B, types 1-5). II. Observations in humans. Mod Concepts Cardiovasc Dis. 1975;44(3):11–5.

[54] Maisch B. Exercise and sports in cardiac patients and athletes at risk. Herz. 2015;40(3):395–401.

[55] Lachmann HJ, Papa R, Gerhold K, Obici L, Touitou I, Cantarini L, et al. The phenotype of TNF receptor-associated autoinflammatory syndrome (TRAPS) at presentation: a series of 158 cases from the Eurofever/EUROTRAPS international registry. Ann Rheum Dis. 2014;73(12):2160–7.

[56] Kumar A, Sato K, Yzeiraj E, Betancor J, Lin L, Tamarappoo BK, et al. Quantitative pericardial delayed hyperenhancement informs clinical course in recurrent pericarditis. JACC Cardiovasc Imaging. 2017;10(11):1337–46.

[57] Khoueiry Z, Roubille C, Nagot N, Lattuca B, Piot C, Leclercq F, et al. Could heart rate play a role in pericardial inflammation? Med Hypotheses. 2012;79(4):512–5.

第 10 章　心房颤动
Atrial Fibrillation

Kyle Mandsager　Dermot M. Phelan　著

曹娅麟　译

心房颤动（atrial fibrillation，AF）是临床最常见的心律失常，影响 270 万～610 万美国成年人，以及 8% 的 80 岁以上老年人。AF 的危险因素已被广泛确定，包括年龄增长和典型的心脏危险因素，如高血压、肥胖、糖尿病和阻塞性睡眠呼吸暂停。运动和 AF 之间的关系是复杂的，与久坐不动的对照组相比，定期运动可降低 AF 的风险；然而在过去几十年里，在训练有素、缺乏传统 AF 危险因素的运动员中，AF 的发病率越来越高。高强度运动促进 AF 的发生发展可能涉及心脏结构重塑、自主神经张力改变。本章将回顾流行病学数据和这一临床现象的潜在机制，并着重于运动员 AF 的管理。

一、流行病学

关于运动员 AF 发生率最早的报道之一是对芬兰资深定向运动员的研究[1]。在对 262 名定向运动员的 10 年随访中，5.3% 的人被诊断为 AF，而对照组 AF 发生率为 0.9%（P=0.0012）。在该队列中，46—54 岁人群的 AF 年龄特异性患病率为 4.2%，55—62 岁人群为 5.6%，63—70 岁人群为 6.6%。在相同的年龄组中，一般人群患病率分别为 0.5%、1% 和 4%[2]。尽管定向运动员的死亡率明显降低，AF 危险因素也减少，但 AF 患病率仍在增加。

针对自行车运动员[3]、跑步运动员[4]、游泳运动员[5] 和越野滑雪运动员[6-8] 等训练有素运动员的研究也发现了相同的结果。虽然关于普通人群的运动习惯和 AF 的研究还没有定论[9, 10]，但总体而言，有确凿的证据表明，长期剧烈运动会增加患 AF 的风险。支持这种关联的证据包括大型前瞻性队列研究和若干 Meta 分析。Scandinavian 队列由 20 000 多名成年人组成，随访 20 年，发现 AF 和运动的量效关系呈 J 形曲线（图 10-1A），其中参与"剧烈"运动人群心房颤动的风险超过久坐组[11]。

运动员 AF 的真实患病率很难确定，但在已发表的研究中，真实患病率为 0.8%～26.5%（表 10-1）。这一范围很可能是由于研究的队列人群特征不同，包括运动类型、年龄、性别、对"运动员"的定义和运动强度的定量。大型的研究和 Meta 分析发现，与久坐的对照组相比，运动员 AF 的校正危险比为 1.4～5.3。

性别是否在运动员 AF 发生中发挥作用仍不清楚，主要是因为许多队列研究中较少纳入女性。现有的针对女性运动员研究结果与男性运动员的研究结果不同。Mohanty 等最近的一项 Meta 分析[12]，纳入了针对女性运动强度的大型人群研究发现，与久坐成年人相比，参与运动的女性 AF 风险较低，并且参与剧烈运动的女性 AF 风险最低。相比之下，男性的研究结果表明，AF 发生率与运动强度呈 J 形曲线（图 10-1C）。Everett 等也报道了类似的结果[13]，他们在近 3.5 万名女性的大队列研究中发现，随着自我报告运动强度的增加，AF 风险逐渐降低。运动相关 AF 风险存在性别差异与先前引用的 Morseth 等研究相反，Morseth 等研究显示男性和女性运动员之间存在类似的 J 形关系（图 10-1B）。关于 AF 发生率与运动强度关系的性别差异可能反映了一系列生理与临床因素。与女性运动员相比，男性运动员被发现有更严重的左心房重塑，更高的静息和运动收缩压，以及更显著的自主神经张力，所有这些也许可以部分解释 AF 风险的性别差异[14]。此外，还有社会和行为因素，如运动参与的历史性差异，包括耐力运动参与的差异性，以及与性别相关的训练偏好，这可能导致更少的女性运动员暴露在增加 AF 风险所需的累积训练中。这些假设仍然是推测性的，需要进一步研究才能更好地确定性别对运动员 AF 风险的影响。

二、运动强度、持续时间和运动类型

研究报道，从事竞技性耐力运动员（如自行车、跑步、越野滑雪）AF 发生率远高于其他人。可能与长时间暴露于耐力运动引起心血管适应性改变相关，如左心房扩大、自主神经张力改变。有限的数据支持非耐力运动员 AF 风险增加，尽管最近发现退役的美国国家橄榄球联盟运动员的 AF 风险增加[15]。尽管对美式橄榄球运动员的研究表明，阻塞性睡眠呼吸暂停和不良适应性心室重塑的发生率较高，但这种力量型运动队列的 AF 发生机制尚不明确[16, 17]。

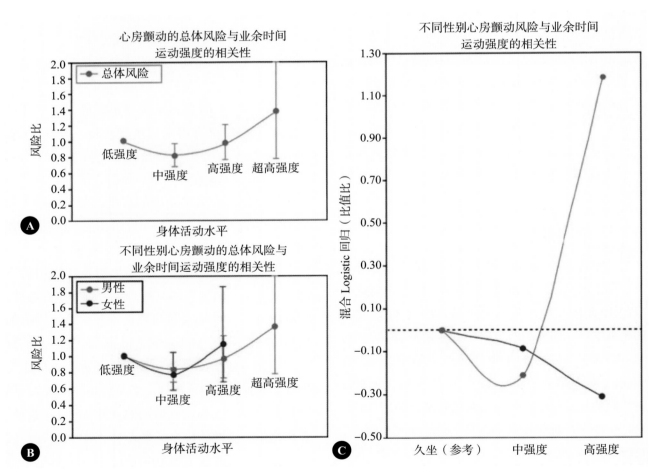

▲ 图 10-1　A 和 B. 在 Tromsø 研究中运动强度与心房颤动发生率（A）总体风险和（B）不同性别风险的相关性，不同性别中运动强度与心房颤动发生风险呈 J 形曲线（经许可转载，引自 Morseth et al.[11]，Oxford University Press）；C. Mohanty 等发现心房颤动发生率与高强度运动存在性别差异（经许可转载，引自 Mohanty et al.[12]，John Wiley and Sons）

研 究	年 份	队 列	心房颤动发生率
表 10-1 运动员群体中心房颤动的发生率			
Karjalainen 等[1]	1998	定向越野赛运动员（n=228），平均年龄 47.5±7 岁，男性 100%	5.30%
Baldesberger 等[3]	2008	前职业自行车运动员（n=134），平均年龄 66±6 岁，男性 100%	6%
Molina 等[4]	2008	马拉松运动员（n=252），平均年龄 39±9 岁，男性 100%	4.90%
Grimsmo 等[7]	2010	越野滑雪运动员（n=78），平均年龄 69.5±10.2 岁，男性 100%	12.80%
Andersen 等[8]	2013	越野滑雪运动员（n=52 755），未报道平均年龄，男性 90%	13.20%
Myrstad 等[6]	2014	越野滑雪运动员（n=509），平均年龄 68.9 岁	• 中等强度：13% • 高强度：17.6%
Myrstad 等[18]	2014	越野滑雪运动员（n=2366），年龄≥53 岁，男性 100%	12.50%
Schreiner 等[5]	2016	竞技游泳运动员（n=40），平均年龄 72.6±4.9 岁，未报道男性比例	26.5%
Shapero 等[48]	2016	大师级运动员（n=591），平均年龄 50±9 岁，男性 66%	4%
Boraita 等[49]	2018	巴西运动员（n=6813），平均年龄 22±7 岁，男性 65.0%	0.80%
Aagaard 等[15]	2019	美国国家橄榄球联盟运动员（n=460），平均年龄 56±12 岁，男性 100%	5%

引起 AF 风险增加的运动暴露持续时间和强度仍不明确，但可能需要超过 10 年的习惯性（每周至少 3 小时）剧烈运动。在一项对 52 000 名参加 1989—1998 年瑞典瓦萨滑雪比赛越野滑雪者的纵向队列研究发现，参加多年比赛的运动员和完成比赛速度更快的运动员患 AF 的风险更高，这表明 AF 的发生风险与训练时间和强度有关[8]。在 1999 年的埃纳滑雪比赛中，与匹配的非运动队列相比，滑雪者的 AF 和心房扑动发生风险随着累积运动年限的增加而逐级增加[18]。累计运动超过 20 年 AF 发生率更高，而累计运动超过 10 年心房扑动发生率增加。一项小样本病例研究纳入了 51 名孤立性 AF 人群，发现 >1500h 的终身运动是 AF 风险增加的阈值。Opondo 等一项小型前瞻性研究表明，在既往未受过训练的成年人中，10 个月的高强度间歇训练不足以产生在大师级运动员中观察到的左心房结构和电生理变化，这表明需要更长时间的高强度运动才能出现与 AF 发展相关的心脏适应性变化[19]。

三、病理生理学

导致运动员 AF 发展的机制被认为与心血管对习惯性、剧烈耐力运动的适应相关。这被广泛地定义为左心房（left atrium，LA）的结构变化和自主神经张力的改变，导致能够触发和维持 AF 的致心律失常的 LA 底物（图 10-2）。

（一）动物模型

持续暴露于高强度运动后[20]，大鼠 AF 易感性增加。导致 AF 易感性的主要机制包括 LA 扩张和纤维化，以及副交感神经张力的增加。在小鼠的动物模型中证实了上述机制，同时发现炎症以及 TNF-α 在运动相关 AF[21] 中的作用。这些研究的独特性质，以及对动物的全面生理和组织学评估，为人类运动员 AF 发生的潜在机制提供了有益的见解。

（二）左心房增大

在普通人群中，LA 增大被认为是 AF 的预测因素，也是心脏对耐力运动的生理性结构适应。

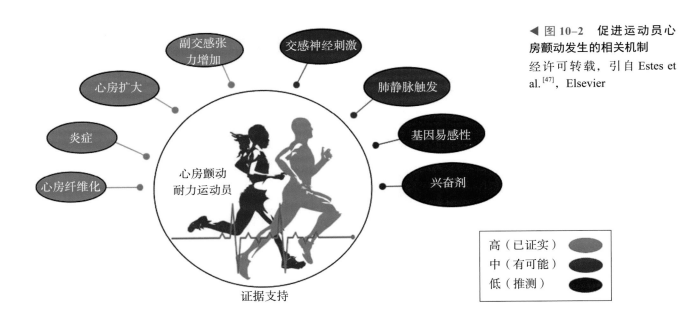

◀ 图 10-2 促进运动员心房颤动发生的相关机制

经许可转载，引自 Estes et al.[47]，Elsevier

LA 增大的程度与耐力训练的终身累积小时数成正比，尤其是精英耐力运动[22, 23]。虽然经过几个月的运动训练观察到 LA 增大，在去训练后可恢复到正常值，但在长期接受高水平耐力训练的前精英和专业运动员中，尽管经过多年的相对去训练，这些适应性特征似乎仍然存在[24, 25]。参与多年高强度耐力运动的运动员，其 LA 的永久性结构适应可能会导致 AF 的发生。然而，缺乏支持这一假设的临床数据。在 Pelliccia 等的一项研究中，尽管受限于研究队列的年轻化［随访时的平均年龄为（33±6）岁］，发现伴有或未伴有 LA 增大的运动员的 AF 发生没有差异[26]。在 Birkebeiner 队列的一项长期超声心动图随访研究中，LA 大小与 AF 相关，但尚不清楚 LA 增大是否为运动相关变化的标志，或者仅仅是 AF 本身的结果[7]。

（三）迷走神经张力

公认的对耐力运动适应是副交感神经活动增强[27]。长期以来，人们一直认为，心脏自主神经输入通过影响肺静脉中触发的活动，以及改变心房不应期，促进 AF 的发生和维持[28, 29]。心脏神经节丛被认为是 AF 消融的肺静脉外靶点，在 AF 消融过程中观察到的迷走神经反应与心律失常复发的减少相关[30]。迷走神经性 AF 的临床综合征已

被描述，其中 AF 主要发生在迷走神经刺激期间（如睡眠期间、饭后或运动后恢复期间），也在患有 AF 的运动员中观察到这一现象[31]。迷走神经张力增加的许多心电图特征，如心率低和 PR 间期延长，都与运动员 AF 的发生有关[7]。

（四）心肌炎症和纤维化

有重要证据表明，炎症在 AF 的发生和维持中发挥重要作用[32]。已经证明，剧烈的耐力运动会导致炎症细胞因子水平升高，包括白细胞介素 -6 和 TNF-α[33, 34]。理论上，LA 心肌的局部炎症反应可能由剧烈时左心房压力急剧升高所致。随着时间推移，反复暴露和复发性局部心肌炎症，反应性心房纤维化和纤维化性心房重塑可能为 AL 发生的致心律失常基质。在一项针对 16 名耐力运动员的小型研究中，通过心脏 MRI 上晚期钆增强发现，耐力运动员的 LA 纤维化程度高于非运动员对照组[35]。此外，耐力运动似乎比传统的临床危险因素（如肥胖或高血压）更能预测 LA 纤维化。在普通 AF 人群中，心房纤维化与 AF 的发生和进展密切相关[36, 37]，但目前尚不清楚左心房纤维化是否参与运动相关 AF 的发生或是 AF 诱导纤维化重塑的结果。最近的证据表明，LA 纤维化可能先于 AF 发生，并可预测 AF 的发展[38]。LA 病变是否

能预测运动员 AF 的发生尚不清楚。

（五）其他因素

剧烈运动的急性效应可能在 AF 诱导中发挥作用。运动中交感神经活动的激增可能通过肺静脉内或心房其他部位的自身反应性病灶触发 AF。极限运动中出现的电解质紊乱、酸碱失衡和相对缺氧，可能会额外增强局灶性 AF 触发和（或）增加心房基质的总体心律失常性。

使用兴奋剂是运动员 AF 发展的另一个潜在机制。这些物质的使用和潜在的心律失常影响很难研究，对 AF 风险的任何潜在影响也处于推测阶段。兴奋剂的使用可导致 AF 触发因素的急剧产生，为 AF 诱导提供了更合理的机制。非处方兴奋剂和处方兴奋剂都与 AF 有关，但没有关于运动员使用兴奋剂和 AF 的具体数据。

认识到传统 AF 危险因素的潜在作用也很重要。虽然运动员往往更健康，没有明显的医学合并症，但他们也不能免受传统心脏病的影响（如高血压、阻塞性睡眠呼吸暂停），尤其是退役运动员。同时应考虑 AF 的其他危险因素，如甲状腺功能亢进和结构性心脏病。

四、临床评估

所有合并 AF 的运动员都应接受基本的临床和心脏评估，以排除代谢紊乱和结构性心脏病。该评估应包括甲状腺功能测试、静息心电图和超声心动图。应仔细记录病史，包括兴奋剂使用、家族史和其他可识别的 AF 诱因。应考虑筛查传统 AF 危险因素包括阻塞性睡眠呼吸暂停。若担心其他心脏疾病可进一步评估，包括心脏 MRI 和（或）运动负荷试验。应在老年运动员中评估冠状动脉疾病，并在使用ⅠC类抗心律失常药物（antiarrhythmic drug，AAD）治疗之前排除该疾病。

五、管理

对患有 AF 的运动员的管理可能具有挑战性，

因为许多可用的治疗可能是不可取的，特别是对希望继续进行高水平训练和（或）比赛的运动员。主要药物治疗，如 β 受体拮抗药，通常耐受性较差，在某些运动中可能被禁止使用。导管消融术通常是最有效的治疗方法，尽管它是一种侵入性手术，并且存在一些围术期风险。对于患有 AF 的运动员，治疗需要个体化，结合运动目标，以及对不同疗法的风险和收益进行深思熟虑的讨论，包括对运动员表现的潜在影响。对运动员 AF 管理的一般方法见图 10-3。

（一）持续训练和竞技

极少因为孤立性 AF 而取消比赛资格。目前的指导原则允许 AF 患者充分参与运动，只要其耐受性良好，并且无相关血流动力学损害、心率控制良好和可自我终止[39]。需要抗凝的运动员应避免涉及身体碰撞的运动。鉴于习惯性运动有助于 AF 的发展，人们担心持续的运动可能会进一步促进 AF 复发和（或）降低其他治疗的成功率。尽管观察数据表明，去训练可能对某些运动员有益，但目前没有前瞻性研究来指导临床医生对 AF 运动员的运动建议[40, 41]。根据运动员的个人目标，尝试退训或减少训练可能是值得的。若减少训练是一种不可接受的方法，则需要采取其他治疗措施。

（二）药物治疗

对于患有 AF 的运动员，医疗管理的最初决定首先是决定心率控制或节律控制。心率控制策略中，通常使用 β 受体拮抗药或钙通道阻滞药，可能适用于 AF 发作不频繁或症状轻微甚至无症状的运动员。不幸的是，由于运动员的静息心动过缓，以及这些药物对运动能力的负面影响，运动员对心率控制药物的耐受性通常很差。在某些运动中也禁止使用 β 受体拮抗药。

对于 AF 发作更频繁或更长时间的运动员，AAD 可用于维持窦性心律。运动员最常用的 AAD 是ⅠC 药物，如氟卡尼和普罗帕酮。这些药物可以定期服用，也可以在 AF 发作期间根据需要服用

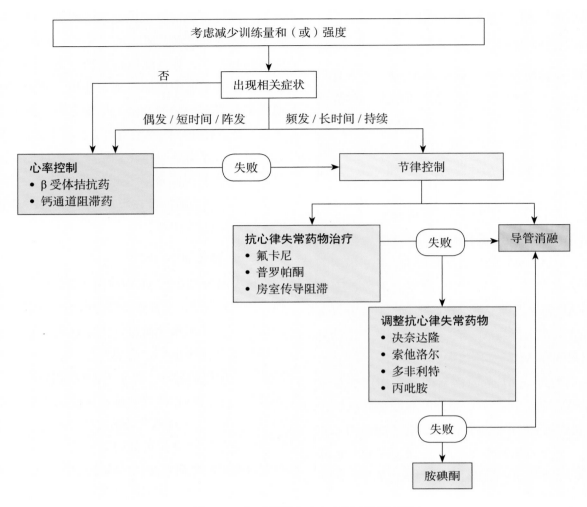

▲ 图 10-3　运动员孤立性心房颤动的管理策略

（所谓的"口袋药"）。重要的是要认识到，ⅠC 类 AAD 可以促进 AF 转换成 1∶1 传导的心房扑动。对于房室结传导良好的运动员来说，这是一个特别的风险，可能会危及生命。ⅠC 药物应需要与足剂量的 β 受体拮抗药或钙通道阻滞药一起使用，以降低这种风险。可供选择的 AAD 药物包括索他洛尔、多非利特、决奈达隆和胺碘酮，因为需要在院内使用负荷剂量（如索他洛尔、多非利特）、疗效较差（决奈达隆）或长期不良反应（胺碘酮），使它们在年轻运动员中的使用不太理想。丙吡胺对迷走神经介导的 AF 有特殊疗效，但其抗胆碱能和负性肌力作用限制了丙吡胺在运动员中的二线或三线治疗。虽然 AAD 通常用于治疗运动员的 AF，但这些药物在剧烈运动中的潜在促心律失常

作用仍然未知。

（三）导管消融

　　导管消融术主要涉及使用射频或冷冻消融术来隔离肺静脉，已成为症状性 AF 患者的有效治疗方法。目前的 ACC/AHA 指南支持对患有 AF 的运动员进行导管消融，部分是为了避免长期 AAD 治疗。几项关于运动员 AF 消融的小型研究已经证明，其疗效与非运动员相当[42, 43]。总体而言，消融术后 3 年接近 80%～85% 无 AF 再发，尽管有 20%～40% 的运动员需要进行多次手术。消融术通常在 AAD 治疗失败后被考虑，但对于不希望服用 AAD 的运动员，也可以作为一线治疗。观察数据支持射频消融作为早期或一线治疗，诊断 AF 后

2 年内早期消融可显著降低 AF 复发率[44]。目前尚未在运动员中比较一线射频消融与 AAD 治疗的效果，但在普通 AF 人群中 AAD 显示出优越性[45]。

导管消融对运动表现的影响尚不清楚。理论上，肺静脉的电隔离和 LA 的消融性瘢痕可能会破坏 LA 和肺静脉的正常机械功能，导致心肺功能下降。导管消融也会影响心脏自主神经输入，导致静息心率增加，但对运动能力的影响未知。AF 消融术对运动成绩的影响只在一小部分意大利精英运动员中进行过研究，他们都有严重的 AF 相关症状，无法参加训练和比赛[46]。在该队列中，消融后最大运动能力显著提高。根据我们自己的经验，由于 AF 相关症状和（或）对运动诱发 AF 发作的恐惧，患有 AF 的运动员通常会限制训练的频率和强度。成功消融后，恢复发生 AF 前训练频率和强度对机体性能的影响可能远远超过消融带来的任何潜在负面影响。然而，为了更好地了解运动员 AF 消融的生理效应，需要进一步研究。

（四）抗凝药物

任何 AF 患者都应考虑脑卒中风险和开始抗凝治疗的适应证。对于大多数运动员来说，潜在的脑卒中风险很低，不需要抗凝治疗，但应根据其 CHA$_2$DS$_2$-VASc 评分对运动员进行管理，就像非运动员一样。对于具有脑卒中危险因素且已开始抗凝的运动员，应仅限于参与撞击和（或）身体损伤风险较低的运动和训练。如果希望继续参加运动，可以考虑植入左心耳封堵装置，如 WATCHMAN 装置（Boston Scientifc；Natick，MA），尽管尚未在运动员中进行研究。

结论

运动员 AF 的发病率是非运动员的 5 倍，特别是男性耐力运动员。心血管和自主神经对习惯性剧烈运动的适应被认为是这种独特临床风险的基础。运动员 AF 的治疗可能具有挑战性，但治疗方案包括考虑减少训练强度和（或）训练量、心率控制药、抗心律失常药物治疗和导管消融。如果没有其他确定的脑卒中危险因素，通常不需要抗凝治疗。对于频繁出现症状性 AF 的运动员，应考虑早期导管消融术，并可避免长期使用抗心律失常药物。

参考文献

[1] Karjalainen J, Kujala UM, Kaprio J, Sarna S, Viitasalo M. Lone atrial fibrillation in vigorously exercising middle aged men: case-control study. BMJ [Internet]. 1998 June 13 [cited 2018 Jan 24];316(7147):1784–5. Available from: http://www.bmj.com/content/316/7147/1784.1.

[2] Feinberg WM, Blackshear JL, Laupacis A, Kronmal R, Hart RG. Prevalence, age distribution, and gender of patients with atrial fibrillation. Analysis and implications. Arch Intern Med. 1995;155(5):469–73.

[3] Baldesberger S, Bauersfeld U, Candinas R, Seifert B, Zuber M, Ritter M, et al. Sinus node disease and arrhythmias in the long-term follow-up of former professional cyclists. Eur Heart J. 2008;29(1):71–8.

[4] Molina L, Mont L, Marrugat J, Berruezo A, Brugada J, Bruguera J, et al. Long-term endurance sport practice increases the incidence of lone atrial fibrillation in men: a follow-up study. Europace [Internet]. 2008 May 1 [cited 2019 May 28];10(5):618–23. Available from: http://academic.oup.com/europace/article/10/5/618/596326.

[5] Schreiner AD, Keith BA, Abernathy KE, Zhang J, Brzezinski WA. Long-term, competitive swimming and the association with atrial fibrillation. Sports Med Open [Internet]. 2016 Oct 17 [cited 2019 May 28];2. Available from: https://www.ncbi.nlm.nih.gov/pmc/articles/PMC5067262/.

[6] Myrstad M, Løchen M-L, Graff-Iversen S, Gulsvik AK, Thelle DS, Stigum H, et al. Increased risk of atrial fibrillation among elderly Norwegian men with a history of long-term endurance sport practice. Scand J Med Sci Sports [Internet]. 2014 Aug [cited 2019 May 28];24(4):e238–44. Available from: https://www.ncbi.nlm.nih.gov/pmc/articles/PMC4282367/.

[7] Grimsmo J, Grundvold I, Maehlum S, Arnesen H. High prevalence of atrial fibrillation in long-term endurance cross-country skiers: echocardiographic findings and possible predictors — a 28–30 years follow-up study. Eur J Cardiovasc Prev Rehabil [Internet]. 2010 Feb 1 [cited 2018 Jan 24];17(1):100–5. Available from: https://doi.org/10.1097/HJR.0b013e32833226be.

[8] Andersen K, Farahmand B, Ahlbom A, Held C, Ljunghall S, Michaëlsson K, et al. Risk of arrhythmias in 52 755 long-distance cross-country skiers: a cohort study. Eur Heart J [Internet]. 2013 Dec 14 [cited 2019 May 28];34(47):3624–31. Available from: https://academic.oup.com/eurheartj/article/34/47/3624/619893.

[9] Aizer A, Gaziano JM, Cook NR, Manson JE, Buring JE, Albert CM. Relation of vigorous exercise to risk of atrial fibrillation. Am J Cardiol [Internet]. 2009 June 1 [cited 2019 May 28];103(11):1572–7. Available from: http://www.sciencedirect.com/science/article/pii/S0002914909005499.

[10] Drca N, Wolk A, Jensen-Urstad M, Larsson SC. Atrial fibrillation is associated with different levels of physical activity levels at different ages in men. Heart [Internet]. 2014 July 1 [cited 2019 May 28];100(13):1037–42. Available from: https://heart.bmj.com/content/100/13/1037.

[11] Morseth B, Graff-Iversen S, Jacobsen BK, Jørgensen L, Nyrnes A, Thelle DS, et al. Physical activity, resting heart rate, and atrial fibrillation: the Tromsø Study. Eur Heart J [Internet]. 2016 Aug 1 [cited 2018 Jan 24];37(29):2307–13.Available from: https://academic.oup.com/ eurheartj/article/37/29/2307/2237632.

[12] Mohanty S, Mohanty P, Tamaki M, Natale V, Gianni C, Trivedi C, et al. Differential association of exercise intensity with risk of atrial fibrillation in men and women: evidence from a meta-analysis. J Cardiovasc Electrophysiol. 2016;27(9):1021–9.

[13] Everett BM, Conen D, Buring JE, Moorthy MV, Lee IM, Albert CM. Physical activity and the risk of incident atrial fibrillation in women. Circ Cardiovasc Qual Outcomes [Internet]. 2011 May 1 [cited 2019 June 1];4(3):321–7. Available from: https://www.ahajournals.org/doi/10.1161/CIRCOUTCOMES.110.951442.

[14] Wilhelm M, Roten L, Tanner H, Wilhelm I, Schmid J-P, Saner H. Gender differences of atrial and ventricular remodeling and autonomic tone in nonelite athletes. Am J Cardiol [Internet]. 2011 Nov 15 [cited 2019 June 1];108(10):1489–95. Available from: http://www.sciencedirect.com/science/article/pii/S0002914911022806.

[15] Aagaard P, Sharma S, McNamara DA, Joshi P, Ayers CR, de Lemos JA, et al. Arrhythmias and adaptations of the cardiac conduction system in former National Football League players. J Am Heart Assoc. 2019;8(15):e010401.

[16] Kim JH, Hollowed C, Irwin-Weyant M, Patel K, Hosny K, Aida H, et al. Sleep-disordered breathing and cardiovascular correlates in college football players. Am J Cardiol. 2017; 120(8):1410–5.

[17] Lin J, Wang F, Weiner RB, DeLuca JR, Wasfy MM, Berkstresser B, et al. Blood pressure and LV remodeling among American-style football players. JACC Cardiovasc Imaging. 2016;9(12):1367–76.

[18] Myrstad M, Nystad W, Graff-Iversen S, Thelle DS, Stigum H, Aarønæs M, et al. Effect of years of endurance exercise on risk of atrial fibrillation and atrial flutter. Am J Cardiol [Internet]. 2014 Oct 15 [cited 2019 June 1];114(8):1229–33. Available from: http://www.sciencedirect.com/science/article/pii/S0002914914015082.

[19] Opondo MA, Aiad N, Cain MA, Sarma S, Howden E, Stoller DA, et al. Does high-intensity endurance training increase the risk of atrial fibrillation? A longitudinal study of left atrial structure and function. Circ Arrhythm Electrophysiol. 2018;11(5):e005598.

[20] Guasch E, Benito B, Qi X, Cifelli C, Naud P, Shi Y, et al. Atrial fibrillation promotion by endurance exercise: demonstration and mechanistic exploration in an animal model. J Am Coll Cardiol [Internet]. 2013 July 2 [cited 2018 Feb 23];62(1):68–77. Available from: http://www. onlinejacc.org/content/62/1/68.

[21] Aschar-Sobbi R, Izaddoustdar F, Korogyi AS, Wang Q, Farman GP, Yang F, et al. Increased atrial arrhythmia susceptibility induced by intense endurance exercise in mice requires TNFα. Nat Commun [Internet]. 2015 Jan 19 [cited 2019 June 2];6:6018. Available from: https://www. nature.com/articles/ncomms7018.

[22] Wilhelm M, Roten L, Tanner H, Wilhelm I, Schmid J-P, Saner H. Atrial remodeling, autonomic tone, and lifetime training hours in nonelite athletes. Am J Cardiol. 2011;108(4):580–5.

[23] Iskandar A, Mujtaba MT, Thompson PD. Left atrium size in elite athletes. JACC Cardiovasc Imaging. 2015;8(7):753–62.

[24] Pelliccia A, Maron BJ, De Luca R, Di Paolo FM, Spataro A, Culasso F. Remodeling of left ventricular hypertrophy in elite athletes after long-term deconditioning. Circulation [Internet]. 2002 Feb 26 [cited 2019 June 2];105(8):944–9. Available from: http://www.ahajournals.org/doi/full/10.1161/hc0802.104534.

[25] Luthi P, Zuber M, Ritter M, Oechslin EN, Jenni R, Seifert B, et al. Echocardiographic findings in former professional cyclists after long-term deconditioning of more than 30 years. Eur J Echocardiogr. 2008;9(2):261–7.

[26] Pelliccia A, Maron BJ, Di Paolo FM, Biffi A, Quattrini FM, Pisicchio C, et al. Prevalence and clinical significance of left atrial remodeling in competitive athletes. J Am Coll Cardiol [Internet]. 2005 Aug 16 [cited 2019 June 2];46(4):690–6. Available from: http://www.sciencedirect.com/science/article/pii/S0735109705011733.

[27] Dorey TW, O'Brien MW, Kimmerly DS. The influence of aerobic fitness on electrocardiographic and heart rate variability parameters in young and older adults. Auton Neurosci [Internet]. 2019 Mar 1 [cited 2019 Apr 5];217:66–70. Available from: http://www.sciencedirect.com/science/article/pii/S1566070218302455.

[28] Liu L, Nattel S. Differing sympathetic and vagal effects on atrial fibrillation in dogs: role of refractoriness heterogeneity. Am J Phys. 1997;273(2 Pt 2):H805–16.

[29] Po SS, Li Y, Tang D, Liu H, Geng N, Jackman WM, et al. Rapid and stable re-entry within the pulmonary vein as a mechanism initiating paroxysmal atrial fibrillation. J Am Coll Cardiol [Internet]. 2005 June 7 [cited 2019 June 2];45(11):1871–7. Available from: http://www.sciencedirect. com/science/article/pii/S0735109705006285.

[30] Yorgun H, Aytemir K, Canpolat U, Şahiner L, Kaya EB, Oto A. Additional benefit of cryoballoonbased atrial fibrillation ablation beyond pulmonary vein isolation: modification of ganglionated plexi. Europace [Internet]. 2014 May 1 [cited 2019 June 2];16(5):645–51. Available from: https://academic.oup.com/europace/article–lookup/doi/10.1093/europace/eut240.

[31] Coumel P, Attuel P, Lavallée J, Flammang D, Leclercq JF, Slama R. The atrial arrhythmia syndrome of vagal origin. Arch Mal Coeur Vaiss [Internet]. 1978 June [cited 2019 June 2];71(6):645–56. Available from: http://europepmc.org/abstract/med/28709.

[32] Engelmann MDM, Svendsen JH. Inflammation in the genesis and perpetuation of atrial fibrillation. Eur Heart J [Internet]. 2005 Oct 1 [cited 2019 June 2];26(20):2083–92. Available from: https://academic.oup.com/eurheartj/article/26/20/2083/446740.

[33] La Gerche A, Inder WJ, Roberts TJ, Brosnan MJ, Heidbuchel H, Prior DL. Relationship between inflammatory cytokines and indices of cardiac dysfunction following intense endurance exercise. PLoS One. 2015;10(6):e0130031.

[34] Bernecker C, Scherr J, Schinner S, Braun S, Scherbaum WA, Halle M. Evidence for an exercise induced increase of TNF-α and IL-6 in marathon runners. Scand J Med Sci Sports. 2013;23(2):207–14.

[35] Peritz D, Kaur G, Wasmund S, Kheirkhahan M, Loveless B, Marrouche NF, et al. P4692Endurance training is associated with increased left atrial fibrosis. Eur Heart J [Internet]. 2018 Aug 1 [cited 2019 June 2];39(Suppl_1). Available from: http://academic.oup.com/eurheartj/ article/39/suppl_1/ehy563.P4692/5082161.

[36] Platonov PG, Mitrofanova LB, Orshanskaya V, Ho SY. Structural abnormalities in atrial walls are associated with presence and persistency of atrial fibrillation but not with age. J Am Coll Cardiol. 2011;58(21):2225–32.

[37] Oakes RS, Badger TJ, Kholmovski EG, Akoum N, Burgon NS, Fish EN, et al. Detection and quantification of left atrial structural remodeling with delayed-enhancement magnetic resonance imaging in patients with atrial fibrillation. Circulation [Internet]. 2009 Apr 7 [cited 2019 June 2];119(13):1758–67. Available from: http://www.ahajournals.org/doi/10.1161/ CIRCULATIONAHA.108.811877.

[38] Siebermair J, Suksaranjit P, McGann CJ, Peterson KA, Kheirkhahan M, Baher AA, et al. Atrial fibrosis in non-atrial fibrillation individuals and prediction of atrial fibrillation by use of late gadolinium enhancement magnetic resonance imaging. J Cardiovasc Electrophysiol. 2019; 30(4):550–6.

[39] Zipes DP, Link MS, Ackerman MJ, Kovacs RJ, Myerburg RJ, Estes NAM. Eligibility and disqualification recommendations for competitive athletes with cardiovascular abnormalities: task force 9: arrhythmias and conduction defects: a scientific statement from the American Heart Association and American College of Cardiology. J Am Coll Cardiol [Internet]. 2015 Dec 1 [cited 2019 June 2];66(21):2412–23. Available from: http://www.onlinejacc.org/ content/66/21/2412.

[40] Hoogsteen J, Schep G, Van Hemel NM, Van Der Wall EE. Paroxysmal atrial fibrillation in male endurance athletes. A 9-year follow up. Europace. 2004;6(3):222–8.

[41] Furlanello F, Bertoldi A, Dallago M, Galassi A, Fernando F, Biffi A, et al. Atrial fibrillation in elite athletes. J Cardiovasc Electrophysiol. 1998;9(8 Suppl):S63–8.

[42] Calvo N, Mont L, Tamborero D, Berruezo A, Viola G, Guasch E, et al. Efficacy of circumferential pulmonary vein ablation of atrial fibrillation in endurance athletes. Europace. 2010;12(1):30–6.

[43] Koopman P, Nuyens D, Garweg C, La Gerche A, De Buck S, Van Casteren L, et al. Efficacy of radiofrequency catheter ablation in athletes with atrial fibrillation. Europace. 2011;13(10):1386–93.

[44] Mandsager KT, Phelan DM, Diab M, Baranowski B, Saliba WI, Tarakji KG, et al. Outcomes of pulmonary vein isolation in athletes. JACC Clin Electrophysiol. 2020;6(10):1265–74.

[45] Morillo CA, Verma A, Connolly SJ, Kuck KH, Nair GM, Champagne J, et al. Radiofrequency ablation vs antiarrhythmic drugs as first-line treatment of paroxysmal atrial fibrillation (RAAFT-2): a randomized trial. JAMA. 2014;311(7):692–700.

[46] Furlanello F, Lupo P, Pittalis M, Foresti S, Vitali-Serdoz L, Francia P, et al. Radiofrequency catheter ablation of atrial fibrillation in athletes referred for disabling symptoms preventing usual training schedule and sport competition. J Cardiovasc Electrophysiol. 2008;19(5): 457–62.

[47] Estes NAM, Madias C. Atrial fibrillation in athletes: a lesson in the virtue of moderation. JACC Clin Electrophysiol [Internet]. 2017 Sep 18 [cited 2018 Feb 23];3(9):921–8. Available from: http://electroph–ysiology.onlinejacc.org/content/3/9/921.

[48] Shapero K, Deluca J, Contursi M, Wasfy M, Weiner RB, Lewis GD, et al. Cardiovascular risk and disease among masters endurance athletes: insights from the Boston MASTER (Masters Athletes Survey To Evaluate Risk) Initiative. Sports Med Open [Internet]. 2016 Aug 9 [cited 2019 Aug 18];2. Available from: https://www.ncbi.nlm.nih.gov/ pmc/articles/PMC4978752/.

[49] Boraita A, Santos-Lozano A, Heras ME, González-Amigo F, López-Ortiz S, Villacastín JP, et al. Incidence of atrial fibrillation in elite athletes. JAMA Cardiol [Internet]. 2018 Dec 1 [cited 2019 May 14];3(12):1200–5. Available from: https://jamanetwork.com/journals/ jamacardiology/fullarticle/2711895.

第 11 章　先天性长 QT 间期综合征患者的运动参与
Sports Participation in Patients with Congenital Long QT Syndrome

Salima Bhimani　Jared Klein　Peter F. Aziz　著

曹娅麟　译

先天性长 QT 间期综合征（long QT syndrome, LQTS）是一种遗传性离子通道病，可表现为晕厥、癫痫，最重要的是在心脏没有结构改变的情况下发生心源性猝死[1]。它是最常见的心脏离子通道疾病，其特征是心电图中校正 QT 间期（QTc）延长[2]。据估计，在美国该疾病的患病率为 1/2500，每年约造成 5000 人死亡[2, 3]。然而，当考虑到"隐性 LQTS"亚群体（基因型阳性，表型阴性）时，可能低估了 LQTS 的发病率[4]。LQTS 首次报道于 1957 年，当时 Jervell 和 Lange-Neilsen 报道了一个家族性常染色体遗传疾病，该家族中的几个孩子在 QT 间期延长和重度感音神经性听力损失情况下出现反复晕厥和猝死[5]。之后发现已确定的 LQTS 患者对致命性室性心律失常的易感性增加，未治疗个体的年猝死率在 0.33%~0.9%[6, 7]。

在基因时代到来之前，1985 年首次提出 LQTS 诊断标准，主要是基于临床症状[8]。虽然这些标准适用于临床，但相对定性；因此，Schwartz 等于 1993 年发布了一个修订版，纳入了客观参数，通过对患者症状、病史、家族史、心电图结果进行赋值[9]。随着逐渐认识基因在这种疾病中的作用，人们意识到这些诊断标准不包括"隐性 LQTS"或不完全外显的患者[8]。因此，该标准在 QT 间期正常或临界的患者中的应用有限。2011 年，多项研究表明，在运动试验后的恢复阶段，QTc 延长可以揭示隐性 LQTS[8-10]。因此，为了适应逐渐增加的客观指标，当前的 Schwartz 诊断标准也随着改变（表 11-1）。

目前，75%~80% 的 LQTS 患者具有可识别的遗传变异[11]。17 个基因的变异与 LQTS 相关，每个基因都导致钠、钾或钙通道的功能障碍[6, 12]。每种变异导致不同的临床特征，大多数以常染色体显性模式遗传（曾称为 Romano-Ward 综合征）[13, 14]。LQTS 的治疗包括 β 受体拮抗药和避免 QTc 延长药物。β 受体拮抗药已证明可降低所有 LQTS 患者首次发生事件的风险，对 LQT1 型尤其有益[2]。

基因型阳性 LQTS 外显率变化的现象可能导致同一家族成员的临床表现不同，使致命性心律失常的个体风险预测尤其具有挑战性[15]。指南对症状性 LQTS 和隐性 LQTS 患者运动建议出现了转变。长期以来，所有隐性 LQTS 患者都被限制参加所有体育活动。多年来，这种限制的必要性一直受到质疑。随着级联筛查的出现，许多基因型阳性，表型阴性患者仍无症状患者[16]。一系列研究表明，β 受体拮抗药作为标准治疗可降低心脏事件的风险，也加速了这一转变。不同时期 LQTS 患者运动建议展示在表 11-2 中。

LQTS 是一种临床诊断，包括临床表现、家族史和心电图特征（表 11-1）[8, 17]。同样重要的是，专家一致认为，怀疑患有心脏离子通道疾病的个体应在参加运动之前，由经验丰富的心律失常专家或具有足够专业知识的心脏遗传病学专家进行全面评估[18]。由于基因型 - 表型相互作用的复杂性，以及在这个共同决策时代运动参与的重要性，

表 11-1　1993—2011 年 LQTS 诊断标准		
标　准		**记　分**
心电图表现[a]	QTc[b]	≥480ms	3 分
		460～479ms	2 分
		450～459ms（男性）	1 分
	运动试验后恢复期第 4 分钟 QTc[b]≥480ms	1 分
	尖端扭转型室性心动过速[c]	2 分
	T 波交替	1 分
	T 波切迹出现在 3 个导联以上	1 分
	与年龄不匹配的心动过缓[d]	0.5 分
病　史	晕厥[e]	紧张引起	2 分
		非紧张引起	1 分
	先天性耳聋	0.5 分
家族史	家庭成员中有肯定的 LQTS	1 分
	直系家属中有<30 岁的心源性猝死	0.5 分

a. 无已知影响心电图特征的药物或疾病
b. 由 Bazett 公式计算的 QTc，其中 QTc=QT/$\sqrt{RR}$
c. 除外继发性尖端扭转型室性心动过速
d. 静息心率低于正常 2 个百分位数
e. 同一家族成员不能同时 A 跟 B 项记分
评分≤1 分：LQTS 可能性低
1.5～3 分：LQTS 可能性中等
≥3.5 分：LQTS 可能性大
QTc. 校正 QT 间期；LQTS. 长 QT 间期综合征
改编自 Schwartz and Crotti[8]

风险分层至关重要，特别是在患有 LQTS 的运动员中。

一、运动员 QTc 测量面临的挑战

计算机生成 QT 的准确度估计为 90%～95%[15]。理想情况下，手动测量从 QRS 波群起始至 T 波终点，以获得最准确的结果。最好选择 T 波振幅最显著的导联（导联 II 或 V₅）[19, 20]。

QT 间期可能随心率变化而变化，于是就有了许多根据心率校正 QTc 计算公式。Bazett 公式被推荐用于运动员的 QTc 计算，因为大多数现有的 LQTS 数据都使用了这种方法[21]。它需要在测量的 QT 间期之前计算 RR 间期，并将其纳入以下公式。

$$QTc=QT/\sqrt{RR}$$

图 11-1 显示了在标准心电图上测量 QTc 的准确方法。定义 T 波的终点通常具有挑战性，但更好的方法是绘制 T 波下降部最陡部分的切线，并用等电线标记其截距作为 T 波的终点[19, 20, 22]。这种方法在极端心率情况下不是最佳选择，特别是心率低于 40 次 / 分或大于 120 次 / 分[21, 23, 24]。对于静息交感神经刺激较低、静息迷走神经张力相对较高的运动员来说，这一点值得注意。既往已经证明迷走神经刺激和乙酰胆碱可延长 QT 间期，但与诱发心动过缓能力无关[23, 24]。因此，在心率较低的情况下，使用 Bazett 公式可能会低估 QTc。

可能影响 QTc 间期的因素包括某些药物、电解质紊乱、心脏后负荷变化（交感神经和副交感神经 - 自主神经相互作用）、代谢和神经系统疾病[18]。

二、LQTS 恶性心律失常的病理生理学

LQTS 相关的离子通道病导致动作电位延长和心肌复极离散度增加，使患者易发生尖端扭转型室性心动过速（torsades de pointes，TdP），或转化为心室颤动（ventricular fibrillation，VF）[25]。这种风险随着 QT 间期延长而增加，QTc 大于 500ms 的患者发生的风险最高[26]。肾上腺素能应激状态被认为是先天性 LQTS 患者发生晕厥事件的基础[27]。交感神经和迷走神经刺激之间的相互作用在文献中被认为在 TdP 开始前 QT 间期动态变化中发挥重要作用[28]。年龄和性别对不同类型 LQTS 的作用使得对这个疾病的理解更加复杂。例如，与女性队列相

表 11-2 指南中关于 LQTS 患者运动建议			
	欧洲心脏病学会（2005）	第 36 届 Bethesda 会议（2005）	工作组 -10（2015）
指南中 QTc 延长的上限	• 男性>440ms • 女性>460ms	• 男性>470ms • 女性>480ms	• 男性>470ms • 女性>480ms
隐性 LQTS（基因型阳性，表型阴性）	所有的报道均为限制	无限制	无限制
合并临床症状	所有的报道均为限制	I A 级证据	无限制（LQT1 游泳选手除外）。治疗 3 个月后无症状
ICD 植入	所有的报道均为限制	I A 级证据	I A 级证据（或咨询专科医师）

QTc. 校正 QT 间期；LQTS. 长 QT 间期综合征；ICD. 植入式心脏复律除颤器（改编自 Furst and Aziz[53]）

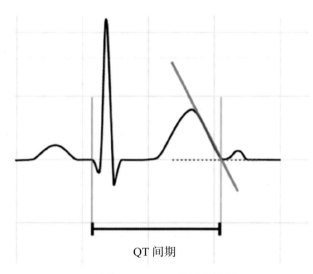

QT 间期

▲ 图 11-1 QTc 测量的图示

红线是 T 波最大斜率与等电线的切线（引自 the "Life in the Fast Lane" website by Ed Burns MD. https://litfl.com/ qt-interval-ecg-library/ ）

比，患有 LQT1 的男性在青春期（<16 岁）发生第一次心脏事件的风险更高。青春期后，LQT1 男性的总体风险降低，但女性的总体风险仍然较高[29]。早期的分子学研究表明，所有与 LQTS 表型相关的基因都编码形成跨膜离子通道亚基的蛋白质；然而，最近的研究揭示了编码调节蛋白的基因变异，这些调节蛋白是离子通道的调节剂[30]。尽管到目前为止，LQTS 中已有 17 种基因变异，但大多数疾病是由 KCNQ1 和 KCNH2（分别编码 LQT1 和 LQT2 中的心脏钾通道）和 SCN5A（编码 LQT3 中的心脏钠通道）中的变异引起的[26]。

三、长 QT 间期综合征的诊断

如前所述，LQTS 的诊断是基于临床表现[17]。正常 QTc 值取决于年龄和性别。诊断评估的第一步是静息心电图。尽管使用了各种"界值点"，[31] 男性的典型 QT 间期"延长"大于 470ms，女性为 480ms。无论如何，高达 50% 的 LQTS 患者静息 QTc 未达到诊断标准[14]。存在各种临床标准评分，包括 Schwartz 和 Keating 标准，尽管这些量表因灵敏度低在临床应用受限[14]。

最常见的亚型是 LQT1，约占 LQTS 患者总数的 35%。这种疾病的机制是 KCNQ1 基因的功能丧失[16]。KCNQ1 编码 K+ 通道的 α 亚基，该亚基对于运动期间心率增加的 QT 适应至关重要[17]。当该通道有缺陷时，心动过速期间 QT 间期不会缩短，从而导致心律失常[14]。这种亚型中晕厥事件的主要诱因是运动，尤其是游泳。LQT2 是第二种最常见的亚型，由 KCNH2 基因功能丧失引起。该亚组中重大心脏事件最常见的触发因素是听觉刺激、情绪应激或惊吓。在 LQT3 中，心律失常最常发生在睡眠期间，使得这种亚型特别难以预防。

运动测试可用于区分 LQT1、LQT2 和未受影响的个体。与正常对照受试者相比，QTc 持续延长 7min 可预测 LQT1 和 LQT2[18]。肾上腺素分级输注的刺激性试验也可以诊断 LQTS，因为阳性结果将显示 QTc 的反常延长[14]。表 11-3 对此进行了

表 11–3　LQTS 的基因表型			
基因表型	LQT1	LQT2	LQT3
基因突变频率	35%	30%	10%
突变基因	*KCNQ1*	*KCNH2*	*SCN5A*
对电流的影响	$\downarrow I_{Ks}$	$\downarrow I_{Kr}$	$\uparrow I_{Na}$
对心肌细胞动作电位的影响	3 期>2 期	2 期>3 期	0 期
诱发因素	运动，交感神经激活状态	听觉刺激和情绪应激	休息或睡眠
由运动诱发事件的比例 *	62%	13%	13%
高风险患者临床特点	青春期前男性	青春期后女性	青春期后男性
β 受体拮抗药治疗效果	+++	++	+

*. 改编自 Schwartz et al. [32]

全面总结[32]。

四、β 受体拮抗药和其他治疗在 LQTS 中的应用

LQTS 的主要治疗方法是使用 β 受体拮抗药，因为已证明可降低重大心脏事件和 TdP 发生概率[30, 31]。一项研究表明，LQT1 患者依从性良好同时避免使用 QT 间期延长药物可将风险降低 90% 以上[33]。虽然有多种治疗方案可选择，与美托洛尔相比，纳多洛尔已被证明是最有效的治疗方法，但应避免使用在具有较高突发性心脏事件风险的 LQTS 患者中[34]。普萘洛尔已被证明与纳多洛尔功效相似，其液体剂型可用于婴幼儿。

β 受体拮抗药在 LQT1 患者中最有效，在 LQT2 和 LQT3 患者中有显著益处[35]。依从性差和使用延长 QT 间期药物是治疗失败的最常见原因。随着越来越多的证据表明 β 受体拮抗药能有效预防心脏事件，医生对这类患者运动建议的选择自由度更大。

五、ICD 在 LQTS 管理中的作用

虽然植入式心脏复律除颤器（ICD）很少用于治疗 LQTS，但一些认为与运动无关且猝死风险较高的患者可能被建议接受 ICD 植入。理论上讲，这种装置在运动期间会提供保护，但由于不适当的电击或导线断裂，专家不愿为植入 ICD 运动员提供不同的建议[31]。2012 年 ACCF/AHA/HRS 指南指出，ICD 作为Ⅲ类推荐（可能造成伤害），不应以参加体育活动为目的植入 ICD[36, 37]。ICD 植入的适应证包括既往心搏骤停病史、合并房室传导阻滞、β 受体拮抗药治疗后仍出现晕厥或室性心律失常[37]。在植入 ICD 之前，临床医生需要与患者进行讨论，包括不适当电击、电极断裂和体外除颤[38]。最近一项多国注册性前瞻性研究评估了 129 名参加竞技体育的年轻运动员植入 ICD 后长期预后。进行 42 个月的随访，35 名运动员经历了 38 次电击，但未在运动过程中发生心律失常相关的死亡、心搏骤停或其他损伤，这意味着该队列运动参与的相对安全性。然而，这些结果受样本量的限制，可能无法推广[38]。

六、LQTS 的外科治疗

左心交感神经切除术是 LQTS 潜在的手术治疗方式。这一过程需要切除 $T_{3\sim4}$ 交感神经节[39]。该手术仅适用于药物治疗无效、不耐受药物治疗或 QTc 显著延长（>500ms）的患者。手术的治疗效果存在争议。一项大型队列研究发现缩短 QTc 同时心搏骤停、晕厥发生率也显著降低[40]。然而，在

已报道的有限文献中，发现这种手术方式不能缩短QTc[41]。该手术的不良反应包括左侧干燥、潮红、短暂性上睑下垂、体温调节困难和左臂感觉异常。

七、LQTS 患者运动建议的演变

运动的适当性很大程度基于对风险的临床解释，这种解释随着我们对基因型 – 表型相关性的理解以及对运动试验生理机制的探讨而逐渐演变。1998 年，当只有 4 个与 LQTS 相关的基因被鉴定出来时，Zareba 等第一次证明不同的 LQTS 基因型与主要心脏不良事件的整体风险是不同的[42]。这项研究标志着基于基因型 – 表型相关的心源性猝死风险分层的开始。QTc 延长是心脏不良事件的独立危险因素。尽管研究人群中 LQT1 患者的平均 QTc 最低，但 QTc 大于 500ms 的患者发生心脏不良事件的风险最高，包括晕厥、心搏骤停或猝死[42]。

早期指南普遍认为运动是 LQTS 患者心脏事件的诱发因素。根据 2005 年发布的 Bethesda 共识指南，对运动员疑似诊断 LQTS，男性 QTc 需要超过 470ms，女性 QTc 超过 480ms。任何符合 QTc 标准、合并 LQTS 相关症状或植入 ICD 的 LQTS 患者，应限制其参加除 I A 类运动（包括台球、保龄球、板球、冰壶、高尔夫和步枪）之外的所有运动。根据这些运动涉及的最低动态和静态成分进行分类。我们认为不能单纯使用这种运动分类，因为还涉及运动中角色的差异（如在足球中担任前锋的运动员和担任守门员的运动员），以及个人在运动中的表现差异[43]。

尽管 Bethesda 指南是基于当时最好的证据，但因为缺乏大型、高质量的临床研究，他们的建议更多是基于临床经验[43, 44]。对基因型阳性、表型阴性同时不符合上述标准之一的患者，他们心脏事件发生率极低，因此指南建议这类患者不应该被限制体育活动[45]。遗传基因明确诊断的 LQT1患者应避免游泳。当时的研究已明确发作的诱因，这是在已发表的指南中首次认识到不同基因型 LQTS 的风险差异[46]。为了最大限度地预防 LQTS

患者因运动而导致的心脏事件，这些指南广泛地限制 LQTS 运动，缺乏个体化治疗。

同年，ESC 也发布了 LQTS 患者参与运动的指南。ESC 指南甚至比 Bethesda 指南更为严格，建议所有 LQTS 的患者，包括表型阴性的患者，都应限制参加任何形式的运动。此外，他们推荐了一个更保守的 QTc 阈值，即男性 LQTS 为 440ms，女性为460ms。关于临界 QTc 同时基因型阴性患者，没有额外的建议[16]。Bethesda 和 ESC 指南均未纳入植入 ICD 后参加 I A 类活动外的患者。Pellicia 等后来讨论了 ESC 指南更加保守的原因，认为可能是因为欧洲医疗系统内部的责任差异[44]。

八、运动员风险分层

考虑到心律失常，特别是在 LQT1 中，是儿茶酚胺能激增的结果，是竞技体育中典型的生理现象，因此专家共识对运动参与尤为保守[47]。这一点在第 36 届 Bethesda 指南中特别明显，该指南将他们限制在低静态 / 低动态的竞技运动，甚至无症状患者也不能正常参与竞技运动[44]。随后的文献提供了新的证据，表明运动自由化在这些患者中是可能的，并且可能比以前认为的更安全。这一点在一项回顾性研究中证实，他们纳入了 212 名基因型阳性且接受 β 受体拮抗药治疗的患者。在这 212 名患者中，103 名参加了竞技或休闲运动。这些患者在运动期间未出现 LQTS 症状。2 名患者经历了 5 次适当的 ICD 电击，但均与运动参与无关。因此，该研究认为，规律治疗的 LQTS 患者，运动期间并没有发生严重的心脏事件或死亡[47]。一项研究评估了 353 名 LQTS 患者，随访时间约为 5 年。这项研究得出了类似结论，他们的队列中只有 1 名患者未规律服用 β 受体拮抗药，在不同的情况下发生 2 次心室颤动并接受了 ICD 电击转复[48]。这项研究认为，LQTS 患者在运动过程中心脏事件发生率较低。

上述研究为指南的改变提供了证据支持，证明规范治疗的 LQTS 患者参与运动实际上可能更安全。

最新的指南是 AHA/ACC 科学声明报告"心血管疾病竞技运动员的资格和取消资格建议：工作组 -10（心脏离子通道疾病）"[49]。既往的建议被认为限制性太强，因为取消资格会带来一系列生理和心理的不良后果[31]。指南建议，LQTS 基因型阳性/表型阴性的无症状运动员在采取适当预防措施（如避免脱水，在所有练习和比赛现场配备自动体外除颤器）的情况下，可参加所有运动。对于既往有症状的患者，如果接受治疗后至少 3 个月没有症状，可以考虑参加运动。对于植入 ICD 的运动员，美国预防工作组 -9"心血管疾病竞技运动员的资格和取消资格建议：心律失常和传导缺陷"规定，这类运动员在设备植入后 3 个月无症状，可参加 I A 类体育项目[18]。仍应避免接触性运动，以免 ICD 受损。如果运动员 3 个月以上未发生心脏事件，同时了解 ICD 不适当电击概率，可以考虑参加其他对静态和动态方面要求较高的运动。

九、医学治疗外 – 赛场上的咨询和准备

对患者有心脏离子通道疾病的运动员，尽管药物治疗有效但仍需要提高警惕。工作组 -10 全面总结了运动员及其团队应遵守的一般预防措施。这些措施包括避免使用延长 QT 间期药物（http://www.crediblemeds.org），补充电解质同时避免脱水、避免高热、治疗引起高热的疾病同时避免训练相关中暑，购买自动体外除颤器（automatic external defibrillator，AED）作为运动安全装备的一部分，应急响应团队和相关应急预案[18]。此外，教练组应该了解运动员的心脏情况，并接受 AHA 标准的心肺复苏训练[18]。

十、共同决策在 LQTS 运动员中的作用

当代，共同决策（shared decision making，SDM）已成为改善患者临床治疗的一种方式，它鼓励制作和传播准确、全面、可理解的健康信息，同时增加患者对治疗的参与[50-52]。医生在 SDM 中的职责是提供准确的医疗信息，了解和确认患者对运动参与的偏好，让患者选择如何进行决策，并尊重患者的选择。在这种情况下，患者有责任向医生传达他们的价值观、目标和偏好。

最后，当做出治疗决定时，双方应同意该决定。针对儿童运动的决策比较复杂。SDM 不仅应该是医生和患者之间的协同，还需要所有监护人员都同意并支持孩子参与决定。这一过程可能需要学校或球队工作人员参与，因为他们可能对重返赛场有最终决定权[15]。使用这种模式，有希望做出对患者安全有益的联合决策。

十一、未来方向

目前 LQTS 治疗方法是有效，并将继续改进。已有数十年的研究发现特定基因型与 LQTS 患者之间的联系；然而，其中一些研究在选择偏差方面存在局限性。尽管 LQTS 和离子通道疾病在基因型 – 表型方向的研究获得了突破，但其中许多相关性是来自观察性、非随机、回顾性研究。一个挑战来源于基因型的可变外显率和修饰基因的复杂性，这点可能解释具有相同基因突变家系最终出现不同症状或疾病程度。在我们能够阐明这种复杂性之前，指南中关于运动的建议通常对一些患者限制性太大，而对另一些患者限制性不够。

研究接受 β 受体拮抗药治疗患者，尤其是 LQT1 患者，发现运动对生理和心理的益处可能超过突发心脏事件的潜在风险。未来，我们希望根据每个个体的特定基因突变（或多基因突变）及复极的电生理特征进行风险分层，以确定特定的治疗方法和参与各类竞技运动的能力。然而，这些工具的开发依赖于更严格的研究，以更好地确定 LQTS 中运动与心脏事件的相关性。与这一目标一致，目前正在进行一项前瞻性研究评估参与运动的安全性（NIH RO1 HL125918-01）。将为了解这类个体参与运动的长期预后提供宝贵的数据。考虑到患者的安全，在诊断和治疗 LQTS 时需要采用更个体化方案，同时由心律失常专家对这些患者进行全面评估。

参考文献

[1] Li K, Yang J, Guo W, Lv T, Guo J, Li J, Zhang P. GW29-e0961 video-assisted thoracoscopic left cardiac sympathetic denervation in Chinese patients with long QT syndrome. J Am Coll Cardiol. 2018. https://doi.org/10.1016/j.jacc.2018.08.768.

[2] Aziz PF, Saarel EV. Sports participation in long QT syndrome. Cardiol Young. 2017;27:S43–8.

[3] Gibbs C, Thalamus J, Tveten K, Busk ØL, Hysing J, Haugaa KH, Holla ØL. Genetic and phenotypic characterization of community hospital patients with QT prolongation. J Am Heart Assoc. 2018. https://doi.org/10.1161/JAHA.118.009706.

[4] Schwartz PJ, Stramba-Badiale M, Crotti L, et al. Prevalence of the congenital long-qt syndrome. 2009. Circulation https://doi.org/10.1161/CIRCULATIONAHA.109.863209.

[5] Jervell A, Lange-Nielsen F. Congenital deaf-mutism, functional heart disease with prolongation of the Q-T interval, and sudden death. Am Heart J. 1957. https://doi.org/10.1016/0002-8703(57)90079-0.

[6] Priori SG, Schwartz PJ, Napolitano C, et al. Risk stratification in the long-QT syndrome. 2003;348:1866–74.

[7] Moss AJ, Schwartz PJ, Crampton RS, Tzivoni D, Locati EH, MacCluer J, Hall WJ, Weitkamp L, Vincent GM, Garson A Jr, et al. The long QT syndrome. Prospective longitudinal study of 328 families. Circulation. 1991;84(3):1136–44. https://doi.org/10.1161/01.cir.84.3.1136. PMID: 1884444.

[8] Schwartz PJ, Crotti L. QTc behavior during exercise and genetic testing for the long-qt syndrome. Circulation. 2011. 124:2181–2184. https://doi.org/10.1161/CIRCULATIONAHA.111.062182.

[9] Hayashi K, Konno T, Fujino N, et al. Impact of updated diagnostic criteria for long QT syndrome on clinical detection of diseased patients. JACC Clin Electrophysiol. 2016;2:279–87.

[10] Aziz PF, Wieand TS, Ganley J, Henderson J, Patel AR, Iyer VR, Vogel RL, McBride M, Vetter VL, Shah MJ. Genotype- and mutation site-specific QT adaptation during exercise, recovery, and postural changes in children with long-QT syndrome. Circ Arrhythm Electrophysiol. 2011;4:867–73.

[11] Kwok S, Liu AP, Chan CY, Lun K, Fung JL, Mak CC, Chung BH, Yung T. Clinical and genetic profile of congenital long QT syndrome in Hong Kong: a 20-year experience in paediatrics. Hong Kong Med J. 2018. https://doi.org/10.12809/hkmj187487.

[12] Giudicessi JR, Ackerman MJ. Calcium revisited. Circ Arrhythm Electrophysiol. 2016;9:1–11.

[13] Kaufman ES. Mechanisms and clinical management of inherited channelopathies: long QT syndrome, Brugada syndrome, catecholaminergic polymorphic ventricular tachycardia, and short QT syndrome. Heart Rhythm. 2009. https://doi.org/10.1016/j.hrthm.2009.02.009.

[14] Skinner JR, Winbo A, Abrams D, Vohra J, Wilde AA. Channelopathies that lead to sudden cardiac death: clinical and genetic aspects. Heart Lung Circ. 2018. https://doi.org/10.1016/j. hlc.2018.09.007.

[15] Schnell F, Behar N, Carré F. Long-QT Syndrome and Competitive Sports. Arrhythm Electrophysiol Rev. 2018;7(3):187–92.https://doi.org/10.15420/aer.2018.39.3. PMID: 30416732; PMCID: PMC6141947.

[16] Ackerman MJ. Long QT syndrome and sports participation. JACC Clin Electrophysiol. 2015;1:71–3.

[17] Shah SR, Park K, Alweis R. Long QT syndrome: a comprehensive review of the literature and current evidence. Curr Probl Cardiol. 2019;44:92–106.

[18] Ackerman MJ, Link MS, Estes NAM, Myerburg RJ, Kovacs RJ, Zipes DP. Eligibility and disqualification recommendations for competitive athletes with cardiovascular abnormalities: task force 9: arrhythmias and conduction defects. J Am Coll Cardiol. 2015;66:2412–23.

[19] Funck-Brentano C, Jaillon P. Rate-corrected QT interval: techniques and limitations. Am J Cardiol. 1993. https://doi.org/10.1016/0002-9149(93)90035-B.

[20] Garson A. How to measure the QT interval-what is normal? Am J Cardiol. 1993. https://doi. org/10.1016/0002-9149(93)90034-A.

[21] Sharma S, Drezner JA, Baggish A, et al. International recommendations for electrocardiographic interpretation in athletes. J Am Coll Cardiol. 2017;69:1057–75.

[22] Cadogan M, Burns E. How to measure QTc interval. In: Life fast lane-QT interval. 2019. https://litfl.com/qt-interval- ecg- library/. Accessed 6 Jan 2020.

[23] Davidowski TA. Pathophysiology and natural history the QT interval during reflex cardiovascular adaptation. Circulation. 1983:22–5.

[24] Litovsky SH, Antzelevitch C. Differences in the electrophysiological response to canine ventricular subendocardium and subepicardium to acetylcholine and isoproterenol. A direct effect of acetylcholine in ventricular myocardium. Circ Res. 1990;67:615–27.

[25] Charisopoulou D, Koulaouzidis G, Rydberg A, Henein MY. Exercise worsening of electromechanical disturbances: A predictor of arrhythmia in long QT syndrome. Clin Cardiol. 2019;42(7):701. https://doi.org/10.1002/clc.23216. Epub 2019 Jun 18. Erratum for: Clin Cardiol. 2019;42(2):235–40. PMID: 31265760; PMCID: PMC6605001.

[26] Etheridge SP, Asaki SY, Niu MC-I. A personalized approach to long QT syndrome. Curr Opin Cardiol. 2018;34:46–56.

[27] Viskin S, Alla SR, Barron HV, Heller K, Saxon L, Kitzis I, Van Hare GF, Wong MJ, Lesh MD, Scheinman MM. Mode of onset of torsade de pointes in congenital long QT syndrome. J Am Coll Cardiol. 1996;28:1262–8.

[28] Fujiki A, Nishida K, Mizumaki K. Spontaneous onset of torsade de pointes in long-QT. Jpn Circ J. 2001;65:1087–90.

[29] Zareba W, Moss AJ, Locati EH, et al. Modulating effects of age and gender on the clinical course of long QT syndrome by genotype. J Am Coll Cardiol. 2003;42:103–9.

[30] Ruan Y, Liu N, Napolitano C, Priori SG. Therapeutic strategies for long-QT syndrome. Circ Arrhythm Electrophysiol. 2008;1:290–7.

[31] Ackerman MJ, Zipes DP, Kovacs RJ, Maron BJ. Eligibility and disqualification recommendations for competitive athletes with cardiovascular abnormalities: task force 10: the cardiac channelopathies. J Am Coll Cardiol. 2015;66:2424–8.

[32] Schwartz PJ, Priori SG, Spazzolini C, et al. Genotype-phenotype correlation in the long-QT syndrome gene-specific triggers for life-threatening arrhythmias. Circulation. 2001;103:89–95.

[33] Vincent GM, Schwartz PJ, Denjoy I, et al. High efficacy of β-blockers in long-QT syndrome type 1: contribution of noncompliance and QT-prolonging drugs to the occurrence of β-blocker treatment "failures". Circulation. 2009;119:215–21.

[34] Chockalingam P, Crotti L, Girardengo G, et al. Not all beta-blockers are equal in the management of long QT syndrome types 1 and 2: higher recurrence of events under metoprolol. J Am Coll Cardiol. 2012.https://doi.org/10.1016/j.jacc. 2012.07.046.

[35] Barsheshet A, Dotsenko O, Goldenberg I. Congenital long QT syndromes: prevalence, pathophysiology and management. Pediatr Drugs. 2014. https://doi.org/10.1007/s40272-014- 0090- 4.

[36] Tracy CM, Epstein AE, Darbar D, et al. 2012 ACCF/AHA/HRS focused update incorporated into the ACCF/AHA/HRS 2008 guidelines for device-based therapy of cardiac rhythm abnormalities. J Am Coll Cardiol. 2013;61:e6–e75.

[37] Etheridge SP, Sanatani S, Cohen MI, Albaro CA, Saarel EV, Bradley DJ. Long QT syndrome in children in the era of implantable

defibrillators. J Am Coll Cardiol. 2007;50:1335–40.

[38] Saarel EV, Law I, Berul CI, et al. Safety of sports for young patients with implantable cardioverter-defibrillators. Circ Arrhythm Electrophysiol. 2018;11:e006305.

[39] Schwartz PJ, Crotti L, Insolia R. Long-QT syndrome from genetics to management. Circ Arrhythm Electrophysiol. 2012;5:868–77.

[40] Schwartz PJ, Priori SG, Cerrone M, et al. Left cardiac sympathetic denervation in the management of high-risk patients affected by the long-QT syndrome. Circulation. 2004; 109:1826–33.

[41] Waddell-Smith KE, Ertresvaag KN, Li J, Chaudhuri K, Crawford JR, Hamill JK, Haydock D, Skinner JR. Physical and psychological consequences of left cardiac sympathetic denervation in long-QT syndrome and catecholaminergic polymorphic ventricular tachycardia. Circ Arrhythm Electrophysiol. 2015;8:1151–8.

[42] Mag O, Matteo S, Cardiology M, Maugeri FS, Hospital BC, Lake S, Hospital S, Program F. The New England Journal of Medicine influence of the genotype on the clinical course. N Engl J Med. 1998;339:960–5.

[43] Mitchell JH, Haskell W, Snell P, Van Camp SP. Task force 8: classification of sports. J Am Coll Cardiol. 2005;45:1364–7.

[44] Pelliccia A, Zipes DP, Maron BJ. Bethesda conference #36 and the European Society of Cardiology consensus recommendations revisited. J Am Coll Cardiol. 2008;52:1990–6.

[45] Liu JF, Jons C, Moss AJ, et al. Risk factors for recurrent syncope and subsequent fatal or near-fatal events in children and adolescents with long QT syndrome. J Am Coll Cardiol. 2011;57:941–50.

[46] Albertella L, Crawford J, Skinner JR. Presentation and outcome of water-related events in children with long QT syndrome. Arch Dis Child. 2011;96:704–7.

[47] Aziz PF, Sweeten T, Vogel RL, Bonney WJ, Henderson J, Patel AR, Shah MJ. Sports participation in genotype positive children with long QT syndrome. JACC Clin Electrophysiol. 2015;1:62–70.

[48] Johnson JN, Ackerman MJ. Competitive sports participation in athletes with congenital long QT syndrome. JAMA J Am Med Assoc. 2012. https://doi.org/10.1001/jama.2012.9334.

[49] Maron BJ, Zipes DP, Kovacs RJ. Eligibility and disqualification recommendations for competitive athletes with cardiovascular abnormalities: preamble, principles, and general considerations. Circulation. 2015; https://doi.org/10.1161/CIR.0000000000000236.

[50] Lin GA, Fagerlin A. Shared decision making state of the science. Circ Cardiovasc Qual Outcomes. 2014;7:328–34.

[51] Baggish AL, Ackerman MJ, Lampert R. Competitive sport participation among athletes with heart disease. Circulation. 2017;136:1569–71.

[52] Etheridge SP, Saarel EV, Martinez MW. Exercise participation and shared decision-making in patients with inherited channelopathies and cardiomyopathies. Heart Rhythm. 2018;15:915–20.

[53] Furst ML, Aziz PF. The evolution of sports participation guidelines and the influence of genotype-phenotype correlation in long QT syndrome. Trends Cardiovasc Med. 2016;26:690–7.

第 12 章 其他心律失常：预激综合征、儿茶酚胺敏感性多形性室性心动过速、Brugada 综合征和特发性心室颤动 / 室性心动过速

Other Arrhythmic Disorders: WPW, CPVT, Brugada and Idiopathic VF/VT

Jeffrey J. Hsu　Eugene H. Chung　著

曹娅麟　译

在 40 000～200 000 名运动员中，每年就有 1 人发生心源性猝死（SCD）[1-5]。除了在前文中介绍的心律失常外，还有几类心律失常在运动员中需要特别关注，因为剧烈的体育活动可能会引发这些疾病从而危及生命。本章的重点是在运动员患者的背景下讨论这些心律失常，并回顾如何根据患者群体的身体活动和生活方式进行专门管理。同时，将回顾诊断检查、最佳治疗方案和指导建议。

一、预激综合征

1930 年，Louis Wolff、John Parkinson 和 Paul D. White 博士在一系列年轻人和其他健康成年人的病例中首次描述了心电图预激（Wolff-Parkinson-White，WPW）表现[6]，该心电图识别了心房和心室之间的附加通道（简称"旁路"）。虽然旁路可能存在于无症状的个体，但若合并 WPW 心电图特征，可能首先表现出心悸、先兆晕厥、晕厥，甚至 SCD。

（一）背景与流行病学

若无明显症状，如先兆晕厥、晕厥或心悸，仅有心电图特征被认为是心电图预激表现。有心电图表现同时合并症状可诊断为 WPW 综合征。

在儿童和成人研究中，WPW 综合征患病率为 0.1%～0.45%，但这可能低估了真实的患病率，因为 WPW 心电图特征是间歇出现的。1% 的运动员 SCD 与 WPW 综合征相关[2]。真实的数字可能更高，因为在尸检中很难发现 WPW 综合征的病理改变。

WPW 综合征的危险因素包括男性、年轻患者（<30 岁）、心房颤动史、WPW 综合征家族史和先天性心脏病史（即 Ebstein 畸形、肥厚型心肌病）[7]。

（二）病理生理学

心房和心室之间的正常传导是通过房室结和房室束。在心房颤动等情况下，心房可以快速传导，房室结充当"收费站"，限制心室传导（传导减弱）。

WPW 是心房和心室之间通过一个或多个旁路发生快速传导。由于通过旁路传导，去极化可以不衰减地传导至心室。经旁路的传导发生在房室结传导前，引起部分心室肌预激。因此，室上性心动过速（如心房颤动）可导致快速心房率直接通过旁路传导至心室，诱发心室颤动。快速心房率无法完全通过旁路传导，引起旁路传导受阻，使得传导优先遵循正常路径，沿着房室结和希氏 - 浦肯野系统传导。

（三）诊断

冲动沿旁路快速传导，在正常传导通路前预

先激动部分心室肌，则心电图上观察到 δ 波。值得注意的是，隐匿性旁道可能传导缓慢（相对于房室结，如一些左侧旁道）或根本不传导，但能够逆行传导（由心室到心房）。在这种情况下，心电图上看不到 δ 波，心内电生理检查中可诱发心室 - 心房的逆行传导。通过旁路逆向传导而形成的心动过速称为顺向型房室折返性心动过速（如激动经房室结下传，经旁路逆传）。

心电图预激表现可以通过以下 12 导联心电图标准（图 12-1）进行诊断。

- PR 间隔缩短（＜120ms）。
- QRS 波群起始部粗钝（称为 "δ 波"）。

δ 波形态可能因旁路位置及其相对于房室结的传导速度而异。δ 波不明显或间歇性出现使诊断更具挑战性。

（四）管理

对发现有心电图 WPW 表现或 WPW 综合征的运动员，应进行无创成像（经胸超声心动图）。该影像学应重点评估与 WPW 相关的疾病，如先天性心脏病，尤其是三尖瓣下移畸形。还应注意肥厚型心肌病的评估，因为 Danon 病和 PRKAG2 综合征等也与 WPW 相关。

在评估结构性心脏病的存在后，管理主要取决于运动员是否有症状。对于有症状的运动员，

建议消融旁路。根据 MAP-IT 注册研究，WPW 消融成功率为 95%[8]，并发症发生率约为 1%。

对于发现有心电图预激表现的运动员，第 36 届 Bethesda 会议、最新的儿科和先天性电生理学会（Pediatric and Congenital Electrophysiological Society，PACES）/ 心律学会共识声明建议，如果运动员从事中高强度运动，则采用侵入性电生理检查（electrophysiological studies，EPS）进行风险分层[7, 9]，而 ESC 建议所有运动员使用 EPS[10]。AHA/ACC 科学声明建议通过运动负荷试验进行初始风险分层，针对非低风险运动员，则建议使用 EPS（Ⅱa 类，B 级）[11]。

此前，心电图上出现间歇性预激表现，即间歇性出现 δ 波，被认为是室性心律失常的低风险因素[7]。最近的研究发现，静息心电图上的间歇性预激表现并不一定意味着低风险[12, 13]，但不能排除发展为折返性室上性心动过速（supraventricular tachycardia，SVT）。在一项研究中，8.3% 的间歇性 WPW 患者在长期随访中出现折返性 SVT[14]。最新的 PACES/HRS 共识声明建议间歇性 WPW 的患者可以继续参加竞技体育，而无须额外检查[7]。然而，若仍然存在担忧，可以进行运动负荷试验，注意运动期间随着心率变化是否出现预激的突然终止。然而，该评估高度依赖观察者并且在儿科

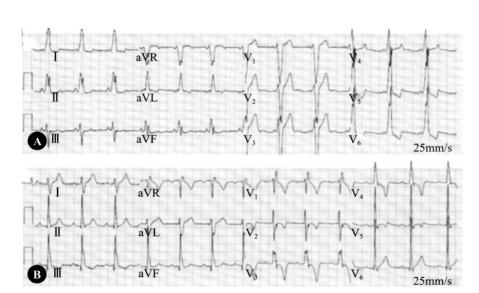

◀ 图 12-1　心电图预激表现
A. 通过 12 导联心电图诊断预激综合征的年轻患者，在多数导联中出现短 PR 间期和 δ 波提示旁路存在，在 Ⅰ、Ⅱ、aVF 导联中最明显；B. 旁路射频消融术后，在随访心电图上 PR 间期正常，δ 波消失。射频消融术后 T 波倒置改善

低风险 WPW 人群（通过 EPS 评估）中准确性较低[15]。

如果患者接受电生理检查，可以通过测量最短预激 RR 间期（shortest pre-excited RR interval，SPERRI）来进行风险分层。短 SPERRI 定义为≤250ms，提示 SCD 风险增加，SPERRI>250ms 提示低风险。然而，SPERRI 在风险分层中的作用仍存在争议。在一项研究中，高达 37% 的儿童在 SPERRI>250ms 时发生致死性事件[16]。

若心房颤动的运动员在 EPS 中发现顺向传导的旁路，并且不应期短，则应在其重返运动比赛之前进行旁路消融（Ⅰ类，B 级）[11]。如果运动员无症状，但进行 EPS 检查后为高风险，也应进行旁路消融（Ⅱa 类，B 级）[11]。

若低风险且未进行消融术的运动员重返赛场，应密切随访，以监测任何新症状。如果运动员进行了旁路消融，只要有消融成功的记录，并且随访心电图显示旁路消失，可重返赛场。

二、儿茶酚胺敏感性多形性室性心动过速

儿茶酚胺敏感性多形性室性心动过速（Catecholaminergic Polymorphic Ventricular Tachycardia，CPVT）是一种罕见但危及生命的遗传性离子通道疾病，是运动员 SCD 的潜在原因。在 CPVT 中，即使静息心电图和心脏结构正常，在儿茶酚胺水平升高的情况，如运动或压力，都可能会诱发多形性室性心律失常。在识别 CPVT 相关的基因突变方面取得了进展，从而允许对这种遗传疾病进行基因检测评估。

（一）背景与流行病学

1975 年，首次报道了一名因运动和情绪压力导致双向性室性心动过速的儿童[17]，之后 Leenhardt 及其同事进行病例系列报道，即 21 名静息心电图正常且无结构性心脏病的儿童在压力或情绪诱发下出现晕厥和多形性室性心动过速[18]。疾病的第一个临床表现通常是晕厥或癫痫，进一

步评估发现，这是由生理或情绪压力引发的，并与多形性室性心动过速相关。CPVT 多数在 10—20 岁出现症状。

CPVT 的真实患病率很难评估，但一些研究表明，它的患病率高达 0.01%[19]。CPVT 的预后相当差，研究发现，在随访的 8 年内死亡或接近死亡的事件发生率为 13%[20]。

（二）病理生理学

CPVT 是一种遗传多样的疾病，已鉴定出几个相关的基因突变，临床表现可能因外显率不同而不同。然而，CPVT 的潜在机制是心肌细胞中钙紊乱，导致心肌细胞在舒张期间 Ca^{2+} 从肌质网释放到细胞质中。这种 Ca^{2+} 超载状态增加了瞬时内向电流，并促进了延迟后去极化（delayed after depolarizations，DAD），引起室性心律失常。

与 CPVT 相关的基因突变编码参与细胞内钙调节的蛋白。CPVT 中最常见的突变影响心脏 ryanodine 受体 2（Ryr2）基因和钙螯合素 2（Casq2）基因，前者是常染色体显性遗传，后者是常染色体隐性遗传。与 CPVT 相关的其他突变包括 KCNJ2（心脏内向整流钾通道）、Ank2、TRDN 和钙调蛋白（CALM1）。

CPVT 亚型

目前已经描述了几种 CPVT 亚型。最常见的亚型是 CPVT1，占 CPVT 病例的 50% 以上，由 Ryr2 基因突变引起。CPVT1 的遗传为常染色体显性遗传。

CPVT2 是第二常见的亚型，是 Casq2 基因突变的结果。虽然也有常染色体显性突变的报道[22]，但它通常为常染色体隐性遗传[21]。表 12-1 总结了其他 CPVT 亚型及其特征。

（三）诊断

休息时，CPVT 患者的 12 导联心电图正常，可能出现窦性心动过缓。传统的成像方式，如经胸超声心动图，显示心脏结构正常。对于运动或情绪诱发晕厥和（或）癫痫的患者，要高度怀疑 CPVT。

表 12-1　CPVT 亚型							
	儿童 CPVT						成年 CPVT
	CPVT1	CPVT2	CPVT3	CPVT4	CPVT5	CPVT 相关疾病	
						ATS	LQT4	
占比（%）	50～60	1	<<1	<<1	<<1	<<1	<<1	约 30
遗传模式	AD	AR	AR	AD	散发	AD	AD	散发
发病年龄	10 岁	7 岁	10 岁	4 岁	2 岁或 26 岁	14 岁、9 岁或 17 岁	?	>20 岁（常为 40 岁）
男女发病比例	M∶F=1∶1	M∶F=1∶1	M∶F=1∶1	M∶F=1∶1	M=3	F>M？	?	F>>M
基因位点	1q43	1p13.1	7p22—p14	I4q32.11	6q22.31	17q24.3	4q25—26	
基因名称	*RyR2*	*CASQ2*	?	*CALM1*	*TRD*	*KCNJ2*	*ANK2*	*RYR2* 约 30%
编码蛋白				CaM		$K_{ir}2.1\alpha$	Ankyrin-B	
猝死风险（%）	约 10	约 42	约 75	约 18	约 25	?	?	0

ATS. Andersen-Tawil 综合征；AD. 常染色体显性遗传；AR. 常染色体隐性遗传；CPVT. 儿茶酚胺敏感性室性心动过速

经许可转载，引自参考文献 [23]

　　为确诊 CPVT，患者可以进行运动负荷试验或在心内电生理检查时进行肾上腺素激发试验。在 CPVT 患者中，运动会诱发单形性室性期前收缩，随后出现多形性室性期前收缩或双形室早二联律，然后出现双向性室性心动过速或多形性室性心动过速。如果不治疗，可进一步发展心室颤动。

　　如果在运动试验中发现了这些现象，考虑到 CPVT 相关突变的遗传性，应对患者进行基因检测。如果发现了相关突变基因，对家庭成员的基因检测可有助于确定 CPVT 的风险人群（基因型阳性 – 表型阴性患者）和药物治疗获益人群[19]。

　　心律学会、欧洲心律协会和亚太心律学会的专家共识声明指出[19]，CPVT 可在以下情况下诊断。

- 小于 40 岁的患者，心脏结构、心电图正常，运动或儿茶酚胺诱导出现双向性室性心动过速、室性期前收缩或室性心动过速原因不明。
- 携带致病基因突变的患者。
- CPVT 先证者的家族成员排除器质性心脏疾病，表现有运动诱发的室性期前收缩或双向性室性心动过速或多形性室性心动过速。
- 年龄大于 40 岁的患者，其心脏和冠状动脉结构正常，心电图正常，运动或儿茶酚胺诱导的双向性室性心动过速、室性期前收缩（premature ventricular contractions，PVC）或室性心动过速原因不明[19]。

　　心内电生理检查可能诱发不出 CPVT。有研究发现可以输注儿茶酚胺（肾上腺素）辅助诊断，但其敏感性较低（28%）。因此，专业委员会目前没有关于儿茶酚胺输注的建议[24]。

　　值得注意的是，CPVT 还与房性心律失常（包括心房颤动）相关。因此，儿童或年轻成人出现心房颤动应及时评估 CPVT。另外还可能是

Brugada 综合征（也与心房颤动相关[26]）或阵发性心房颤动。

（四）管理

当运动员被诊断为 CPVT 时，管理的第一步是向运动员提供有关体育活动和比赛的建议，以及帮助预防室性心律失常的药物。考虑到运动时儿茶酚胺能激增，尤其是竞技运动，在 CPVT 患者中可引发危及生命的心律失常，因此多个专业委员会的建议都是保守的。虽然 AHA/ACC 没有明确建议 CPVT 患者限制活动[11]，但 ESC 建议诊断为 CPVT 的患者避免竞技性运动、剧烈运动和紧张的环境（Ⅰ类，C 级）。

CPVT 一线药物治疗是针对所有症状患者使用 β 受体拮抗药。纳多洛尔是一种长效 β 受体拮抗药，是 CPVT 首选的药物治疗，但并非所有国家都能获得。普萘洛尔也被发现有类似的疗效。至关重要的是，向患者强调遵从医疗方案的重要性和不依从医嘱的潜在后果。值得注意的是，尽管使用 β 受体拮抗药治疗，但仍有心律失常事件发生，每年发生率在 3%～11%[20]。指南将 β 受体拮抗药作为治疗有症状的 CPVT Ⅰ 类适应证，为无临床表现但已知 CPVT 致病突变基因患者的 Ⅱa 类适应证[19]。

一种潜在治疗的药物为非二氢吡啶钙通道阻滞药维拉帕米[27]，一些证据表明可与 β 受体拮抗药一起使用[28]。Ⅰ C 类抗心律失常药物氟卡尼也被证明是有效的。在基因型阳性患者中，74% 的病例中发现氟卡尼有效[29-31]，而在基因型阴性的病例中，其有效率为 92%[31]。在有症状的 CPVT 患者中，氟卡尼联合 β 受体拮抗药治疗是 Ⅱa 类推荐[19]。

左心交感神经切除术（left cardiac sympathetic denervation，LCSD）是一种外科干预措施，可考虑用于治疗难治性 CPVT 患者。小规模临床研究的结果是可喜的[32, 33]，但需要更大的研究来证明长期疗效和安全性。LCSD 对有症状的 CPVT 患者

为 Ⅱ b 类推荐。

尽管接受了最佳的药物治疗，但仍有心搏骤停、反复晕厥或多形性 / 双向性室性心动过速、CPVT 患者推荐植入 ICD。然而，研究发现 ICD 电击可能会促进儿茶酚胺能激增，从而引发更多的心律失常和 ICD 电击[34]。因此，ICD 的植入应谨慎决定，同时需要与患者共同决策。对于无症状的 CPVT 患者，不建议植入 ICD 进行一级预防。然而，对 1429 名 CPVT 患者进行 Meta 分析，发现 35.2% 的患者植入了 ICD（其中 47.3% 的患者植入 ICD 进行一级预防）[35]。仅有 12.8% 的患者接受了最佳的抗心律失常治疗，并且电击和并发症负担较高（如导线故障、心内膜炎、需要外科手术）。因此，在考虑植入 ICD 进行一级预防之前，应尽可能优化药物治疗。

诊断为 CPVT 的运动员，AHA、ACC 和 ESC 建议指出，应避免参加竞技运动和剧烈活动，因为考虑到比赛或运动中发生的儿茶酚胺能激增可能会导致危及生命的室性心律失常[11, 36]。AHA 和 ACC 的声明认为重返比赛存在可能性，如果有证据表明药物治疗可以充分抑制室性心律失常。关于 CPVT 患者的持续参与竞技运动的数据有限。一项回顾性研究纳入了 6 岁以上的 CPVT 患者，24 名运动员中有 21 名（88%）在确诊后继续参加比赛[37]。在这 21 名患者中，3 名（14%）发生了 CPVT 相关不良事件，但无一人死亡。有趣的是，在非运动员且未参加体育比赛的患者中，42 名患者中有 6 名（14%）经历了 CPVT 相关不良事件。这一单中心研究发现，通过适当的治疗，运动相关事件的风险可以降低，但仍然存在。因此，在 CPVT 运动员中，共同决策至关重要。

三、Brugada 综合征

（一）背景

1989 年，意大利帕多瓦大学的研究小组首次描述了这种现象[38]，并于 1992 年由 Pedro Brugada 和 Josep Brugada 博士首次报道[39]。Brugada 综合征

是一种遗传性疾病，易使心脏结构正常的个体发生 SCD。它被认为是一种原发性心电疾病，因为无已知相关结构的异常，同时存在典型的心电图特征，即右胸导联非典型右束支传导阻滞（RBBB），伴有 ST 段抬高和 T 波倒置。自首次报道，以及随着对遗传模式和相关突变基因的研究，发现 Brugada 综合征主要影响心脏钠通道。在运动员中诊断 Brugada 综合征存在挑战性，因为运动员心电图与 Brugada 心电图特征存在重叠。然而，Brugada 综合征的诊断对运动员的管理有重大影响，因此在怀疑时，仔细完成对该疾病的评估至关重要。

（二）流行病学

Brugada 综合征的患病率估计为 0.01%～0.1%。更常见于东南亚裔患者，男性比女性更常见。一般在 40 岁出现症状，但是症状可能出现在任何年龄段，包括儿童。全世界 4% 的 SCD 与 Brugada 综合征相关，在心脏结构正常的患者中高达 20%[40,41]。

临床上，Brugada 综合征患者可能出现晕厥、房性和（或）室性心律失常、SCD。无症状的患者在进行心电图筛查时可能会间歇性出现 Brugada 样心电图。已知诱发或加重 Brugada 样心电图的因素包括迷走神经张力增加（如睡眠期间）、发热、电解质异常和钠通道抑制药（如 I 类抗心律失常药物）。

（三）病理生理学

Brugada 综合征特征性心电图变化的病理生理学机制存在多种假设[42]。一种假设是，钠通道 *SCN5A* 突变引起异常的复极化，导致内向 Na^+ 电流减少和通过 I_{to} 通道外向 K^+ 电流增加[43]。在右心室和右心室流出道（right ventricular outflow tract, RVOT）的心外膜和心内膜之间的电压梯度解释右胸导联心电图的变化。另一种假设是，心电图变化是由右心室和 RVOT 延迟去极化所致。复极化和去极化异常都可能引起心律失常，包括多形性室性心动过速或心室颤动。

使用圣路易斯华盛顿大学 Yoram Rudy 博士开发的无创心电成像（ECG imaging modality，ECGI），发现 Brugada 综合征患者局限于 RVOT 的异常传导和去极化的电生理机制[44]。心外膜基质消融法是一种可能的治疗方法[44,45]。

此外，虽然有许多基因突变（>8 个）与 Brugada 综合征相关，但在基因型阳性的患者中，75% 以上为 *SCN5A* 突变[46]。然而，大多数病例的基因研究仍在探索阶段。

（四）诊断

Brugada 综合征的诊断应包括症状和符合 Brugada 综合征的心电图特征。然而，最近更多的建议，出现 I 型 Brugada 心电图改变，无论是否存在症状，都可诊断 Brugada 综合征[43]。

Brugada 综合征根据心电图可分为 2 种（图 12-2）。典型的 I 型 Brugada 表现为右胸导联 ST 段抬高≥2mm，T 波倒置，无明显的等位线。II 型为 $V_{1\sim2}$ 导联 ST-T 呈"马鞍型"，伴随正向或双向 T 波。

静脉注射钠通道抑制药（如普鲁卡因胺、氟卡尼、阿义马林、吡西卡尼）时在 V_1 或 V_2 导联出现 I 型 Brugada 心电图改变，可诊断为 I 型 Brugada 综合征。将 V_1、V_2 导联的记录电极放置在较高位置（如第 2 肋间）可提高心电图诊断率。然而，只有高度怀疑 Brugada 综合征时才可将电极放置更高位置，因为在常规筛查中高导联心电图可能引起 Brugada 波的过度诊断，特别是在较高较瘦的运动员中[47]。在已知的 Brugada 综合征患者中，高导联心电图可使 I 型 Brugada 心电图特征更明显，但在无 Brugada 综合征患者中可出现 rSr' 改变[48]。

与运动员心电图鉴别

虽然 I 型 Brugada 心电图有特异性，但需要鉴别 II 型 Brugada 心电图与正常心电图变异（如运动员常见心电图改变）[49]。"Brugada 拟表型"指没有 Brugada 综合征，在高钾血症、甲状腺功能减退

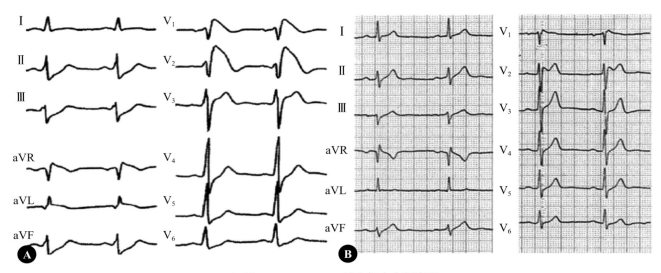

▲ 图 12-2 **Brugada** 综合征心电图表现

A. I 型，非典型的右束支传导阻滞形态合并 $V_{1\sim2}$ 导联 ST 段抬高，是典型的 Brugada 心电图改变，可诊断 Brugada 综合征；B. II 型，"马鞍型"（经许可转载，引自参考文献 [43]）

和酒精中毒等情况下，可引起 Brugada 心电图样表现[42]。

除了需要鉴别正常变异的心电图外，Brugada 样心电图改变还需要鉴别不完全性右束支传导阻滞（正常变异），以及一些病理的原因，如右心室肥厚、致心律失常性右心室心肌病、高钾血症。

为了区分 Brugada 心电图改变和在运动员中可见的 Brugada 样心电图改变，已经提出了多种方法。Corrado 指数（图 12-3A 和 B）比较了 V_1 导联 ST 段开始时（ST_J）和 80ms 后（ST_{80}）ST 段抬高高度的比值，其中 $ST_J : ST_{80} > 1$ 见于 Brugada 综合征，$ST_J : ST_{80} < 1$ 见于运动员复极异常[50]。有一个发现是 r' 波上升支与降支之间的夹角（β）（图 12-3C）[51, 52]。II 型 Brugada 心电改变的患者具有较大的 β，并且 > 58° 已被证明具有鉴别价值，阳性预测值为 73%，阴性预测值为 87%[51]。此外，如果用 r' 的上斜率和下斜率绘制三角形，则可以测量出 r' 峰值以下 5mm 的三角形底线长度（d）（图 12-3D）。d ≥ 4mm（或 160ms）的特异性为 95.6%，敏感性为 85%，阳性预测值为 94.4%，阴性预测值为 87.9%[53]。

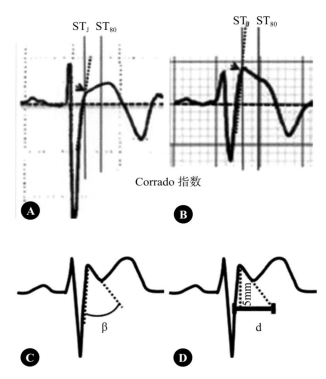

▲ 图 12-3 区分 **Brugada** 心电图与正常心电图的参数

A 和 B. Corrado 指数比较 ST_J 段和 ST_{80} 段的高度，正常变型中 $ST_J : ST_{80} < 1$，如运动员早期复极（A），而 Brugada 心电图中 $ST_J : ST_{80} > 1$（B）；C. β 角表示 r' 的上升支与下降支夹角，Brugada 中值较大；D. 可以用 r' 的上斜率和下斜率绘制三角形，可以测量高耸的 r' 波最高点之下 5mm 处的底线 d 的长度，在 Brugada 心电图中可以看到更大的 d（A 和 B. 经许可转载，引自参考文献 [54]）

（五）管理

虽然无症状的 Ⅱ 型 Brugada 心电图患者（无相关家族史）不需要进一步检查[55]，但仍需心内科会诊评估心电图。对于 Ⅰ 型 Brugada 心电图改变（因此诊断为 Brugada 综合征）的无症状患者管理仍然存在争议[35, 36]。无症状 Brugada 患者的主要治疗方法是避免使用已知会诱发 Brugada 心电图特征的药物（可在 http://www.brugadadrugs.org 查询），避免过量饮酒和大量膳食，并及时治疗发热（Ⅰ 类，C 级）[36]。

对于诊断 Brugada 综合征并经历了心搏骤停或记录了自发性持续性室性心动过速的患者，建议植入 ICD（Ⅰ 类，C 级）[11, 19, 36]。对于有晕厥病史的自发性 Ⅰ 型 Brugada 心电图改变患者，也建议植入 ICD（Ⅱa 类，C 级）[19, 36]。

关于被诊断为 Brugada 综合征的运动员是否应该避免参加竞技体育，在过去几十年里不断变化[57]。2005 年 Bethesda 指南建议，无论是否存在症状，Brugada 综合征的运动员都应限制参加 Ⅰ A 类运动[9]，而最近的工作组建议提供了一种更细致的评估方法。对于有症状的疑似或确诊 Brugada 综合征的运动员，建议限制参加所有竞技运动，同时告知运动员及其家人诊断和建议，并启动治疗计划（ICD 植入）（Ⅰ 类，C 级）。如果植入 ICD 后，运动员在 3 个月内无症状，并且没有证据表明室性心律失常需要 ICD 治疗，可以在共同决策讨论后，考虑参加更高要求的运动即 Ⅰ A 类运动（Ⅱb 类，C 级）[11]。植入 ICD 运动员的注册登记研究发现，植入 ICD 的 Brugada 综合征患者在比赛过程中未经历过心律失常风暴[58, 59]。对于诊断为 Brugada 综合征的无症状运动员，不建议具体的活动限制，但必须制订应急预案（emergency action plan，EAP）[11]。

四、特发性室性心动过速 / 心室颤动

室性心动过速（ventricular tachycardia，VT）最常见于潜在心肌病的患者，但 VT 也可发生在没有已知结构性心脏异常或缺血性心脏病的患者中。在没有明显的结构性心脏病的情况下发生的 VT 被归类为特发性 VT。同样，特发性心室颤动（ventricular fibrillation，VF）是在心脏结构正常的情况下发生的 VF。特发性 VT 和 VF 都可能导致 SCD，在运动员中诊断是至关重要的，因为有效的治疗措施可以预防 SCD，同时仍有可能让运动员重返比赛。

（一）背景与流行病学

SCD 中特发性 VT 和特发性 VF 的真实患病率难以衡量，因为尸检难以发现心脏结构正常的特发性 VT 或 VF。然而，5%～14% 的 SCD 病例心脏结构正常[60-62]。一项针对美国大学生运动员的 SCD 研究，发现 31% SCD 患者心脏结构正常[4]。在英国，一项针对 4—64 岁人群因突发心律失常猝死综合征导致的过早死亡的研究中，52.8% 的患者无任何可识别的结构异常或家族性疾病[63]。

Haïssaguerre 及其同事在心电图上确定了特发性 VF 和早期复极之间的关联[64]。在他们最初的研究中，发现 31% 因特发性 VF 而经历心搏骤停的患者心电图上有早期复极，而对照组只有 5% 的患者有早期复极[65-67]。目前这种现象命名为 Haïssaguerre 综合征，早期复极与特发性 VF 之间的病理生理学机制仍不清楚。J 点升高的程度很重要，与早期复极的年轻运动员相比，经历特发性 VF 的患者 J 点升高＞1.0mm 的可能性更大[67]。此外，J 点抬高更常见于特发性 VF 患者的下壁导联、Ⅰ 导联和 aVL 导联，而 $V_{4\sim6}$ 导联 J 点抬高的情况在各组之间相似[67]。需要进一步的研究来评估早期复极的高风险特征，已发现早期复极 J 点后的 ST 段形态具有鉴别价值（图 12-4）[68]。在一项比较芬兰、美国运动员与芬兰中年人群的早期复极心电图特征的研究中，年轻和健康运动员合并早期复极通常是在 J 点后出现 ST 段的抬高或上斜性抬高（图 12-4A 和 B）。在芬兰中年人群中，发现

J 点后 ST 段呈水平型 / 下斜型抬高的受试者（图 12-4C 和 D）中，心律失常死亡危险比增加。在该人群中，ST 段的抬高或弓背向上抬高与心律失常死亡风险增加无关[68]。研究表明，其他特征，如 T 波振幅、T/R、J 波持续时间和 J 波斜率，可能具有鉴别价值[69, 70]。

（二）病理生理学

特发性 VT 可起源于心脏各种部位；特发性 VT 最常见的是起源于心室流出道，特别是右心室流出道（约占 70% 的流出道 VT）[71]。其他起源的部位包括主动脉窦、左心室流出道（left ventricular outflow tract，LVOT）、心大静脉、心外膜下心肌、主动脉 – 二尖瓣幕和肺动脉。流出道相关 VT 的机制包括自律性增高、折返机制和触发机制。右心室流出道相关 VT 是由细胞内环磷酸腺苷介导的钙离子超载所致[72-74]。

特发性 VT 也可起源于左心室，包括分支型 VT（也称为 Belhassen VT，这是最常见的特发性左心室 VT）和乳头肌起源的 VT。分支型 VT 是左心室浦肯野纤维系统折返所致，通常对维拉帕米敏感。

在耐力运动员中，特发性 VT 最常起源于右心室，有证据表明，至少在部分运动员，这种右心室起源的 VT 可能是耐力锻炼本身的结果[75]。在被称为"运动诱发右心室致心律失常性心肌病（ARVC）"的研究中，研究假设认为，经过多年的极限耐力训练后，可能出现的慢性右侧压力过载会对右心室产生有害影响，包括纤维化和功能异常，引起心律失常易感性增加。这种现象被认为与 ARVC 类似，有可能捕捉到一种尚未确定的遗传缺陷，即所谓的"基因难以解释的 ARVC"[76]。

（三）诊断

治疗疑似特发性 VT 的运动员的第一步是排除结构性心脏病，这可以通过常规成像方式进行，如经胸超声心动图或心脏磁共振成像。

一旦排除了结构性心脏病，应尽可能获取 VT 的心电图（理想情况下为 12 导联）。对 VT 的多导联心电图追踪分析有助于确定其潜在起源，这些信息可以帮助制订治疗方案，特别是射频导管消融。

特发性 VF，除非在动态或遥测监测中有记录，否则通常是心搏骤停患者的排除诊断。如果记录了 VF 且患者存活，则应彻底检查 VF 的继

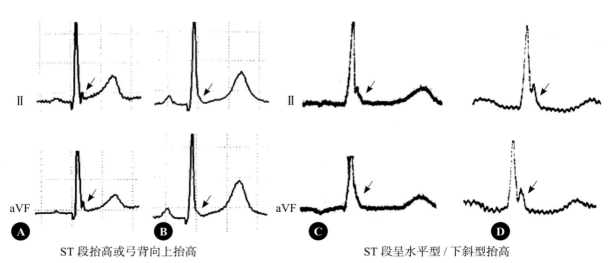

▲ 图 12-4　早期复极心电图特征

A 和 B. 2 名芬兰年轻运动员的下壁导联，显示（A）QRS 波群末端部分出现切迹和（B）顿挫（箭），随后出现 ST 段抬高或弓背向上抬高；C 和 D. 来自芬兰普通人群中 2 名中年受试者，在末端 QRS 部分出现切迹或顿挫（箭）后，ST 段呈水平型 / 下斜型抬高，这在心律失常死亡的受试者中更有可能出现（经许可转载，改编自参考文献 [68]）

发性原因，需要评估心脏、呼吸、代谢或毒理学病因[19]。

（四）管理

一般来说，特发性 VT 引起晕厥和 SCD 的风险很低。有症状的流出道相关特发性 VT 患者中，β 受体拮抗药或钙通道阻滞药是首选的药物治疗（Ⅰ类，B 级）[62]。一些患者中，特别是分支型 VT，口服维拉帕米可能有用（Ⅱa 类，C 级），静脉注射维拉帕米可用于 VT 的急性终止（Ⅰ类，B 级）。

虽然药物治疗通常是特发性 VT 的一线治疗，但考虑到药物对运动表现的潜在影响，在运动员使用可能存在困难。如果射频导管消融（radiofrequency catheter ablation, RFA）不可行[77, 78]，或 VT 起源的位置为高风险，则可考虑进行药物治疗。例如，非二氢吡啶钙通道阻滞药维拉帕米和 β 受体拮抗药对分支型 VT 治疗有效。对于流出道 VT，如果不合并心脏结构疾病，Ⅰ C 类和Ⅲ类抗心律失常药物比 β 受体拮抗药或钙通道阻滞药更有效[77]。然而，任何运动员开始服用抗心律失常药物之前，都需要充分考虑其不良反应。考虑到安全性，β 受体拮抗药通常是首选。

除了药物治疗，RFA 治疗 VT 的成功率越来越高，包括特发性 VT[79]。患有特发性 VT 的运动员，如果药物治疗无效或运动员无法或不愿意服用药物，可考虑 RFA[11]。值得注意的是，与药物相比，RFA 可以根治特发性 VT。对于 RVOT 起源的 VT，RFA 在预防复发方面比抗心律失常药效果更佳[80]，急性发作时成功率高达 84%，且并发症发生率低（2%～3%）[81]。

在患有特发性 VT 的运动员中，如果成功进行

了导管消融，并且在手术后至少 3 个月内没有发作 VT（自发或诱导），则可无限制地全面恢复比赛（Ⅰ类，C 级）[11]。如果未进行导管消融术，建议进行 3 个月的药物优化治疗；如果通过运动试验或电生理检查没有复发或诱导出 VT，可以不受限制地全面恢复比赛（Ⅰ类，C 级）[11]。

对于任何从心搏骤停中幸存下来的特发性 VT 或 VF 的运动员，建议植入 ICD（Ⅰ类，B 级）。

结论

- 对运动员心律失常，如 WPW 综合征、Brugada 综合征、CPVT、特发性 VF/VT 等的治疗具有挑战性。
- WPW 的风险分层仍在继续发展，新的研究表明，间歇性模式或 SPERRI＞250ms 等特征的风险可能不像以前认为的那么低。
- 虽然一般建议限制 CPVT 患者参与运动，但最近的研究表明，经最佳药物治疗后室性心律失常得到充分抑制的患者，可以考虑个体化恢复体育活动。然而，运动相关 SCD 的风险仍然存在。
- 区分 Brugada 心电图特征和运动员心电图特征可能具有挑战性，新的工具如 Corrado 指数被证明可协助诊断。
- 需要进一步研究，以更好地描述与特发性 VT 和 VF 相关的早期复极的高风险特征。
- 随着射频消融术等疗法的改进，针对运动员心律失常的管理指南和建议也在不断发展。
- 在为运动员提供管理咨询和治疗方案时，共同决策方法是必不可少的。

参 考 文 献

[1] Maron BJ, Shirani J, Poliac LC, Mathenge R, Roberts WC, Mueller FO. Sudden death in young competitive athletes. Clinical, demographic, and pathological profiles. JAMA. 1996;276:199–204.

[2] Maron BJ, Doerer JJ, Haas TS, Tierney DM, Mueller FO. Sudden deaths in young competitive athletes: analysis of 1866 deaths in the United States, 1980–2006. Circulation. 2009;119:1085–92.

[3] Maron BJ. Sudden death in young athletes. N Engl J Med. 2003; 349:1064–75.

[4] Harmon KG, Asif IM, Maleszewski JJ, Owens DS, Prutkin JM, Salerno JC, Zigman ML, Ellenbogen R, Rao AL, Ackerman MJ, Drezner JA. Incidence, cause, and comparative frequency of sudden cardiac death in National Collegiate Athletic Association Athletes: a decade in review. Circulation. 2015;132:10–9.

[5] Toresdahl BG, Rao AL, Harmon KG, Drezner JA. Incidence of sudden cardiac arrest in high school student athletes on school campus. Heart Rhythm. 2014;11:1190–4.

[6] Wolff L, Parkinson J, White PD. Bundle-branch block with short PR interval in healthy young people to paroxysmal tachycardia. Am Heart J. 1930;5:685–704.

[7] Pediatric and Congenital Electrophysiology Society (PACES), Heart Rhythm Society (HRS), American College of Cardiology Foundation (ACCF), American Heart Association (AHA), American Academy of Pediatrics (AAP), Canadian Heart Rhythm Society (CHRS), Cohen MI, Triedman JK, Cannon BC, Davis AM, Drago F, Janousek J, Klein GJ, Law IH, Morady FJ, Paul T, Perry JC, Sanatani S, Tanel RE. PACES/HRS expert consensus statement on the management of the asymptomatic young patient with a Wolff-Parkinson-White (WPW, ventricular preexcitation) electrocardiographic pattern: developed in partnership between the Pediatric and Congenital Electrophysiology Society (PACES) and the Heart Rhythm Society (HRS). Endorsed by the governing bodies of PACES, HRS, the American College of Cardiology Foundation (ACCF), the American Heart Association (AHA), the American Academy of Pediatrics (AAP), and the Canadian Heart Rhythm Society (CHRS). Heart Rhythm. 2012;9:1006–24.

[8] Dubin AM, Jorgensen NW, Radbill AE, Bradley DJ, Silva JN, Tsao S, Kanter RJ, Tanel RE, Trivedi B, Young M-L, Pflaumer A, McCormack J, Seslar SP. What have we learned in the last 20 years? A comparison of a modern era pediatric and congenital catheter ablation registry to previous pediatric ablation registries. Heart Rhythm. 2019;16:57–63.

[9] Maron BJ, Zipes DP. Introduction: eligibility recommendations for competitive athletes with cardiovascular abnormalities-general considerations. J Am Coll Cardiol. 2005;45:1318–21.

[10] Corrado D, Pelliccia A, Bjørnstad HH, Vanhees L, Biffi A, Borjesson M, Panhuyzen-Goedkoop N, Deligiannis A, Solberg E, Dugmore D, Mellwig KP, Assanelli D, Delise P, van-Buuren F, Anastasakis A, Heidbuchel H, Hoffmann E, Fagard R, Priori SG, Basso C, Arbustini E, Blomstrom-Lundqvist C, McKenna WJ, Thiene G, Study Group of Sport Cardiology of the Working Group of Cardiac Rehabilitation and Exercise Physiology and the Working Group of Myocardial and Pericardial Diseases of the European Society of Cardiology. Cardiovascular pre-participation screening of young competitive athletes for prevention of sudden death: proposal for a common European protocol. Consensus Statement of the Study Group of Sport Cardiology of the Working Group of Cardiac Rehabilitation and Exercise Physiology and the Working Group of Myocardial and Pericardial Diseases of the European Society of Cardiology. Eur Heart J. 2005;26:516–24.

[11] Zipes DP, Link MS, Ackerman MJ, Kovacs RJ, Myerburg RJ, Estes NAM. Eligibility and disqualification recommendations for competitive athletes with cardiovascular abnormalities: task force 9: arrhythmias and conduction defects: a scientific statement from the American Heart Association and American College of Cardiology. J Am Coll Cardiol. 2015;66:2412–23.

[12] Kiger ME, McCanta AC, Tong S, Schaffer M, Runciman M, Collins KK. Intermittent versus persistent Wolff-Parkinson-White syndrome in children: electrophysiologic properties and clinical outcomes. Pacing Clin Electrophysiol. 2016;39:14–20.

[13] Mah DY, Sherwin ED, Alexander ME, Cecchin F, Abrams DJ, Walsh EP, Triedman JK. The electrophysiological characteristics of accessory pathways in pediatric patients with intermittent preexcitation. Pacing Clin Electrophysiol. 2013;36:1117–22.

[14] Fitzsimmons PJ, McWhirter PD, Peterson DW, Kruyer WB. The natural history of Wolff-Parkinson- White syndrome in 228 military aviators: a long-term follow-up of 22 years. Am Heart J. 2001;142:530–6.

[15] Dalili M, Vahidshahi K, Aarabi-Moghaddam MY, Rao JY, Brugada P. Exercise testing in children with Wolff-Parkinson-White syndrome: what is its value? Pediatr Cardiol. 2014;35:1142–6.

[16] Etheridge SP, Escudero CA, Blaufox AD, Law IH, Dechert-Crooks BE, Stephenson EA, Dubin AM, Ceresnak SR, Motonaga KS, Skinner JR, Marcondes LD, Perry JC, Collins KK, Seslar SP, Cabrera M, Uzun O, Cannon BC, Aziz PF, Kubuš P, Tanel RE, Valdes SO, Sami S, Kertesz NJ, Maldonado J, Erickson C, Moore JP, Asakai H, Mill L, Abcede M, Spector ZZ, Menon S, Shwayder M, Bradley DJ, Cohen MI, Sanatani S. Life-threatening event risk in children with wolff-parkinson-white syndrome: a multicenter international study. JACC Clin Electrophysiol. 2018;4:433–44.

[17] Reid DS, Tynan M, Braidwood L, Fitzgerald GR. Bidirectional tachycardia in a child. A study using His bundle electrography. Br Heart J. 1975;37:339–44.

[18] Leenhardt A, Lucet V, Denjoy I, Grau F, Ngoc DD, Coumel P. Catecholaminergic polymorphic ventricular tachycardia in children. A 7-year follow-up of 21 patients. Circulation. 1995;91:1512–9.

[19] Priori SG, Wilde AA, Horie M, Cho Y, Behr ER, Berul C, Blom N, Brugada J, Chiang C-E, Huikuri H, Kannankeril P, Krahn A, Leenhardt A, Moss A, Schwartz PJ, Shimizu W, Tomaselli G, Tracy C. Executive summary: HRS/EHRA/APHRS expert consensus statement on the diagnosis and management of patients with inherited primary arrhythmia syndromes. Heart Rhythm. 2013;10:e85–108.

[20] Hayashi M, Denjoy I, Extramiana F, Maltret A, Buisson NR, Lupoglazoff J-M, Klug D, Hayashi M, Takatsuki S, Villain E, Kamblock J, Messali A, Guicheney P, Lunardi J, Leenhardt A. Incidence and risk factors of arrhythmic events in catecholaminergic polymorphic ventricular tachycardia. Circulation. 2009;119:2426–34.

[21] Lahat H, Eldar M, Levy-Nissenbaum E, Bahan T, Friedman E, Khoury A, Lorber A, Kastner DL, Goldman B, Pras E. Autosomal recessive catecholamine- or exercise-induced polymorphic ventricular tachycardia: clinical features and assignment of the disease gene to chromosome 1p13-21. Circulation. 2001;103:2822–7.

[22] Postma AV, Denjoy I, Hoorntje TM, Lupoglazoff J-M, Da Costa A, Sebillon P, Mannens MMAM, Wilde AAM, Guicheney P. Absence of calsequestrin 2 causes severe forms of catecholaminergic polymorphic ventricular tachycardia. Circ Res. 2002;91:e21–6.

[23] Sumitomo N. Current topics in catecholaminergic polymorphic ventricular tachycardia. J Arrhythm. 2016;32:344–51.

[24] Marjamaa A, Hiippala A, Arrhenius B, Lahtinen AM, Kontula K, Toivonen L, Happonen J-M, Swan H. Intravenous epinephrine infusion test in diagnosis of catecholaminergic polymorphic ventricular

tachycardia. J Cardiovasc Electrophysiol. 2012; 23:194–9.

[25] Sumitomo N, Sakurada H, Taniguchi K, Matsumura M, Abe O, Miyashita M, Kanamaru H, Karasawa K, Ayusawa M, Fukamizu S, Nagaoka I, Horie M, Harada K, Hiraoka M. Association of atrial arrhythmia and sinus node dysfunction in patients with catecholaminergic polymorphic ventricular tachycardia. Circ J. 2007;71:1606–9.

[26] Morita H, Kusano-Fukushima K, Nagase S, Fujimoto Y, Hisamatsu K, Fujio H, Haraoka K, Kobayashi M, Morita ST, Nakamura K, Emori T, Matsubara H, Hina K, Kita T, Fukatani M, Ohe T. Atrial fibrillation and atrial vulnerability in patients with Brugada syndrome. J Am Coll Cardiol. 2002;40:1437–44.

[27] Swan H, Laitinen P, Kontula K, Toivonen L. Calcium channel antagonism reduces exercise-induced ventricular arrhythmias in catecholaminergic polymorphic ventricular tachycardia patients with RyR2 mutations. J Cardiovasc Electrophysiol. 2005;16:162–6.

[28] Rosso R, Kalman JM, Rogowski O, Diamant S, Birger A, Biner S, Belhassen B, Viskin S. Calcium channel blockers and beta-blockers versus beta-blockers alone for preventing exercise-induced arrhythmias in catecholaminergic polymorphic ventricular tachycardia. Heart Rhythm. 2007;4:1149–54.

[29] Watanabe H, Chopra N, Laver D, Hwang HS, Davies SS, Roach DE, Duff HJ, Roden DM, Wilde AAM, Knollmann BC. Flecainide prevents catecholaminergic polymorphic ventricular tachycardia in mice and humans. Nat Med. 2009;15:380–3.

[30] van der Werf C, Kannankeril PJ, Sacher F, Krahn AD, Viskin S, Leenhardt A, Shimizu W, Sumitomo N, Fish FA, Bhuiyan ZA, Willems AR, van der Veen MJ, Watanabe H, Laborderie J, Haïssaguerre M, Knollmann BC, Wilde AAM. Flecainide therapy reduces exercise-induced ventricular arrhythmias in patients with catecholaminergic polymorphic ventricular tachycardia. J Am Coll Cardiol. 2011;57: 2244–54.

[31] Watanabe H, van der Werf C, Roses-Noguer F, Adler A, Sumitomo N, Veltmann C, Rosso R, Bhuiyan ZA, Bikker H, Kannankeril PJ, Horie M, Minamino T, Viskin S, Knollmann BC, Till J, Wilde AAM. Effects of flecainide on exercise-induced ventricular arrhythmias and recurrences in genotype-negative patients with catecholaminergic polymorphic ventricular tachycardia. Heart Rhythm. 2013;10:542–7.

[32] Wilde AAM, Bhuiyan ZA, Crotti L, Facchini M, De Ferrari GM, Paul T, Ferrandi C, Koolbergen DR, Odero A, Schwartz PJ. Left cardiac sympathetic denervation for catecholaminergic polymorphic ventricular tachycardia. N Engl J Med. 2008;358:2024–9.

[33] Collura CA, Johnson JN, Moir C, Ackerman MJ. Left cardiac sympathetic denervation for the treatment of long QT syndrome and catecholaminergic polymorphic ventricular tachycardia using video-assisted thoracic surgery. Heart Rhythm. 2009; 6:752–9.

[34] Roses-Noguer F, Jarman JWE, Clague JR, Till J. Outcomes of defibrillator therapy in catecholaminergic polymorphic ventricular tachycardia. Heart Rhythm. 2014;11:58–66.

[35] Roston TM, Jones K, Hawkins NM, Bos JM, Schwartz PJ, Perry F, Ackerman MJ, Laksman ZWM, Kaul P, Lieve KVV, Atallah J, Krahn AD, Sanatani S. Implantable cardioverter-defibrillator use in catecholaminergic polymorphic ventricular tachycardia: a systematic review. Heart Rhythm. 2018;15:1791–9.

[36] Priori SG, Blomström-Lundqvist C, Mazzanti A, Blom N, Borggrefe M, Camm J, Elliott PM, Fitzsimons D, Hatala R, Hindricks G, Kirchhof P, Kjeldsen K, Kuck K-H, Hernandez-Madrid A, Nikolaou N, Norekvål TM, Spaulding C, Van Veldhuisen DJ, ESC Scientific Document Group. 2015 ESC guidelines for the management of patients with ventricular arrhythmias and the prevention of sudden cardiac death: the task force for the management of patients with ventricular arrhythmias and the prevention of sudden cardiac death of the European Society of Cardiology (ESC). Endorsed by: Association for European Paediatric and Congenital Cardiology (AEPC). Eur Heart

J. 2015;36:2793–867.

[37] Ostby SA, Bos JM, Owen HJ, Wackel PL, Cannon BC, Ackerman MJ. Competitive sports participation in patients with catecholaminergic polymorphic ventricular tachycardia: a single center's early experience. JACC Clin Electrophysiol. 2016;2:253–62.

[38] Martini B, Nava A, Thiene G, Buja GF, Canciani B, Scognamiglio R, Daliento L, Dalla VS. Ventricular fibrillation without apparent heart disease: description of six cases. Am Heart J. 1989;118:1203–9.

[39] Brugada P, Brugada J. Right bundle branch block, persistent ST segment elevation and sudden cardiac death: a distinct clinical and electrocardiographic syndrome. A multicenter report. J Am Coll Cardiol. 1992;20:1391–6.

[40] Derval N, Simpson CS, Birnie DH, Healey JS, Chauhan V, Champagne J, Gardner M, Sanatani S, Yee R, Skanes AC, Gula LJ, Leong-Sit P, Ahmad K, Gollob MH, Haïssaguerre M, Klein GJ, Krahn AD. Prevalence and characteristics of early repolarization in the CASPER registry: cardiac arrest survivors with preserved ejection fraction registry. J Am Coll Cardiol. 2011;58:722–8.

[41] Hiraoka M. Brugada syndrome in Japan. Circ J. 2007;71 Suppl A:A61–8.

[42] Baranchuk A, Nguyen T, Ryu MH, Femenía F, Zareba W, Wilde AAM, Shimizu W, Brugada P, Pérez-Riera AR. Brugada phenocopy: new terminology and proposed classification. Ann Noninvasive Electrocardiol. 2012;17:299–314.

[43] Bayés de Luna A, Brugada J, Baranchuk A, Borggrefe M, Breithardt G, Goldwasser D, Lambiase P, Riera AP, Garcia-Niebla J, Pastore C, Oreto G, McKenna W, Zareba W, Brugada R, Brugada P. Current electrocardiographic criteria for diagnosis of Brugada pattern: a consensus report. J Electrocardiol. 2012;45:433–42.

[44] Zhang J, Sacher F, Hoffmayer K, O'Hara T, Strom M, Cuculich P, Silva J, Cooper D, Faddis M, Hocini M, Haïssaguerre M, Scheinman M, Rudy Y. Cardiac electrophysiological substrate underlying the ECG phenotype and electrogram abnormalities in Brugada syndrome patients. Circulation. 2015;131:1950–9.

[45] Nademanee K, Hocini M, Haïssaguerre M. Epicardial substrate ablation for Brugada syndrome. Heart Rhythm. 2017;14:457–61.

[46] Ackerman MJ, Priori SG, Willems S, Berul C, Brugada R, Calkins H, Camm AJ, Ellinor PT, Gollob M, Hamilton R, Hershberger RE, Judge DP, Le Marec H, McKenna WJ, Schulze-Bahr E, Semsarian C, Towbin JA, Watkins H, Wilde A, Wolpert C, Zipes DP, Heart Rhythm Society (HRS), European Heart Rhythm Association (EHRA). HRS/EHRA expert consensus statement on the state of genetic testing for the channelopathies and cardiomyopathies: this document was developed as a partnership between the Heart Rhythm Society (HRS) and the European Heart Rhythm Association (EHRA). Europace. 2011;13:1077–109.

[47] Chung EH, McNeely DE, Gehi AK, Brickner T, Evans S, Pryski E, Waicus K, Stafford H, Mounsey JP, Schwartz JD, Huang S, Pursell I, Ciocca M. Brugada-type patterns are easily observed in high precordial lead ECGs in collegiate athletes. J Electrocardiol. 2014;47:1–6.

[48] Shimizu W, Matsuo K, Takagi M, Tanabe Y, Aiba T, Taguchi A, Suyama K, Kurita T, Aihara N, Kamakura S. Body surface distribution and response to drugs of ST segment elevation in Brugada syndrome: clinical implication of eighty-seven-lead body surface potential mapping and its application to twelve-lead electrocardiograms. J Cardiovasc Electrophysiol. 2000;11:396–404.

[49] Chung EH. Brugada ECG patterns in athletes. J Electrocardiol. 2015;48:539–43.

[50] Corrado D, Pelliccia A, Heidbuchel H, Sharma S, Link M, Basso C, Biffi A, Buja G, Delise P, Gussac I, Anastasakis A, Borjesson M, Bjørnstad HH, Carrè F, Deligiannis A, Dugmore D, Fagard R, Hoogsteen J, Mellwig KP, Panhuyzen-Goedkoop N, Solberg E, Vanhees L, Drezner J, Estes NAM, Iliceto S, Maron BJ, Peidro R,

Schwartz PJ, Stein R, Thiene G, Zeppilli P, McKenna WJ, Section of Sports Cardiology, European Association of Cardiovascular Prevention and Rehabilitation. Recommendations for interpretation of 12-lead electrocardiogram in the athlete. Eur Heart J. 2010;31:243–59.

[51] Chevallier S, Forclaz A, Tenkorang J, Ahmad Y, Faouzi M, Graf D, Schlaepfer J, Pruvot E. New electrocardiographic criteria for discriminating between Brugada types 2 and 3 patterns and incomplete right bundle branch block. J Am Coll Cardiol. 2011;58:2290–8.

[52] Ohkubo K, Watanabe I, Okumura Y, Ashino S, Kofune M, Nagashima K, Nakai T, Kunimoto S, Kasamaki Y, Hirayama A. A new criteria differentiating type 2 and 3 Brugada patterns from ordinary incomplete right bundle branch block. Int Heart J. 2011;52:159–63.

[53] Serra G, Baranchuk A, Bayés-De-Luna A, Brugada J, Goldwasser D, Capulzini L, Arazo D, Boraita A, Heras M-E, Garcia-Niebla J, Elosua R, Brugada R, Brugada P. New electrocardiographic criteria to differentiate the Type-2 Brugada pattern from electrocardiogram of healthy athletes with r'-wave in leads V1/V2.Europace. 2014;16: 1639–45.

[54] Zorzi A, Leoni L, Di Paolo FM, Rigato I, Migliore F, Bauce B, Pelliccia A, Corrado D. Differential diagnosis between early repolarization of athlete's heart and coved-type Brugada electrocardiogram. Am J Cardiol. 2015;115:529–32.

[55] Zorzi A, Migliore F, Marras E, Marinelli A, Baritussio A, Allocca G, Leoni L, Perazzolo Marra M, Basso C, Buja G, Thiene G, Iliceto S, Delise P, Corrado D. Should all individuals with a nondiagnostic Brugada-electrocardiogram undergo sodium-channel blocker test? Heart Rhythm. 2012;9:909–16.

[56] Nunn L, Bhar-Amato J, Lambiase P. Brugada syndrome: controversies in risk stratification and management. Indian Pacing Electrophysiol J. 2010;10:400–9.

[57] Mascia G, Arbelo E, Hernandez-Ojeda J, Solimene F, Brugada R, Brugada J. Brugada syndrome and exercise practice: current knowledge, shortcomings and open questions. Int J Sports Med. 2017;38:573–81.

[58] Lampert R, Olshansky B, Heidbuchel H, Lawless C, Saarel E, Ackerman M, Calkins H, Estes NAM, Link MS, Maron BJ, Marcus F, Scheinman M, Wilkoff BL, Zipes DP, Berul CI, Cheng A, Jordaens L, Law I, Loomis M, Willems R, Barth C, Broos K, Brandt C, Dziura J, Li F, Simone L, Vandenberghe K, Cannom D. Safety of sports for athletes with implantable cardioverter-defibrillators: long-term results of a prospective multinational registry. Circulation. 2017;135:2310–2.

[59] Lampert R, Olshansky B, Heidbuchel H, Lawless C, Saarel E, Ackerman M, Calkins H, Estes NAM, Link MS, Maron BJ, Marcus F, Scheinman M, Wilkoff BL, Zipes DP, Berul CI, Cheng A, Law I, Loomis M, Barth C, Brandt C, Dziura J, Li F, Cannom D. Safety of sports for athletes with implantable cardioverter-defibrillators: results of a prospective, multinational registry. Circulation. 2013;127: 2021–30.

[60] Corrado D, Basso C, Thiene G. Sudden cardiac death in young people with apparently normal heart. Cardiovasc Res. 2001;50:399–408.

[61] Chugh SS, Kelly KL, Titus JL. Sudden cardiac death with apparently normal heart. Circulation. 2000;102:649–54.

[62] Al-Khatib SM, Stevenson WG, Ackerman MJ, Bryant WJ, Callans DJ, Curtis AB, Deal BJ, Dickfeld T, Field ME, Fonarow GC, Gillis AM, Granger CB, Hammill SC, Hlatky MA, Joglar JA, Kay GN, Matlock DD, Myerburg RJ, Page RL. 2017 AHA/ACC/HRS guideline for management of patients with ventricular arrhythmias and the prevention of sudden cardiac death: a report of the American College of Cardiology/American Heart Association task force on clinical practice guidelines and the Heart Rhythm Society. J Am Coll Cardiol. 2018;72:e91–e220.

[63] Papadakis M, Raju H, Behr ER, De Noronha SV, Spath N, Kouloubinis A, Sheppard MN, Sharma S. Sudden cardiac death with autopsy findings of uncertain significance: potential for erroneous interpretation. Circ Arrhythm Electrophysiol. 2013;6:588–96.

[64] Haïssaguerre M, Derval N, Sacher F, Jesel L, Deisenhofer I, de Roy L, Pasquié J-L, Nogami A, Babuty D, Yli-Mayry S, De Chillou C, Scanu P, Mabo P, Matsuo S, Probst V, Le Scouarnec S, Defaye P, Schlaepfer J, Rostock T, Lacroix D, Lamaison D, Lavergne T, Aizawa Y, Englund A, Anselme F, O'Neill M, Hocini M, Lim KT, Knecht S, Veenhuyzen GD, Bordachar P, Chauvin M, Jais P, Coureau G, Chene G, Klein GJ, Clémenty J. Sudden cardiac arrest associated with early repolarization. N Engl J Med. 2008;358:2016–23.

[65] Haïssaguerre M, Sacher F, Nogami A, Komiya N, Bernard A, Probst V, Yli-Mayry S, Defaye P, Aizawa Y, Frank R, Mantovan R, Cappato R, Wolpert C, Leenhardt A, de Roy L, Heidbuchel H, Deisenhofer I, Arentz T, Pasquié J-L, Weerasooriya R, Hocini M, Jais P, Derval N, Bordachar P, Clémenty J. Characteristics of recurrent ventricular fibrillation associated with inferolateral early repolarization role of drug therapy. J Am Coll Cardiol. 2009;53:612–9.

[66] Nam G-B, Kim Y-H, Antzelevitch C. Augmentation of J waves and electrical storms in patients with early repolarization. N Engl J Med. 2008;358:2078–9.

[67] Rosso R, Kogan E, Belhassen B, Rozovski U, Scheinman MM, Zeltser D, Halkin A, Steinvil A, Heller K, Glikson M, Katz A, Viskin S. J-point elevation in survivors of primary ventricular fibrillation and matched control subjects: incidence and clinical significance. J Am Coll Cardiol. 2008;52:1231–8.

[68] Tikkanen JT, Junttila MJ, Anttonen O, Aro AL, Luttinen S, Kerola T, Sager SJ, Rissanen HA, Myerburg RJ, Reunanen A, Huikuri HV. Early repolarization: electrocardiographic phenotypes associated with favorable long-term outcome. Circulation. 2011;123:2666–73.

[69] Cristoforetti Y, Biasco L, Giustetto C, De Backer O, Castagno D, Astegiano P, Ganzit G, Gribaudo CG, Moccetti M, Gaita F. J-wave duration and slope as potential tools to discriminate between benign and malignant early repolarization. Heart Rhythm. 2016;13:806–11.

[70] Roten L, Derval N, Maury P, Mahida S, Pascale P, Leenhardt A, Jesel L, Deisenhofer I, Kautzner J, Probst V, Rollin A, Ruidavets J-B, Ferrières J, Sacher F, Heg D, Scherr D, Komatsu Y, Daly M, Denis A, Shah A, Hocini M, Jaïs P, Haïssaguerre M. Benign vs. malignant inferolateral early repolarization: focus on the T wave. Heart Rhythm. 2016;13:894–902.

[71] Yamada T, McElderry HT, Doppalapudi H, Murakami Y, Yoshida Y, Yoshida N, Okada T, Tsuboi N, Inden Y, Murohara T, Epstein AE, Plumb VJ, Singh SP, Kay GN. Idiopathic ventricular arrhythmias originating from the aortic root prevalence, electrocardiographic and electrophysiologic characteristics, and results of radiofrequency catheter ablation. J Am Coll Cardiol. 2008;52:139–47.

[72] Lerman BB, Belardinelli L, West GA, Berne RM, DiMarco JP. Adenosine-sensitive ventricular tachycardia: evidence suggesting cyclic AMP-mediated triggered activity. Circulation. 1986;74:270–80.

[73] Lerman BB. Response of nonreentrant catecholamine-mediated ventricular tachycardia to endogenous adenosine and acetylcholine. Evidence for myocardial receptor-mediated effects. Circulation. 1993;87:382–90.

[74] Lerman BB, Stein K, Engelstein ED, Battleman DS, Lippman N, Bei D, Catanzaro D. Mechanism of repetitive monomorphic ventricular tachycardia. Circulation. 1995;92:421–9.

[75] Heidbuchel H, Prior DL, La Gerche A. Ventricular arrhythmias associated with long-term endurance sports: what is the evidence? Br J Sports Med. 2012;46(Suppl 1):i44–50.

[76] Sawant AC, Bhonsale A, te Riele ASJM, Tichnell C, Murray B, Russell SD, Tandri H, Tedford RJ, Judge DP, Calkins H, James CA. Exercise has a disproportionate role in the pathogenesis of arrhythmogenic right ventricular dysplasia/cardiomyopathy in patients without desmosomal mutations. J Am Heart Assoc. 2014;3:e001471.

[77] Saeid AK, Klein GJ, Leong-Sit P. Sustained ventricular tachycardia in apparently normal hearts: medical therapy should be the first step in management. Card Electrophysiol Clin. 2016;8:631–9.

[78] Lai E, Chung EH. Management of arrhythmias in athletes: atrial fibrillation, premature ventricular contractions, and ventricular tachycardia. Curr Treat Options Cardiovasc Med. 2017;19:86.

[79] Bradfield JS, Shivkumar K. Anatomy for ventricular tachycardia ablation in structural heart disease. Card Electrophysiol Clin. 2017;9:11–24.

[80] Ling Z, Liu Z, Su L, Zipunnikov V, Wu J, Du H, Woo K, Chen S, Zhong B, Lan X, Fan J, Xu Y, Chen W, Yin Y, Nazarian S, Zrenner B. Radiofrequency ablation versus antiarrhythmic medication for treatment of ventricular premature beats from the right ventricular outflow tract: prospective randomized study. Circ Arrhythm Electrophysiol. 2014;7:237–43.

[81] Latchamsetty R, Yokokawa M, Morady F, Kim HM, Mathew S, Tilz R, Kuck K-H, Nagashima K, Tedrow U, Stevenson WG, Yu R, Tung R, Shivkumar K, Sarrazin J-F, Arya A, Hindricks G, Vunnam R, Dickfeld T, Daoud EG, Oza NM, Bogun F. Multicenter outcomes for catheter ablation of idiopathic premature ventricular complexes. JACC Clin Electrophysiol. 2015;1:116–23.

第13章 运动员心脏植入式电子器械
Cardiovascular Implantable Electronic Devices in Athletes

Benjamin H. Hammond   Elizabeth V. Saarel   著

曹娅麟   译

心血管植入式电子设备（cardiovascular implantable electronic device，CIED）发明于 20 世纪 50 年代，当时第一个永久起搏器被植入获得性完全性房室传导阻滞患者体内。植入式心脏复律除颤器（implantable cardioverter-defbrillator，ICD）技术在多年后发展起来，第一个 ICD 设备在 20 世纪 80 年代中期被植入人体。这些早期的 CIED 需要大型脉冲发生器，并在心外膜上放置外科电极。直到 20 世纪 90 年代初开发出经静脉电极和紧凑型脉冲发生器，CIED 患者才有可能参加体育活动。

1994 年，一名精英高中篮球运动员 Nicholas Knapp 在打篮球时出现晕厥，需要进行除颤复苏。在心搏骤停后的 10 天内，他接受了 ICD 植入。他在西北大学获得了全额体育奖学金，但他被告知，根据第 26 届美国心脏病学会 Bethesda 会议关于运动资格的指导建议，他无法通过医学许可参加比赛[1]。这一取消资格导致他对这所大学提起歧视诉讼，最初得到了支持，但后来被高等法院驳回，该法院认定在大学级别打篮球不是生活的基本需求，因此这项活动不符合 1973 年康复法案第 504（a）条的保护[2]。被该校的队医允许参加另一个大学的篮球项目比赛后，他在一次篮球练习中由于心律失常而受到了适当的电击，并没有继续完成那个赛季[3]。在 Knapp 案例发生后的几年里，竞技性运动对 ICD 患者的安全性一直受到质疑和研究。

一些植入了起搏器或 ICD 的运动员在植入后继续积极参与竞技体育活动。在 2006 年，一项超过 40% 电生理学家参与的研究发现，至少有一名患者在植入 ICD 后继续参加比高尔夫更激烈的运动[4]。这一发现与 2005 年的第 36 届 Bethesda 会议惊人的不一致，该建议与之前的建议类似，认为只有ⅠA 类运动（如保龄球、台球和高尔夫）对 ICD 患者是安全的[5]。随后的研究表明，在 ICD 患者中，与竞技运动相关的不良后遗症发生率较低，尽管事实上运动可能导致一些运动员的心律失常[6, 7]。本章将回顾目前对植入 CIED 运动员的运动参与建议，提供证明 CIED 安全性的数据，同时强调与竞技体育参与相关的潜在不良后果，并回顾植入 CIED 运动员的生活质量因素。

一、起搏器

起搏器的适应证包括心力衰竭、顽固性心律失常、房室传导阻滞和窦房结功能障碍[8]。与植入 ICD 的患者相比，起搏器患者在共识指南中没有被限制参加竞技运动，尽管很少有关于该人群参与体育运动程度或运动安全性的公开数据。2004 年，荷兰的一项研究对 9 名植入起搏器的长跑运动员进行研究。对这些运动员进行为期 9 个月的心脏监测和间歇性设备监测。患有完全性房室传导阻滞的跑步者需要将心率上限参数调整至每分钟 170～180 次，以确保高心房率下房室同步。在训练计划期间或在完成训练计划 2 年后对这些运动员进行调查，未观察到起搏器功能障碍[9]。

1992 年，Schuger 等报道了一名 23 岁垒球运动员植入起搏器后，双侧静脉电极受损严重。他为右利手，每天参加垒球比赛，并进行高强度的投掷练习。他因心动过缓导致晕厥就诊，并发现起搏器功能障碍。他的心室电极完全断裂，心房电极受损，认为是由于频繁重复的手臂运动，导致电极在锁骨和第一肋骨之间被压碎[10]。虽然植入技术和电极设计多年来有所改进，但重复和有力的手臂运动仍有可能损伤起搏器或 ICD 电极，特别是位于锁骨和第一肋骨之间的设备。

对植入心脏起搏器的运动员，大多数心脏结构正常，没有心肌病或原发性遗传性心律失常综合征，其风险集中在潜在的设备损害，包括脉冲发生器和电极。对于患有先天性、后天性或致心律失常性的患者，根据其潜在的心脏诊断对患者进行风险分层非常重要。关于潜在的设备损坏，由于可预知到风险，一些预防工作小组建议这些运动员不参加接触 / 碰撞运动[1, 5, 11]。表 13-1 列出了最新的 2015 年 AHA/ACC 工作指南中列举的接触性运动。

患有心脏传导阻滞的运动员建议放置双腔起搏器，可以实现更多的生理起搏和变时能力，包括心房感知和心室起搏，或双室感知 / 起搏[13]。设置较高的心率参数对于参与运动很重要，以避免起搏器的文氏现象，就像之前在荷兰起搏器研究中的结果[9]。当感知到的心房收缩（P 波）落在程序性心室后心房不应期（programmed postventricular atrial refractory period，PVARP）时，就会发生上限频率行为，因为没有被感知出现文氏现象，运动员可能在运动峰值时出现心室率突然减慢。这一现象的示例见图 13-1。运动试验有助于确定运动员的适当起搏器参数，所有植入起搏器的运动员都应进行运动试验以评估是否可重返运动。

二、植入式心脏复律除颤器

ICD 植入的 I 类适应证包括以下内容。
• 心搏骤停幸存者的二级预防。

表 13-1	AHA/ACC 根据运动风险进行分类	
	初级中学	高级中学 / 大学
预期存在风险	• 美式足球 • 冰上曲棍球 • 长曲棍球 • 摔跤 • 空手道和柔道 • 击剑 • 拳击	• 美式足球 • 足球 • 冰上曲棍球 • 长曲棍球 • 篮球 • 摔跤 • 空手道和柔道 • 滑降滑雪 • 壁球 • 击剑 • 拳击
可能出现风险	• 足球 • 篮球 • 曲棍球 • 滑降滑雪 • 马术 • 壁球 • 骑自行车	• 曲棍球 • 马术 • 骑自行车 • 棒球 / 垒球 • 体操 • 花样滑冰
预期没有风险	• 棒球 / 垒球 • 板球 • 高尔夫球 • 射击 • 体操 • 排球 • 游泳 • 田径赛 • 网球 • 花样滑冰 • 越野滑雪 • 划船 • 航行 • 射箭 • 举重 • 羽毛球	• 板球 • 高尔夫球 • 射击 • 排球 • 游泳 • 田径赛 • 网球 • 越野滑雪 • 划船 • 航行 • 射箭 • 举重 • 羽毛球

经许可转载，引自 Levine et al.[12]，Elsevier

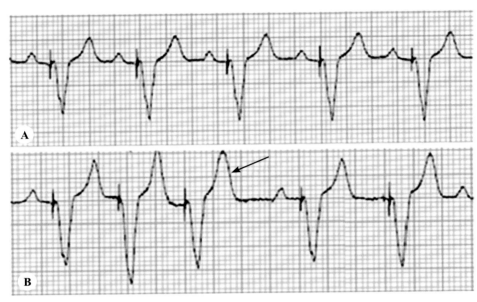

▲ 图 13-1 上限频率行为

A. 心房感知，心室起搏；B. 感知的 P 波后紧随着起搏的 QRS 波群。接着两个起搏的 QRS 波群前出现一个增高的 T 波，提示 P 波落在被感知的 T 波内，并发生心室起搏。第四个 P 波落在 T 波内（箭），发生在心室后心房不应期内，未被察觉，心室起搏未触发，导致心率减慢（经许可转载，引自 Elsevier[14]）

- 结构性心脏病合并自发性持续性室性心动过速（VT）。

- 原因不明的晕厥合并电生理检查（electrophysiology，EP）显示持续性 VT。

- 左心室射血分数（LVEF）≤35%，心肌梗死（myocardial infarction，MI）后至少 40 天，伴纽约心功能分级（New York Heart Association，NYHA）Ⅱ级或Ⅲ级。

- 非缺血性心脏病伴 LVEF≤35% 和 NYHA Ⅱ级或Ⅲ级。

- LVEF≤30%,MI 后至少 40 天，合并 NYHA Ⅰ级。

- MI 前出现非持续性 VT，LVEF≤40%。

- EP 中的诱发心室颤动（VF）或持续性 VT。

Ⅱa 和Ⅱb 类适应证包括合并猝死高危因素患者[8]。在一系列 AHA/ACC 运动推荐中，强调不能为了参加高强度运动而植入 ICD（Ⅲ类适应证）[8]。

ICD 系统包括多种装置。最常见的 ICD 系统包括右心室内膜中经静脉的起搏 / 感知电极，右心室和（或）上腔静脉（superior vena cava，SVC）中有一个或两个高压线圈，但 ICD 系统也可能包括右心室或左心室表面的心外膜电极和线圈，或皮下胸骨旁感应电极和线圈。在经静脉电极系统中，ICD 脉冲发生器通常放置在右胸或左胸皮下，但发生器也可以放置在胸下位置、腹部或腋窝。目前心内膜 ICD 电极通常由起搏和传感电极和高电压线圈组成，线圈周围是硅胶绝缘，外层是聚氨酯绝缘。在召回的 ICD 电极中，最常见为细电极，如果电极的约束部分形成铰链点，在心动周期弯曲时，就会出现早期断裂[15]。此外，由于硅胶绝缘的变形和摩擦造成的损坏，可能会出现绝缘破损。ICD 电极的损伤，无论是断裂还是绝缘破损，都可能引起起搏器感知过度[15]。在这种情况下，感知过度可能引起不适当的 ICD 放电。在极少数情况下，可能会发生心肌穿孔（尤其是右心室心尖），但这与运动关系不大，更可能是由于植入时电极尖端的前向张力引起电极在心肌中移动。

尽管 ICD 电击传统上被称为"适当"和"不适当"，但最近的文献表明，更准确的术语是"必要"和"非必要"电击[16]。必要的电击可以适当地终止无法通过抗心动过速起搏（antitachycardia pacing，ATP）终止或自行终止的室性快速心律失常。接受必要电击的患者通常会出现症状，并可能失去意识，需要心肺复苏。不必要的电击包括因室上性心动过速（SVT）或心率超过设定心率阈值的单形性 VT 而产生电击，这些电击可能发生在血流动力学稳定、意识清醒的患者。过度感知会导致错误检测快速性室性心律失常。不必要的电击在 ICD 电击中高达 50% 以上[16]。

2006 年，ICD 运动安全注册研究成立并启动，作为一个多国、前瞻性和观察性注册研究，以确定和量化 ICD 患者参与运动的相关情况。2013 年，Lampert 等首次发表了该注册研究的结果，其中包括 372 名参加 ⅠA 级以上运动的运动员，年龄为 10—60 岁[17]。在这些登记的运动员中，最常见的潜在心脏病诊断包括以下内容。

- 长 QT 间期综合征（20%）。
- 肥厚型心肌病（17%）。
- 致心律失常性右心室心肌病（14%）。
- 冠状动脉疾病（11%）。
- 特发性 VT/VF（心脏结构正常，11%）。
- 扩张型心肌病（8%）。
- 先天性心脏病（8%）。
- 儿茶酚胺敏感性多形性室性心动过速（3%）。
- Brugada 综合征（2%）。

队列中合并这些潜在疾病的患者中，27% 在心室颤动 / 心搏骤停后植入 ICD，14% 的患者既往发生持续性 VT，27% 的患者发生晕厥[17]。考虑到这些数据，心脏病专家和患者对植入器械后继续参加体育活动存在一定程度的恐惧是合理的。同时，一些人可能错误地将植入 ICD 视为"安全网"，认为无论他们参与运动的程度如何，ICD 都会保护和挽救他们。对运动员的潜在心脏病进行适当评估是必要的，以便为患有 ICD 的运动员提供运动参加的建议。电击除颤具有风险，已经在老年患者中显示，会增加继发性心力衰竭的死亡风险[18]。需要慎重考虑的是必要和不必要电击本身的风险，尤其合并严重潜在心脏病的患者。

三、CIED 的运动员参加竞技体育的建议

1985 年，第 16 届 Bethesda 会议的报告中首次提到了起搏器，该报告为心血管疾病患者提供了有关运动比赛资格的建议。该专家小组对佩戴起搏器的个人的建议是"不要从事有身体碰撞危险的竞技运动"[19]。20 年后，第 36 届 Bethesda 会议讨论了 ICD 的使用率增加[5]，并提出以下意见。

尽管意见存在分歧，并且几乎没有直接证据，但专家组认为，由于 ICD 的存在（无论是用于猝死的一级还是二级预防），应取消运动员参加竞技性（低强度、ⅠA 级除外）运动的资格，包括那些可能涉及身体创伤的运动。在心血管疾病高危患者中使用植入式装置不应被视为保护性治疗，因此不是允许参加原本受到限制的竞技运动的理由。

专家组还提出了一个担忧，在运动高峰时，设备性能存在不确定性，增加了必要和不必要电击的可能性，以及对运动员造成伤害的相关风险[5]。

在这些建议发布后，为了解决第 36 届 Bethesda 会议上表达的这些担忧，ICD 运动员登记研究开始启动。该注册研究的首个结果于 2013 年公布。在平均 31 个月的随访中，13% 的运动员出现了必要的 ICD 电击，11% 的运动员出现了不必要的电击。在那些受到必要或不必要电击的运动员中，比赛 / 练习和其他体育活动之间的电击发生率没有差异。关于装置的损伤，考虑电极故障，97% 的电极可使用 5 年，90% 的电极可使用 10 年。登记研究表明，尽管发生了必要和不必要的电击，但许多植入 ICD 的运动员可以在没有身体伤害或未能终止心律失常的情况下参加竞技运动[17]。4 年后重新评估了登记研究数据，在 440 名患者的队列中发现了类似的结果[20]。

2015 年 AHA/ACC 对患有心血管疾病的竞技运动员的资格和取消资格建议纳入了植入 ICD 运动员的数据，认识到安全参与某些竞技运动的可

能性。作者表示，允许植入 ICD 的运动员参加 I A 类运动是合理的，但他们补充了建议，指出运动员可以通过共同决策来从事更高强度的运动，即运动员需要承担部分潜在的不良事件风险。关于这方面的共同决策总结如下[11]。

如果运动员在 3 个月内没有发作心室扑动或 VF，则可考虑参加静态和动态成分峰值高于 I A 级的运动。在决定是否参加体育运动，针对适当和不适当电击的可能性，以及器械相关的可能创伤，需要与运动员共同决策。

该指南还重申，参加体育活动的资格和安全性绝不应成为植入 ICD 的指征[11]。医生被建议优先考虑患者的潜在心血管疾病和临床背景，而不是仅仅基于 ICD 的存在来提出运动参与建议。图 13-2 和图 13-3 显示了包含植入心脏起搏器和 ICD 的运动员的最新竞技运动指南的决策树。

儿童运动员

Saarel 等分别纳入了≤21 岁 ICD 植入患者（年龄 10—21 岁）[21]。大多数患者心室功能基本正常；最常见的诊断是长 QT 间期综合征（38%）、肥厚型心肌病（23%）、先天性心脏病（12%），其他不常见的诊断包括致心律失常性右心室心肌病、特发性 VT/VF、儿茶酚胺敏感性多形性室性心动过速（CPVT）、扩张型心肌病和 Brugada 综合征。按 ACC/AHA 指南分类，117 名患者参加竞技运动，12 名患者参加危险体育运动（表 13-2）[11]；79 名运动员参加了高中或大学水平的体育运动。在较大的运动员 ICD 登记研究的亚组分析中，观察到与其他队列研究相似的结果，无快速心律失常相关死亡、心肺复苏或严重损伤。设备故障率较低。在比赛或练习期间，4 个人接受了 6 次必要电击，在运动期间每 100 人每年会发生 1.5 次必要电击。总体而言，27% 的运动员至少受到了一次电击，由

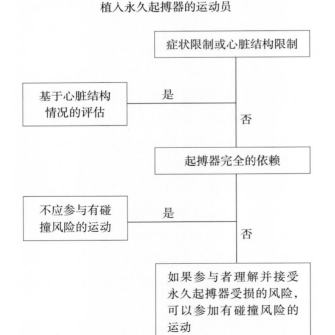

植入永久起搏器的运动员

▲ 图 13-2　起搏器植入运动员的竞技运动指南的决策树

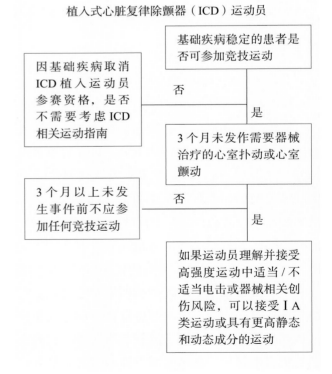

植入式心脏复律除颤器（ICD）运动员

▲ 图 13-3　ICD 植入运动员决策树

表 13-2　如果运动过程发生晕厥，按照 AHA/ACC 指南的风险分类为高危运动

高危运动（如果晕厥发生）		
赛车	体操	花样游泳
健身	骑摩托车	铁人三项赛
骑自行车	牛仔竞技比赛	滑水
潜水	滑板	举重
马术	滑雪	帆板运动

于噪声、SVT 和过度感知，有大量不必要的电击（35% 的电击是不必要的）。这些关于电击的情况也与大型登记研究类似。重要的是，本研究中 117 名运动员有 105 名在随访期间停止了所有或部分运动，大多数是非医学原因，其中 7 人是由于 ICD 电击[21]。

四、场边管理

在体育活动和比赛中，植入 ICD 的运动员可能会出现一些问题。其中最严重的是快速性室性心律失常伴休克导致死亡。因此，在参加竞技体育（包括练习）期间，必须在场边准备一台自动体外除颤器。电击后有无脉冲电活动（pulseless electrical activity，PEA）的风险，因此场外应有接受过心肺复苏（cardiopulmonary resuscitation，CPR）训练者。了解心源性猝死的潜在诊断和相关机制对于预测预后至关重要。罕见 CPVT 患者由于儿茶酚胺释放引起短时间内反复发作 VT 或 VF，从而引起 ICD 放电。这种现象称为"电风暴"[22]。不必要的电击会引起不适，并可能进一步诱发室性心律失常。其他可预见的后果包括晕厥性心律失常和 ICD 电极或发生器的损伤。当怀疑器械组件损坏时，所有剧烈活动都应暂停，并由电生理学家立即对运动员进行评估。

（一）电击失败时的外部除颤

对于出现症状的运动员，应首先让急救人员意识到 ICD 的存在，并在连接自动体外除颤器

（AED）设备之前让设备循环 30~60s。AED 的电击很少与 ICD 的电击周期发生冲突。AED 电极板应放置在距离 ICD 发生器至少 1 英寸（2.5cm）的地方[23]。应提醒急救人员，复苏过程中 ICD 向患者提供的电击不会对执行 CPR 的人员构成危险，尽管在提供电击时急救人员可能会感到刺痛[24]。当需要进行体外除颤时，由电生理学家检查 ICD 设备，以评估设备是否受损。

（二）不必要电击

ICD 运动员安全登记研究中，40 名患者报告了不必要的电击（占队列的 11%）[17]。表 13-3 显示了导致不必要电击的潜在节律性质，包括窦性心动过速超过程序设定的阈值，心房颤动被解读为室性心律失常，噪声，T 波过度感知，以及包括 SVT 在内的其他原因[17]。电极断裂会对高压电极产生噪声（图 13-4），并造成不必要的电击。在罕见和极端的情况下，患者可能会出现不必要的电击，并恶化为室性心律失常。在清醒的患者身上发生的电击会让人不舒服，甚至导致创伤后应激障碍或严重焦虑，因为患者生活在对不必要的电击的恐惧中。如果发生不必要的电击，电生理学家的评估对于了解电击的原因和检查设备损坏或故障非常重要。

（三）起搏器 /ICD 损坏

对植入的电子设备的潜在损害不限于参与运动时的直接创伤性冲击。由于重复的肌肉运动，电极

节　律	竞技相关，n^a	体育运动相关，n^b	其他，n	共计，n（%）
表 13-3　ICD 运动员安全登记研究中导致必要和不必要电击的电击事件和潜在节律性质				
室性心动过速	22/16	14/11	11/8	47/35（9）
心室颤动	8/6	3/3	10/5	21/14（4）
窦性心动过速	7/6	6/3	1/1	14/10（3）
心房颤动	5/3	10/6	3/3	18/12（3）
其他室上性心动过速	2/2	2/2	0/0	4/4（1）
噪声	0/0	2/2	6/5	8/7（2）
T 波过度感知	2/2	1/1	1/1	4/4（1）
其他	3/2	1/1	1/1	5/4（1）
共计，n（%）	49/36（10）	39/29（8）	33/23（6）	121/77（21）

n 是事件的数量 / 个体数量。百分比指的是研究人群的百分比。18 例电击在植入式心脏复律除颤器（ICD）中没有储存数据，诊断是基于医生的判断。其中室性心律失常 4 例，室上性心律失常 2 例，噪声 7 例，其他 5 例

a. 包括比赛、赛后或比赛前的练习

b. 包括体育运动和体育运动后活动

经许可转载，引自 Wolters Kluwer Health，Inc[17]

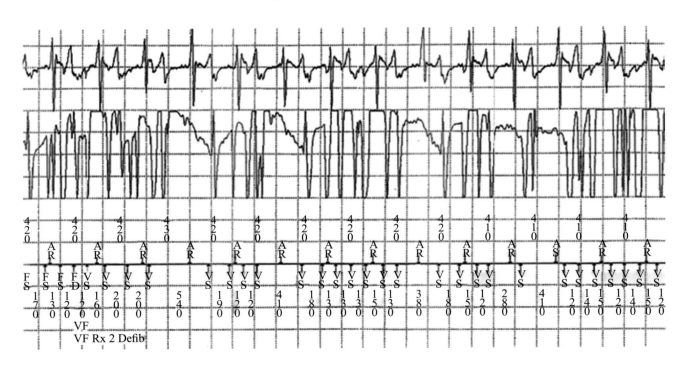

▲ 图 13-4　ICD 过度感知

患者为 14 岁女性，植入式心脏复律除颤器（ICD）显示由于电极断裂引起的噪声干扰，引起心室电极感应不当。与 QRS 波群相比，心内电信号中的心室感应增加

可能发生脱位和断裂。可出现电极完全脱位或部分电极脱位，后者更为常见。电极断裂常常发生在电极压力显著增加的压力点。电极上承受持续机械应力和高压的点包括缝合套筒内、三尖瓣附近、靠近第一肋骨和锁骨的部分[25]。全接触型运动中固有的直接撞击创伤会导致电极断裂或移位，并损坏起搏器发生器。ICD运动员安全登记研究报告了参与"中度"和"剧烈"接触运动的结果。中等身体接触的运动包括篮球和足球，攻击性身体接触运动包括橄榄球和冰球。尽管有相当数量的运动员参加了中等接触性运动，但可能或明确的设备损坏的数量很低，5年和10年无故障使用率分别为93%和84%[17]。根据2015年AHA/ACC指南（表13-1），对于接受长期抗凝治疗的患者，撞击/碰撞运动被归类为高风险运动，这种分类也适用于植入CIED的运动员。目前市场上的可穿戴防护罩和衬垫衬衫声称其设计旨在保护起搏器、ICD和皮下ICD免受直接冲击，尽管它们未经检验。需要注意的是，他们可能会提供虚假的保证，使运动员面临设备损坏的风险。

（四）运动期间晕厥

如前所述，相当一部分运动员植入了ICD用于进一步预防心搏骤停。ICD的存在并不能预防运动期间的晕厥事件。当发生电击（必要或不必要）时，运动员也会失去控制。因此，某些运动被认为是危险或高风险的，其中"短暂的失控可能会导致受伤"[17]（表13-2）。在ICD运动员安全登记研究中的372名患者，尽管有一些患者参加了危险或高危险的运动，但没有严重受伤或中度受伤。

五、CIED患者的生活质量

在普通人群中，一些研究证明CIED对生活质量产生负面影响。ICD患者将电击的感觉描述为"胸部受到闪电般的打击"或"被马踢"的感觉；许多患者在接受电击后，对加入支持小组产生了兴趣[26]。2012年，Czosek等在一项多中心横断面研究中评估了生活质量，该研究包括133名儿童起搏器患者和40名ICD患者。利用儿科生活质量调查，他们发现植入设备会对个体的自我感知产生负面影响。ICD患者的生活质量评分低于起搏器患者，后者更接近对照组。本研究中，器械电击史（必要或不必要）导致生活质量评分无显著差异[27]。使用健康相关生活质量量表，Cheng等证明，与普通人群相比，起搏器患者的心理社会健康、学习功能、社会功能和情绪功能得分较低[28]。运动员的生活质量通常与参加竞技体育密切相关。当这种设备与运动员无法参加竞技运动联系在一起时，CIED相关的负面心理影响可能会被夸大。

对于植入ICD的患者，对必要和不必要电击的预期存在焦虑。一些患者由于多次电击而发展成创伤后应激障碍。不必要的电击可能引起对器械准确性的不信任，以及心理健康状况下降[29]。焦虑和创伤后应激障碍会使人衰弱，并影响运动员的表现，特别是在比赛期间发生的电击。重要的是，要平衡运动参与给竞技运动员带来的生活质量提高和与器械相关的潜在不良心理影响。

六、团队互动（共享决策）

共同决策是向CIED运动员提供体育参与咨询过程中的一个重要组成部分。这种讨论和咨询的基本要素对于起搏器患者和ICD患者是不同的。对于植入起搏器的患者，如果他们的起搏器在比赛中损坏，特别是如果运动员对接触性运动感兴趣，讨论是否需要额外的外科手术或介入手术是很重要的。对于依赖起搏器的运动员来说，如果起搏器未捕捉到引起血流动力学障碍的心动过缓，如交界性或室性逸搏，运动员出现晕厥、受伤的风险将增加。尽管数据有限，但如果运动员能够避免运动对设备造成高风险冲击，设备故障和相关伤害的风险似乎很低。

植入ICD的运动员进行咨询应严肃地讨论死亡风险。运动员需要知道，他们可能会出现室性心律失常并失去意识，从而在任何运动中都有受伤的风险，特别是在那些被列为危险的运动中（表 13-2）。需要告知运动员，必要的 ICD 电击可能无法使他们从心搏骤停中复苏，并且可能发生不必要的电击，导致不适、意识丧失，甚至诱发致命的心律失常。需要讨论设备和设备电击损坏的风险。应该强调识别设备警报和定期检查设备的重要性。

共享决策模型要求向运动员家属（如果不满18 岁）、教练、训练师、体育组织或学校 / 大学，以及在某些情况下向队友解释这些风险。

结论

越来越多的数据表明，植入 CIED 的运动员可以参加不良后遗症发生率较低的竞技运动。需要仔细评估运动员的潜在心脏病、器械植入的适应证，以及计划的运动类型和强度，以便向 CIED 运动员提供关于运动参与的合适建议。最新的 ACC/AHA 指南为运动员提供了一种可能性，即在临床允许的情况下，通过共同的决策结构参与强度更高运动，由此运动员需要承担部分潜在的不良事件风险。不仅是运动员，还有教练、训练员、体育组织或运动员周围的学校 / 大学，都必须了解并预测植入 CIED 运动员面临的独特风险，并且必须做好适当的场边准备，以促进最安全的体育参与环境。

参考文献

[1] Maron BJ, Mitchell JH, editors. 26th Bethesda Conference: recommendations for determining eligibility for competition in athletes with cardiovascular abnormalities, January 6 and 7, 1994. J Am Coll Cardiol. 1994;24:845–99.

[2] Knapp v. Northwestern University. 101 F.3d 473 (7th Cir. 1996), cert. denied, 117 S.Ct. 2454 (1997).

[3] Maron BJ, Mitten MJ, Quandt EF, Zipes DP. Competitive athletes with cardiovascular disease – the case of Nicholas Knapp. N Engl J Med. 1998;339(22):1632–5.

[4] Lampert R, Cannom D, Olshansky B. Safety of sports participation in patients with implantable cardioverter defibrillators: a survey of Heart Rhythm Society members. J Cardiovasc Electrophysiol. 2006;17(1):11–5. https://doi.org/10.1111/j.1540–8167.2005.00331.x.

[5] Maron BJ, Zipes DP. 36th Bethesda Conference: eligibility recommendations for athletes with cardiovascular abnormalities. J Am Coll Cardiol. 2005;45(8) https://doi.org/10.1159/000111411.

[6] Saarel EV, Law I, Berul CI, et al. Safety of sports for young patients with implantable cardioverter-defibrillators. Circ Arrhythm Electrophysiol. 2018;11(11):e006305. https://doi.org/10.1161/CIRCEP.118.006305.

[7] Saarel E, Pilcher T, Gamboa D, Etheridge S. Sports for young patients with implantable cardioverter-defibrillators: refining the risk. J Am Coll Cardiol. 2014;63(12):A529. https://doi.org/10.1016/s0735-1097(14)60529-5.

[8] Epstein AE, DiMarco JP, Ellenbogen KA, et al. ACC/AHA/HRS 2008 guidelines for device-based therapy of cardiac rhythm abnormalities: executive summary. Circulation. 2008;117(21):2820–40. https://doi.org/10.1161/CIRCUALTIONAHA.108.189741.

[9] Bennekers JH, Van Mechelen R, Meijer A. Pacemaker safety and long distance running. Neth Hear J. 2004;12(10):450–4.

[10] Schuger CD, Mittleman R, Habbal B, Wagshal A, Huang SKS. Ventricular lead transection and atrial lead damage in a young softball player shortly after the insertion of a permanent pacemaker. Pacing Clin Electrophysiol. 1992;15(9):1236–9. https://doi.org/10.1111/j.1540–8159.1992.tb03132.x.

[11] Zipes DP, Link MS, Ackerman MJ, Kovacs RJ, Myerburg RJ, Estes NAM 3rd. Eligibility and disqualification recommendations for competitive athletes with cardiovascular abnormalities: task force 9: arrhythmias and conduction defects: a scientific statement from the American Heart Association and American College of Cardiology. J Am Coll Cardiol. 2015;66(21):2412–23. https://doi.org/10.1016/j.jacc.2015.09.041.

[12] Levine BD, Baggish AL, Kovacs RJ, Link MS, Maron MS, Mitchell JH. Eligibility and disqualification recommendations for competitive athletes with cardiovascular abnormalities: task force 1: classification of sports: dynamic, static, and impact: a scientific statement from the American Heart Association and American College of Cardiology. J Am Coll Cardiol. 2015;66(21):2350–5.

[13] Kusumoto FM, Schoenfeld MH, Barrett C, et al. 2018 ACC/AHA/HRS guideline on the evaluation and management of patients with bradycardia and cardiac conduction delay. Circulation. 2019;140(8):e382–482. https://doi.org/10.1161/cir.0000000000000628.

[14] Mulpuru SK, Madhavan M, McLeod CJ, Cha YM, Friedman PA. Cardiac pacemakers: function, troubleshooting, and management: part 1 of a 2-part series. J Am Coll Cardiol. 2017;69(2):189–210. https://doi.org/10.1016/j.jacc.2016.10.061.

[15] Swerdlow CD, Ellenbogen KA. Implantable cardioverter-defibrillator leads: design, diagnostics, and management. Circulation. 2013;128(18):2062–71. https://doi.org/10.1161/CIRCULATIONAHA.113.003920.

[16] Koneru JN, Swerdlow CD, Wood MA, Ellenbogen KA. Minimizing inappropriate or "unnecessary" implantable cardioverter-defibrillator shocks: appropriate programming. Circ Arrhythm Electrophysiol. 2011;4(5):778–90. https://doi.org/10.1161/CIRCEP.110.961243.

[17] Lampert R, Olshansky B, Heidbuchel H, et al. Safety of sports for athletes with implantable cardioverter-defibrillators: results of a prospective, multinational registry. Circulation. 2013;127(20):2021–30. https://doi.org/10.1161/CIRCULATIONAHA.112.000447.

[18] Poole JE, Johnson GW, Hellkamp AS, et al. Prognostic importance of defibrillator shocks in patients with heart failure. N Engl J Med.

2008;359(10):1009–17. https://doi.org/10.1056/ nejmoa071098.

[19] Zipes DP, Cobb LA, Garson A, et al. Task force VI: arrhythmias. J Am Coll Cardiol. 1985;6(6):1225–32. https://doi.org/10.1016/S0735-1097 (85)80206-0.

[20] Lampert R, Olshansky B, Heidbuchel H, et al. Safety of sports for athletes with implantable cardioverter-defibrillators. Circulation. 2017;135(23):2310–2. https://doi.org/10.1161/ circulationaha.117.027828.

[21] Saarel EV, Law I, Berul CI, et al. Safety of sports for young patients with implantable cardioverter-defibrillators: long-term results of the multinational ICD sports registry. Circ Arrhythm Electrophysiol. 2018;11:e006305. https://doi.org/10.1161/CIRCEP.118.006305.

[22] Roston TM, Vinocur JM, Maginot KR, et al. Catecholaminergic polymorphic ventricular tachycardia in children: analysis of therapeutic strategies and outcomes from an international multicenter registry. Circ Arrhythm Electrophysiol. 2015;8(3):633–42. https://doi.org/10.1161/ CIRCEP.114.002217.

[23] AHA. 2005 American Heart Association guidelines for cardiopulmonary resuscitation and emergency cardiovascular care-Part 5: Electrical therapies: automated external defibrillators, defibrillation, cardioversion, and pacing. Circulation. 2005;112(24 Suppl):IV 35–46. https:// doi. org/10.1161/CIRCULATIONAHA.105.166554.

[24] McMullan J, Valento M, Attari M, Venkat A. Care of the pacemaker/ implantable cardioverter defibrillator patient in the ED. Am J Emerg Med. 2007;25(7):812–22. https://doi.org/10.1016/j. ajem.2007.02.008.

[25] Lamberti F. Sports practice in individuals with cardiac pacemakers and implantable cardioverter-defibrillators. In: Sports cardiology: from diagnosis to clinical management; 2012. p. 291–7. https://doi. org/10.2307/j.ctt1q1cr8b.30.

[26] Duru F, Mattmann H, Candinas R, et al. How different from pacemaker patients are recipients of implantable cardioverter-defibrillators with respect to psychosocial adaptation, affective disorders, and quality of life? Heart. 2001;85(4):375–9.

[27] Czosek RJ, Bonney WJ, Cassedy A, et al. Impact of cardiac devices on the quality of life in pediatric patients. Circ Arrhythm Electrophysiol. 2012;5(6):1064–72. https://doi.org/10.1161/ CIRCEP.112.973032.

[28] Cheng P, Gutierrez-Colina AM, Loiselle KA, et al. Health related quality of life and social support in pediatric patients with pacemakers. J Clin Psychol Med Settings. 2014;21(1):92–102. https://doi. org/10.1007/s10880–013– 9381– 0.

[29] Sears SF, St Amant JB, Zeigler V. Psychosocial considerations for children and young adolescents with implantable cardioverter defibrillators: an update. Pacing Clin Electrophysiol. 2009;32:80–3.

第 14 章 运动员冠状动脉疾病的诊断与治疗
Diagnosis and Management of Coronary Artery Disease in Athletes

Prashant Rao David Shipon 著

曹娅麟 译

众所周知，运动与缺血性心脏病和急性冠状动脉事件的降低相关[1-3]。然而，35 岁以上运动员中，与运动相关的心源性猝死（sudden cardiac death，SCD）最常见的原因是冠状动脉疾病（coronary artery disease，CAD）[4-5]。动脉粥样硬化性 CAD 也可能发生在患有家族性血脂异常的年轻运动员[6]。在潜在冠心病的情况下，剧烈的体力活动可能会暂时增加急性冠状动脉事件和猝死的风险[7-9]。在过去 10 年中，科学界试图调和这一明显的运动悖论，以确保患有 CAD 的运动员在最大限度地降低不良事件风险的同时，体验运动所带来的所有心血管益处。

一、背景

运动相关的 SCD 占人群中 SCD 总病例的5%~6%[10, 11]，一般人群中的估计年发病率为每100 000 人中有 0.46~0.76 名[12, 13]。绝大多数与运动相关的 SCD 发生在 35 岁以上的人群中[12]，据估计，业余中年慢跑者中运动相关 SCD 的年发病率为每年每 100 000 名慢跑者中有 13 名[14]。35 岁以上运动员运动相关 SCD 的最常见原因是CAD[4, 5]。

35 岁以上人群运动相关 SCD 负担未来可能会增加。在过去几十年中，有组织的耐力体育赛事的参与率有所增加，尤其是那些年龄大于 40 岁、背景与传统竞技运动员明显不同的人[15-17]。尽管具有推测性，但与传统竞技运动员相比，这些"周末勇士"可能具有更高的运动相关 SCD 风险，因为潜在的 CAD 风险状况不同。虽然不习惯剧烈体育活动的人坚持锻炼是值得赞扬的，但重要的是要减轻这一群体发生不良心脏事件的风险。

CAD 的管理不仅适用于在晚年进行严格锻炼的非运动员，也适用于现任和退役的职业运动员。来自现役和退役国家橄榄球联盟（National Football League，NFL）球员的证据表明，职业运动员不能免受传统动脉粥样硬化风险因素的影响。1/5 的前锋在其职业生涯中患有心脏代谢综合征（定义为≥3 个指标：①血压升高；②空腹血糖升高；③甘油三酯升高；④高腰围；⑤高密度脂蛋白胆固醇低）[18]。在职业生涯结束后，1/4 的人患有心脏代谢疾病[19]，近 2/3 的老人将患上代谢综合征[20]。除了比赛位置外，值得注意的是，不同运动项目的 CAD 风险可能不同。事实上，与前职业棒球运动员相比，前 NFL 球员的心血管死亡率更高[21]。

二、CAD 导致运动相关 SCD 的机制

尽管 CAD 导致运动相关 SCD 的最可能是缺血性室性心律失常，但其根本原因仍不确定。运动诱发缺血性室性心律失常可能涉及三种不同的机制。首先是传统的易损斑块破裂模型。易损斑块是一种富含脂质和巨噬细胞的动脉粥样硬化，上面有一层薄薄的纤维帽[22]。运动诱发的交感神经激活、剪切应力的急性增加或止血通路的激活可能导致斑块破裂。对患有严重 CAD 的男性进

行尸检分析发现，在死亡与体力消耗或情绪压力相关的病例，急性斑块破裂发生率更高（68% vs. 23%，$P<0.001$）[23]。

其次，运动相关缺血可能是由剧烈运动期间的供需不匹配引起。支持这一理论的是观察到，少数马拉松运动员在心搏骤停后立即进行冠状动脉造影，显示严重狭窄，没有斑块破裂的证据[24]。

最后，高强度运动引起的压力可能导致慢性炎症、内皮功能障碍和斑块侵蚀。这些既往未被重视的多种机制组合可能有助于急性冠状动脉综合征的发展[25, 26]。

三、运动员 CAD 管理

（一）赛前筛查

通常，无症状的运动员在训练项目开始前会寻求医疗建议。这可能是由于个人对运动相关心脏事件的关注或体育机构需要医疗证明。事实上，大规模社区耐力赛之前进行医疗筛查可以识别出 CAD 的高风险个体，而教育干预可以减少比赛期间的医疗接触[27]。CAD 筛查评估的目的是将运动期间可能引发的心肌缺血或心脏事件的风险降至最低[28]。减轻运动员运动诱发缺血的风险不仅取决于动脉粥样硬化疾病的潜在负担，还取决于运动剂量（预期强度、持续时间和运动量）。事实上，每个评估和运动处方都应该根据个人情况进行调整。

我们引导读者阅读欧洲心脏病学会和 AHA/ACC 关于患有 CAD 的竞技运动员的资格和取消资格建议的共识声明[6, 29]（表 14-1）。

值得注意的是，目前还没有针对患有 CAD 运动员的随机对照试验，关于高水平运动与临床意义 CAD 发展之间的因果关系缺乏证据[17]。因此，这些文件主要基于专家共识和意见。

对于大多数无症状运动员，赛前筛查以病史和体格检查为主。病史应确定是否存在可能代表严重 CAD 的症状，如体育活动期间胸痛、呼吸短促或心悸或运动能力下降。此外，运动开始时出现的胸痛在持续运动 5min 内消失，即"热身心绞痛"是运动员 CAD 的另一个重要特征[30]。运动几分钟后疼痛消失可能是由于全身动脉血管扩张和左心室后负荷降低，导致心肌耗氧量减少。病史还应包括详细的心血管风险评估。心血管危险因素

表 14-1 AHA/ACC 对患有冠状动脉疾病运动员的管理建议		
建　议	级　别	证据水平
进行最大运动试验以评估运动耐受性、是否存在诱发性心肌缺血、运动诱发的电不稳定。最大运动试验应根据患者的标准医疗方案进行	I	C
进行左心室功能评估	I	C
使用知情的共享决策模型来指导管理，平衡运动健康和心理益处与急性事件的估计风险	I	C
高强度他汀类药物治疗可以降低斑块破裂的风险	I	C
如果无症状，静息左心室射血分数>50%，无诱发性缺血或电生理不稳定，则参加竞技活动是合理的	Ⅱb	C
对于不符合上述参加竞技体育标准的患者，合理地将其限制在低动态和低至中等静态要求的运动中	Ⅱb	C
急性心肌梗死或冠状动脉血运重建术后至少 3 个月禁止参加竞技运动是合理的	Ⅱb	C
如果心肌缺血频率增加或恶化，禁止参加竞技体育运动是合理的	Ⅱb	C

改编自 AHA/ACC 关于心血管异常竞技运动员资格和取消资格建议的科学声明工作组 –8：冠状动脉疾病[6]

包括肥胖、高血压、糖尿病、吸烟和家族史。常用的风险图表，如 SCORE（http://www.heartscore.org/ Pages/welcome.aspx）、Framingham 风险评分（http://hp2010.nhlbihin.net/atpiii/calculator.asp）或全球心血管风险评分，是估计缺血性事件风险的有价值的工具，应用于运动员和普通人群[31]。除了传统动脉粥样硬化危险因素外，重要的是询问兴奋剂的使用，这在运动员中可能没有得到充分的认识。30 多年前发表的病例报道将超生理剂量非法合成代谢雄激素类固醇（anabolic-androgenic steroids，AAS）与年轻男性急性心肌梗死相关[32, 33]。此外，AAS 损害冠状动脉血管功能[34]，并显著降低高密度脂蛋白胆固醇和增加低密度脂蛋白胆固醇[35]。与这些发现一致，男性举重运动员服用 AAS 与未使用者相比，显示出更高的冠状动脉斑块体积，并且终身服用 AAS 剂量与冠状动脉粥样硬化负担密切相关[36]。其他性能增强药也会通过升高血压和增加血液黏度来增加动脉粥样硬化、血栓形成和梗死的风险，如红细胞生成素[37]。

体检应旨在检测心脏风险因素，如肥胖、高血压、血管杂音、心脏杂音、角膜环和黄斑瘤（表 14–2）。

表 14–2 动脉粥样硬化相关危险因素的体检特征
• 黄斑瘤
• 跟腱黄色瘤
• 角膜环
• 血管杂音
• 肥胖
• 高腰围
• 动脉硬化性视网膜病变
• 足背动脉搏动减弱
• 黑棘皮症

（二）研究

有任何心血管危险因素的运动员或希望参加具有中等动态和（或）静态成分的竞技运动的老年运动员应接受运动心电图测试[38, 39]。

表 14–3 列出了异常运动试验结果。

表 14–3 与冠状动脉疾病不良预后相关的运动试验结果
• 低症状限制性运动
• 心绞痛
• 运动中收缩压未升高或持续下降≥10mmHg
• ST 段压低，ST 段下斜型，持续到恢复阶段
• 运动诱发 ST 段抬高
• 重复出现持续性或症状性室性心动过速

改编自 Bonow and Braunwald[40]

应允许心血管风险低、最大运动试验正常的运动员参加竞技体育，并每年进行随访[29]。运动试验的边缘结果或无法解释的心电图（如预先存在左束支传导阻滞或心室起搏），需要进一步检查以降低运动诱发心脏事件的风险。这些包括超声心动图负荷试验 /CMR/PET/SPECT，决策通常以机构在当地的专业知识和可用性为指导[29]。如果运动试验异常，应进行冠状动脉 CT 或诊断性冠状动脉造影，以更好地确定动脉粥样硬化性 CAD 的负担[29]（图 14–1）。

（三）CAD 患者运动试验的局限性

虽然运动试验的评估对于评估运动员的 CAD 负担很重要，但它在这一人群中具有显著的局限性。虽然运动试验能够在心输出量增加和严重狭窄的情况下检测到血流限制，但它无法识别脆弱斑块。虽然运动试验对预测心绞痛很有用，但对急性斑块破裂和梗死的预测能力较差。因此，当担心运动诱发 CAD 事件时，阴性结果可能会令人不安。

还应注意，在运动员中进行和解读运动试验与一般人群不同。运动员，尤其是耐力运动的运动员，其运动能力远远高于普通人群。此外，最大心率的计算具有较大的标准偏差[41]。综上所述，应该根据最大运动能力而不是心率标准来终止运动员的运动试验，因为后者可能会导致试验过早终止。此外，重要的是要认识到，"正常"负荷量

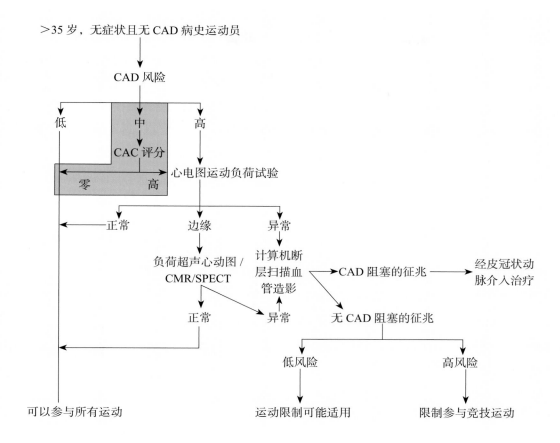

▲ 图 14-1　未患有 CAD 运动员的 CAD 筛查方法

红色高亮部分指的是我们的做法，并没有在 EAPC 立场声明中提及。在使用冠状动脉钙评分时应谨慎，特别是在老年耐力运动员中。CAC. 冠状动脉钙化；CAD. 冠状动脉疾病；CMR. 心脏磁共振成像；SPECT. 单光子发射计算机断层成像（经许可转载，改编自 Borjesson et al.[29]）

的代谢当量或最大摄氧量可能代表状态良好运动员的相对功能损伤。

四、已确诊 CAD 运动员的管理

我们将冠心病定义为既往冠状动脉事件、心脏 CT 或冠状动脉造影证实的冠心病。然而，关于资深耐力运动员冠状动脉钙化（CAC）的临床意义，目前仍存在争议，我们将在本章的后面讨论。无论其运动状态如何，已确定 CAD 患者的管理是相似的。成功治疗的定义是降低心血管事件的风险，改善预后，最大限度地提高健康和功能[42, 43]。管理的关键原则包括改变生活方式、患者教育和药物治疗相结合。即使在运动员中，生活方式改变计划和心脏康复也是至关重要的。

（一）抗血小板治疗

抗血小板治疗可以减少血小板聚集和预防冠状动脉血栓形成，是冠心病医疗管理的基石。

阿司匹林通过抑制血小板环氧化酶 –1（COX-1）和防止血栓素的产生而发挥作用，是一种公认的治疗方法，用于预防患有 CAD 的一般人群的缺血性事件[44]。对于年龄在 40—70 岁、CAD 风险较高但出血风险不高的成年人，应每天服用阿司匹林[45]。在运动员中，对于低风险的资深耐力运动员偶然出现的高 CAC 评分，是否需要每天服用阿司匹林仍存在争议[46, 47]。需要更多的研究来评估长期影响，以确定高 CAC 评分是否预示着与普通人群相同的预后。我们将在本章后面更详细地讨论这个问题。

氯吡格雷是一种噻吩吡啶，可与阿司匹林联合使用，作为双联抗血小板治疗（dual antiplatelet therapy，DAPT）。用于 CAD 的其他常用噻吩吡啶类药物包括普拉格雷和替格瑞洛[48, 49]。DAPT 是腹腔间室综合征患者和经皮冠脉介入术后稳定 CAD 患者的标准治疗[50, 51]。虽然 DAPT 在腹腔间室综合征的二级预防中至关重要，但考虑它们增加出血的风险，新一代药物洗脱支架可考虑缩短 DAPT 的疗程。对于运动员，应尽可能减少出血和严重出血并发症的风险，并采取适当的安全措施，如防护头盔。精确的 DAPT 计算器有助于对支架植入后使用 DAPT 治疗的 TIMI 大出血和（或）轻微出血进行风险评估（http://www.precisedaptscore.com/predapt/webcalculator.html）。值得注意的是，这些药物的益处远远超过了风险，特别是合并腹腔间室综合征或血运重建病史的患者。考虑到运动员的长期健康状况，支架的选择和 DAPT 治疗的时间应由运动员和医生共同决定。

（二）高血压与降压治疗

第 5 章更详细地回顾了这个主题。所有被诊断患有高血压的年轻运动员都需要详细的病史和体检，重点是针对继发性高血压的原因、非甾体抗炎药和兴奋剂的使用[52]。实验室检查应控制在最低限度，但应包括评估血脂异常、糖耐量异常、糖尿病和慢性肾脏疾病[52]。在某些情况下，可能需要进行继发性高血压筛查。根据 AHA/ACC 的资格和取消资格建议，所有患有高血压的竞技运动员都应测量血脂、空腹血糖、电解质和血红蛋白，以及通过试纸检测尿蛋白[52]。

针对竞技运动员的药物治疗，必须了解他们各自体育机构的禁用物质清单。血管紧张素转换酶抑制药（angiotensin-converting enzyme inhibitors，ACEI）、血管紧张素受体拮抗药（angiotensin receptor blockers，ARB）和钙通道阻滞药是冠心病运动员血压管理的首选药物。ACEI 和 ARB 对

伴有糖尿病或左心室功能障碍的患者尤其有帮助[42, 53, 54]。此外，运动员对低剂量利尿药的耐受性通常很好；然而，由于过度水分丢失，在耐力赛或温暖天气训练前应谨慎使用。需要注意的是，利尿药可能会掩盖其他违禁物质的存在，并被列入世界反兴奋剂机构的违禁物质清单。同样，世界反兴奋剂机构禁止在高尔夫、射箭和台球等某些运动的比赛中使用 β 受体拮抗药。此外，由于疲劳症状、最大心率降低和偶尔的最大运动能力下降，运动员对 β 受体拮抗药的耐受性可能不太好。β 受体拮抗药可以提高心肌梗死后的存活率，但在长期使用 β 受体拮抗药之前，需要与运动员共同决定[55]。

（三）血脂异常与降脂治疗

年轻和资深的运动员都不能免于家族性高脂血症和晚年的血脂异常[20]。反过来，血脂异常的筛查政策不应因运动员优势而改变。对于已确诊的冠心病患者，无论低密度脂蛋白胆固醇（low-density lipoprotein cholesterol，LDL-C）水平如何（Ⅰ类，A 级），都建议使用他汀类药物[6, 42]。他汀类药物治疗具有多效性，包括修饰和稳定冠状动脉斑块，以及 CAD 患者冠状动脉粥样硬化的逆转[56-60]。尽管他汀类药物能带来好处，但运动员偶尔对其耐受不良[61]。此外，他汀类药物联合运动比单独运动产生更高的肌酸激酶[62, 63]。然而，他汀类药物相关的肌肉症状很大一部分可能是与他汀类药物使用无关的非特异性肌肉骨骼疼痛[64]。因此，对于疑似他汀类药物不耐受的运动员，需要一种严格的方法，通过停止运动和重启运动以评估时间症状的因果关系而确立诊断。替代的非他汀类药物包括胆汁酸螯合剂、依折麦布和 PCSK9 抑制药[65-67]。然而，需要更多的研究来评估这些药物对运动员的疗效。

（四）冠状动脉事件后重返赛场

在急性冠状动脉事件或血运重建手术后，很难决定运动员能否恢复剧烈运动。根据 ACC/AHA

指南，在急性心肌梗死或冠状动脉血运重建术后至少 3 个月禁止参加竞技体育是合理的（Ⅱb 类，C 级）[6]。即使在 3 个月后，恢复比赛的决定也必须基于事件后康复的耐受能力，以及事件复发的详细风险分层。一些专家认为，在回归之前，需要进行 2 年的积极降脂治疗，以实现最佳心肌恢复和动脉粥样硬化斑块稳定[68]。

虽然参加竞技运动可能是危险的，但心肌梗死后早期开始运动可以改善神经内分泌激素，保护心脏功能，并降低心肌梗死后的死亡率[69, 70]。运动可以改善内皮功能、血管重塑和骨骼肌燃料利用，对高血压和糖尿病患者有益[71, 72]。心脏康复是一种宝贵的工具，不仅可以让运动员在赛后安全地进行锻炼，而且可以在受控的环境中进行挑战，进而评估他们参加更激烈运动的资格。事件复发的风险分层应包括评估静息左心室射血分数、运动能力、运动诱导的缺血程度、残余冠状动脉狭窄和血运重建手术是否成功[30]。康复阶段的运动处方可以通过 6min 步行试验、标准运动负荷试验或心肺运动试验来指导。心肺运动试验提供了一个客观的衡量标准，即峰值摄氧量，可用作评估特定训练计划的心血管反应。此外，氧脉搏曲线的形状，或在变化的 VO_2 水平下直接测量心输出量，可以在适当的环境中作为缺血的替代标记。反过来，这可指导诱导非缺血的运动负荷量。如果运动员计划在康复后增加训练强度，重复进行心肺和心电图运动试验对评估适应程度和心血管重塑很重要。这种重复评估还提供了关于未来更高强度运动训练安全性的关键信息。

五、耐力运动员冠状动脉钙化

关于运动在运动员冠状动脉钙化（coronary artery calcification，CAC）发展中的作用及其临床意义，一直存在着激烈的争论。冠状动脉 CT 显示，与年龄和风险因素匹配的对照组相比，男性资深马拉松运动员的 CAC 程度更高[73]。然而，对这项研究的更深入分析表明，一半的马拉松选手

曾经吸烟。此外，在有缺血性冠状动脉事件的 4 名 CAC 评分高的患者中，3 名曾吸烟，有高血压病史，2 名血脂异常。这些动脉粥样硬化危险因素的普遍存在显然模糊了高强度运动与冠状动脉疾病之间的复杂关系。

当对资深耐力运动员进行更严格的动脉粥样硬化危险因素筛查时，与年龄和危险因素匹配的久坐对照组相比，研究结果显示运动员 CAC 和管腔不规则的负担更高[74, 75]。此外，在一项针对 8 名全美赛跑（一项 140 天徒步比赛）参与者的纵向研究中，4 名跑步者在比赛后发现非钙化斑块体积增加，所有人在基线时都有冠状动脉粥样硬化[76]。在没有基线冠状动脉粥样硬化的跑步者中没有观察到斑块体积的增加。这些发现强调了在进行极限耐力运动的易感个体中冠状动脉斑块加速发展的可能。

虽然这些数据为男性运动员高水平运动与 CAC 之间的病理联系提供了强有力的证据，但运动员斑块形成增加的临床意义需要受到质疑。首先，大多数资深耐力运动员没有 CAC，如果存在，冠状动脉斑块的形态主要是钙化[74, 75]。在非运动队列中，钙化斑块认为可以防止斑块破裂和冠状动脉事件[77, 78]。虽然可以推测，运动员的 CAC 可能代表了运动相关缺血事件风险增加，但同样合理的是，钙化斑块代表了 CAD 易感个体中运动诱导易损斑块的重塑[17]。随着冠状动脉疾病的多模式生物成像不断改进，未来有可能对这种表型的临床意义有更深入的了解。

同样重要的是，要认识到 CAC 与未来心血管事件的风险密切相关[79, 80]；运动影响 CAC 和死亡率之间的关系。在 CAC 评分高的无症状患者中，运动似乎起了保护作用，很少或根本没有运动增加死亡风险[81]。为了支持这一论点，Radford 等表示，当调整 CAC 类别（得分为 0 分、1～99 分、100～399 分和≥400 分）时，每增加一个代谢当量，心血管疾病事件减少 11%[82]。

有趣的是，运动女性和久坐女性的 CAC 评分

没有差异[74]。一些数据显示，与对照组相比，女性运动员的冠状动脉粥样硬化患病率更低[83]。然而，值得注意的是，关于女性运动员的运动剂量与冠状动脉疾病之间关系的数据很少，而且主要是男性运动员的研究结果不能外推到女性[84]。

最后，随着我们对动脉粥样硬化病因学理解的发展，未来我们可能认识到既往的观察研究尚未捕捉到的 CAD 风险因素。例如，传统风险评估中未捕捉到的社会心理 / 情绪压力源、脂肪和碳水化合物消耗、睡眠质量、遗传、蛋白质组学和代谢组学，可能有助于动脉粥样硬化的发展。最重要的是，未来的研究应旨在提供纵向前瞻性研究，以确定高水平运动与临床相关 CAD 之间的机制关系。

结论

35 岁以上运动员运动相关 SCD 的最常见原因是 CAD。几十年来，人们一直在努力研究普通人群中的动脉粥样硬化性冠状动脉疾病；我们最近才开始研究合并 CAD 的运动员群体。在运动心脏病学实践中，评估运动员的 CAD 越来越普遍，并且考虑到该领域的不确定性，评估常常具有挑战性。未来的研究可能会越来越多地使用多模态成像和可穿戴技术来指导管理，但在当今的实践中，医生与运动员共同做出决策是很重要的，并对该领域缺乏确定性数据持开放态度。最重要的是，医生应该意识到，运动员不能幸免这种疾病，应该像对待非运动员患者一样，使用传统的风险评分来指导生活方式和药理学建议。

参考文献

[1] Soares-Miranda L, Siscovick DS, Psaty BM, Longstreth WTJ, Mozaffarian D. Physical activity and risk of coronary heart disease and stroke in older adults: the cardiovascular health study. Circulation. 2016;133:147–55.

[2] Powell KE, Thompson PD, Caspersen CJ, Kendrick JS. Physical activity and the incidence of coronary heart disease. Annu Rev Public Health. 1987;8:253–87.

[3] Thompson PD, Buchner D, Pina IL, et al. Exercise and physical activity in the prevention and treatment of atherosclerotic cardiovascular disease: a statement from the Council on Clinical Cardiology (Subcommittee on Exercise, Rehabilitation, and Prevention) and the Council on Nutrition, Physical. Circulation. 2003;107:3109–16.

[4] Chugh SS, Weiss JB. Sudden cardiac death in the older athlete. J Am Coll Cardiol. 2015;65:493–502.

[5] Webner D, DuPrey KM, Drezner JA, Cronholm P, Roberts WO. Sudden cardiac arrest and death in United States marathons. Med Sci Sports Exerc. 2012;44:1843–5.

[6] Thompson PD, Myerburg RJ, Levine BD, Udelson JE, Kovacs RJ. Eligibility and disqualification recommendations for competitive athletes with cardiovascular abnormalities: task force 8: coronary artery disease: a scientific statement from the American Heart Association and American College of Cardiology. Circulation. 2015;132:e310–4.

[7] Giri S, Thompson PD, Kiernan FJ, Clive J, Fram DB, Mitchel JF, Hirst JA, McKay RG, Waters DD. Clinical and angiographic characteristics of exertion-related acute myocardial infarction. JAMA. 1999;282:1731–6.

[8] Mittleman MA, Maclure M, Tofler GH, Sherwood JB, Goldberg RJ, Muller JE. Triggering of acute myocardial infarction by heavy physical exertion. Protection against triggering by regular exertion. Determinants of Myocardial Infarction Onset Study Investigators. N Engl J Med. 1993;329:1677–83.

[9] Siscovick DS, Weiss NS, Fletcher RH, Lasky T. The incidence of primary cardiac arrest during vigorous exercise. N Engl J Med. 1984;311:874–7.

[10] Berdowski J, de Beus MF, Blom M, et al. Exercise-related out-of-hospital cardiac arrest in the general population: incidence and prognosis. Eur Heart J. 2013;34:3616–23.

[11] Reddy PR, Reinier K, Singh T, Mariani R, Gunson K, Jui J, Chugh SS. Physical activity as a trigger of sudden cardiac arrest: the Oregon Sudden Unexpected Death Study. Int J Cardiol. 2009;131:345–9.

[12] Marijon E, Tafflet M, Celermajer DS, et al. Sports-related sudden death in the general population. Circulation. 2011;124:672–81.

[13] Landry CH, Allan KS, Connelly KA, Cunningham K, Morrison LJ, Dorian P. Sudden cardiac arrest during participation in competitive sports. N Engl J Med. 2017;377:1943–53.

[14] Thompson PD, Funk EJ, Carleton RA, Sturner WQ. Incidence of death during jogging in Rhode Island from 1975 through 1980. JAMA. 1982;247:2535–8.

[15] Lepers R, Cattagni T. Do older athletes reach limits in their performance during marathon running? Age (Dordr). 2012;34:773–81.

[16] Haskell WL, Lee I-M, Pate RR, Powell KE, Blair SN, Franklin BA, Macera CA, Heath GW, Thompson PD, Bauman A. Physical activity and public health: updated recommendation for adults from the American College of Sports Medicine and the American Heart Association. Circulation. 2007;116:1081–93.

[17] Rao P, Hutter AMJ, Baggish AL. The limits of cardiac performance: can too much exercise damage the heart? Am J Med. 2018. https://doi.org/10.1016/j.amjmed.2018.05.037.

[18] Selden MA, Helzberg JH, Waeckerle JF, Browne JE, Brewer JH, Monaco ME, Tang F, O'Keefe JH. Cardiometabolic abnormalities in current National Football League players. Am J Cardiol. 2009;103:969–71.

[19] Churchill TW, Krishnan S, Weisskopf M, Yates BA, Speizer FE, Kim JH, Nadler LE, Pascual-Leone A, Zafonte R, Baggish AL. Weight gain and health affliction among former National Football League players. Am J Med. 2018;131:1491–8.

[20] Miller MA, Croft LB, Belanger AR, Romero-Corral A, Somers VK,

Roberts AJ, Goldman ME. Prevalence of metabolic syndrome in retired National Football League players. Am J Cardiol. 2008;101:1281–4.

[21] Nguyen VT, Zafonte RD, Chen JT, et al. Mortality among professional American-Style Football players and professional American Baseball Players Mortality among US NFL players and MLB Players Mortality among US NFL players and MLB players. JAMA Netw Open. 2019;2:e194223.

[22] Libby P, Pasterkamp G. Requiem for the "vulnerable plaque". Eur Heart J. 2015;36:2984–7.

[23] Burke AP, Farb A, Malcom GT, Liang Y, Smialek JE, Virmani R. Plaque rupture and sudden death related to exertion in men with coronary artery disease. JAMA. 1999;281:921–6.

[24] Kim JH, Malhotra R, Chiampas G, et al. Cardiac arrest during long–distance running races. N Engl J Med. 2012;366:130–40.

[25] Sugiyama T, Yamamoto E, Bryniarski K, Xing L, Lee H, Isobe M, Libby P, Jang I-K. Nonculprit plaque characteristics in patients with acute coronary syndrome caused by plaque erosion vs plaque rupture: a 3-vessel optical coherence tomography study. JAMA Cardiol. 2018;3:207–14.

[26] Crea F, Libby P. Acute coronary syndromes: the way forward from mechanisms to precision treatment. Circulation. 2017;136:1155–66.

[27] Schwellnus M, Swanevelder S, Derman W, Borjesson M, Schwabe K, Jordaan E. Prerace medical screening and education reduce medical encounters in distance road races: SAFER VIII study in 153 208 race starters. Br J Sports Med. 2019;53:634–9.

[28] Thompson PD, Franklin BA, Balady GJ, et al. Exercise and acute cardiovascular events placing the risks into perspective: a scientific statement from the American Heart Association Council on Nutrition, Physical Activity, and Metabolism and the Council on Clinical Cardiology. Circulation. 2007;115:2358–68.

[29] Borjesson M, Dellborg M, Niebauer J, et al. Recommendations for participation in leisure time or competitive sports in athletes-patients with coronary artery disease: a position statement from the Sports Cardiology Section of the European Association of Preventive Cardiology (EAPC). Eur Heart J. 2018. https://doi.org/10.1093/eurheartj/ehy408.

[30] Parker MW, Thompson PD. Assessment and management of atherosclerosis in the athletic patient. Prog Cardiovasc Dis. 2012;54:416–22.

[31] Sytkowski PA, Kannel WB, D'Agostino RB. Changes in risk factors and the decline in mortality from cardiovascular disease. The Framingham Heart Study. N Engl J Med. 1990;322:1635–41.

[32] McNutt RA, Ferenchick GS, Kirlin PC, Hamlin NJ. Acute myocardial infarction in a 22-year-old world class weight lifter using anabolic steroids. Am J Cardiol. 1988;62:164.

[33] Ferenchick GS, Adelman S. Myocardial infarction associated with anabolic steroid use in a previously healthy 37-year-old weight lifter. Am Heart J. 1992;124:507–8.

[34] Tagarakis CV, Bloch W, Hartmann G, Hollmann W, Addicks K. Testosterone-propionate impairs the response of the cardiac capillary bed to exercise. Med Sci Sports Exerc. 2000;32:946–53.

[35] Thompson PD, Cullinane EM, Sady SP, Chenevert C, Saritelli AL, Sady MA, Herbert PN. Contrasting effects of testosterone and stanozolol on serum lipoprotein levels. JAMA. 1989;261:1165–8.

[36] Baggish AL, Weiner RB, Kanayama G, Hudson JI, Lu MT, Hoffmann U, Pope HGJ. Cardiovascular toxicity of illicit anabolic-androgenic steroid use. Circulation. 2017;135:1991–2002.

[37] Lunghetti S, Zaca V, Maffei S, Carrera A, Gaddi R, Diciolla F, Maccherini M, Chiavarelli M, Mondillo S, Favilli R. Cardiogenic shock complicating myocardial infarction in a doped athlete. Acute Card Care. 2009;11:250–1.

[38] Gibbons RJ, Balady GJ, Bricker JT, et al. ACC/AHA 2002 guideline update for exercise testing: summary article. A report of the American College of Cardiology/American Heart Association Task Force on Practice Guidelines (Committee to Update the 1997 Exercise Testing Guidelines). J Am Coll Cardiol. 2002;40:1531–40.

[39] Mitchell JH, Haskell W, Snell P, Van Camp SP. Task Force 8: classification of sports. J Am Coll Cardiol. 2005;45:1364–7.

[40] Mann DL, Zipes DP, Libby P, Bonow RO, Braunwald E. Braunwald's heart disease: a textbook of cardiovascular medicine. In: Elsevier Saunders. Amsterdam, Netherlands; 2015. p. 155–78.

[41] Laukkanen JA, Makikallio TH, Rauramaa R, Kiviniemi V, Ronkainen K, Kurl S. Cardiorespiratory fitness is related to the risk of sudden cardiac death: a population-based follow-up study. J Am Coll Cardiol. 2010;56:1476–83.

[42] Fihn SD, Gardin JM, Abrams J, et al. 2012 ACCF/AHA/ACP/AATS/PCNA/SCAI/STS Guideline for the diagnosis and management of patients with stable ischemic heart disease: a report of the American College of Cardiology Foundation/American Heart Association Task Force on Practice Guidelines, and the American College of Physicians, American Association for Thoracic Surgery, Preventive Cardiovascular Nurses Association, Society for Cardiovascular Angiography and Interventions, and Society of Thoracic Surgeons. J Am Coll Cardiol. 2012;60:e44–e164.

[43] Members TF, Montalescot G, Sechtem U, et al. 2013 ESC guidelines on the management of stable coronary artery disease The Task Force on the management of stable coronary artery disease of the European Society of Cardiology. Eur Heart J. 2013;34:2949–3003.

[44] Berger JS, Roncaglioni MC, Avanzini F, Pangrazzi I, Tognoni G, Brown DL. Aspirin for the primary prevention of cardiovascular events in women and men: a sex-specific meta-analysis of randomized controlled trials. JAMA. 2006;295:306–13.

[45] Arnett DK, Blumenthal RS, Albert MA, et al. 2019 ACC/AHA guideline on the primary prevention of cardiovascular disease. Circulation. 2019;CIR0000000000000678.

[46] Siegel AJ, Noakes TD. Aspirin to prevent sudden cardiac death in athletes with high coronary artery calcium scores. Am J Med. 2018. https://doi.org/10.1016/j.amjmed.2018.09.015.

[47] Rao P, Hutter AM, Baggish AL. The reply. Am J Med. 2019; https://doi.org/10.1016/j.amjmed.2018.12.012.

[48] Wiviott SD, Braunwald E, McCabe CH, Montalescot G, Ruzyllo W, Gottlieb S, Neumann F-J, Ardissino D, De Servi S, Murphy SA. Prasugrel versus clopidogrel in patients with acute coronary syndromes. N Engl J Med. 2007;357:2001–15.

[49] Cannon CP, Harrington RA, James S, et al. Comparison of ticagrelor with clopidogrel in patients with a planned invasive strategy for acute coronary syndromes (PLATO): a randomised double-blind study. Lancet (London, England). 2010;375:283–93.

[50] Hamm CW, Bassand J-P, Agewall S, et al. ESC Guidelines for the management of acute coronary syndromes in patients presenting without persistent ST-segment elevation: the Task Force for the management of acute coronary syndromes (ACS) in patients presenting without persistent ST-segment elevatio. Eur Heart J. 2011;32:2999–3054.

[51] Yusuf S, Zhao F, Mehta SR, Chrolavicius S, Tognoni G, Fox KK, Clopidogrel in Unstable Angina to Prevent Recurrent Events Trial Investigators. Effects of clopidogrel in addition to aspirin in patients with acute coronary syndromes without. N Engl J Med. 2001;345:494–502.

[52] Black HR, Sica D, Ferdinand K, White WB. Eligibility and disqualification recommendations for competitive athletes with cardiovascular abnormalities: task force 6: hypertension: a scientific statement from the American Heart Association and the American College of Cardiology. Circulation. 2015;132: e298–302.

[53] Fox KM. Investigators EUtOrocewPiscAd. Efficacy of perindopril in reduction of cardiovascular events among patients with stable

coronary artery disease: randomised, double-blind, placebo-controlled, multicentre trial (the EUROPA study). Lancet. 2003;362:782–8.

[54] Yusuf S, Sleight P, Pogue J. Effects of an angiotensin-converting-enzyme inhibitor, ramipril, on cardiovascular events in high-risk patients. The Heart Outcomes Prevention Evaluation Study Investigators. Engl J Med. 2000;342:145–53.

[55] Gottlieb SS, McCarter RJ, Vogel RA. Effect of beta-blockade on mortality among high-risk and low-risk patients after myocardial infarction. N Engl J Med. 1998;339:489–97.

[56] Group SSSS. Randomised trial of cholesterol lowering in 4444 patients with coronary heart disease: the Scandinavian Simvastatin Survival Study (4S). Lancet. 1994;344:1383–9.

[57] Sacks FM, Pfeffer MA, Moye LA, et al. The effect of pravastatin on coronary events after myocardial infarction in patients with average cholesterol levels. Cholesterol and Recurrent Events Trial investigators. N Engl J Med. 1996;335:1001–9.

[58] LaRosa JC, Grundy SM, Waters DD, Shear C, Barter P, Fruchart J-C, Gotto AM, Greten H, Kastelein JJP, Shepherd J. Intensive lipid lowering with atorvastatin in patients with stable coronary disease. N Engl J Med. 2005;352:1425–35.

[59] Nissen SE, Nicholls SJ, Sipahi I, et al. Effect of very high-intensity statin therapy on regression of coronary atherosclerosis: the ASTEROID trial. JAMA. 2006;295:1556–65.

[60] Nicholls SJ, Ballantyne CM, Barter PJ, et al. Effect of two intensive statin regimens on progression of coronary disease. N Engl J Med. 2011;365:2078–87.

[61] Sinzinger H, O'Grady J. Professional athletes suffering from familial hypercholesterolaemia rarely tolerate statin treatment because of muscular problems. Br J Clin Pharmacol. 2004;57:525–8.

[62] Thompson PD, Zmuda JM, Domalik LJ, Zimet RJ, Staggers J, Guyton JR. Lovastatin increases exercise-induced skeletal muscle injury. Metabolism. 1997;46:1206–10.

[63] Meador BM, Huey KA. Statin-associated myopathy and its exacerbation with exercise. Muscle Nerve. 2010;42:469–79.

[64] Rosenson RS, Baker S, Banach M, et al. Optimizing cholesterol treatment in patients with muscle complaints. J Am Coll Cardiol. 2017;70:1290–301.

[65] Moriarty PM, Thompson PD, Cannon CP, et al. Efficacy and safety of alirocumab vs ezetimibe in statin-intolerant patients, with a statin rechallenge arm: the ODYSSEY ALTERNATIVE randomized trial. J Clin Lipidol. 2015;9:758–69.

[66] Nissen SE, Stroes E, Dent-Acosta RE, et al. Efficacy and tolerability of evolocumab vs ezetimibe in patients with muscle-related statin intolerance: the GAUSS−3 randomized clinical trial. JAMA. 2016;315:1580–90.

[67] Sabatine MS, Giugliano RP, Keech AC, et al. Evolocumab and clinical outcomes in patients with cardiovascular disease. N Engl J Med. 2017;376:1713–22.

[68] Fernandez AB, Thompson PD. Exercise training in athletes with heart disease. Prog Cardiovasc Dis. 2017;60:121–9.

[69] Wan W, Powers AS, Li J, Zhang JQ, Ji L, Erikson JM. Effect of post−myocardial infarction exercise training on the renin-angiotensin-aldosterone system and cardiac function. Am J Med Sci. 2007;334:265–73.

[70] Lawler PR, Filion KB, Eisenberg MJ. Efficacy of exercise-based cardiac rehabilitation post-myocardial infarction: a systematic review and meta-analysis of randomized controlled trials. Am Heart J. 2011;162:571–584.e2.

[71] Hambrecht R, Wolf A, Gielen S, Linke A, Hofer J, Erbs S, Schoene N, Schuler G. Effect of exercise on coronary endothelial function in patients with coronary artery disease. N Engl J Med. 2000;342:454–60.

[72] Burstein R, Polychronakos C, Toews CJ, MacDougall JD, Guyda HJ, Posner BI. Acute reversal of the enhanced insulin action in trained athletes: association with insulin receptor changes. Diabetes. 1985;34:756–60.

[73] Mohlenkamp S, Lehmann N, Breuckmann F, et al. Running: the risk of coronary events : prevalence and prognostic relevance of coronary atherosclerosis in marathon runners. Eur Heart J. 2008;29:1903–10.

[74] Merghani A, Maestrini V, Rosmini S, et al. Prevalence of subclinical coronary artery disease in masters endurance athletes with a low atherosclerotic risk profile. Circulation. 2017;136:126–37.

[75] Aengevaeren VL, Mosterd A, Braber TL, Prakken NHJ, Doevendans PA, Grobbee DE, Thompson PD, Eijsvogels TMH, Velthuis BK. Relationship between lifelong exercise volume and coronary atherosclerosis in athletes. Circulation. 2017;136:138–48.

[76] Lin J, DeLuca JR, Lu MT, Ruehm SG, Dudum R, Choi B, Lieberman DE, Hoffman U, Baggish AL. Extreme endurance exercise and progressive coronary artery disease. J Am Coll Cardiol. 2017;70:293–5.

[77] Criqui MH, Denenberg JO, Ix JH, McClelland RL, Wassel CL, Rifkin DE, Carr JJ, Budoff MJ, Allison MA. Calcium density of coronary artery plaque and risk of incident cardiovascular events. JAMA. 2014;311:271–8.

[78] Ahmadi N, Nabavi V, Hajsadeghi F, Flores F, French WJ, Mao SS, Shavelle D, Ebrahimi R, Budoff M. Mortality incidence of patients with non-obstructive coronary artery disease diagnosed by computed tomography angiography. Am J Cardiol. 2011;107:10–6.

[79] Bamberg F, Sommer WH, Hoffmann V, Achenbach S, Nikolaou K, Conen D, Reiser MF, Hoffmann U, Becker CR. Meta-analysis and systematic review of the long-term predictive value of assessment of coronary atherosclerosis by contrast-enhanced coronary computed tomography angiography. J Am Coll Cardiol. 2011;57:2426–36.

[80] Budoff MJ, Mayrhofer T, Ferencik M, et al. Prognostic value of coronary artery calcium in the PROMISE study (prospective multicenter imaging study for evaluation of chest pain). Circulation. 2017;136:1993–2005.

[81] Arnson Y, Rozanski A, Gransar H, Hayes SW, Friedman JD, Thomson LEJ, Berman DS. Impact of exercise on the relationship between CAC scores and all-cause mortality. JACC Cardiovasc Imaging. 2017;10:1461–8.

[82] Radford NB, DeFina LF, Leonard D, Barlow CE, Willis BL, Gibbons LW, Gilchrist SC, Khera A, Levine BD. Cardiorespiratory fitness, coronary artery calcium, and cardiovascular disease events in a cohort of generally healthy middle-age men: results from the Cooper Center Longitudinal Study. Circulation. 2018;137:1888–95.

[83] Roberts WO, Schwartz RS, Kraus SM, et al. Long-term marathon running is associated with low coronary plaque formation in women. Med Sci Sports Exerc. 2017;49:641–5.

[84] Aengevaeren VL, Mosterd A, Sharma S, Prakken NHJ, Möhlenkamp S, Thompson PD, Velthuis BK, Eijsvogels TMH. Exercise and coronary atherosclerosis: observations, explanations, relevance, and clinical management. Circulation. 2020;141:1338–50.

第 15 章　马方综合征和其他遗传性主动脉病
Marfan Syndrome and Other Genetic Aortopathies

Jeffrey S. Hedley　Dermot M. Phelan　著

曹娅麟　译

长期以来，人们已经认识到由于定期和高强度运动的血流动力学压力，心脏会发生适应性变化，并因此产生了"运动员心脏"一词。然而，这种生活方式对主动脉的影响却鲜为人知。增加主动脉壁压力的因素，如慢性血压升高，会引起增加主动脉扩张、动脉瘤和夹层的风险。力量型运动会在肌肉收缩过程中反复引起血压峰值，而耐力型运动会导致心输出量的长期增加，并转化为主动脉壁应力。因此，与久坐不动的对照组相比，运动员的主动脉稍大，这也许并不令人惊讶。对于大多数运动员来说，这不太可能导致风险增加。然而，需要特别关注合并遗传性疾病的运动员，如胶原性血管病或二叶主动脉瓣（bicuspid aortic valve，BAV），这些疾病容易导致主动脉疾病。因此，为了更好地关注此类运动员，应该对基础疾病的易感性和血流动力学压力之间的密切相互作用进行细致入微的了解。

尽管担心运动引起主动脉血流动力学压力改变，但数据表明，急性主动脉综合征［本章中主动脉夹层和破裂（aortic dissection and rupture，AAD）］是导致运动员心源性猝死相对罕见的原因，占病例的 0%～4.6%[1-4]。

国际主动脉夹层登记研究（International Registry of Aortic Dissection，IRAD）的数据显示，夹层患者的平均年龄为 63 岁，高血压是夹层最常见的危险因素，约 75% 的患者患有高血压。然而，在 40 岁以下的患者中，59% 的 AAD 患者患有马方综合征（Marfan Syndrome，MFS）或二叶主动脉瓣。AAD 发生时主动脉的均直径为 5.31cm，>5.5cm 的主动脉死亡比值比为 3.06[5, 6]。这些数据有助于我们集中评估主动脉扩张的年轻运动员，并为他们提供手术时机建议。

本章将重点讨论运动对主动脉的影响，以及患有主动脉疾病运动员的独特医疗管理。

一、正常主动脉

从一个球状的主动脉根部开始，主动脉在胸部向上呈弓状，同时向头部和手臂发出分支，并在胸部和腹部向下延伸，在骨盆处发出分支（图 15-1）。主动脉是人体内最大的血管。主动脉壁由三层组成：内膜、中膜和外膜。虽然主动脉壁具有很高的抗拉强度，但它的特性使其具有可扩张性和弹性，从而使主动脉在每个心动周期同时充当输送血液的主要贮器和导管。随着脉压的增加和主动脉的扩张，老化的主动脉逐渐失去这些弹性。一个正在进行的研究领域是不同运动对主动脉弹性特性的影响。

为主动脉直径提供正常值范围充满了挑战。主动脉直径高度依赖于年龄和体型，尤其是身高。例如，体表面积为 1.7m² 的 18 岁女性正常上限为 3.3cm，而体表面积为 2.0m² 的 70 岁男性的正常上限则为 4.2cm[7]。不同体型的性别和年龄的诺模图适用于普通人群，但不适用于运动人群[8, 9]。Z 评分指实测值与参考人群中位数之间的差值和参考人群标准差比值，在评估儿童人群时尤其重要，但尚未适用于运动个体。Z 评分≥2 分为异常。

测量技术的可变性也阻碍了主动脉直径正常范围的定义。使用超声心动图，应根据 ASE 指南[10]，舒张末期从胸骨旁长轴切面测量主动脉根部前壁前缘到后壁前缘的距离（图 15-2A）；在收缩期或不同边缘获得的图像会得到不同的值。使用最佳断层成像［如门控计算机断层扫描血管造影（computed tomographic angiography，CTA）或心脏磁共振成像］等技术甚至更不明确。我们建议遵循 ASE 指南，建议在舒张末期，主动脉窦（Sinus of Valsalva，SoV）水平连续三次测量窦间距，计算平均值（图 15-2B）[10]。主动脉根部不对称是一个问题。目前 AHA/ACC 对患有心血管疾病的竞技运动员的资格和取消资格建议报告使用推荐

方法测量最大直径[11]。我们还建议报告主动脉横截面积与身高之比，这是有力的预后指标[12]。无论使用哪种技术，方法上的一致性都应该优先考虑，随时间推移，需要与先前图像进行研究比较。

（一）正常人群与运动员

尽管存在上述限制，但对于运动员主动脉正常直径，仍有许多重要的观察结果。首先，与非运动员相比，运动员的主动脉略大。在 Iskandar 等的 Meta 分析中，与久坐对照组相比，主动脉根部（Valsalva 窦）的主动脉直径大 3.2mm[13]。其次，虽然这些数据表明主动脉对运动引起的血流动力学压力有一定的适应，但值得注意的是，年轻运动员的主动脉测量值很少超过普通人群的正常范围[13, 14]。在大多数涉及运动员的研究中，男性主

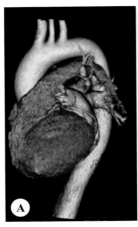
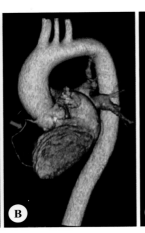
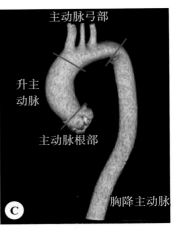

◀ 图 15-1 主动脉门控计算机断层扫描血管造影，三维容积重建主动脉

A. 显示原位胸主动脉及全心；B. 显示相同图像，移除了右心，显示主动脉根部，可见右冠状动脉起源于右冠状动脉瓣（箭）；C. 显示相同图像，去除所有其他结构以显示胸主动脉段

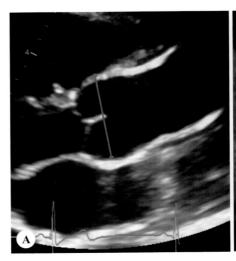
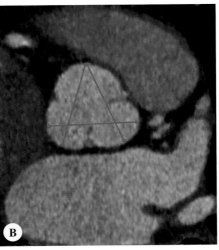

◀ 图 15-2 主动脉根部测量的技术

A. 主动脉根部测量是舒张末期从胸骨旁长轴切面测量主动脉根部前壁前缘到后壁前缘的距离；B. 在舒张末期，主动脉窦水平连续三次测量窦间距，计算平均值。同样适用于磁共振成像的测量

动脉根部大于 40mm 或女性主动脉根部大于 34mm 的情况极为罕见，为 0.5%～1.8%[13-15]。因此，应特别注意主动脉直径超过正常值的运动员，以排除主动脉病变。最后，关于力量或耐力训练是否会导致更大程度的主动脉扩张，数据仍然存在差异。力量训练确实会增加主动脉僵硬度，而耐力运动会增加主动脉扩张度；这些特征可能对大师级运动员有重要影响[14, 16-18]。最后，在身体形态测量学的极端情况下，主动脉大小和体型之间的关系似乎出现了一个平台期，Engel 等对全国篮球协会球员的研究中地描述到，即使是最高的男性运动员主动脉根部也很少超过 40mm[14, 19]。

（二）大师级运动员

现有数据关于运动员主动脉直径的正常范围几乎完全与年轻（<35 岁）运动员有关。关于中老年运动员主动脉扩张的自然病史，目前几乎没有相关数据。认识到主动脉随着年龄的增长而增大，并且与久坐的对照组相比，年轻运动员的主动脉略大，问题是主动脉是否与普通人群保持相同的年龄增长曲线。以体表面积（body surface area，BSA）为 2.0m² 的 70 岁男性为例，在正常人群中，与年龄、性别和 BSA 相关的正常上限预计为 42mm，但如果是年轻时主动脉直径大于 3.2mm 的运动员，则其正常上限可能约为 45.2mm。可能预测，如果运动员继续将主动脉暴露在相同的血流动力学压力下，导致年轻时主动脉稍大，则主动脉的扩张速度会更快。此外，根据 LaPlace 定律，即使年轻时主动脉直径小幅度增加，也会在运动员一生中转化为对主动脉壁更大压力。一项研究将退役的 NFL 球员与达拉斯心脏研究中年龄、性别和种族匹配的人群进行比较，比较了两组之间的主动脉直径。更多的前 NFL 球员主动脉直径大于 40mm（29.6% vs. 8.6%；$P<0.0001$），即使在调整了年龄、种族、BSA、收缩压、高血压史、目前吸烟状况、糖尿病和血脂情况后，前 NFL 队员主动脉扩张的可能性仍然是前者的 2 倍[20]。

Churchill 等最近广泛地在运动员中研究这个问题。他们对 442 名平均年龄为 61 岁的资深赛艇运动员和跑步者进行主动脉直径测量，发现 24% 的人的 Z 评分至少为 2 分或以上，表明升主动脉测量值高于总体平均值至少 2 个标准差。在这个队列中，21% 的动脉根部直径>40mm[21]。这些数据是否适用于其他优秀运动员，或是否增加了该队列中的夹层风险，尚待确定。

二、主动脉疾病的遗传病因

（一）二叶主动脉瓣

BAV 是一种常见的先天性瓣膜缺陷，与早期瓣膜退化相关，表现为主动脉瓣反流或合并狭窄。在年轻运动员中，BAV 可通过赛前筛查（如听诊的杂音）、BAV 家族史或者瓣膜疾病进展引起相关症状。大约一半 BAV 的患者存在主动脉扩张，这一过程始于儿童时期[22, 23]。普通人群中这种瓣膜病的患病率（0.5%～2%）与受过训练的运动员中的患病率（0.8%～2.5%）相似，在这两个人群中，男性患病率约为 3∶1[24, 25]。一些 BAV 病例是遗传性的，通常是常染色体显性遗传，继发于转录因子 NOTCH1 的突变[26-28]。9%～12% 的一级亲属可能受到影响；因此，应筛查一级亲属。伴有主动脉扩张的 BAV 也可见于其他遗传疾病，如 Turner 综合征（约 30%）、Loeys-Dietz 综合征（2.5%～17%）和家族性胸主动脉瘤综合征（3%）。BAV 也可能与主动脉缩窄相关，主动脉缩窄的风险可能更高，治疗策略和运动建议也会有所不同。如果存在任何这些疾病的临床特征，或者如果年轻人（<35 岁）存在严重的主动脉扩张，则应考虑转诊给遗传学家和卓越的主动脉病治疗中心。

BAV 相关主动脉病变通常孤立于主动脉根部、升主动脉和主动脉弓近端。主动脉扩张的病因被认为与血液通过 BAV 时产生的血流动力学压力和主动脉壁本身细胞水平的缺陷有关。关于前者，四维 MRI 血流分析显示涡流，有时伴有反流的血流紊乱。血流紊乱的确切性质取决于二尖瓣的解剖类型[29, 30]。左右冠状动脉窦的融合是最常见的 BAV 变异（图 15-3），导致冠状升主动脉扩张，部分主动脉根部受损，而右冠状动脉窦和非冠状动脉窦的融合影响升主动脉远端，但主动脉根部相对正常。在细胞水平上，部分囊性内侧坏死源于纤毛蛋白 -1 降低和金属蛋白酶活性增加[31-34]。这些变化可以模拟 MFS 中的主动脉变化。

与普通人群相比，上述变化及其导致的主动脉直径增加使 BAV 患者的主动脉夹层风险增加约为 8 倍[35]。尽管有这些数据，BAV 的总体夹层或破裂发生率仍然很低，约为 0.4%[36]。

据估计，美国有 800 万名年轻运动员参加结构化运动[37]。假设 BAV 的患病率为 1%～2%，有 80 000～160 000 名年轻运动员参与运动，其中许多人可能患有相关的主动脉疾病[38]。据估计，美国每年因主动脉夹层而死亡的运动员人数在 0.7～2.5 人 / 年。根据 IRAD 数据，小于 40 岁的主动脉夹层中与 BAV 相关的仅为 9%，该年龄组的大多数主动脉夹层与 MFS 相关。因此，BAV 相关的主动脉病变是常见的，而夹层是罕见的。在讨论患有 BAV 和主动脉疾病的年轻运动员参加运动的风险时，将这种风险置于背景下是很重要的。

主动脉的直径和扩张率都是有效的临床指标，有助于预测未来的不良事件。管壁应力与主动脉直径直接相关；因此，主动脉直径越大，扩张速度越快。问题是，参与体育运动是否会加快扩张速度。Boraita 等利用 5136 名运动员的数据库，将 41 名 BAV 运动员与 41 名非 BAV 运动员的对照组进行了比较，发现主动脉直径和年扩张率均无差异[24]。这项研究报道了 BAV 运动员主动脉平均扩张率与普通人群相当，主要取决于主动脉解剖段，年平均扩张速率为 0.04～0.21mm。Galanti 等对 88 名患有 BAV 的运动员进行了 5 年随访，同样发现主动脉扩张率与普通人群相当[25]。因此，有限的可用数据表明，参加运动的人和久坐的人之间的主动脉扩张率没有差异。

（二）马方综合征

MFS 是一种结缔组织疾病，由编码原纤蛋白 -1 的 *FBN1* 基因突变引起。该基因中已鉴定出约 500 个突变，但并非所有突变有相同的心血管风险。该病为常染色体显性遗传，但常常新发突变。原纤蛋白 -1 是细胞外基质不可或缺的糖蛋白，这种糖蛋白的突变导致结缔组织脆性增加。这种脆弱性表现在多个器官系统中，因此，称为"系统评分"（Systemic Score）的评分系统用于帮助诊断 MFS（表 15-1）[39]。

MFS 的诊断标准总结于 2010 年修订的 Ghent 分类学[39]。当使用该诊断标准时，评估个人潜在 MFS 的一个整体出发点是确定是否有确诊 MFS 的家族史。如果有确诊的 MFS 家族史，则在出现以下情况时进行诊断。

• 晶状体异位（晶状体脱位）。

• 系统评分≥7 分。

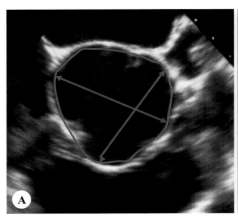
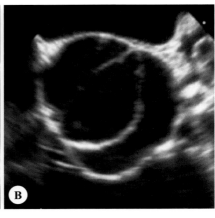

◀ 图 15-3　主动脉根部不对称的二叶主动脉瓣

二叶主动脉瓣，舒张期（A）和收缩期（B）左右冠状动脉窦融合，主动脉根部不对称

- 主动脉根部扩张（20 岁以上 Z 评分≥2 分或 20 岁以下≥3 分）。

如果没有 MFS 家族史，在以下情况时可诊断。

- 主动脉根部扩张和晶状体异位。
- 主动脉根部扩张和 *FBN1* 突变。
- 主动脉根部扩张和全身评分≥7 分。
- 晶状体异位和 *FBN1* 突变，已知与主动脉扩张相关。

表 15–1　马方综合征系统评分

特　点	得　分
屈拇征和屈腕征	3 分
屈拇征或屈腕征	1 分
鸡胸	2 分
漏斗胸或胸廓不对称	1 分
后足内翻畸形	2 分
扁平足	1 分
气胸	2 分
硬脊膜膨出	2 分
髋臼突出	2 分
躯干 / 下肢长度的比值减少（白种人成人＜0.85，黑种人成人＜0.78），上肢长度 / 身高的比值增大（＞1.05）且无脊柱侧凸	1 分
脊柱侧凸或脊柱后凸畸形	1 分
肘关节外展减少	1 分
面部特征（3/5）：长头，眼球内陷，眼睑下斜，颧骨发育不全，缩颌	1 分
皮肤条纹	1 分
中度近视	1 分
二尖瓣脱垂	1 分

总分 20 分，＞7 分认为有诊断参考价值

经许可转载，引自 Loeys et al.[39]，BMJ Publishing Group，Ltd

MFS 患者的常见特征是身材高大，臂展较大。很容易看出，在身高占优势的运动中，这种体格有很大的优势。因此，MFS 在体育运动中的代表

性很可能过高。

主动脉夹层或破裂是 MFS 最严重的并发症。事实上，在 MFS 患者中，93% 的死亡是由心血管原因引起的，其中 80% 为主动脉夹层[40]。IRAD 数据显示，MFS 占所有主动脉夹层病例的 4%，占复发夹层病例的 21.5%。在＜40 岁的患者中，约 50% 的夹层与 MFS 相关[41]。

（三）其他遗传性主动脉疾病

Loeys-Dietz 综合征（Loeys-Dietz Syndrome，LDS）是一种常染色体显性遗传的结缔组织疾病，病理生理学上与 MFS 相似。已知 TGF-β 信号通路紊乱可导致 MFS。LDS 是由编码 TGF-β 受体（*TGFBR1* 和 *TGFBR2*）的基因突变和 TGF-β 转录调节剂 *SMAD3* 突变引起。LDS 的典型表型表现包括眼动过多、腭裂、小舌双裂和颅缝早闭。主动脉瘤疾病是 LDS 最常见的心血管表现，而主动脉夹层是最可怕的并发症。这些 LDS 相关的夹层通常发生在年轻时，常常累积主动脉窦。

家族性胸主动脉瘤和夹层（familial thoracic aortic aneurysm and dissection，FTAAD）是另一种常染色体显性遗传疾病，易导致主动脉扩张和夹层。涉及 *TGFBR1*、*TGFBR2* 和 *SMAD3*，但也与其他基因相关，如 *ACTA2* 和 *MYH11*。

血管型 Ehlers-Danlos 综合征Ⅳ型（vascular Ehlers Danlos syndrome，vEDS）是一种进展性的常染色体显性遗传疾病，可导致动脉瘤和破裂。据报道，80% 的 vEDS 患者在 40 岁时会出现并发症[42]。vEDS 由编码Ⅲ型前胶原蛋白的 *COL3A1* 基因突变引起。

最常见的遗传性主动脉疾病、相关基因和临床表现的总结见表 15–2。

三、合并主动脉疾病运动员的管理

（一）筛查及监测

胸主动脉扩张一般无症状，诊断需要主动脉造影。由于成像成本高，缺乏专业知识，疾病发

表 15-2　　最常见的遗传性主动脉疾病相关基因和临床表现		
遗传性主动脉疾病	遗传基因	临床表现
马方综合征	FBN1	主动脉根部动脉瘤，肺动脉扩张，主动脉夹层
先天性结缔组织发育不全综合征（EDS）	COL5A1, COL5A2 和 COL3A1	中型动脉破裂，尤其累及胸部血管
Loeys-Dietz 综合征	TGFBR1, TGFBR2, SMAD3, TGFB2, TGFB3	过早或进展性主动脉瘤和夹层，动脉瘤可能累及主动脉根部以外的主动脉段
家族性主动脉瘤 / 夹层综合征（FAAD）	TGFBR2, MYH11, PRKG1, MYLK, ACTA2	胸主动脉瘤和夹层，相关的血管疾病（如动脉导管未闭）
二叶主动脉瓣	尚不清楚（可能与系统性结缔组织疾病相关，如 ACTA2、MYH11）	主动脉扩张累及主动脉根部与升主动脉
常染色体显性多囊肾（ADPKD）	PKD1 和 PKD2	主动脉根部动脉瘤，胸主动脉瘤
Turner 综合征	45，X	胸主动脉瘤和夹层，二叶主动脉瓣，主动脉缩窄

经许可转载，引自 Cury et al.[58]，Hindawi（https://creativecommons.org/licenses/by/3.0/）

病率相对较低，以及超声心动图无法显示整个主动脉而导致假阴性结果，目前普遍认为对主动脉疾病进行广泛筛查是不切实际的。相反，筛选运动员的核心在于详细的病史和体格检查。在以下情况，都应进行经胸超声心动图检查，以筛查主动脉病变。

- 已知的主动脉疾病家族史或易感的家族疾病。
- 识别与主动脉疾病相关的系统性结缔组织疾病的表型特征。
- 听诊杂音或额外的心音提示 BAV（开瓣音或主动脉瓣狭窄或反流的杂音）或二尖瓣脱垂，可在与主动脉病变相关的结缔组织疾病中观察到。

如果在年轻运动员中发现了主动脉疾病，建议对一级亲属进行筛查，并可以考虑进行基因检测。进行主动脉影像学监测的频率确实取决于潜在的病因、主动脉直径和记录稳定的持续时间，但通常建议每 6～12 个月对现役运动员进行一次筛查。

（二）药物治疗

迄今为止，大多数关于胸主动脉扩张药物治疗的证据都来自胸主动脉动脉瘤小鼠模型或患有 MFS 人群。目前还没有关于运动人群主动脉扩张药物治疗的研究。因此，药物治疗方面主要是基于推测和专家意见。

基于几方面的证据，β 受体拮抗药一直是主动脉疾病患者药物治疗的基石。β 受体拮抗药是治疗急性主动脉综合征的主要手段，因为它降低了左心室收缩力和由此产生的主动脉剪切应力。此外，与安慰剂相比，在 MFS 患儿中使用普萘洛尔和阿替洛尔显示主动脉扩张速率降低[43]。然而，最近的两项 Meta 分析对这一传统论断提出了挑战。两项 Meta 分析都发现，虽然扩张速度可能会下降，但主动脉夹层率和主动脉最终直径没有变化[44, 45]。

血管紧张素受体拮抗药（ARB）也被证明可以降低 MFS 患者的主动脉扩张速度[46, 47]。从生理学角度出发，因为 ARB 已被证明可降低 TGF-β 水平[48, 49]，如前所述，TGF-β 水平与许多遗传性主动脉疾病中出现的异常 TGF-β 信号通路有关。通过进一步推导，并通过额外的精心设计的试验，血管紧张素转换酶抑制药（ACEI）也进入了治疗领域[50]。

目前 ACC 指南建议使用 β 受体拮抗药、ARB 或 ACEI 来达到最低的可耐受血压而无不良反应，理想情况下，收缩压在 105～120mmHg（Ⅱa 类，B 级）[51]。此外，还强烈提倡优化血脂和戒烟。他汀类药物与主动脉扩张减慢有关，应该予以考虑[52]。

（三）手术治疗

择期手术修复的适应证主要取决于三个因素：潜在病因和夹层风险、最大主动脉直径和扩张速度。以下是Ⅰ类建议，证据等级为 C 级，适用于所有胸升主动脉瘤患者。

- 所有主动脉直径≥5.5cm 的都应进行择期主动脉修补 / 置换术。
- 若快速扩张（每年＞5mm），可择期行主动脉修复 / 置换术。
- 主动脉直径为＞4.5cm 的患者因其他原因进行心脏手术时应同时进行修复 / 置换术。

BAV 患者行手术置换术指征一直存在争议，2010 年和 2014 年发布的指南之间存在较大差异[53]。2016 年 ACC/AHA 声明，如果升主动脉≥5.5cm，手术为Ⅰ类推荐；如果主动脉≥5.0cm 并有额外的危险因素（包括夹层家族史或扩张率≥0.5cm），手术为Ⅱa 类推荐[54]。

遗传性的胸主动脉瘤患者，如 MFS、LDS、vEDS 和 Turner 综合征，手术干预阈值通常较低（4～5cm）。手术干预阈值取决于潜在的条件和伴随的临床因素。如果有遗传性疾病患者的主动脉横截面积与身高的比值为＞10cm/m^2，则建议进行主动脉手术。因为研究表明，以身高标化主动脉直径时，风险分层得到改善[12]。

四、合并主动脉疾病运动员的注意事项

合并主动脉疾病运动员运动指导

很少有数据可以指导患有主动脉疾病的运动员进行运动训练。建议必须针对特定的运动员，并基于他们的训练和比赛需求、运动后血压反应，以及身体碰撞的风险。一般来说，有氧运动可使平均动脉压（mean arterial pressure，MAP）适度升高，但随着阻力运动增加（等张和等长运动），收缩压、舒张压和 MAP 急剧迅速升高[55]。血压增加的程度与运动的相对强度、运动技巧（Valsalva）和疲劳程度相关（在疲劳前的最后 2～3 组重复运动中 MAP 上升最大）。我们认为，对于患有主动脉疾病的运动员，不提倡也没有绝对的体重限制阈值。此外，目前缺乏限制举重的数据。一些数据显示举重重量级别需要限制在参赛者去脂体重一半以内，但即使这种限制也会引起不同举重动作 MAP 反应差异（即手臂外侧外展 vs. 坐式腿按压）。

研究发现，使用大肌肉群进行最大重量低重复训练时，血压记录高得惊人（收缩压高达 400mmHg）[55]。这些发现促使医生建议患有主动脉疾病的患者在举重过程避免使用 Valsalva 动作；然而，这个建议是有争议的。与收缩压一致，Valsalva 动作的作用也必须考虑。Haykowsky 等首先描述了这种有趣的相互作用[56]。5 名健康志愿者进行亚极量和极量腿部按压练习，同时监测血管内和胸膜腔内压力。主动脉透壁压力等于血管内压力减去血管外（胸膜腔内）压力。通过腿部按压和短时间 Valsalva 动作，胸膜腔内压力从平均 1.7mmHg 增加到约 112mmHg，左心室收缩末压由 120mmHg 升高至 255mmHg。因此，主动脉透壁压（心室收缩末期压减去胸膜腔内压）在休息时为 120mmHg，举重进行 Valsalva 动作时为 143mmHg。因此，尽管收缩压显著升高，主动脉透壁应力没有显著增加[56]。需要进行更多的研究，规避 Valsalva 动作的经典建议可能会引起误导，在考虑主动脉壁压力时，必须考虑心肺相互作用。

五、运动参与建议

当血流动力学力超过退化主动脉壁的强度时，会发生主动脉夹层或破裂。限制运动参与具有两个主要目的：①避免诱发急性主动脉综合征 /SCD；

②防止主动脉扩张加速。最新的指导方针可以参考 AHA/ACC 倡导的 2015 年心血管异常竞技运动员资格和取消资格[57]。这些指南总结见表 15-3。

主动脉直径轻度增大但无遗传性主动脉疾病或可引起主动脉疾病的相关瓣膜病史的运动员应进行全面评估，以评估潜在的结缔组织或心血管疾病。如果没有发现相关病因，这些运动员除了高强度的重量训练外可以自由参加其他运动。存在 BAV 但主动脉直径正常的运动员也可以自由参加所有运动项目。

与之相反的是那些不仅有已知的主动脉疾病，而且还有高风险特征的运动员。患有慢性主动脉或分支血管动脉瘤和（或）夹层的运动员，以及 BAV 和主动脉直径＞45mm 的运动员，建议不要参加任何竞技运动。一旦夹层或动脉瘤行手术治疗（假设没有残留的病灶），运动员可以合理地重新参加不涉及身体碰撞的 I A 类运动。值得注意的是，一些知名的职业运动员在手术后已经重

表 15-3 患有主动脉疾病运动员参与运动的指导方针			
疾　病	监测频率	不同临床情况下主动脉根部直径	合格和不合格建议
MFS	6～12 个月	全部	避免身体碰撞
		正常主动脉，无危险因素 a	可参加 I A/ II A 类运动
		+ 危险因素	避免竞技运动
BAV	无特殊推荐	正常主动脉直径	可参加所有运动
	6～12 个月	• 男性：40～42mm • 女性：36～39mm • Z 评分：2～3.5 分	可参加 I A～C、II A～C 类运动；避免身体碰撞；避免高强度重量训练
		40～45mm	可参加 I A 类运动，避免身体碰撞
		＞45mm	避免所有竞技运动
其他家族性或遗传性主动脉疾病（LDS, vEDS, FTAAD）	6～12 个月	FTAAD，正常主动脉直径，无危险因素 b	可参加 I A 类运动，避免身体碰撞
		LDS 或 vEDS，正常主动脉直径，无危险因素 c	可参加 I A 类运动
不能解释的主动脉扩张	6～12 个月	• 男性：40～41mm • 女性：35～37mm	全面评估后可进行所有运动；避免高强度重量训练
成功手术修复	6～12 个月	术后无血管扩张	可参加 I A 类运动，避免身体碰撞
慢性夹层	无特殊推荐	全部	避免竞技运动

a. MFS 危险因素：主动脉根扩张 成人＞40mm，＜15 岁青少年 Z 评分＞2 分）；中度至重度二尖瓣反流；左心室射血分数＜40%；主动脉直径＜50mm 的主动脉夹层家族史

b. FTAAD 危险因素：主动脉根扩张（成人＞40mm 或＜15 岁青少年 Z 评分＞2 分）；中度至重度二尖瓣反流；主动脉夹层家族史；脑血管疾病；分支血管动脉瘤或夹层

c. LDS/vEDS 危险因素：主动脉扩张（Z 评分＞2 分）或夹层，或分支血管扩张；中度至重度二尖瓣反流；心脏外器官系统受累

MFS. 马方综合征；BAV. 二叶主动脉瓣；LDS.Loeys-Dietz 综合征；vEDS. 血管型 Ehlers-Danlos 综合征；FTAAD. 家族性胸主动脉动脉瘤和夹层

经许可转载，引自 Hedley and Phelan[59]，Springer Nature

返赛场，但这些决定必须个体化，也与目前的指南建议相违背。MFS 和合并某些危险因素的运动员也是高风险人群。这些危险因素包括：主动脉根部扩张（成人＞40mm，＜15 岁青少年 Z 评分＞2 分），中度至重度二尖瓣反流，左心室射血分数＜40%，主动脉直径小于 50mm 且合并主动脉夹层家族史。

更困难的是针对那些中度风险运动员的管理。BAV 和主动脉直径异常但＜45mm 的运动员可以参加ⅠA～C 和ⅡA～C 类运动，但建议避免高强度的重量训练。患有 MFS 但缺乏危险因素的运动员可以参加ⅠA 和ⅡA 类运动，但所有患有 MFS 的运动员都应避免任何可能发生身体碰撞的运动。合并 LDS、vEDS、FTAAD 或其他原因不明的胸主动脉瘤的运动员，可以合理地参加ⅠA 和ⅡA 项目。然而，如果这类运动员具有某些高风险特征，应避免身体碰撞的运动。FTAAD 患者，危险因素包括：主动脉根扩张（成人＞40mm 或＜15 岁青少年 Z 评分＞2 分），中度至重度二尖瓣反流，左心室射血分数＜40%，以及主动脉夹层、脑血管疾病、分支血管动脉瘤或夹层的家族史。LDS 和 vEDS 的危险因素包括：主动脉扩张（Z 评分＞2 分）或夹层，分支血管扩张，中度至重度二尖瓣反流，心脏外器官系统受累。

与提供给其他运动员的所有指导一样，这些建议主要基于专家意见，需要个人考虑和共同决策。

结论

对运动员进行参赛前心脏评估时，需要考虑主动脉疾病，因为主动脉疾病可能会使运动员面临运动引发的紧急风险。需要对与主动脉扩张相关的疾病进行临床评估，如二叶主动脉瓣或结缔组织疾病，以确定可能患有主动脉疾病的运动员。在对运动员进行主动脉成像检查时，熟悉运动人群和非运动人群主动脉正常直径范围非常重要。鉴于主动脉疾病运动员的前瞻性数据相对缺乏，主动脉疾病运动员参与运动的建议应与当前 AHA/ACC 指南一致，对于那些没有高风险特征的运动员，需要使用个体化／共同决策。

参考文献

[1] Chandra N, Bastiaenen R, Papadakis M, Sharma S. Sudden cardiac death in young athletes: practical challenges and diagnostic dilemmas. J Am Coll Cardiol. 2013;61(10):1027–40.

[2] Finocchiaro G, Papadakis M, Robertus JL, et al. Etiology of sudden death in sports: insights from a United Kingdom regional registry. J Am Coll Cardiol. 2016;67(18):2108–15.

[3] Maron BJ. Sudden death in young athletes. N Engl J Med. 2003; 349(11):1064–75.

[4] Maron BJ, Haas TS, Murphy CJ, Ahluwalia A, Rutten-Ramos S. Incidence and causes of sudden death in U.S. college athletes. J Am Coll Cardiol. 2014;63(16):1636–43.

[5] Evangelista A, Maldonado G, Gruosso D, Teixido G, Rodriguez-Palomares J, Eagle K. Insights from the international registry of acute aortic dissection. Glob Cardiol Sci Pract. 2016;2016(1):e201608.

[6] Pape LA, Awais M, Woznicki EM, et al. Presentation, diagnosis, and outcomes of acute aortic dissection: 17-year trends from the international registry of acute aortic dissection. J Am Coll Cardiol. 2015;66(4):350–8.

[7] Devereux RB, de Simone G, Arnett DK, et al. Normal limits in relation to age, body size and gender of two-dimensional echocardiographic aortic root dimensions in persons >/=15 years of age. Am J Cardiol. 2012;110(8):1189–94.

[8] Campens L, Demulier L, De Groote K, et al. Reference values for echocardiographic assessment of the diameter of the aortic root and ascending aorta spanning all age categories. Am J Cardiol. 2014;114(6):914–20.

[9] Roman MJ, Devereux RB, Kramer-Fox R, O'Loughlin J. Two-dimensional echocardiographic aortic root dimensions in normal children and adults. Am J Cardiol. 1989;64(8):507–12.

[10] Goldstein SA, Evangelista A, Abbara S, et al. Multimodality imaging of diseases of the thoracic aorta in adults: from the American Society of Echocardiography and the European Association of Cardiovascular Imaging: endorsed by the Society of Cardiovascular Computed Tomography and Society for Cardiovascular Magnetic Resonance. J Am Soc Echocardiogr. 2015;28(2):119–82.

[11] Braverman AC, Harris KM, Kovacs RJ, Maron BJ. Eligibility and disqualification recommendations for competitive athletes with cardiovascular abnormalities: task force 7: aortic diseases, including Marfan syndrome: a scientific statement from the American Heart Association and American College of Cardiology. Circulation. 2015;132(22):e303–9.

[12] Masri A, Kalahasti V, Svensson LG, et al. Aortic cross-sectional area/height ratio and outcomes in patients with a trileaflet aortic valve and a dilated aorta. Circulation. 2016;134(22):1724–37.

[13] Iskandar A, Thompson PD. A meta-analysis of aortic root size in elite athletes. Circulation. 2013;127(7):791–8.

[14] Boraita A, Heras ME, Morales F, et al. Reference values of aortic root in male and female white elite athletes according to sport. Circ Cardiovasc Imaging. 2016;9(10).

[15] Pelliccia A, Di Paolo FM, Quattrini FM. Aortic root dilatation in athletic population. Prog Cardiovasc Dis. 2012;54(5):432–7.

[16] D'Andrea A, Cocchia R, Riegler L, et al. Aortic stiffness and distensibility in top-level athletes. J Am Soc Echocardiogr. 2012; 25(5):561–7.

[17] D'Andrea A, Cocchia R, Riegler L, et al. Aortic root dimensions in elite athletes. Am J Cardiol. 2010;105(11):1629–34.

[18] Kasikcioglu E, Kayserilioglu A, Oflaz H, Akhan H. Aortic distensibility and left ventricular diastolic functions in endurance athletes. Int J Sports Med. 2005;26(3):165–70.

[19] Engel DJ, Schwartz A, Homma S. Athletic cardiac remodeling in US professional basketball players. JAMA Cardiol. 2016;1(1):80–7.

[20] Gentry JL 3rd, Carruthers D, Joshi PH, et al. Ascending aortic dimensions in former National Football League athletes. Circ Cardiovasc Imaging. 2017;10(11):e006852.

[21] Churchill TW, Groezinger E, Kim JH, et al. Association of ascending aortic dilatation and long-term endurance exercise among older masters-level athletes. JAMA Cardiol. 2020;5:522.

[22] Siu SC, Silversides CK. Bicuspid aortic valve disease. J Am Coll Cardiol. 2010;55(25):2789–800.

[23] Beroukhim RS, Kruzick TL, Taylor AL, Gao D, Yetman AT. Progression of aortic dilation in children with a functionally normal bicuspid aortic valve. Am J Cardiol. 2006;98(6):828–30.

[24] Boraita A, Morales-Acuna F, Marina-Breysse M, et al. Bicuspid aortic valve behaviour in elite athletes. Eur Heart J Cardiovasc Imaging. 2019;20(7):772–80.

[25] Galanti G, Stefani L, Toncelli L, Vono MC, Mercuri R, Maffulli N. Effects of sports activity in athletes with bicuspid aortic valve and mild aortic regurgitation. Br J Sports Med. 2010;44(4):275–9.

[26] Huntington K, Hunter AG, Chan KL. A prospective study to assess the frequency of familial clustering of congenital bicuspid aortic valve. J Am Coll Cardiol. 1997;30(7):1809–12.

[27] Clementi M, Notari L, Borghi A, Tenconi R. Familial congenital bicuspid aortic valve: a disorder of uncertain inheritance. Am J Med Genet. 1996;62(4):336–8.

[28] Garg V, Muth AN, Ransom JF, et al. Mutations in NOTCH1 cause aortic valve disease. Nature. 2005;437(7056):270–4.

[29] Bissell MM, Hess AT, Biasiolli L, et al. Aortic dilation in bicuspid aortic valve disease: flow pattern is a major contributor and differs with valve fusion type. Circ Cardiovasc Imaging. 2013;6(4):499–507.

[30] Hope MD, Hope TA, Meadows AK, et al. Bicuspid aortic valve: four-dimensional MR evaluation of ascending aortic systolic flow patterns. Radiology. 2010;255(1):53–61.

[31] Boyum J, Fellinger EK, Schmoker JD, et al. Matrix metallo-proteinase activity in thoracic aortic aneurysms associated with bicuspid and tricuspid aortic valves. J Thorac Cardiovasc Surg. 2004;127(3):686–91.

[32] Fedak PW, de Sa MP, Verma S, et al. Vascular matrix remodeling in patients with bicuspid aortic valve malformations: implications for aortic dilatation. J Thorac Cardiovasc Surg. 2003;126(3):797–806.

[33] Fedak PW, Verma S, David TE, Leask RL, Weisel RD, Butany J. Clinical and pathophysiological implications of a bicuspid aortic valve. Circulation. 2002;106(8):900–4.

[34] Ikonomidis JS, Jones JA, Barbour JR, et al. Expression of matrix metalloproteinases and endogenous inhibitors within ascending aortic aneurysms of patients with bicuspid or tricuspid aortic valves. J Thorac Cardiovasc Surg. 2007;133(4):1028–36.

[35] Michelena HI, Della Corte A, Prakash SK, Milewicz DM, Evangelista A, Enriquez-Sarano M. Bicuspid aortic valve aortopathy in adults: incidence, etiology, and clinical significance. Int J Cardiol. 2015;201:400–7.

[36] Masri A, Svensson LG, Griffin BP, Desai MY. Contemporary natural history of bicuspid aortic valve disease: a systematic review. Heart. 2017;103(17):1323–30.

[37] National Federation of State High School Associations. http://www. nfhs.org/content. aspx?id¼43282. Accessed 8 Dec 2013.

[38] National Collegiate Athletic Association. Latest news: participation rates continue to rise. http://www.ncaapublications.com/product-downloads/PR2014.pdf. Accessed.

[39] Loeys BL, Dietz HC, Braverman AC, et al. The revised Ghent nosology for the Marfan syndrome. J Med Genet. 2010; 47(7):476–85.

[40] Murdoch JL, Walker BA, Halpern BL, Kuzma JW, McKusick VA. Life expectancy and causes of death in the Marfan syndrome. N Engl J Med. 1972;286(15):804–8.

[41] Isselbacher EM, Bonaca MP, Di Eusanio M, et al. Recurrent aortic dissection: observations from the international registry of aortic dissection. Circulation. 2016;134(14):1013–24.

[42] Pepin M, Schwarze U, Superti-Furga A, Byers PH. Clinical and genetic features of Ehlers-Danlos syndrome type IV, the vascular type. N Engl J Med. 2000;342(10):673–80.

[43] Shores J, Berger KR, Murphy EA, Pyeritz RE. Progression of aortic dilatation and the benefit of long-term beta-adrenergic blockade in Marfan's syndrome. N Engl J Med. 1994; 330(19):1335–41.

[44] Koo HK, Lawrence KA, Musini VM. Beta-blockers for preventing aortic dissection in Marfan syndrome. Cochrane Database Syst Rev. 2017;11:CD011103.

[45] Krishnamoorthy P. Effect of beta-blockers on progressive aortic dilatation in patients with Marfan's syndrome. J Am Coll Cardiol. 2015;65(10 Suppl):62106–62104.

[46] Brooke BS, Habashi JP, Judge DP, Patel N, Loeys B, Dietz HC 3rd. Angiotensin II blockade and aortic-root dilation in Marfan's syndrome. N Engl J Med. 2008;358(26):2787–95.

[47] Teixido-Tura G, Forteza A, Rodriguez-Palomares J, et al. Losartan versus atenolol for prevention of aortic dilation in patients with Marfan syndrome. J Am Coll Cardiol. 2018; 72(14):1613–8.

[48] el-Agroudy AE, Hassan NA, Foda MA, et al. Effect of angiotensin II receptor blocker on plasma levels of TGF-beta 1 and interstitial fibrosis in hypertensive kidney transplant patients. Am J Nephrol. 2003;23(5):300–6.

[49] Nataatmadja M, West J, Prabowo S, West M. Angiotensin II receptor antagonism reduces transforming growth factor Beta and SMAD signaling in thoracic aortic aneurysm. Ochsner J. 2013;13(1):42–8.

[50] Ahimastos AA, Aggarwal A, D'Orsa KM, et al. Effect of perindopril on large artery stiffness and aortic root diameter in patients with Marfan syndrome: a randomized controlled trial. JAMA. 2007;298(13): 1539–47.

[51] Hiratzka LF, Bakris GL, Beckman JA, et al. 2010 ACCF/AHA/AATS/ACR/ASA/SCA/ SCAI/SIR/STS/SVM guidelines for the diagnosis and management of patients with thoracic aortic disease. A Report of the American College of Cardiology Foundation/ American Heart Association Task Force on Practice Guidelines, American Association for Thoracic Surgery, American College of Radiology,American Stroke Association, Society of Cardiovascular Anesthesiologists, Society for Cardiovascular Angiography and Interventions, Society of Interventional Radiology, Society of Thoracic Surgeons,and Society for Vascular Medicine. J Am Coll Cardiol. 2010;55(14):e27–e129.

[52] Salata K, Syed M, Hussain MA, et al. Statins reduce abdominal aortic aneurysm growth, rupture, and perioperative mortality: a systematic review and meta-analysis. J Am Heart Assoc. 2018;7(19):e008657.

[53] Nishimura RA, Otto CM, Bonow RO, et al. 2014 AHA/ACC guideline for the management of patients with valvular heart disease: a report of the American College of Cardiology/ American Heart Association Task Force on Practice Guidelines. J Am Coll Cardiol. 2014;63(22):e57–185.

[54] Hiratzka LF, Creager MA, Isselbacher EM, et al. Surgery for aortic

dilatation in patients with bicuspid aortic valves: a statement of clarification from the American College of Cardiology/ American Heart Association Task Force on Clinical Practice Guidelines. Circulation. 2016;133(7):680–6.

[55] Mayerick C, Carre F, Elefteriades J. Aortic dissection and sport: physiologic and clinical understanding provide an opportunity to save young lives. J Cardiovasc Surg. 2010;51(5):669–81.

[56] Haykowsky M, Taylor D, Teo K, Quinney A, Humen D. Left ventricular wall stress during leg-press exercise performed with a brief Valsalva maneuver. Chest. 2001;119(1):150–4.

[57] Braverman AC, Harris KM, Kovacs RJ, Maron BJ. Eligibility and disqualification recommendations for competitive athletes with cardiovascular abnormalities: task force 7: aortic diseases, including Marfan syndrome: a scientific statement from the American Heart Association and American College of Cardiology. J Am Coll Cardiol. 2015;66(21):2398–405.

[58] Cury M, Zeidan F, Lobato A. Aortic disease in the young: genetic aneurysm syndromes, connective tissue disorders, and familial aortic aneurysms and dissections. Int J Vasc Med. 2013;2013:267215.

[59] Hedley JS, Phelan D. Athletes and the aorta: normal adaptations and the diagnosis and management of pathology. Curr Treat Options Cardio Med. 2017;19:88.

第 16 章　先天性心脏病：评估、管理、运动

Congenital Heart Disease: Approach to Evaluation, Management, and Physical Activity

Silvana Molossi　Hitesh Agrawal　著

王学英　译

先天性心脏病（CHD）会展现出一系列的异常现象，其严重程度、进展和血流动力学后果各不相同。先天性心脏病会使 0.8%～1% 的活产婴儿受到影响。特定的先天性疾病基于病理生理学和血流动力学损害的程度，可能会导致各种心脏问题，包括心力衰竭、心律失常、心肌缺血和血管损害。许多形式的 CHD 所固有的生理学改变会影响到心脏对剧烈运动和高强度体力劳动所需的工作和需求增加的代偿能力，因此，所有 CHD 患者在参加竞技运动前都需要进行运动前的医学评估。在 CHD 患者决定是否参与运动前，必须考虑到运动的类型和强度。动态运动和静态运动对心脏的负荷是不同的。高强度的动态运动使心率和每搏输出量大幅增加，会造成左心室的容量负荷增加；而高强度的静态运动则使动脉压力和左心室室壁应力大幅增加，会造成压力负荷增加[1]。由于某些 CHD 要求患者服用抗血小板 / 抗凝血药物，从而影响特定运动的风险是一个需要考虑的因素。将患者的解剖结构与所需的体育活动结合起来是至关重要的，因为它有助于彻底评估患者参与运动的风险，以及确定其明确诊断所需的检查。常用于 CHD 患者的精确解剖和功能状态的检查包括心电图（ECG）、超声心动图（TTE）、运动负荷试验（exercise stress test，EST）、心脏磁共振成像（CMR）和计算机断层血管造影（CTA）。CHD 患者最终需要一个多学科、个性化、共同决策的评估和管理方法，以及如何参与运动的建议。本章将重点讲解最常见的结构性心脏病（先天性瓣膜性心脏病已在第 6 章和第 15 章中讲解）和先天性冠状动脉畸形的病理生理学、诊断评估和管理，以及给出运动参与的建议。

一、常见的先天性缺陷和参与体育运动的建议

（一）房间隔缺损

1. 解剖学 / 生理学

房间隔缺损（atrial septal defect，ASD）是左右心房之间的间隔发育不全遗留缺损造成左、右心腔血流可相通的先天性畸形。心房之间分流的方向和程度取决于下游阻力和缺损的大小。ASD一般会导致从左到右的分流，造成肺部血流增加和心输出量减少。长期来看，肺血流量增加会导致肺淤血，从而引起呼吸急促、易疲劳等相关症状。影响血流动力学的房间隔缺损应予以闭合。影响血流动力学的定义是存在右心室容量超负荷、右心室收缩功能障碍和（或）由左向右心房水平分流引起的右侧压力升高[2]。

2. 手术 / 介入修复

婴儿早期诊断出来的小型继发孔型房间隔缺损（直径<5mm）或中等继发孔型房间隔缺损（5～8mm）一般会在 2 岁内自然闭合。如果缺损直径≥8mm 并持续到 2 岁以后且边缘良好，则可

以在介入心导管术中使用封堵器闭合这些缺损（图16-1）。如果静脉窦缺损和原始房间隔缺损不能自发闭合，需要手术修复，可根据缺损的位置进行手术，手术通常在婴儿1岁左右进行[3]。

3. 运动建议

右心室容积正常、无肺动脉高压的ASD患者可参加各项运动。有轻度肺动脉高压的ASD患者应仅参加低强度的ⅠA类运动，如瑜伽、射击、高尔夫、板球、保龄球等。而出现发绀和右向左分流的中重度肺动脉高压ASD患者应限制参加所有类型的竞技运动。患者在接受ASD封堵术后3～6个月，如无证据表明有肺动脉高压、心室功能障碍、心律失常或心脏传导阻滞的情况，可参加所有类型运动。患者在接受ASD封堵术后，如有肺动脉高压、心律失常或心功能不全的情况，可适度参与低强度的ⅠA类运动[4]。

（二）室间隔缺损

1. 解剖学/生理学

室间隔缺损（ventricular septal defect，VSD）根据缺损在室间隔内不同的位置可分为膜周部的缺损、流入道型的缺损、肌部的缺损和动脉干下行的缺损。VSD如果根据室缺的大小区分，可分为小型缺损、中型缺损和大型缺损。分流的程度取决于缺损的大小和下游的阻力。由于新生儿肺血管阻力高，与VSD相关的左向右分流最初可能并不显著。在接下来的4～6周，新生儿的肺血管阻力下降，可能出现肺循环超负荷，导致肺动脉、左心房和左心室扩张。室间隔缺损较大时，右心室和肺动脉会受到体循环压力的影响。如果不加以治疗，肺小动脉将发生不可逆的血管改变，并导致肺动脉高压伴右向左分流和发绀（艾森门格综合征）[5]。

2. 手术修复

无症状的小型或限制型VSD患者要时时进行观察随访。显著影响血流动力学的VSD会导致患者左心血容量过大、生长发育迟缓和反复的呼吸道感染，需要进行手术封闭。修复后无并发症的VSD患者通常可以享受正常质量的生活。

3. 运动建议

无须修复且肺动脉压正常的VSD患者可参加各项运动，而缺损较大且合并肺动脉高压的VSD患者应仅参加低强度的ⅠA类运动。患者在接受ASD封堵术后3～6个月，如无证据表明有肺动脉高压、室性或房性快速心律失常或心肌功能障碍的情况，则可参加竞技运动。有轻至中度肺动脉高压或心室功能障碍的运动员应避免竞技性运动，

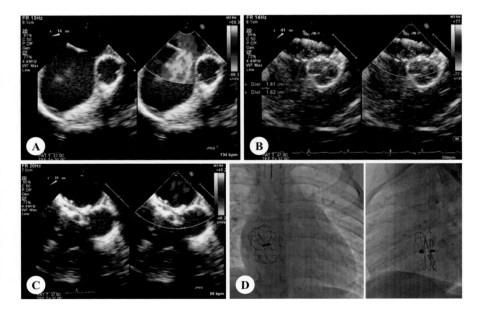

◀ 图 16-1　女性，2岁，继发孔型房间隔缺损，右心房和右心室扩大
A. 经食管超声短轴彩色对比图显示为大型房间隔缺损；B. 在球囊定型时，停流显示有16mm的缺陷；C和D. 使用32mm Gore ASD封堵器，无残余分流（经许可转载，引自 ©2020，Le Bonheur Children's Hospital）

但可适度参与低强度的ⅠA类运动。有房性或室性快速心律失常或二度/三度房室传导阻滞且有相关症状的运动员，在心电图医师进一步评估前不应参加任何竞技运动[4]。

（三）房室间隔缺损

1. 解剖学/生理学

房室间隔缺损（atrioventricular septal defect，AVSD）包括一系列因胚胎心内膜垫组织发育不良而导致的畸形现象。房室间隔缺损分为部分型和完全型。在部分型房室间隔缺损中，存在原发孔房间隔缺损，与左右两个房室瓣环，可合并流入道小室间隔缺损，一般有左侧房室瓣裂。完全型房室隔缺损解剖特征包括原发孔房间隔缺损、流入道大室间隔缺损和一个共同房室瓣环[6]。由ASD、VSD和额外的房室瓣反流引起的大量左向右分流值得注意。患儿在出生后的最初几周，肺血管阻力不断下降，可能会出现肺循环超负荷发育不良的情况。如果不及时治疗，会导致肺血管阻塞性疾病和肺动脉高压。

2. 手术修复

多数心室大小足够（平衡型房室间隔缺损）的患儿可在出生后6～12周接受完全的双心室修复。其中一个心室发育不良（不平衡型房室间隔缺损）的患儿需要分期进行单心室姑息手术。

3. 运动建议

双心室AVSD矫治术后肺动脉压正常、无明显房室瓣膜狭窄/反流的患者可在术后3～6个月参加非限制性运动[7]。对于有残留或持续病变的患者，应提出个体化的运动建议。对于接受单心室姑息手术治疗的患者，我们将在本章的后面继续讨论运动建议。

（四）法洛四联症

1. 解剖学/生理学

法洛四联症（tetralogy of Fallot，TOF）是联合的先天性心血管畸形。TOF的四个基本组成部分是：①室间隔缺损；②肺动脉狭窄；③主动脉骑跨；④右心室肥厚。

肺动脉瓣狭窄/右心室流出道梗阻导致血流进入肺循环的阻力增加。因此，室间隔缺损是否会出现右向左分流，进入主动脉从而导致发绀，取决于右心室流出道梗阻的程度[8]。

2. 手术修复

对于体重<5kg的发绀新生儿，可在新生儿期接受姑息性分流术/导管支架/右心室流出道支架或经心室完全修补术。姑息性分流术/支架置入后，一旦分支肺动脉达到间隔生长，患者可在4～6个月时达到完全修复。如果患者能够在不接受间隔手术的情况下长到约5kg，则可以接受漏斗部保留修复术（经心房/经肺室间隔缺损修补术、右心室流出道疏通术和肺动脉瓣跨瓣环有限切开术）。

3. 运动建议

法洛四联症术后患者在参加竞技运动之前，需要进行全面的临床评估、心电图检查、心室功能评估、右心室容积测量和运动试验。如果TOF术后患儿的心室功能得以保留（射血分数>50%），并且不存在运动诱发的心律失常或右心室流出道梗阻，则可以参加中度至高强度运动（Ⅱ～Ⅲ类运动）。有严重心室功能障碍（射血分数<40%）、重度右心室流出道梗阻、复发性或未控制的房性/室性心律失常的运动员，应被限制参加所有竞技运动，但可适度参与低强度的ⅠA类运动[4]。

（五）大动脉右旋转位

1. 解剖学/生理学

大动脉右旋转位（D-transposition of the great arteries，D-TGA）会导致发绀，原因是心室和动脉连接错位（主动脉连接到右心室，肺动脉连接到左心室）。它的循环方式是这样的：右心乏氧的血液通过主动脉输送到身体和心脏，完全绕过肺部；而左心通过肺动脉将含氧血液持续输送回肺部。这会导致严重的发绀症状，症状的严重程度取决于心房、心室或动脉导管处的血液混合导致的缺氧程度[9]。

2. 手术修复

患儿出生后就要开始注射前列腺素，并通常在出生后几天内接受球囊房间隔造口手术，接着几天后再接受大动脉调换手术。冠状动脉从原有的主动脉根部取出纽扣状组织，并转移到新的主动脉[9]。在此之前，首选的外科手术技术是心房调换手术（Mustard 手术或 Senning 手术，将形态学上的右心室作为与主动脉相连的体心室），有许多成年患者接受了这种手术修复。但这些患者易发生房性心律失常、重度三尖瓣反流和心力衰竭。

3. 运动建议

接受大动脉右旋转位修复术的患者需要每年进行一次心电图和 TTE 检查，以及每 3～4 年进行一次 EST 或 CMR 的负荷影像学检查。无病症、心室功能正常、EST 评估运动能力正常、无快速性心律失常的患者可参加各项运动。有轻度及以上血流动力学异常或心室功能障碍、运动能力正常、无运动诱发缺血的运动员可参加低中等强度的竞技运动（ⅠA、ⅠB、ⅡA 和ⅡB 类）。患有严重全身右心室功能障碍、右心室流出道重度梗阻、反复发作或未控制的房性或室性心律失常的运动员应限制参加除低强度（ⅠA 类）运动之外的所有竞技运动[4]。

（六）主动脉缩窄

1. 解剖学 / 生理学

主动脉缩窄（coarctation of the aorta，CoAo）是主动脉弓的一系列狭窄现象，病变可以很局限，也可以累及较长片段。在动脉导管未闭的情况下，患缩窄的新生儿可能无症状出现。然而，随着导管的关闭，根据缩窄的严重程度，可出现休克体征。患轻度缩窄的大龄儿童可能会出现侧支循环，并且后续会因高血压、心脏杂音或下肢脉搏减弱而被检查出来[10]。

2. 手术 / 介入修复

新生儿主动脉缩窄的治疗先要输注前列腺素

使病情稳定，之后再进行外科手术。术后出现再次缩窄，通常根据患者的身型和解剖结构采用球囊血管成形术 / 支架置入术治疗。在青少年时期确诊主动脉缩窄的患者，因为其血管大小已经允许置入适用于成人大小的支架，因此通常以血管内支架置入术作为主要的治疗手段（图 16-2）。

3. 运动建议

接受主动脉缩窄治疗的患者需要通过体检、TTE 和 EST 检查进行随访，以评估残余缩窄程度、心室肥厚和收缩功能、高血压、运动后的血压反应。建议行 CMR 或 CTA 检查评估整个主动脉弓。这些患者还需要通过磁共振血管造影或 CTA 筛查颅内动脉瘤的情况[11]。主动脉缩窄介入治疗后3 个月，在静息和运动状态下，主动脉弓无明显残余 / 复发狭窄（臂 / 腿收缩压差＜20mmHg）且血压正常的患者可参加静态、负荷较小的运动。如果干预后 1 年以上仍符合这些条件，则患者可适度参与竞技性运动。如有证据表明运动员有主动脉扩张、主动脉壁变薄或动脉瘤形成的症状，应仅限于参加低强度（ⅠA 类）运动[7]。

（七）单心室频谱

1. 解剖学 / 生理学

单心室是指由两个心房仅与一个主要心室腔相连接的多种发绀型心脏病。单心室通过球室孔与流出小腔相连。肺动脉和主动脉可以正常相连或错位。临床表现和初始治疗由肺或体循环血流受损的程度决定。

2. 手术修复

分期姑息性手术是常用的治疗方法。第一阶段可能包括（相关解剖待定）以下适应证。

(1) 重度肺动脉瓣狭窄：肺血流严重受限，导致发绀。这些患者接受前列腺素治疗，并且需要分流或导管支架来维持肺血流量。

(2) 无肺动脉狭窄：这类患者会出现肺循环血流量过多和心力衰竭，需要使用肺动脉环束术来限制肺血流量。

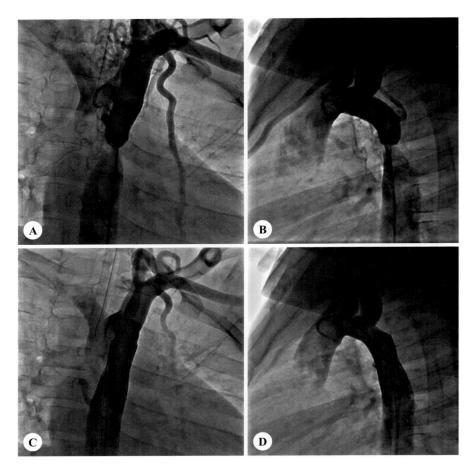

◀ 图 16-2 男性，17 岁，患有高血压和足背动脉搏动减弱，被发现有严重的主动脉缩窄

A 和 B. 血管造影显示主动脉峡部重度缩窄伴广泛侧支循环；C 和 D. 16mm 球囊置入 Cordis Palmaz XL P4010 支架后，血管造影显示支架位置良好，无残余狭窄（经许可转载，引自 ©2020，Le Bonheur Children's Hospital）

（3）严重左心发育不全：这些患者体循环血流受损，需要将肺动脉与体循环流出道连接。肺血流通过体循环 – 肺分流来维持。

度过了最初的姑息术，第二阶段的姑息术是在 3～6 个月时进行部分腔 – 肺连接（上腔静脉至肺动脉，称为 Glenn 分流术），目的是将缺氧的血液直接分流到肺循环。第三阶段为全腔静脉与肺动脉连接术（Fontan 手术），通常在 2—4 岁时进行。这包括通过右心房内的板障（自体心包）或心外导管将下腔静脉与肺循环连接。在这一阶段，所有的去氧血都被被动地转移到肺循环。

3. 运动建议

未经过手术修复的发绀型心脏病患者只允许参加低强度（ⅠA 类）运动。许多研究表明 Fontan 姑息术后患者在休息和运动时的运动能力有限，心输出量减少[12, 13]。患者，尤其是传导旁路的患者，有发生房性心律失常的风险。患者应接受全面评估，包括在参加任何运动之前进行 EST 并测定血氧饱和度。Fontan 手术治疗后的运动员，无症状表明心力衰竭或血管内血流动力学明显异常，可以参加低强度ⅠA 类运动[4]。我们可以根据运动员完成运动试验的能力，在没有运动诱发心律失常、低血压、缺血或其他相关的临床症状证据的情况下，做出参与其他运动的个性化方案[4]。由于在 CoE 卓越中心中，先天性心脏病修复术后的死亡率为 1%～2%，而且成人先天性心脏病患者的数量在不断增加，所以多数单心室患者在参加运动之前需要先进行咨询，通常是由成人心脏病医师提供建议[11]，并且应与成人先天性心脏病专科医师进一步会诊。

二、先天性冠状动脉畸形

先天性冠状动脉畸形虽然不常见，但运动员在儿童、青年和成年时期都可能出现重大的心肌缺血风险。本部分重点讨论起源于 Valsalva 窦对侧、伴有或不伴室间隔内 / 心肌内病变的先天性右冠状动脉和左冠状动脉异常肺动脉起源（ARCAPA/ALCAPA），冠状动脉异常主动脉起源（anomalous aortic origin of a coronary artery，AAOCA）。我们将对这两种疾病的解剖学和生理学、手术修复和运动建议方面进行全面综述。

（一）右冠状动脉异常肺动脉起源 / 左冠状动脉异常肺动脉起源

1. 解剖学、病理生理学和临床表现

第一例报道出的先天性冠状动脉畸形是左冠状动脉异常肺动脉起源，最常起源于肺动脉瓣左后窦。Bland 等首次报道了这例 3 月龄的婴儿的临床表现和尸检结果，因此这种畸形也被称为 Bland-White-Garland 综合征[14]。目前已知，每 30 万新生儿中就有 1 例发生这种畸形[15]。

在胎儿期，主动脉的压力和血氧饱和度与肺动脉的相似，因此心肌灌注可能是正常的，并且对侧支循环的发展没有刺激。婴儿出生后，随着时间的推移，肺动脉压下降，缺氧的血液灌注到受影响的冠状动脉循环，会发生不同程度的心肌缺血。患儿由于出现侧支循环的新生血管刺激，可能出现严重的心室功能障碍和心力衰竭，或者随着时间的推移，他们可能继续代偿，直到几年后甚至成年才出现这种现象[16]。这种冠状血管的高度扩张和侧支循环的生长同时影响左右循环系统。目前尚不完全了解为什么一些患者进入成年期时也没有心肌缺血的症状，即使在高水平运动时也是如此；而有些患者则死于不同程度的缺血和后期的心室功能障碍。后者约 87% 的患者会在婴儿期发生，另外 13% 会在之后或在成年期发生[17]。

ALCAPA 的心电图特征为前外侧导联出现 Q 波，尤其是 I 和 aVL 导联。V$_{4\sim6}$ 也可出现 Q 波，但在儿童中，侧胸前导联出现的 Q 波可能是正常的，应将 Q 波深度与年龄特异性的正常心电图数据进行比较。成人的静息 ECG 可能出现不同程度

的心肌缺血征象。根据缺血负荷和对二尖瓣装置的影响，也可观察到不同程度的二尖瓣反流。临床表现包括杂音、胸痛和（或）劳力性呼吸困难、晕厥、充血性心力衰竭或猝死[18-23]。许多患者也可能无症状。诊断可以通过 TTE（彩色多普勒发现受累冠状动脉的逆行血流），以及先进的影像学检查，包括 CMR 和 CTA。也可采用心导管联合血管造影，但在年轻人群中首选侵入性较小的技术。

ARCAPA 的发生率远低于 ALCAPA，约为 ALCAPA 病例数的 1/10[24]。这些患者通常为无症状或临床表现与 ALCAPA 相似，包括出现心脏杂音或心肌缺血症状，如心绞痛、晕厥、心力衰竭或猝死[25]。ARCAPA 在心电图上没有明确的诊断结果，与诊断 ALCAPA 一样，需使用 TTE、CMR、CTA 或心导管检查进行诊断成像。

2. 手术修复

确诊后即需进行手术修复。在年轻患者中，ALCAPA 修复的选择包括将异常左冠状动脉从肺动脉 / 窦中的一个枢纽分离，再直接移植到正确的 Valsalva 窦上[18, 26-28]，或从其异常位置至主动脉创建一条隧道（Takeuchi 修复术）[18, 29]，将主动脉的血液引导至冠状动脉开口。在成人患者中，如果不能进行再移植，则可能需要进行旁路移植术[20, 30]。这类患者进行再次干预主要是由于乳头肌缺血 / 梗死的不同程度导致的残余二尖瓣反流。对于 ARCAPA 患者，直接再移植是首选的手术方式。值得注意的是，在成人患者中，由于随着时间的推移会建立大量的侧支循环，并且有足够的血流量来维持心肌需求，没有缺血的症状，则直接结扎 / 闭合肺动脉中的异常冠状动脉可能是一个合理的选择[23, 31]。

3. 运动建议

根据 AHA/ACC 关于患心血管异常的竞技运动员资格和取消其资格标准的最新建议：工作组 -4[4]，未经手术修复的 ALCAPA 或 ARCAPA 患者应被限制参加训练和运动，低强度 I A 类运动除外（I 类，C 级）。对于 ALCAPA 或 ARCAPA

手术修复后的患者，有关锻炼和参与运动的决策将取决于是否有病变后遗症，如心肌梗死或心室功能障碍（Ⅱb 类，C 级）。

（二）冠状动脉异常主动脉起源

冠状动脉异常主动脉起源是一种起源于主动脉的冠状动脉来源或走行的先天性异常。左冠状动脉异常主动脉起源（anomalous aortic origin of the left coronary artery，AAOLCA）的发生率为 0.03%～0.15%，而右冠状动脉异常主动脉起源（anomalous aortic origin of the right coronary artery，AAORCA）的发生率为 0.28%～0.92%[32, 33]。因为目前大多数研究主要集中在有症状的患者，所以 AAOCA 的真实患病率尚不明确。Angelini 等最近的研究正在试图确定一般人群 AAOCA 的患病率[34, 35]。

多年来，先天性冠状动脉畸形被证明是年轻人心源性猝死（SCD）的第二大已知原因，仅次于肥厚型心肌病[36-38]。然而，在最近发表的两篇关于 SCD 发病率的论文中，冠状动脉异常是 SCD 最常见的原因，仅次于未确定 / 未知的原因[39, 40]。尽管根据现有数据，年轻运动员发生 SCD 的预期风险较低，每年 10 万名中仅有 0.5～1 名发生[39]，在某些特定人群中概率可能较高[40]。但这些病例对家庭、社会和体育赛事都产生了巨大影响。事实上，这些预估的数值可能无法真实反映这一风险人群的情况，因为未对心搏骤停（sudden cardiac arrest，SCA）的数量进行普遍报道，导致 SCA 的数量可能比报道的更高[41]。SCA 可能发生于运动期间，但也可能发生在休息时。事实上，目前研究已经强调，在夜间和非竞争性体育活动中，SCA 都有了较高的发生率[39, 42]。此外，尚不清楚为什么有些易于发生 SCA 患者在发病前已经参与了多年的高强度和竞争性运动。

1. 解剖学和病理生理学

AAOCA 的多个解剖亚型被描述为不同程度的突发不良事件的感知风险（图 16-3）。异常冠状动

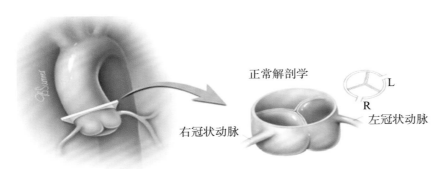

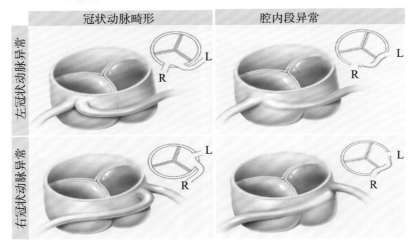

◀ 图 16-3　图示正常冠状动脉起源和左、右冠状动脉异常对侧 **Valsalva** 窦起源，有或无壁内走行

经许可转载，引自 ©2013 Texas Children's Hospital (reprinted with permission) Published in Molossi and Sachdeva[57]

脉起源于对侧的 Valsalva 窦，并走行于壁内［在主动脉的中膜（肌层）内］和（或）动脉间（在主动脉和肺动脉之间的一段），其损害心肌灌注和诱发心肌缺血的风险最高。异常冠状动脉的起源常靠近联合并位于对侧窦的上方，或接近或高于窦管交界处。AAOLCA 是一种变异性异常，冠状动脉在肺动脉圆锥内行走，并且有额外的心肌内的组成成分（一种间隔病变），之前被认为是良性疾病[43]。但最近的研究表明，AAOLCA 可导致部分患者的心肌缺血[44]（图 16-4）。同样，起源于非冠状静脉窦的 AAOLCA 在存在开口异常和壁内的情况下可能是高风险的[45]。被认为是低风险的并被归类为"良性"的冠状动脉异常变异包括以下内容：① AAOLCA 在前肺动脉 - 肺前病变（病变在右心室流出道和肺动脉瓣前方）；② AAOLCA 在主动脉后 - 后部病变；③左旋冠状动脉异常（anomalous left circumflex coronary artery，AAOCxCA）伴主动

脉后 - 后部病变；④右冠状动脉（right coronary artery，RCA）高位起源。

然而，也有一些报道将这些异常的冠状动脉亚型与心肌缺血联系起来[46, 47]。得克萨斯州儿童医院的冠状动脉畸形项目（Coronary Artery Anomalies Program，CAAP）绘制了一幅局部解剖图（图 16-5），以精确地描绘异常冠状动脉的开口位置，因为它与主动脉窦和接合处有关。另外，冠状动脉开口的几何形状也很重要。

到目前为止，我们还不完全了解 AAOCA 导致心肌缺血和潜在 SCD 的机制情况，尤其是在运动过程中的情况[48, 49]。虽然关于 SCD 风险最高的解剖变异和易导致异常冠状动脉心肌灌注严重受损的生理状况仍不明确，但目前已经能够描述出多种冠状动脉解剖变异。数种病理生理学机制已经被假定，包括异常动脉在其壁内段和（或）动脉间走行期间的闭塞和（或）压迫，以及开口异常，

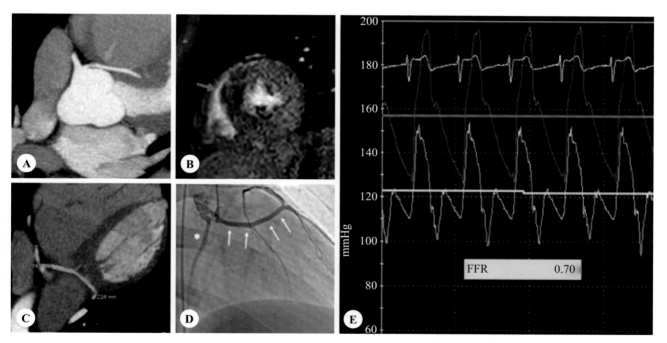

▲ 图 16-4　左冠状动脉异常主动脉起源的代表性图像

A. 计算机断层扫描血管造影显示左冠状动脉主干（橙箭）异常右 Valsalva 窦起源；B. 通过多巴酚丁胺负荷心脏磁共振成像在室间隔上部发现可诱导的心内膜下灌注缺损；C. 计算机断层扫描血管造影显示左冠状动脉主干的间隔内走行；D. 冠状动脉造影显示右冠状动脉（＊）、左冠状动脉主干的邻近起点、左冠状动脉主干的间隔内走行长度（白箭）、左前降支和左回旋支的远端分叉；E. 间隔段的血流储备分数描记显示血流受损（经许可转载，引自 ©2019，Texas Children's Hospital）

如裂隙样开口、狭窄和（或）开口发育不良，这些开口可能阻塞/塌陷，特别是在运动时的动态变化期间[50, 51]（图16-6）。异常冠状动脉供血区域的灌注突然减少可能导致心肌缺血和（潜在致死性）室性心律失常[49]。

2. 临床表现

AAOCA的临床表现各不相同，可能为无先兆症状的偶发性疾病，也可能伴有SCA或SCD发生。一些研究表明，多达50%的患者在诊断为AAOCA时是无异常症状的。儿童和青少年在赛前

检查中发现心脏杂音或"异常心电图"，继而确诊为AAOCA的情况越来越多[45, 49, 52]。Molossi等[45]最近报道，在前瞻性随访的163名AAOCA患者中，只有21%的患者在运动时身体出现了异常症状，3%在症状发生后出现了SCA或休克情况，其中典型的劳力性症状为胸痛和晕厥。Basso等[53]的一项研究中，27名SCD患者（23名AAOLCA和4名AAORCA）中只有10名（36%）患者在心搏骤停前有晕厥、胸痛或心悸等症状。在此研究中，提示高危病变的解剖特征为冠状动脉呈锐角发出和

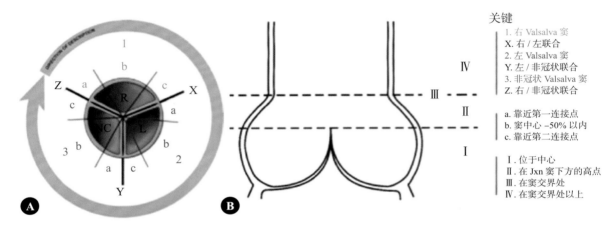

关键
1. 右 Valsalva 窦
X. 右 / 左联合
2. 左 Valsalva 窦
Y. 左 / 非冠状联合
3. 非冠状 Valsalva 窦
Z. 右 / 非冠状联合

a. 靠近第一连接点
b. 窦中心 -50% 以内
c. 靠近第二连接点

Ⅰ. 位于中心
Ⅱ. 在 Jxn 窦下方的高点
Ⅲ. 在窦交界处
Ⅳ. 在窦交界处以上

▲ 图 16-5　通过 CT 血管造影或手术发现用于描述冠状动脉起源的标准化命名
经许可转载，引自 ©2013 Texas Children's Hospital (reprinted with permission) Published in Agrawal et al.[93]

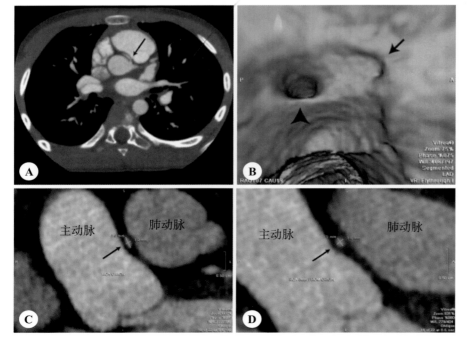

◀ 图 16-6　计算机断层扫描血管造影显示右冠状动脉异常
A. 异常右冠状动脉起源于左冠状窦，在主动脉和肺动脉之间走行，呈壁内走行；B. 虚拟血管镜显示正常的左冠状动脉开口（箭）和异常的右冠状动脉开口，在冠状动脉间联合左侧上方有一个狭窄的裂隙状开口；C. 异常冠状动脉（箭）的壁内段呈椭圆形；D. 而远端冠状动脉的壁内段呈圆形［经许可转载，引自 ©2014 Texas Children's Hospital (reprinted with permission) Published in Molossi and Sachdeva[57]］

裂隙样开口。Eckart 等 [54] 报道，在 21 名 AAOCA 合并 SCD 的入伍新兵中，仅有 11 名（52%）之前有过晕厥、胸痛和呼吸困难的症状。

AAOCA 的初步诊断通常通过 TTE 和影像学检查来确定起源窦道和动脉间走行，以及是否包括有壁内走行 [52, 55]。Sachdeva 及其同事发现，TTE 能够诊断 95% 以上的 AAOCA，TTE 的诊断与外科解剖描述一致 [56]。Lorber 及其同事发现，TTE 和手术结果之间的一致性存在差异 [55]。然而，TTE 不足以全面评估开口形态和精确定义壁内走行长度，并显示间隔内和心肌内走行 [57]。先进的影像成像技术对于提供异常冠状动脉的详细解剖是必不可少的，包括开口形态和是否存在动脉间、壁内或心肌内病变。CTA 或 CMR 是首选的成像方式，特别是 CTA 在精确地确定壁内长度和间隔 / 心肌内病变范围方面具有优势 [43-45, 58-61]。

最近的研究发现，约 50% 的 AAOCA 患者在诊断时是无症状的 [37, 49, 56, 62-64]。越来越多的儿童和青少年通过常规的体检，由于心脏杂音或异常心电图而被诊断出 AAOCA [54, 63]。与 AAOCA 相关的典型临床症状包括劳力性胸痛、心悸、晕厥和心搏骤停 [63, 64]。

3. 评估和管理

(1) 诊断评估

尽管我们对 AAOCA 亚型、临床表现和缺血风险的了解取得了显著进展，但要对该疾病进行适当的风险分级，仍有许多工作要做。不同医务人员对 AAOCA 患者的诊断、评估和管理方法存在显著差异 [65]。目前仍存在许多问题和不确定性，包括 AAOCA 患者的最佳管理方法，以及实行管理策略后的长远结果。这些不确定性促使一些机构制订了专门的多学科项目来评估和管理 AAOCA 患者 [45, 66]，为遵循标准化方法的前瞻性数据收集提供了平台。图 16-7 描述了美国得克萨斯州儿童医院（Texas Children's Hospital）的当前算法。

冠状动脉 CTA 能准确判断异常冠状动脉的解剖结构。壁内走行的存在和长度根据管腔的横断

面形状和冠状动脉周围脂肪征来确定 [57, 58, 67]，而与主动脉窦连接的冠状动脉开口位置是根据血管走行来确定（图 16-5）。因此，标准化报告包括了每种 AAOCA 类型的所有细节。

所有 AAOCA 患者都应进行功能评估，以确定是否存在诱导性心肌缺血，SCA 患者和无相关症状的幼儿除外。一些报道表明，通常进行心肺运动负荷试验时很少发生缺血性改变，对于这种情况，运动负荷试验的有效性仍有待确定 [44, 45, 53, 68, 69]。

心肌灌注的评估是对 AAOCA 患者进行危险分层评估的重要组成部分。一些医学中心使用负荷超声心动图来识别室壁运动异常，这可能是有价值的 [70]。然而，在不常规进行这种检查的中心或项目中，以及读片者可能缺乏适当识别室壁运动异常的专业知识的情况下，应谨慎进行。负荷核素心肌灌注显像（stress nuclear perfusion imaging，sNPI）是一种用于确定激发应激下灌注异常的工具，在一些医学中心，这种模式可能会有帮助，这取决于使用的 sNPI 类型。在 Molossi 等报道病例中，sNPI 不能真正检测到与异常冠状动脉供血区域相关的异常 [45, 68]。sNPI 在本研究中与很多假阳性和假阴性结果、空间分辨率降低、与体壁和膈肌运动相关的衰减伪影、电离辐射的利用有关。

负荷 CMR（stress CMR，sCMR）已成为评估这一患者群体灌注异常的有价值的工具。此外，无论采用何种治疗策略，关于室壁运动异常和心肌存活的信息都是有利的，尤其是在对这些患者的长期随访中。sCMR 的一些优势包括高质量的心脏成像，具有良好的空间分辨率 [71]，对儿童来说具有良好的可行性和安全性 [72]，并且无电离辐射，在年轻 AAOCA 患者中与 sNPI 相比提高了敏感性和特异性 [68]。激发应激可通过多巴酚丁胺实现，鉴于在导致 AAOCA 心肌缺血的机制中有重要的动态成分，多巴酚丁胺是首选药物。多巴酚丁胺可以诱导增加变时性和正性肌力，达到高心率水平，从而模拟生理运动时的情况 [72-74]。在

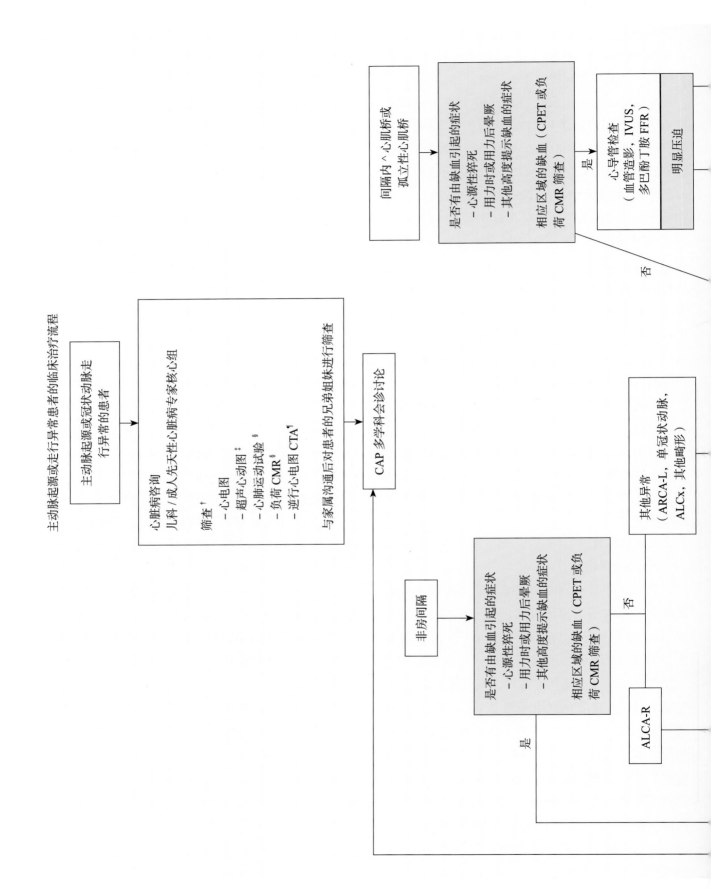

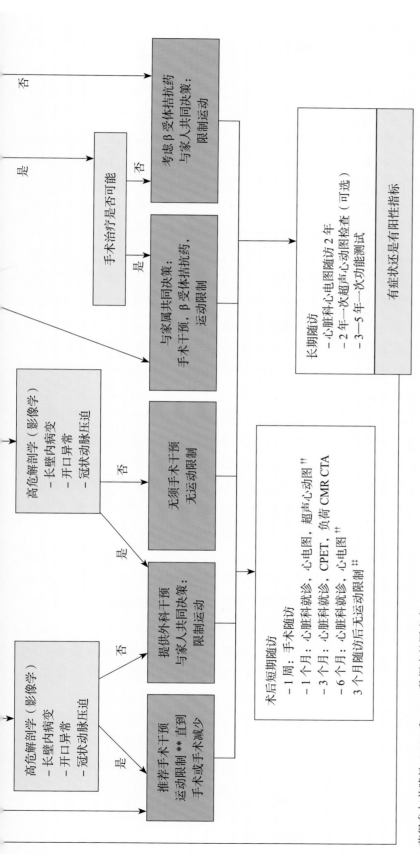

▲ 图 16-7　美国得克萨斯州儿童医院冠状动脉异常项目中冠状动脉异常患者的评估和管理流程
经许可转载，引自 Mery et al.[47]

*. 获得参与前瞻性 CHSS 和 TCH 数据库的同意书
†. 根据临床评估，可能需要进行更多的研究（动态心电图、心导管检查等）
‡. 如果认为研究合适，不需要重复做体外超声心动图
§. CPET 或负荷 CMR 对出现心源性猝死的患者不是必要的。在年轻患者中，这些研究可能被推迟
¶. 可以使用外部 CTA 上传右室的图像和研究，外部 CTA 向后进入肺动脉瓣水平以下的同隔
^. 同隔内冠状动脉是指在肺动脉瓣水平以下向后进入间隔的异常的异常血管（通常是左冠状动脉起源于右窦）。如果有明显的壁内节段，则行去顶术；如果壁内节段位于联合后，则需要按照个别情况进行考虑。术后服用阿司匹林 3 个月
**. 禁止参加所有竞争性体育运动和具有中等或高动态成分的运动（>40% 最大摄氧量，如足球、游冰、网球、篮球、美式足球）（引自 Mitchell et al，JACC 2005；1364-7）
††. 患者可以由外界的基础心脏病学家会诊。其他患者按照个别情况进行考虑。其他壁内节段冠状动脉移位术，则行冠状动脉移位术
‡‡. 基于术后 3 个月的随访结果，包括 CPET、负荷 CMR 和 CTA 的结果。术后患者可被允许进行训练和竞技运动

ALCA-R. 左冠状动脉异常右冠状窦起源；ALCx. 回旋动脉异常起源；ARCA-L. 右冠状动脉异常左冠状窦起源；CAP. 冠状动脉异常程序；CMR. 心脏磁共振成像；CPET. 心肺运动试验；CTA. 计算机断层血管造影；FFR. 血流储备分数；IVUS. 血管内超声

某些情况下，使用阿托品可使理想心率提高至预计峰值心率的 85%。Doan 等最近发表了在 204 名 AAOCA 和心肌桥患者中进行的 250 项 sCMR 研究的数据，确定了在平均年龄为（14.1±3.4）岁、平均体重为（60.6±22.0）kg 的儿童中进行 sCMR 的可行性和安全性。在所有研究中，16% 的患者观察到诱导的灌注异常，其中一半还显示室壁运动异常。研究中没有发生主要不良事件，但有 11% 的患者发生了轻微不良事件，包括重度高血压、胸痛、恶心／呕吐、焦虑和呼吸困难[75]。对于这一患者人群的要进行长期临床随访，sCMR 的结果对危险分层的意义仍有待确定。

一部分患者可能需要对冠状动脉血流损害进行额外的危险分层。例如，在功能检查结果不明确的情况下，当心肌功能检查阴性后仍有显著的临床担忧时，或当存在复杂的解剖结构，包括长时间的间隔内／心肌内病程时[76]。通过测量血流储备分数（fractional flow reserve，FFR），可以在心导管检查期间对冠状动脉血流进行有创评估。FFR 是冠状动脉血流的参考标准，因为它不受心率、心肌收缩力或血压的影响[77, 78]。在给予多巴酚丁胺±腺苷后进行选择性冠状动脉造影并进行 FFR 评估（目标心率与 sCMR 相似），同时在某些情况下进行血管内超声，以估计心动周期内的梗阻程度[76, 79]。Agrawal 等最近报道，在 AAOCA 患者中，sCMR 结果与 FFR 测量结果具有良好的相关性，提示这些方法与心肌冠状动脉血流异常呈正相关[80]。

(2) 临床决策

考虑到围绕这些异常的许多未知因素，如何与 AAOCA 患者及其家人沟通也是一项困难的任务。这些因素包括与不完全了解导致猝死的因素（由于不完全了解相关的未知的猝死的真实风险），以及导致这种风险的解剖／动力学因素。为什么一些患者在首次表现出 SCA 或 SCD 之前还可以平安进行剧烈运动数年，这在很大程度上是未知的。此外，SCD 也可能在休息或睡眠时发生，但发生率较低。大约一半的 AAOCA 患者是偶然诊断出来的，另一半表现为某种形式的症状[45]，包括 SCD/SCA[53]。

由于还缺乏接受修复术和未接受修复的 AAOCA 患者的长期结果数据，因此难以做出最合适的治疗决策。目前的 AHA/ACC 声明和美国胸外科学会指南已经对动脉间高危 AAOLCA 和低危 AAORCA 进行了区分，但没有提及开口形态或壁内[4, 81]。虽然建议指出对于 EST 正常的无症状 AAORCA 患者不需要进行干预，但 Basso 及其同事[53]也曾报道过一些患者的 EST 显示正常，但后来也发生了 SCD。我们机构的数据还表明，在 EST 正常的情况下，患者在多巴酚丁胺 sCMR 上可能出现诱导性心肌缺血[45]。此外，高达 50% 的 AAOCA 患者和间隔内病变患者出现了缺血情况，但 EST 却未显示缺血情况[44]。最佳风险分层方法仍然是科学界一直还未挖掘出的黄金宝藏[82]。我们在 CAAP 中开发了一种标准化方法，其中的算法会根据低危和高危类别描述风险分层。图 16-7 描述了当前使用的最新算法。我们每 18～24 个月召开一次多学科质控会议，以评估所获得的数据，并基于这些数据的前瞻性收集，来讨论随着潜在变化而变化的标准化方法[45, 47]。

尽管各个学会都给出了相关建议书，但 AAOCA 的治疗仍有争议[4, 81]，特别是关于多种解剖亚型和确定诱导性心肌缺血策略的新数据不断涌现。因此共同做决策至关重要，我们应详细评估该疾病已知和未知的情况，包括修复和未修复患者的猝死风险、诱发心肌缺血的危险因素，以及使年轻人群发生突发事件的风险较高的相关因素。

我们机构的 CAAP 中还包括一种拟议的管理算法（图 16-7）。

对具有高危解剖结构的 AAOLCA 患者进行外科干预：①起源于对侧窦，具有动脉间和（或）壁内走行；②联合起源伴开口异常；③诱导性心肌缺血时的壁内病变。

对来自对侧窦的 AAORCA 患者进行外科干

预：①归因于心肌缺血的症状；②异常心肌灌注研究；③临床怀疑高危解剖，如壁内病程长和开口异常；④在症状持续的情况下，与家人共同决策。

我们最近的初始数据报道了 5mm 左右的壁内长度与高危病变相关[45]。最近，随着我们在多巴酚丁胺 sCMR 方面的经验的增加，以及在激发性药物应激下更可靠地评估诱发性心肌灌注异常[75]，考虑外科干预的适应证已经从单纯的室壁内病程长度变得更加精细。

伴有间隔内 / 心肌内病程的 AAOCA 尤其具有挑战性，因为考虑到心肌内的长节段可能延伸至锥隔以外，手术干预也许有显著的并发症。对于有诱导性心肌缺血证据的有症状患者，限制运动可能是一种替代方案，但尚无数据表明这一方案是否会降低 SCA 或 SCD 的风险。我们对一些患者进行了 β 受体拮抗药治疗，到目前为止，这些患者在几年后仍然没有复发症状。最近，Doan 等报道了 1 名 AAOLCA 室间隔内病程患者，有心肌梗死病史，多巴酚丁胺 sCMR 显示有诱导性心肌缺血，心导管检查显示室间隔段 FFR 异常，该患者接受了手术干预和干预后评估[83]。之前观察到的可诱导灌注缺损得到了解决。其他学者也报道了间隔内 AAOLCA 的手术结果，包括成人患者表现为缺血症状[84, 85]。

用于修复 AAOCA 的外科技术包括去顶术[86]、冠状动脉易位并再植入正确的窦内[87]、新窦口重建[88] 和肺移位[89, 90]。Mery 等发表了 44 名患者的手术经验，其中 80% 为 AAORCA，20% 为 AAOLCA[47]。在所有患者中，25% 接受了外科干预，其中大多数接受了去顶术。Bonilla 等报道了最近在那些患者中发生的异常冠状动脉易位的经验，去顶术不能使窦口完全重建到正确的窦道中[91]。该手术在有经验的操作人员中是安全的，并发症发生率低。"在观察组中，心脏切开术后综合征更为常见（9%）[47]。"Jegatheeswaran 等在先天性心脏病外科医师学会的大型注册研究中报道

了与各种手术相关的重大并发症[92]。外科干预是否会随着时间的推移改变这一人群的 SCD/SCA 的可能性仍然未知。

即使在手术干预后，也应在特定时间间隔对患者进行随访，以监测临床状态的变化。术后 1 个月复查心电图和 TTE，术后 3 个月复查心电图、心肌功能检查、CTA（与初次就诊时相同），并再次行 IVUS/FFR 心导管检查。在一段休整期之后，如果术后的调研在这一期间没有提出任何担忧的状况，患者可以恢复充分的锻炼活动和竞争性体育活动。

与手术干预相关的运动限制仅建议用于以下患者：①等待手术干预期间；②术后 3 个月内；③对于拒绝手术干预建议的高危病变患者；④由于长期的室间隔内 / 心肌内病程而被认为不适合目前手术选择的患者。

所有其他被认为仅有低危病变的患者均不用接受手术干预，并允许无限制地进行运动。

4. 运动建议

2015 年 AHA/ACC 关于有心血管异常的竞技运动员的资格和取消资格建议：工作组 –4 声明如下。

(1) 右冠状动脉异常左 Valsalva 窦起源的运动员应进行运动负荷试验评估。对于没有症状或运动负荷试验结果为阳性的运动员，可在向运动员和（或）运动员父母（如果是未成年人）就风险和获益进行充分沟通后，考虑到运动负荷试验阴性结果的不确定性，一般允许参赛（Ⅱa 类，C 级）。

(2) 右冠状动脉异常左 Valsalva 窦起源的非手术运动员，如果在运动负荷试验中表现出症状、心律失常或缺血迹象，在进行外科修复手术之前，应限制其参与所有竞技运动，ⅠA 类运动可以除外（Ⅲ类，C 级）。

(3) 在手术成功修复了病变的窦开口后，如果患者仍然没有症状，并且运动负荷试验显示无缺血或心律失常的证据，运动员可在术后 3 个月考虑参加所有运动（Ⅱb 类，C 级）。

（4）左冠状动脉异常右 Valsalva 窦起源的运动员，特别是当该动脉穿过肺动脉和主动脉之间时，在手术修复前应限制其参与所有竞技运动，Ⅰ A 类运动可以除外。无论异常是由症状引起还是偶然发现，本建议均适用（Ⅲ类，B 级）。

但是，必须考虑以下几点内容。

（1）无症状且 EST 阴性的 AAORCA 被认为是安全的，但这些患者在 EST 正常且无明显症状的情况下，通过高级影像学检查可能发现可诱导的灌注异常[45]。

（2）在手术修复成功且无症状和 EST 阴性的情况下，AAOCA 患者可以恢复运动，尽管指南中没有提到通过影像学或心肌功能检查评估可诱导的灌注异常，但再次说明了 EST 的低敏感性[53, 68]。

（3）对于那些解剖结构更复杂，涉及间隔内/心肌内病程的患者，目前还没有指南。

共享决策对于指导这些患者的运动活动至关重要。运动有益于心血管健康，尤其是在年轻人中，因为儿童时期的运动模式会影响成年后的运动模式。对 AAOCA 已知和未知的深入讨论，包括解剖学和功能上异常的多方面表现，需要与患者和患者家人进行沟通。

结论

目前活产婴儿中有 0.8%～1% 都受到了先天性心脏病的影响。在死亡率大幅降低的同时，先天性心脏病在各年龄段的患病率越来越高，导致患有这些疾病的成人人数也在不断增加。虽然对 AAOCA 已经有了大量的了解，但仍有很多不足，尤其是在修复和未修复患者人群中运动活动的风险和安全性方面。保守的治疗方法可能弊大于利，而心血管健康对于长寿和生活质量是至关重要的，因此我们必须继续寻求扩大范围以促进患者锻炼和运动。

参考文献

[1] Levine BD, Baggish AL, Kovacs RJ, Link MS, Maron MS, Mitchell JH. Eligibility and disqualification recommendations for competitive athletes with cardiovascular abnormalities: Task Force 1: classification of sports: dynamic, static, and impact: a scientific statement from the American Heart Association and American College of Cardiology. J Am Coll Cardiol. 2015;66:2350–5.

[2] Feltes TF, Bacha E, Beekman RH, Cheatham JP, Feinstein JA, Gomes AS, Hijazi ZM, Ing FF, de Moor M, Morrow WR, Mullins CE, Taubert KA, Zahn EM. Indications for cardiac catheterization and intervention in pediatric cardiac disease: a scientific statement from the American Heart Association. Circulation. 2011;123:2607–52.

[3] Abdulla R-I, Hanrahan A. Atrial septal defect. In: Abdulla R-I, editor. Heart diseases in children Berlin, Germany: Springer Science Business Media, LLC; 2011. p. 91–102.

[4] Van Hare GF, Ackerman MJ, Evangelista J-AK, Kovacs RJ, Myerburg RJ, Shafer KM, Warnes CA, Washington RL. Eligibility and disqualification recommendations for competitive athletes with cardiovascular abnormalities: Task Force 4: congenital heart disease: a scientific statement from the American Heart Association and American College of Cardiology. J Am Coll Cardiol. 2015;66:2372–84.

[5] Rubio AE, Lewin MB. Ventricular septal defects. In: Allen HD, Shaddy RE, Penny DJ, Feltes TF, Cetta F, editors. Moss and Adams' heart disease in infants, children, and adolescents: including the fetus and young adult; 2013.p. 713–21.

[6] Cetta F, Truong D, Minich LL, Maleszewski JJ, O'Leary PW, Dearani JA, Burkhart HM. Atrioventricular septal defects. In: Allen HD, Shaddy RE, Penny DJ, Feltes TF, Cetta F, editors. Moss and Adams' heart disease in infants, children, and adolescents: including the fetus and young adult; 2013. p. 691–712.

[7] Graham TP Jr, Driscoll DJ, Gersony WM, Newburger JW, Rocchini A, Towbin JA. Task force 2: congenital heart disease. J Am Coll Cardiol. 2005;45:1326–33.

[8] Roche SL, Greenway SC, Redington AN. Tetralogy of Fallot with pulmonary stenosis and Tetralogy of Fallot with absent pulmonary valve. In: Allen HD, Shaddy RE, Penny DJ, Feltes TF, Cetta F, editors. Moss and Adams' heart disease in infants, children, and adolescents: including the fetus and young adult; 2013. p. 969–89.

[9] Villafane J, Lantin-Hermoso MR, Bhatt AB, Tweddell JS, Geva T, Nathan M, Elliott MJ, Vetter VL, Paridon SM, Kochilas L, Jenkins KJ, Bekkman RH III, Wernovsky G, Towbin JA. D-transposition of the great arteries: hot topics in the current era of the arterial switch operation. J Am Coll Cardiol. 2014;64(5):498–511.

[10] Beekman RA III. Coarctation of the aorta. In: Allen HD, Shaddy RE, Penny DJ, Feltes TF, Cetta F, editors. Moss and Adams' heart disease in infants, children, and adolescents: including the fetus and young adult; 2013. p. 1044–60.

[11] Stout KK, Daniels CJ, Aboulhosn JA, Bozkurt B, Broberg CS, Colman JM, Crumb SR, Dearani JA, Fuller S, Gurvitz M, Khairy P, Landzberg MJ, Saidi A, Valente AM, Van Hare GF. 2018 AHA/ACC guideline for the management of adults with congenital heart disease: a report of the American College of Cardiology/American Heart Association Task Force on Clinical Practice Guidelines. Circulation. 2019;139: e698–800.

[12] McCrindle BW, Williams RV, Mital S, Clark BJ, Russell JL, Klein G, Eisenmann JC. Physical activity levels in children and adolescents are reduced after the Fontan procedure, independent of exercise capacity,

and are associated with lower perceived general health. Arch Dis Child. 2007;92:509–14.

[13] Shachar GB, Fuhrman BP, Wang Y, Lucas RV, Lock JE. Rest and exercise hemodynamics after the Fontan procedure. Circulation. 1982;65:1043–8.

[14] Bland EF, White PD, Garland J. Congenital anomalies of the coronary arteries: report of an unusual case associated with cardiac hypertrophy. Am Heart J. 1933;8:787–801.

[15] Marwaha B, Idris O, Mahmood M, Gundabolu A, Sohail S, Kanaan T, Singh H. Sudden cardiac arrest in adult due to anomalous origin of left main coronary artery from pulmonary artery. JACC Cardiovasc Interv. 2018;11(24):e203–5.

[16] Moodie DS, Fyfe D, Gill CC, Cook SA, Lytle BW, Taylor PC, Fitzgerald R, Sheldon WC. Anomalous origin of the left coronary artery from the pulmonary artery (Bland-White- Garland syndrome) in adult patients: long-term follow-up after surgery. Am Heart J. 1983;106(2):381–8.

[17] Lim DS, Matherne GP. Congenital anomalies of the coronary vessels and the aortic root. In: Allen HD, Shaddy RE, Penny DJ, Feltes TF, Cetta F, editors. Moss and Adams' heart disease in infants, children, and adolescents: including the fetus and young adult; 2013. p. 746–57.

[18] Cabrera AG, Chen DW, Pignatelli RH, Khan MS, Jeewa A, Mery CM, McKenzie ED, Fraser CD Jr. Outcomes of anomalous left coronary artery from pulmonary artery repair: beyond normal function. Ann Thorac Surg. 2015;99:1342–7.

[19] Marwaha B, Idris O, Mahmood M, Gundabolu A, Ali SS, Kanaan T, Singh H. Sudden cardiac arrest in adult due to anomalous aortic origin of left main coronary artery from pulmonary artery. JACC Cardiovasc Interv. 2018;11(24):e203–5.

[20] Purut CM, Sabiston DC Jr. Origin of the left coronary artery from the pulmonary artery in older adults. J Thorac Cardiovasc Surg. 1991;102:566–70.

[21] Wesselhoeft H, Fawcett JS, Johnson AL. Anomalous origin of the left coronary artery from the pulmonary trunk: its clinical spectrum, pathology, and pathophysiology, based on a review of 140 cases with seven further cases. Circulation. 1968;38:403–25.

[22] Yau JM, Singh R, Halpern EJ, Fischman D. Anomalous origin of the left coronary artery from the pulmonary artery in adults: a comprehensive review of 151 adult cases and a new diagnosis in a 53-year-old woman. Clin Cardiol. 2011;34:204–10.

[23] Boutsikou M, Shore D, Li W, Rubens M, Pijuan A, Gatzoulis MA, Babu-Narayan SV. Anomalous left coronary artery from the pulmonary artery (ALCAPA) diagnosed in adulthood: varied clinical presentation, therapeutic approach and outcome. Int J Cardiol. 2018;261:49–53.

[24] Ogden JA. Congenital anomalies of the coronary arteries. Am J Cardiol. 1970;25:474–9.

[25] Yao CT, Wang JN, Yeh CN, Huang SC, Yang YR, Wu JM. Isolated anomalous origin of right coronary artery from the main pulmonary artery. J Card Surg. 2005;20:487–9.

[26] Lange R, Vogt M, Horer J, Cleuziou J, Menzel A, Holper K, Hess J, Schreiber C. Long term results of repair of anomalous origin of the left coronary artery from the left pulmonary artery. Ann Thorac Surg. 2007;83(4):1463–71.

[27] Ben Ali W, Metton O, Roubertie F, Pouard P, Sidi D, Raisky O, Vouhe PR. Anomalous origin of the left coronary artery from the pulmonary artery: late results with special attention to the mitral valve. Eur J Cardiothorac Surg. 2009;36(2):244–8.

[28] Imamura M, Dossey AM, Jaquiss RD. Reoperation and mechanical circulatory support after repair of anomalous origin of the left coronary artery from the pulmonary artery: a twenty-year experience. Ann Thorac Surg. 2011;92(1):167–72.

[29] Takeuchi S, Imamura H, Katsumoto K, Hayashi I, Katohgi T, Yozu R, Ohkura M, Inoue T. J Thorac Cardiovasc Surg. 1979;78(1):7–11.

[30] Rajbanshi BG, Burkhart HM, Schaff HV, Daly RC, Phillips SD, Dearani JA. Surgical strategies for anomalous origin of coronary artery from pulmonary artery in adults. J Thorac Cardiovasc Surg. 2014;148(1):220–4.

[31] Ortiz de Salazar A, Juanena C, Aramendi JI, Castellanos E, Cabrera A, Agosti J. Anomalous origin of the left coronary artery from the pulmonary artery: surgical alternatives depending on the age of the patient. J Cardiovasc Surg (Torino). 1990;31:1801–4.

[32] Paolo A, Antonio VJ, Scott F. Coronary anomalies. Circulation. 2002;105(20):2449–54.

[33] Angelini P. Coronary artery anomalies: an entity in search of an identity. Circulation. 2007;115(10):1296–305.

[34] Angelini P, Vidovich MI, Lawless CE, Elayda MA, Lopez JA, Wolf D, Willerson JT. Preventing sudden cardiac death in athletes: in search of evidence-based, cost-effective screening. Tex Heart Inst J. 2013;40(2):148–55.

[35] Angelini P, Cheong BY, Lenge De Rosen VV, Lopez A, Uribe C, Masso AH, Ali SW, Davis BR, Muthupillai R, Willerson JT. High-risk cardiovascular conditions in sports-related sudden death: prevalence in 5,169 schoolchildren screened via cardiac magnetic resonance. Tex Heart Inst J. 2018;45(4):205–13.

[36] Maron BJ. Sudden death in young athletes. N Engl J Med. 2003 Sep 11;349(11):1064–75.

[37] Maron BJ, Doerer JJ, Haas TS, Tierney DM, Mueller FO. Sudden deaths in young competitive athletes: analysis of 1866 deaths in the United States, 1980–2006. Circulation. 2009;119(8):1085–92.

[38] Maron BJ, Haas TS, Ahluwalia A, Murphy CJ, Garberich RF. Demographics and epidemiology of sudden deaths in young competitive athletes: from the United States National Registry. Am J Med. 2016;129(11):1170–7.

[39] Bagnall RD, Weintraub RG, Ingles J, Duffiou J, Yeates L, Lam L, David AM, Thompson T, Connell V, Wallace J, Naylor C, Crawford J, Love DR, Hallam L, White J, Lawrence C, Lynch M, Morgan N, James P, du Sart D, Puranik R, Langlois N, Vohra J, Winship I, Atherton J, McGaughran J, Skinner JR, Semsarian C. A prospective study of sudden cardiac death among children and young adults. N Engl J Med. 2016;374(25):2441–52.

[40] Harmon KG, Asif IM, Klossner D, Drezner JA. Incidence of sudden cardiac death in National Collegiate Athletic Association athletes. Circulation. 2011;123(15):1594–600.

[41] Atkins DL, Everson-Stewart S, Sears GK, Daya M, Osmond MH, Warden CR, Berg RA. Resuscitation Outcomes Consortium Investigators. Epidemiology and outcomes from out-of-hospital cardiac arrest in children: the Resuscitation Outcomes Consortium Epistry-Cardiac Arrest. Circulation. 2009;119(11):1484–91.

[42] Landry CH, Allan KS, Connelly KA, Cunningham K, Morrison LJ, Dorian P, Rescu Investigators. Sudden cardiac arrest during participation in competitive sports. N Engl J Med. 2017; 377(18): 1943–53.

[43] Brothers JA, Whitehead KK, Keller MS, Fogel MA, Paridon SM, Weinberg PM, Harris MA. Cardiac MRI and CT: differentiation of normal ostium and intraseptal course from slitlike ostium and interarterial course in anomalous left coronary artery in children. Am J Roentgenol. 2015;204(1):W104–9.

[44] Doan T, Zea-Vera R, Masand P, Reaves-O'Neal D, Agrawal H, Mery C, Krishnamurthy R, Masand P, Noel C, Qureshi A, Sexon-Tejtel S, Fraser CD Jr, Molossi S. Myocardial ischemia in children with anomalous aortic origin of a coronary artery with intraseptal course. Circ Cardiovasc Interv. 2020;13(3):e008375.

[45] Molossi S, Agrawal H, Mery CM, Krishnamurthy R, Masand P, Sexson-Tejtel SK, Noel CV, Qureshi AM, Jadah SP, McKenzie ED, Fraser CD Jr. Outcomes in anomalous aortic origin of a coronary artery following a prospective standardized approach. Circ Cardiovasc Interv.

2020;13(2):e008445.

[46] Murphy DA, Roy DL, Sohal M, Chandler BM. Anomalous origin of left main coronary artery from anterior sinus of Valsalva with myocardial infarction. J Thorac Cardiovasc Surg. 1978;75:282–5.

[47] Mery CM, De León LE, Molossi S, Sexson-Tejtel S, Agrawal H, Krishnamurthy R, Masand P, Qureshi A, McKenzie E, Fraser CD Jr. Outcomes of surgical intervention for anomalous aortic origin of a coronary artery: a large contemporary prospective cohort study. J Thorac Cardiovasc Surg. 2018;155(1):305–19.

[48] Cheitlin MD, MacGregor J. Congenital anomalies of coronary arteries: role in the pathogenesis of sudden cardiac death. Herz. 2009;34: 268–79.

[49] Molossi S, Martínez-Bravo LE, Mery CM. Anomalous aortic origin of a coronary artery. Methodist Debakey Cardiovasc J. 2019;15(2): 111–21.

[50] Angelini P, Villason S, Chan AV Jr, Diez JG. Normal and anomalous coronary arteries in humans. In: Angelini P, editor. Coronary artery anomalies. Philadelphia: Lippincott Williams & Wilkins; 1999. p. 27–150.

[51] Angelini P, Uribe C, Monge J, Tobis JM, Elayda MA, Willerson JT. Origin of the right coronary artery from the opposite sinus of Valsalva in adults: characterization by intravascular ultrasonography at baseline and after stent angioplasty. Catheter Cardiovasc Interv. 2015;86: 199–208.

[52] Frommelt PC, Berger S, Pelech AN, Bergstrom S, Williamson JG. Prospective identification of anomalous origin of left coronary artery from the right sinus of valsalva using transthoracic echocardiography: importance of color Doppler flow mapping. Pediatr Cardiol. 2001;22(4):327–32.

[53] Basso C, Maron BJ, Corrado D, Thiene G. Clinical profile of congenital coronary artery anomalies with origin from the wrong aortic sinus leading to sudden death in young competitive athletes. J Am Coll Cardiol. 2000;35(6):1493–501.

[54] Eckart RE, Scoville SL, Campbell CL, Shry EA, Stajduhar KC, Potter RN, Pearse LA, Virmani R. Sudden death in young adults: a 25-year review of autopsies in military recruits. Ann Intern Med. 2004;141(11):829–34.

[55] Lorber R, Srivastava S, Wilder TJ, McIntyre S, DeCampli WM, Williams WG, Frommelt PC, Parness IA, Blackstone EH, Jacobs ML, Mertens L, Brothers JA, Herlong JR, AAOCA Working Group of the Congenital Heart Surgeons Society. Anomalous aortic origin of coronary arteries in the young: echocardiographic evaluation with surgical correlation. JACC Cardiovasc Imaging. 2015;8(11):1239–49.

[56] Sachdeva S, Frommelt MA, Mitchell ME, Tweddell JS, Frommelt PC. Surgical unroofing of intramural anomalous aortic origin of a coronary artery in pediatric patients: single-center perspective. J Thorac Cardiovasc Surg. 2018;155(4):1760–8.

[57] Molossi S, Sachdeva S. Anomalous coronary arteries: what is known and what remains to be learned? Curr Opin Cardiol. 2020;35(1):42–51.

[58] Krishnamurthy R, Masand P, Jadhav S, Zhang W, Molossi S, Sexson K, McKenzie D, Fraser C, Mery C. Diagnostic accuracy of CT angiography (CTA) for critical pathologic features in anomalous aortic origin of the coronary arteries (AAOCA) in children: a comparative study with surgery in a single center. J Am Coll Cardiol. 2015;65(10 Suppl):A1304.

[59] de Jonge GJ, van Ooijen PM, Piers LH, Dikkers R, Tio RA, Willems TP, van den Heuvel AF, Zijlstra F, Oudkerk M. Visualization of anomalous coronary arteries on dual-source computed tomography. Eur Radiol. 2008;18(11):2425–32.

[60] Su JT, Chung T, Muthupillai R, Pignatelli RH, Kung GC, Diaz LK, Vick GW 3rd, Kovalchin JP. Usefulness of real-time navigator magnetic resonance imaging for evaluating coronary artery origins in pediatric patients. Am J Cardiol. 2005;95(5):679–82.

[61] Aljaroudi WA, Flamm SD, Saliba W, Wilkoff BL, Kwon D. Role of CMR imaging in risk stratification for sudden cardiac death. JACC Cardiovasc Imaging. 2013;6(3):392–406.

[62] Mainwaring RD, Reddy VM, Reinhartz O, Petrossian E, Punn R, Hanley FL. Surgical repair of anomalous aortic origin of a coronary artery. Eur J Cardiothorac Surg. 2014;46(1):20–6.

[63] Molossi S, Agrawal H. Clinical evaluation of anomalous aortic origin of a coronary artery (AAOCA). Congenit Heart Dis. 2017;12(5): 607–9.

[64] Mainwaring RD, Murphy DJ, Rogers IS, Chan FP, Petrossian E, Palmon M, Hanley FL. Surgical repair of 115 patients with anomalous aortic origin of a coronary artery from a single institution. World J Pediatr Congenit Heart Surg. 2016;7(3):353–9.

[65] Agrawal H, Mery C, Day P, Sexson-Tejtel S, Mckenzie E, Fraser C, Qureshi A, Molossi S. Current practices are variable in the evaluation and management of patients with anomalous aortic origin of a coronary artery: results of a survey. Congenit Heart Dis. 2017;12(5):610–4.

[66] Mery CM, Lawrence SM, Krishnamurthy R, Sexton-Tejtel SK, Carberry K, McKenzie ED, Fraser C. Anomalous aortic origin of a coronary artery: toward a standardized approach. Semin Thorac Cardiovasc Surg. 2014;26(2):110–22.

[67] Angelini P. Novel imaging of coronary artery anomalies to assess their prevalence, the causes of clinical symptoms, and the risk of sudden cardiac death. Circ Cardiovasc Imaging. 2014;7:747–54.

[68] Agrawal H, Mery C, Krishnamurthy R, Sexson-Tejtel SK, Noel C, Masand P, Jadhav S, McKenzie E, Qureshi A, Fraser CD Jr, Molossi S. Stress myocardial perfusion imaging in anomalous aortic origin of a coronary artery: Results following a standardized approach. J Am Coll Cardiol. 2017;69(11_S):1616.

[69] Brothers J, Carter C, McBride M, Spray T, Paridon S. Anomalous left coronary artery origin from the opposite sinus of Valsalva: evidence of intermittent ischemia. J Thorac Cardiovasc Surg. 2010;140:e27–9.

[70] Brothers JA, McBride MG, Seliem MA, Marino BS, Tomlinson RS, Pampaloni MH, Gaynor JW, Spray TL, Paridon SM. Evaluation of myocardial ischemia after surgical repair of anomalous aortic origin of a coronary artery in a series of pediatric patients. J Am Coll Cardiol. 2007;50(21):2078–82.

[71] Pennell DJ, Sechtem UP, Higgins CB, Manning WJ, Pohost GM, Rademakers FE, van Rossum AC, Shaw LJ, Yucel EK, European Society of Cardiology; Society for Cardiovascular Magnetic Resonance. Clinical indications for cardiovascular magnetic resonance (CMR): Consensus Panel report. Eur Heart J. 2004;25(21):1940–65.

[72] Noel Cory V, Krishnamurthy R, Silvana M, Moffett B, Mery C, Krishnamurthy R. Cardiac MR stress perfusion with regadenoson or dobutamine in children: single center experience in repaired and unrepaired congenital and acquired heart disease. Circulation. 2016;134(suppl_1):A19899.

[73] Asrress KN, Schuster A, Ali NF, Williams R, Kutty S, Lockie T, Yousuff M, De Silva K, Danford DA, Beerbaum P, Marber M, Plein S, Nagel E, Redwood S. Myocardial hemodynamic response to dobutamine stress compared to physiological exercise during cardiac magnetic resonance imaging. J Cardiovasc Magn Reson. 2013;15(Suppl 1):P16.

[74] Escaned J, Cortés J, Flores A, Goicolea FA, Alfonso F, Hernandez R, Fernandez-Ortiz A, Sabate M, Banuelos C, Macaya C. Importance of diastolic fractional flow reserve and dobutamine challenge in physiologic assessment of myocardial bridging. J Am Coll Cardiol. 2003;42:226–33.

[75] Doan T, Molossi S, Sachdeva S, Wilkinson J, Loar R, Weigand J, Schlingmann T, Reaves-O'Neal D, Pednekar A, Masand P, Noel C. Dobutamine stress-cardiac magnetic resonance imaging in children with anomalous aortic origin of a coronary artery and myocardial bridge. Circ Cardiovasc Imaging. 2020: Submitted in press.

[76] Agrawal H, Molossi S, Alam M, Sexon-Tejtel S, Mery C, McKenzie E, Fraser CD Jr, Qureshi A. Anomalous coronary arteries and myocardial bridges: risk stratification in children using novel cardiac catheterization techniques. Pediatr Cardiol. 2017;38(3):624–30.

[77] Tonino PA, De Bruyne B, Pijls NH, Siebert U, Ikeno F, van't Veer M, Klauss V, Maniharan G, Engstrom T, Oldroyd KG, Ver Lee PN, MacCarthy PA, Fearon WF, FAME Study Investigators. Fractional flow reserve versus angiography for guiding percutaneous coronary intervention. N Engl J Med. 2009;360:213–24.

[78] De Bruyne B, Bartunek J, Sys SU, Pijls NH, Heyndrickx GR, Wijns W. Simultaneous coronary pressure and flow velocity measurements in humans. Feasibility, reproducibility, and hemodynamic dependence of coronary flow velocity reserve, hyperemic flow versus pressure slope index, and fractional flow reserve. Circulation. 1996;94:1842–9.

[79] Doan T, Wilkinson J, Agrawal H, Molossi S, Alam M, Mery C, Qureshi A. Instantaneous wave-free ratio (iFR) correlates with fractional flow reserve (FFR) assessment of coronary artery stenoses and myocardial bridges in children. J Invas Cardiol. 2020;13(3):e008375.

[80] Agrawal H, Noel C, Qureshi A, Masand P, Mery C, Sexson-Tejtel SK, Fraser CD Jr, Molossi S. Impaired myocardial perfusion on stress cardiovascular magnetic resonance imaging correlates with invasive fractional flow reserve in children with anomalous aortic origin of a coronary artery and/or myocardial bridges. Circulation. 2017;136(Suppl_1):A15784.

[81] Brothers JA, Frommelt MA, Jaquiss RDB, Myerburg RJ, Fraser CD Jr, Tweddell JS. Expert consensus guidelines: anomalous aortic origin of a coronary artery. J Thorac Cardiovasc Surg. 2017;153:1440–57.

[82] Molossi S, Mery C. The search for the Holy Grail: risk stratification in anomalous aortic origin of a coronary artery. J Thorac Cardiovasc Surg. 2018;155:1758–9.

[83] Doan T, Molossi S, Qureshi A, McKenzie E. Intraseptal anomalous coronary artery with myocardial infarction: novel surgical approach. Ann Thorac Surg. 2020;110(4):e271–4.

[84] Mainwaring RD, Hanley FL. Surgical treatment of anomalous left main coronary artery with an intraconal course. Congenit Heart Dis. 2019;14(4):504–10.

[85] Najm HK, Ahmad M. Transconal unroofing of anomalous left main coronary artery from right sinus with transseptal course. Ann Thorac Surg. 2019;108:e383–6.

[86] Romp RL, Herlong JR, Landolfo CK, Sanders SP, Miller CE, Ungerleider RM, Jaggers J. Outcome of unroofing procedure for repair of anomalous aortic origin of left or right coronary artery. Ann Thorac Surg. 2003;76(2):589–95; discussion 595–6.

[87] Law T, Dunne B, Stamp N, Ho KM, Andrews D. Surgical results and outcomes after reimplantation for the management of anomalous aortic origin of the right coronary artery. Ann Thorac Surg. 2016;102(1):192–8.

[88] Karamichalis JM, Vricella LA, Murphy DJ, Reitz BA. Simplified technique for correction of anomalous origin of left coronary artery from the anterior aortic sinus. Ann Thorac Surg. 2003;76(1):266–7.

[89] Rodefeld MD, Culbertson CB, Rosenfeld HM, Hanley FL, Thompson LD. Pulmonary artery translocation: a surgical option for complex anomalous coronary artery anatomy. Ann Thorac Surg. 2001;72(6):2150–2.

[90] Mainwaring RD, Reddy VM, Reinhartz O, Petrossian R, MacDonald M, Nasirov T, Miyake CY, Hanley FL. Anomalous aortic origin of a coronary artery: medium-term results after surgical repair in 50 patients. Ann Thorac Surg. 2011;92(2):691–7.

[91] Bonilla-Ramirez C, Binsalamh Z, Masand P, Sachdeva S, Reaves-O'Neal D, Caldarone C, Molossi S. Outcomes in anomalous aortic origin of a coronary artery following surgical reimplantation in a prospective cohort. Circulation. 2019;140(Suppl_1):A11820.

[92] Jegatheeswaran A, Devlin PJ, Williams WG, Brothers JA, Jacobs ML, DeCampli WM, Fleishman CE, Kirklin JK, Mertens L, Mery CM, Molossi S, Caldarone CA, Aghaei N, Lorber RO, McCrindle BW. Outcomes after anomalous aortic origin of a coronary artery repair: A Congenital Heart Surgeons' Society Study. J Thorac Cardiovasc Surg. 2020; 160(3):757–71. e5. https://doi.org/10.1016/j.jtcvs.2020.01.114. Epub 2020 Apr 13.

[93] Agrawal H, Mery CM, Krishnamurthy R, Molossi S. Anatomic types of anomalous aortic origin of a coronary artery: A pictorial summary. Congen Heart Dis. 2017;104(3):e265–7. https:// doi.org/10.1111/chd.12518.

第 17 章　运动员的睡眠障碍
Sleep Disorders in Athletes

Meeta Singh　Michael Workings　Christopher Drake　Thomas Roth　著

陈机明　黄慧玲　译

　　睡眠对于最佳的生理及心理健康而言是必不可少的，对于运动员而言，优化睡眠已然成为提高运动表现的关键方式。未经识别及治疗的睡眠障碍会损害运动员健康，影响运动表现。睡眠障碍主要分类包括睡眠相关的呼吸障碍、失眠、中枢性嗜睡症、昼夜节律睡眠 – 觉醒障碍、异态睡眠和睡眠相关运动障碍。其中一些在运动员中较为常见的睡眠障碍类型将在后续进一步讨论。在讨论这些具体的睡眠障碍之前，有必要指出的是，运动员睡眠不足其实很常见，可能是由于日程安排中睡眠相较于其他训练需求来讲优先级较低，同时缺乏对睡眠对优化运动表现作用的认知[130, 131]。虽然详细了解睡眠不足的影响因素、与健康和相关表现的有害影响超出了本章的范围，但必须指出的是，运动表现（如速度和耐力）、神经认知功能（如注意力和记忆力）和身体健康（如疾病和受伤风险、体重维持）会受到睡眠不足或实验模拟的睡眠限制的负面影响。众所周知，个人在自我评估睡眠不足的程度和影响的能力较差，这表明运动员和相关医疗管理人员需要提高对睡眠重要性的认识。因此，关于睡眠和恢复益处的教育对于帮助运动员正确选择睡眠习惯和环境至关重要。

一、运动员阻塞性睡眠呼吸暂停

　　阻塞性睡眠呼吸暂停（obstructive sleep apnea, OSA）是一种以大声打鼾、呼吸暂停发作（气流停止或减少），以及从睡眠中惊醒以打开气道（睡眠碎片化）为特征的睡眠障碍[1]。根据呼吸暂停低通气指数（apnea-hypopnea index, AHI）≥5 估算，OSA 在美国男性中患病率约为 22%（9%～37%），女性为 17%（4%～50%）[2]。基于人群的流行病学研究一致表明，OSA 主要影响中老年人，但可能存在于年轻人，尤其是具有某些危险因素者，如体重指数（body mass index, BMI）升高和颈围增大[3]。因此，具有这些危险因素的运动员中 OSA 患病率较高，尤其是在橄榄球和美式足球等碰撞类运动中[4-7]。睡眠呼吸暂停与许多健康问题相关，包括心血管疾病、糖尿病和脑卒中等[8, 9]。睡眠呼吸暂停在心脏代谢紊乱发病机制中的因果作用得到了以下证据的支持：呼吸暂停和间歇性夜间低氧血症增加交感神经激活，并导致高血压、内皮功能障碍和血脂异常[10]。因此，识别和治疗睡眠呼吸暂停对运动员的整体健康至关重要。

　　尽管 BMI 高与睡眠呼吸暂停有关联，但评估高 BMI 运动员的呼吸暂停患病率相关研究数量有限。1994 年，美国疾病控制与预防中心研究发现，退役美国国家橄榄球联盟（NFL）边锋的心血管疾病相关死亡率比普通人群高 52%，比其他位置球员的心血管死亡率高 3 倍[11]。据推测，边锋运动员较高的 BMI 是导致心血管死亡率增加的原因；然而，大多数已确定的心血管危险因素并未在本研究中进行评估。考虑到睡眠呼吸暂停、高血压和心血管疾病之间的联系[12]，随后对 257 名退役 NFL 球员进行了一项研究，结果证明边锋比其他位置球员更容易出现呼吸暂停（61% vs. 46%）、高血压（44.1% vs. 34.0%）和肥胖（83% vs. 52%）[13]。

George 等使用特定的睡眠相关问卷和睡眠实验室评估 ［ 多导睡眠描记法（polysomnography，PSG）］对来自 NFL 的 8 支职业橄榄球队的 302 名球员进行了评估。该研究显示 14% 的 NFL 球员患有呼吸暂停[6]。

同样，芬兰一项对职业冰球运动员的研究发现，107 名运动员中有 13% 患有 OSA[14]。最近的一项研究旨在通过实验室 PSG 和睡眠问卷来确定由 25 名精英橄榄球联盟球员（澳大利亚）组成的团队中睡眠障碍的患病率，发现 24% 的球员存在 OSA[15]。

随着越来越多的碰撞类运动员的趋势持续下去，未经识别和治疗的睡眠呼吸暂停不仅会影响运动员的表现和生产力，还会影响他们未来的心血管健康[16]。正如 NFL 招聘调查所指出，NFL 边锋的平均体重超过 300 磅（136kg）；与 30 年前相比，这是现在的常态（2017 年有 300 名球员体重超过 300 磅（136kg），而 1986 年只有 10 名球员）。最近对 NFL 运动员 OSA 的一项研究强调，由于 NFL 运动员增加颈围尺寸、体重和 BMI 所带来的危害暂时无法评估，对 NFL 边锋健康的研究需要更加深入[17]。事实上，一项研究探讨了最近 NFL 球员的死亡风险；其结果显示，那些在比赛时间 BMI 最高的球员心血管死亡率风险较高[39]。除了美式足球，其他运动员，如健美运动员、相扑运动员和职业摔跤运动员等，体重指数高、颈围尺寸大的运动员可能会表现出更高的 OSA 发病率，但这些人群的流行病学研究尚未开展。

尽管目前研究仍有限，已有研究开始评估学生运动员中睡眠呼吸暂停的存在及其后果。Iso 等调查了日本橄榄球队的 47 名一年级男运动员，18 名（43%）受试者符合睡眠呼吸暂停标准[18]。此外，与没有呼吸暂停的运动员相比，患有睡眠呼吸暂停的选手表现出更低的最低氧饱和度、更高的氧饱和度指数和更高的心率。鉴于睡眠呼吸暂

停可能导致心律失常，并与心源性猝死风险增加相关[19, 20]，研究未经诊断和未经治疗的睡眠呼吸暂停对年轻运动员（包括学生运动员）心血管健康的影响至关重要。

在过去的几年里，媒体上一直有关于美国职业棒球大联盟（Major League Baseball，MLB）球员在多年来主诉疲劳和疲劳相关症状之后，被诊断为 OSA 的报道。通常情况下，他们的 BMI < 30kg/m²，虽然他们在体型上与 NFL 边锋不相似，但我们要了解，大部分呼吸暂停患者并不肥胖。Grey 等回顾了 163 项实验室内诊断性睡眠研究的数据，其中纳入了由于疑似呼吸暂停而被送往学术教学医院睡眠诊所的参与者的数据，结果发现在被诊断为 OSA 的参与者中，25% 的体重指数在正常范围内（BMI < 25kg/m²），54% 的 BMI < 30kg/m²[21]。此外，他们发现非肥胖的 OSA 患者治疗更具挑战性，并且对 CPAP 疗法的依从性和接受性更低。同样重要的是要指出，近 1/3 的职业棒球运动员是西班牙裔 / 拉丁裔，这类人群中未确诊的呼吸暂停的患病率较高[22]。OSA 与糖尿病和高血压（独立于肥胖）之间的密切关联是一个额外因素，这表明需要对职业运动员进行更多的睡眠障碍筛查[22]。

值得一提的是，有许多职业篮球运动员都在社交媒体上分享了他们与睡眠呼吸暂停相关的故事，此举旨在提高职业运动员对这种衰弱性疾病的认识。相比之下，职业曲棍球或足球联赛中很少有知名球员分享 OSA 相关故事，而且对女性运动员中睡眠呼吸暂停的研究也很少。由于缺乏较好的对呼吸暂停发生率或治疗的流行病学研究，队医在评估疲劳运动员时通常不会考虑睡眠呼吸暂停这一因素。然而，对于团队医生来说，鉴别是否存在睡眠呼吸暂停是很重要的，特别是当出现打鼾、疲劳及乏力等症状（即使在没有肥胖的情况下）时。解剖因素，如较小的颅面结构，可导致某些非肥胖 OSA 患者上气道拥挤，使上气道塌陷性增加[23]。此外，约 70% 的 OSA 患者中，

对呼吸刺激（低呼吸唤醒阈值）、不稳定的通气控制（高环路增益）和睡眠期间无效的上呼吸道扩张肌的觉醒倾向增加，可能导致呼吸暂停，因此OSA 患者可能不存在解剖学原因[24, 25]。

曾有白天疲劳/困倦或打鼾、喘息、鼻息或睡眠时呼吸中断的运动员都应接受询问并检查OSA 的其他特征。这些症状包括醒来时口干或喉咙痛、喜怒无常或易怒、注意力不集中、记忆力减退、性欲下降和阳痿、夜尿症和胃食管反流病（gastroesophageal reflux disease，GERD）[26-28]。这些信息有助于确定哪些患者需要进行进一步的睡眠评估。

运动员体检通常是正常的，除了有些会出现BMI＞30kg/m^2、颈围＞17 英寸（43cm）或较窄的口咽气道现象[29]。由于临床体征和症状缺乏敏感性和特异性，致使其无法有效诊断或排除睡眠呼吸暂停[30]，因此研究者收集了在初级保健环境中容易获得和解释的 OSA 常见体征和临床症状并制作成一系列临床问卷，从而丰富筛查 OSA 的手段[31]。尽管自我报告工具的诊断准确度有限，但其在有症状的高危患者（如术前评估、高危人群）中的 OSA 筛查中仍具有重要价值。对于可能只出现打鼾或疲劳的运动员，此类问卷尚未作为筛查工具进行充分测试。运动员睡眠筛查问卷（athlete sleep screening questionnaire，ASSQ）是一种用于筛查运动员夜间睡眠障碍和日间功能障碍的筛查工具，其使用大声打鼾、窒息或喘息的情况来评估睡眠呼吸暂停情况并决定转诊与否[32, 33]。

一旦怀疑呼吸暂停，客观的诊断测试对诊断是必要的。美国睡眠医学学会临床实践指南主张，这项工作应与全面的睡眠评估和充分的随访相结合[34]。

按照临床流程，建议怀疑患有轻度睡眠呼吸暂停（即症状和体征较少）的患者进行实验室内多导睡眠图睡眠评估，而非进行无人监督的家庭便携式呼吸暂停测试[34]。对于中度或重度但无并发症的睡眠呼吸暂停（存在许多症状和体征）患者，家庭测试是可选的。然而，使用的睡眠评估类型在很大程度上受到第三方的影响，他们倾向于使用较便宜的家庭测试，而不是更彻底的实验室评估。根据作者（MS）与职业运动员合作的丰富经验，联赛付费方显然无法让实验室测试覆盖全部职业联赛球员。另外，学生运动员不属于这一类。

确诊呼吸暂停后所予治疗的目标是使呼吸暂停低通气指数和氧合血红蛋白水平正常化，并提高医方及运动员的警惕性。对运动员来说，治疗睡眠呼吸暂停的额外潜在益处可能包括显著提高运动表现。例如，在用 PAP 治疗 OSA 后，高尔夫球选手的平均残障指数有了显著改善[35]。根据睡眠呼吸暂停相关临床实践指南，一线治疗是气道正压治疗[36-38]。在某些情况下，如果运动员不喜欢使用气道正压（CPAP 面罩）或无法耐受，口腔矫正器或上气道手术可能是一个更容易接受和耐受性更好的选择。由于运动员经常出差参加比赛，更便于旅行的气道正压设备有助于提高治疗依从性，团队后勤部门也有蒸馏水可用于设备加湿器。有一点需要记住的是，手术选择往往要等到赛季结束后，在这期间可能需要 PAP。简而言之，测试睡眠呼吸暂停的门槛很低，其治疗不仅有助于解决长期健康风险，而且有助于提高运动员的警惕性和运动表现。

二、运动员的失眠和失眠困扰

失眠症是指尽管有充分的睡眠时间和睡眠环境，仍存在入睡困难或睡眠无法维持的问题，以及其对日间活动的负面影响［国际睡眠障碍分类（international classification of sleep disorders，ICSD）[40]］。失眠是美国最常见的睡眠紊乱，在成年人中患病率估计在 15%～24%，此外，在任何时候，30% 的成年人都有一些睡眠障碍的症状[41]。过度兴奋是失眠病因学的一个关键组成部分，过度活跃的神经生物学和心理系统导致睡眠困难[42]。这种对睡眠不相容行为、睡眠问题、睡眠困难的过度关注在失眠的发展和持续性中起着作用[43-45]。此外，有证据表明，与完美主义相关的某些性格特征也可能会导致失眠[46]。对于运动员来说，赛前焦虑和对比赛成绩的压力可能是这种过度兴奋的关键因素[47-49]。

有人研究了运动员赛前睡眠障碍相关困扰，他们对 283 名澳大利亚职业运动员进行了竞技运动与睡眠问卷调查和匹兹堡睡眠质量指数调查。64.0% 的运动员表示，在过去 1 年时间至少有 1 次赛前睡眠不佳。82.1% 表示主要的睡眠问题是入睡困难。83.5% 的人将睡眠问题归因于赛前过度思考，43.8% 的人表示紧张[48]。在一项研究中，632 名德国运动员接受了调查，65.8% 的运动员存在睡眠障碍，赛前紧张和过度思考是导致入睡困难的主要问题[47]。此外，运动员表示经常存在赛前睡眠不足或失眠的状态。10 名优秀男子橄榄球运动员接受了为期 12 个月的夜间睡眠时长和睡眠效率监控。数据显示，赛前夜运动员睡眠时间较少且较晚[50]。在另一项研究中，20 名橄榄球运动员在赛后佩戴腕部活动监测仪以客观监测睡眠情况。与赛前夜相比，赛后晚上球员们晚睡了 3h（23:08 ± 66min vs. 02:11 ± 114min；$P < 0.001$），少睡了 1.5h（05:54 ± 02:59 vs. 08:02 ± 01:24；$P < 0.05$），并且 4 名球员在比赛后失眠[51]。有多种因素可直接导致运动员赛后过度兴奋，包括血浆皮质醇水平升高、交感神经过度兴奋、核心体温升高、使用咖啡因、光照增加和肌肉疼痛等[51-56]。赛前睡眠不足的罪魁祸首似乎是焦虑或对比赛本身的想法。

有学者也研究过学生运动员的失眠问题。在 2011—2014 年的美国大学生健康评估中，Hall 等[57] 调查了 8683 名学生运动员。其中睡眠困难的发生率为 20%，失眠为 22%，疲劳为 61%[57]。此外，失眠和白天疲劳与学习成绩较差有关。在同一组中，研究人员发现，学生运动员中的失眠和白天疲劳都能独立预测他们饮酒时的危险行为和不良决策。危险行为也可能导致自理能力差和睡眠质量下降，从而导致睡眠困难加剧的恶性循环[58]。学生运动员需同时兼顾学业和体育训练，

经常被过度安排和外出参加比赛。与非运动员的学生相比，上述情况会导致他们更容易出现睡眠问题，因此应及早进行评估和解决，以防止出现更多的长期睡眠问题。

考虑到运动员过度觉醒和睡眠不良的所有途径，令人惊讶的是，失眠 / 睡眠障碍的患病率没有得到很好的探索。Lucida 称，根据睡眠障碍问卷调查结果，4% 意大利奥运会运动员达到失眠诊断[59, 60]。Schaal 等研究发现在 6 个月随访时间中，法国职业运动员失眠发生率为 22%[61]。最近的一项研究使用问卷和家庭 PSG 对 107 名冰球运动员进行了调查，并报道了 12% 的睡眠障碍患病率[14]。根据作者（MS）的经验，职业运动员失眠是一个常见且具有临床意义的问题。失眠不仅会影响身体健康，还会影响心理健康。

在过去 10 年中，许多观察性研究表明失眠与心血管疾病（CVD）发病率和死亡率之间存在关联，包括高血压（hypertension，HTN）、冠心病（coronary artery heart disease，CHD）和心力衰竭（heart failure，HF）[146]。尽管失眠与 CVD 之间的关系的发病机制尚不完全清楚，但有多种机制，包括下丘脑 - 垂体（hypothalamic-pituitary，HPA）轴的失调、交感神经亢进、全身炎症增加和动脉粥样硬化的发生。

需要指出的是，失眠经常与抑郁症和焦虑症等精神疾病共存[62]。另外，治疗失眠可以改善抑郁和焦虑症状，而治疗抑郁 / 焦虑状态也会改善睡眠[63, 141-143]。失眠在药物使用障碍患者中也很常见，可能是复发的危险因素[64]。事实上，没有接受失眠治疗的患者经常寻求非处方药，药物滥用的风险增加。研究中枢神经系统兴奋剂（如咖啡因、哌甲酯、安非他命等）在导致失眠方面的作用也很重要。被诊断为多动症的运动员通常会在比赛前服用相关药物，以"帮助在比赛时集中注意力"。当比赛是在晚上进行时，这些药物会导致运动员无法入睡。值得一提的是，在最近的一项研究中，失眠与运动相关脑震荡风险增加相关（RR=3.13，95%CI 1.320～7.424，$P=0.015$）[65]。在

这项对 190 名美国大学体育协会（NCAA）一级运动员进行的研究中，中度至重度失眠使运动员脑震荡的风险增加了 3 倍以上。团队医生应该察觉到这种关系。

由于睡眠困难可能表现出其他睡眠障碍的症状，如睡眠呼吸暂停、不宁腿综合征和昼夜节律紊乱，因此在任何医学评估中都需要排除这些睡眠障碍。运动员失眠会使疲劳、困倦、困惑、紧张和焦虑增加[66]，这导致运动员的生活质量下降。失眠和情绪障碍可能导致成绩下降，因此其识别和管理很重要。

在临床实践中，主观筛查问卷可以帮助识别失眠[67-69]。尽管这些问卷和量表可能适用于普通人群或临床人群，但它们缺少针对运动员所面临的睡眠障碍的具体问题。ASSQ 旨在提供与特定临床干预措施相关的临床筛查，以管理睡眠障碍，并可用于识别需要失眠相关检查和治疗的运动员[32, 33]。此外，运动员睡眠行为问卷（athlete sleep behavior questionnaire，ASBQ）是一个共 18 项（其中包括运动员普遍关注的睡眠行为和习惯问题）的实用调查工具，用以确定睡眠行为可改进的地方[70]。

失眠症一旦确诊，需要逐步尝试减少对睡眠不利的因素。然而，有一些影响因素（如长途旅行和高强度训练）的影响是无法消除的[71]。此外，除了运动员自身对比赛的焦虑外，他们还可能因教练、家人和运动员对其所表现期望而产生的心理压力而失眠[72]。运动员因此可能有特别的情绪，这些情绪可以影响行为，而失眠认知行为疗法（cognitive-behavior therapy for insomnia，CBT-I）可以帮助解决这些问题。在临床实践中，包括 CBT-I、睡眠卫生教育和放松/正念在内的非药物睡眠干预是一线疗法[73, 74]。总的来说，运用行为技术可以更好地帮助运动员学习睡眠健康的原则，为长期睡眠困难提供更长期的解决方案。根据作者（MS）与职业运动员合作的经验，由于时间限制，治疗最好在休赛期开始，并且随后运

动员可以在赛季中使用。另外，CBT-I 可能由于数量有限而不容易获得，并且可能需要其他（数字 CBT-I）方法。

如果非药物干预失败，可尝试使用催眠药物[73, 74]。然而，由于不良事件的风险和对白天运动表现的潜在负面影响，药物干预最好在比赛淡季开始。在临床实践中，失眠药物有很多个类别，可以根据其作用机制或适应证进行分类；根据多种因素，包括患者年龄、合并症、失眠困扰类型、不良反应概况、费用、临床医生和患者偏向，对使用哪种药物进行个性化选择[75]。尽管对专业运动中使用处方和非处方睡眠药物的比例知之甚少，但在学生运动员中，3% 的 NCAA 大学生运动员有使用非处方睡眠辅助药，18.7% 的 NCAA 大学运动员有使用处方睡眠辅助药[76]。

对于运动员来说，使用睡眠药物的主要情况是被诊断为失眠和管理时差，但既往证据表明，运动员经常使用睡眠药物（无论是医生处方/批准的还是其他方式）来对抗赛前/赛后或训练后的兴奋状态。这里有几个问题值得注意。首先，据报道，第二天（或醒来时）某些睡眠药物对精神和运动表现存在不良影响[77]，但是这种药物在比赛/训练前一晚服用的残余影响及其对随后运动表现（即第二天）的影响暂未可知。其次，使用睡眠药物来提高睡眠质量的"适当性"备受质疑[145]。事实上，奥运冠军们由于对睡眠药物的依赖而接受了戒断治疗，在 2012 年伦敦奥运会之前大约 3 周，澳大利亚奥委会宣布所有参加 2016 年里约奥运会的运动员都不得服用任何睡眠药物。因此，团队医生理应敏锐地意识到并遵守各种运动和地区的医疗法规[78]，因为这些法规处于不断变化的状态，一次轻微的违法行为也可能会引发严重后果，并可能产生深远影响，所以强调需要更多的行为治疗选择，包括广泛可用的数字 CBT-I[141]。再次，需要考虑与其他药物（如酒精）一起使用时发生不良事件的可能性[79]。最后，团队医生必须认识到睡眠药物使用（依赖性、车祸）的健康

相关问题[80, 81]。

三、运动员的昼夜节律紊乱

昼夜节律的睡眠 – 觉醒节律紊乱都涉及一个人睡眠和清醒的时间问题，通常必须满足三个标准：混乱的睡眠 – 觉醒模式（考虑为生物钟计时系统功能异常所致），睡眠困难和（或）过度困倦，在重要职能领域（如职业、教育、社会生活、心理或身体健康）表现不佳[40]。运动员昼夜节律紊乱的流行病学在很大程度上尚不清楚。然而，昼夜生理以多种方式调节运动员的健康和运动表现。重要的是，内源性昼夜节律计时系统与睡眠/觉醒和行为周期的不协调可能在 CVD 的发病和发展中发挥作用，所以缓解昼夜节律紊乱的相关治疗可能会降低心血管风险[147]。

先简要介绍一下生物钟系统：内在生物钟计时系统调节许多生理系统，并在习惯性清醒的一天中主动驱动清醒，帮助抵消由睡眠稳态系统引起的逐渐增加的睡意，同时睡眠稳态系统在长时间清醒时积累睡眠压力[83–85]。在夜间，适当调整昼夜节律系统会增加夜间的睡眠动力，尤其是在后半夜，有助于巩固睡眠，直到正常醒来[86]。此外，作息型态是一种遗传决定的特征，它改变了每个个体的偏好，即在早晨（早起的云雀）、白天（两者都不是）或晚上（黄昏的猫头鹰）最活跃[87]。因此，睡眠行为可能会因运动员的作息型态和运动员需要训练/比赛的时间而异[88]。例如，喜欢晚睡的"夜猫子"可能无法在建议的时间早点入睡，但不得不早起训练，这会缩短他们的睡眠时间。当这些运动员试图在"睡眠禁区"入睡时，他们可能会出现失眠症状，这是一个晚上很难（如果不是不可能）开始和保持睡眠的时段[89]。相比之下，喜欢早睡早起的人可能因为晚上的比赛而需要晚睡，但仍然早起，导致睡眠时间缩短和白天过度困倦。由于每天的训练/比赛时间表和随行的就寝时间通常是为整个训练组/团队制订的，而不考虑个体差异，因此根据运动员的偏好睡眠时间表制订个性化时间表可能是恢复良好睡眠的有效措施，但其实际适用性可能有限[90, 91]。根据作者与运动员合作的经验，这一睡眠优化的理论框架通常受到运动队僵化的时间表的阻碍。

社交时差是由昼夜节律和社交时钟之间的差异来定义的，这是以工作日和空闲日之间的睡眠时间中点的差异来衡量的，这导致了不规则的睡眠 – 觉醒模式，包括工作日和节假日之间的显著睡眠 – 觉醒时间差异[92]。尽管可变性是睡眠 – 觉醒行为的一个特征性组成部分[92]，但睡眠中不一致性的定期升高被认为是不利的，并被认为会破坏昼夜节律的同步性，进而影响睡眠持续时间/质量、整体健康和表现[93, 94]。无论是职业运动员还是学生运动员，训练和比赛日程都容易导致运动员睡眠觉醒时间的不一致。学生运动员会有常规清晨训练，同时伴有训练后困倦和休息日晚起的状态交替，这会导致社交时差和频繁的疲劳/嗜睡的表现。考虑到社交时差与不良健康状况、情绪恶化和嗜睡/疲劳加剧等情况，调整运动员的学习和训练日程以改善睡眠和清醒状态至关重要，或是需要一些可行的技术来重新调整运动员的睡眠 – 觉醒时间表，以此来适应不规则的训练时间表。日夜轮替运动员在与环境明暗周期相反的日夜交替中比赛，会出现睡眠或清醒困难[95, 96]。这一点在 MLB 中得到了体现，白天的比赛可能会与晚上的比赛交替进行，从而在某些早晨比其他早晨早醒 3h 以上。同样，在 NFL 中，周末晚上比赛的比赛日早晨起床时间可能与比赛前一周的起床时间有很大不同，因为训练计划可能早于早上 6 点开始。对于大多数夜间比赛的职业联赛来说，频繁的旅行和家庭/社会义务会进一步降低睡眠质量和数量。

跨越几个时区的旅行使旅行者的内部生物钟发生变化，造成昼夜节律的短暂失同步，称为时差，持续到节律重新调整到新的环境条件[97]。运动员经常旅行去比赛，比赛时间可能接近旅行时间，因此没有足够的时间与当地时区重新同步。因此，运动员/支持团队可能会出现时差症状，包括在新的时区睡觉时失眠、在清醒时嗜睡、疲劳和动力减弱。向东旅行对睡眠的不利影响往往比向西旅行更大[98-101]。此外，在同一时区内频繁旅行也会导致睡眠减少，由此产生的旅行疲劳会在一个季节内累积[102]。

训练/比赛时间的影响至关重要。昼夜节律调节参与运动表现的关键生理过程，因此可以根据内在昼夜节律因素确定可能出现峰值表现的特定时间[103-106]。事实上，在多种运动中进行的研究表明，根据昼夜节律因素，下午晚些时候表现最为出色，最低点大约在凌晨3点[107, 108]。因此，对于跨越时区在一天中的不同时间进行比赛的球队来说，某些比赛时间可能无法表现出色。在一项研究中，回顾了过去40年美国西海岸和东海岸球队之间的晚间和日间NFL比赛，发现与EC球队相比，WC球队在晚上比赛时在结果上具有一致的主要优势（超过预测结果）[109]。在另一项研究中，通过查看20年的MLB数据，作者观察到，向东旅行后，时差对性能的影响非常明显，而向西旅行后的影响非常有限[110]。

通常，昼夜节律睡眠障碍的运动员表现为睡眠紊乱或过度嗜睡。诊断的关键是识别潜在的异常睡眠-觉醒模式。睡眠日记和（或）活动图在做出诊断时至关重要，因为它们提供了关于几晚/几天的睡眠和清醒时间的可靠信息，从而可以更容易地识别睡眠障碍的模式。

一旦在临床实践中被诊断，治疗的主要目标是将睡眠和觉醒的昼夜节律时间与期望或所需的睡眠-觉醒时间重新对齐[111]。适时的褪黑激素、光疗、控制睡觉时间和起床时间是有助于重新调整的重要工具[112]。时差管理既有行为成分，也有药理成分。对于短暂的中途停留，建议在不改变昼夜节律的情况下保持睡眠时间。对于更长的旅行，飞行前、飞行中和飞行后的行为策略可能会提前或延迟睡眠-觉醒周期，以帮助加速重新调整到目的地时区[112]。可以为团队和个人运动员制订综合计划，考虑飞行时间、穿越时区、停留时

间和比赛时间。建议的治疗方法包括使用定时强光照射、促醒药、催眠药和时间生物制药（即褪黑激素和褪黑激素激动药），这些药物可以改变内部节律，从而缓解时差症状，加快对目的地时区的适应，并随后提高表现[113]。

褪黑激素与人体的睡眠昼夜节律密切相关，本质上是一种"黑暗激素"，而不是"睡眠激素"；它的分泌信号表明夜间的长短，有能力增加人类的睡眠倾向（但在夜间活动的物种中则没有，因为它会增加活动）[113, 114]。因此，它的内源性作用是加强夜间生理。它同时具有催眠（睡眠诱导）和相移（计时）特性。理论上，这两种特性是时差干预的理想选择，但要利用这两种性质，需要仔细的计时，并完全控制曝光[115, 116]。

美国睡眠医学学会推荐褪黑激素治疗时差，0.5～5mg同样有效；较高剂量更有效地诱导睡眠。因此，如果使用得当，褪黑激素在傍晚（东行）服用时有助于昼夜节律的提前（早睡），在傍晚或早晨（西行）服用后有助于相位延迟（晚睡）[117]。外源性褪黑激素在市场上被称为"良性"和"天然"助眠药，这可能是一个问题，因为运动员通常会从健康食品商店购买它，并将其用于"任何睡眠"；而且，褪黑素产品质量令人担忧（包括掺杂其他镇静药）。另外，当用于相移时，如果剂量相对于个体的昼夜节律时间或光照时间不适当，则可能不会导致任何甚至有害的影响[118, 119]。作者建议仅在专家监督下使用。

四、运动员不宁腿综合征和其他各种睡眠障碍

还有一些其他睡眠障碍可能与运动员有关。不宁腿综合征（restless legs syndrome，RLS）是一种睡眠相关的运动障碍，其特征是下肢感到不舒服或不爽快，伴有休息状态的运动冲动（尤其在夜间），这种冲动会在运动后暂时缓解[40]。在睡眠期间，大多数RLS患者都有称为睡眠周期性肢体运动（periodic limb movements of sleep，PLMS）

的特征性肢体运动，这可能与睡眠觉醒有关，也可能无关。尽管有传闻报道表明，运动和（或）体育活动可能会加重睡眠期间运动不安的症状，但 RLS 在运动员中的患病率尚不清楚。一项研究调查了 60 名马拉松运动员，研究表明 RLS 患病率为 13%[120]。对 107 名职业冰球运动员进行研究的另一项报道表明 RLS/PLMS 的患病率为 4%[14]。有报道指出，高强度运动会导致睡眠不足；然而，结果并不一致[121-123]。

同样重要的是，团队医生要知道运动员最初几天在海拔 2000m 以上区域睡觉时，可能会出现失眠，这可能归因于对动脉血氧欠饱和与交感神经过度活跃的过度通气反应引起的觉醒[124-126]。通常，解决方案是在训练 / 比赛前缓慢上升并有充足的时间适应[127]。在某些情况下，可能需要使用正压装置和药物进行管理[128, 129]。

最后，失眠和睡眠不足可能是受伤和脑震荡的危险因素[65, 132, 133]。还有充足的证据表明，睡眠中断、日间嗜睡和疲劳是运动相关脑震荡的后果[134-140]。这种双向关系需要进一步分析，以此来帮助我们理解脑震荡后的睡眠问题是否与如何导致进一步的脑震荡，以及治疗睡眠问题是否有助于预防和改善损伤 / 脑震荡。因此，筛查和管理睡眠障碍应成为运动员训练的一个重要部分。表 17-1 列出了一些用于确定普通临床人群睡眠问题的筛查工具，以及经临床验证可用于运动员的筛查工具。图 17-1 显示了运动员如何使用这些筛查工具。

结论

尽管将优化睡眠作为最佳表现的目标在运动员和教练中越来越受欢迎，但运动人群的睡眠健康往往被忽视。某些运动员群体可能有较高的睡眠问题风险，如 OSA、失眠症和昼夜节律障碍等。本章概述了运动员常见的睡眠障碍，概述了流行病学、临床症状和有助于评估、诊断和治疗的筛查工具。由于多种运动相关因素（包括训练和比赛日程、旅行、酒店睡眠等）与运动员生理

表 17-1　睡眠评估和评估	
初级保健	运动健康保健
• Epworth 嗜睡量表（ESS） • STOP BANG 睡眠筛查问卷（STOP BANG） • 失眠严重指数（ISI） • 匹兹堡睡眠质量指数（PSQI） • 全球睡眠评估问卷（GSAQ）	• 运动员睡眠筛查问卷（ASSQ）[a] • 运动员睡眠行为问卷（ASBQ）[b]

a. 临床验证可识别需要进一步睡眠评估的运动员
b. 一种有效而可靠的工具，用于识别精英运动员的不良睡眠习惯
ESS-30、STOP BANG-30、ISI-68、PSQI-67、ASSQ-34、ASBQ-70

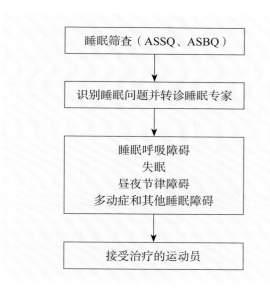

▲ 图 17-1　运动员健康管理者筛查和管理睡眠问题的流程

和心理相互作用，因此可能会对运动员睡眠产生不同的影响，需要进行个性化评估和管理。对于大多数具有睡眠障碍的运动员来说，最好的做法是将其交给在运动员问题上具有专业知识和经验的睡眠临床医生。考虑到目前的趋势，正确评估和管理运动员的睡眠障碍至关重要，这将有助于解决由于睡眠问题带来的健康风险，以及提高比赛成绩。

参 考 文 献

[1] Patil SP, Schneider H, Schwartz AR, Smith PL. Adult obstructive sleep apnea: pathophysiology and diagnosis. Chest. 2007;132(1):325–37.

[2] Franklin KA, Lindberg E. Obstructive sleep apnea is a common disorder in the population-a review on the epidemiology of sleep apnea. J Thorac Dis. 2015;7(8):1311–22. https://doi. org/10.3978/ j.issn.2072–1439.2015.06.11.

[3] Young T, Peppard PE, Gottlieb DJ. Epidemiology of obstructive sleep apnea: a population health perspective. Am J Respir Crit Care Med. 2002;165(9):1217–39.

[4] Emsellem HA, Murtagh KE. Clin Sports Med. 2005;24(2):329–41. x

[5] Swinbourne R, Gill N, Vaile J, Smart D. Prevalence of poor sleep quality, sleepiness and obstructive sleep apnoea risk factors in athletes. Eur J Sport Sci. 2016 Oct;16(7):850–8.

[6] George CF, Kab V, Kab P, Villa JJ, Levy AM. Sleep and breathing in professional football players. Sleep Med. 2003;4(4):317–25.

[7] Rice TB, Dunn RE, Lincoln AE, Tucker AM, Vogel RA, Heyer RA, Yates AP, Wilson PW, Pellmen EJ, Allen TW, Newman AB, Strollo PJ Jr, National Football League Subcommittee on Cardiovascular Health. Sleep-disordered breathing in the National Football League. Sleep. 2010;33(6):819–24.

[8] Punjabi NM, Shahar E, Redline S, Gottlieb DJ, Givelber R, Resnick HE, Sleep Heart Health Study Investigators. Am sleep-disordered breathing, glucose intolerance, and insulin resistance: the Sleep Heart Health Study. J Epidemiol. 2004;160(6):521–30.

[9] Gottlieb DJ, Yenokyan G, Newman AB, O'Connor GT, Punjabi NM, Quan SF, Redline S, Resnick HE, Tong EK, Diener-West M, Shahar E. Prospective study of obstructive sleep apnea and incident coronary heart disease and heart failure: the sleep heart health study. Circulation. 2010;122(4):352–60.

[10] Butt M, Dwivedi G, Khair O, Lip GY. Obstructive sleep apnea and cardiovascular disease. Int J Cardiol. 2010;139(1):7–16.

[11] Baron SRR. Health hazard evaluation report, National Football League players mortality study. Report No. HETA 88-085 1994 Centers for Disease Control and Prevention, National Institute for Occupational Safety and Health Atlanta, GA.

[12] Somers VK, White DP, Amin R, et al. Sleep apnea and cardio-vascular disease: an American Heart Association/American College of Cardiology Foundation scientific statement from the American Heart Association Council for High Blood Pressure Research Professional Education Committee, Council on Clinical Cardiology, Stroke Council, and Council on Cardiovascular Nursing. J Am Coll Cardiol. 2008;52:686–717.

[13] Albuquerque FN, Kuniyoshi FH, Calvin AD, et al. Sleep-disordered breathing, hypertension, and obesity in retired National Football League players. J Am Coll Cardiol. 2010; 56(17):1432–3.

[14] Tuomilehto H, Vuorinen V-P, Penttilä E, Kivimäki M, Vuorenmaa M, Venojärvi M, Pihlajamäki J. Sleep of professional athletes: underexploited potential to improve health and performance. J Sports Sci. 2016;35(7):1–7.

[15] Dunican IC, Walsh J, Higgins CC, Jones MJ, Maddison K, Caldwell JA, David H, Eastwood PR. Prevalence of sleep disorders and sleep problems in an elite super rugby union team. J Sports Sci. 2019;37(8):950–7.

[16] Abernethy WB, Choo JK, Hutter AM Jr. Echocardiographic characteristics of professional football players. J Am Coll Cardiol. 2003;41(2):280–4.

[17] Rogers AJ, Xia K, Soe K, et al. Obstructive sleep apnea among players in the national football league: a scoping review. J Sleep Disord Ther. 2017;6(5):278. https://doi. org/10.4172/2167–0277.1000278.

[18] Iso Y, Kitai H, Kyuno E, Tsunoda F, Nishinaka N, Funato M, Nishimura E, Akihiro S, Tanuma H, Yonechi T, Geshi E, Sambe T, Suzuki H. Prevalence and significance of sleep disordered breathing in adolescent athletes. ERJ Open Res. 2019;5(1): 00029–2019.

[19] Rossi VA, Stradling JR, Kohler M. Effects of obstructive sleep apnoea on heart rhythm. Eur Respir J. 2013;41:1439–51.

[20] Gami AS, Olson EJ, Shen WK, et al. Obstructive sleep apnea and the risk of sudden cardiac death: a longitudinal study of 10,701 adults. J Am Coll Cardiol. 2013;62:610–6.

[21] Gray EL, McKenzie DK, Eckert DJ. Obstructive sleep apnea without obesity is common and difficult to treat: evidence for a distinct pathophysiological phenotype. J Clin Sleep Med. 2017;13(1):81–8. Published 2017 Jan 15. https://doi.org/10.5664/jcsm.6394.

[22] Redline S, Sotres-Alvarez D, Loredo J, et al. Sleep-disordered breathing in Hispanic/ Latino individuals of diverse backgrounds. The Hispanic Community Health Study/Study of Latinos. Am J Respir Crit Care Med. 2014;189(3):335–44. https://doi.org/10.1164/ rccm.201309-1735OC.

[23] Lam B, Ip MS, Tench E, Ryan CF. Craniofacial profile in Asian and white subjects with obstructive sleep apnoea. Thorax. 2005;60(6): 504–10.

[24] Eckert DJ, White DP, Jordan AS, Malhotra A, Wellman A. Defining phenotypic causes of obstructive sleep apnea. Identification of novel therapeutic targets. Am J Respir Crit Care Med. 2013;188(8):996–1004.

[25] Owens RL, Edwards BA, Eckert DJ, Jordan AS, Sands SA, Malhotra A, White DP, Loring SH, Butler JP, Wellman A. An integrative model of physiological traits can be used to predict obstructive sleep apnea and response to non positive airway pressure therapy. Sleep. 2015;38(6):961–70.

[26] Wallace A, Bucks RS. Memory and obstructive sleep apnea: a meta-analysis. Sleep. 2013;36(2):203.

[27] Margel D, Shochat T, Getzler O, Livne PM, Pillar G. Continuous positive airway pressure reduces nocturia in patients with obstructive sleep apnea. Urology. 2006;67(5):974.

[28] Gilani S, Quan SF, Pynnonen MA, Shin JJ. Obstructive sleep apnea and gastroesophageal reflux: a multivariate population-level analysis. Otolaryngol Head Neck Surg. 2016;154(2):390–5.

[29] Epstein LJ, Kristo D, Strollo PJ Jr, Friedman N, Malhotra A, Patil J. Clinical guideline for the evaluation, management and long-term care of obstructive sleep apnea in adults. Clin Sleep Med. 2009;5(3):263.

[30] Myers KA, Mrkobrada M, Simel DL. Does this patient have obstructive sleep apnea?: The Rational Clinical Examination systematic review. JAMA. 2013;310(7):731–41.

[31] Jonas DE, Amick HR, Feltner C, Weber RP, Arvanitis M, Stine A, Lux L, Harris RP. Screening for obstructive sleep apnea in adults: evidence report and systematic review for the US preventive services task force. JAMA. 2017;317(4):415.

[32] Samuels C, James L, Lawson D, Meeuwisse W. The Athlete Sleep Screening Questionnaire: a new tool for assessing and managing sleep in elite athletes. Br J Sports Med. 2016;50(7):418–22. https://doi. org/10.1136/bjsports-2014- 094332.

[33] Bender AM, Lawson D, Werthner P, Samuels CH. The clinical validation of the athlete sleep screening questionnaire: an instrument to identify athletes that need further sleep assessment. Sports Med Open. 2018;4(1):23. Published 2018 Jun 4. https://doi.org/10.1186/ s40798-018- 0140- 5.

[34] Kapur VK, Auckley DH, Chowdhuri S, Kuhlmann DC, Mehra R, Ramar K, Harrod CG. Clinical practice guideline for diagnostic

testing for adult obstructive sleep apnea: an American Academy of Sleep Medicine Clinical Practice Guideline. J Clin Sleep Med. 2017;13(3):479. Epub 2017 Mar 15

[35] Benton ML, Friedman NS. Treatment of obstructive sleep apnea syndrome with nasal positive airway pressure improves golf performance. J Clin Sleep Med. 2013;9(12):1237–42.

[36] Qaseem A, Holty JE, Owens DK, Dallas P, Starkey M, Shekelle P, Clinical Guidelines Committee of the American College of Physicians. Management of obstructive sleep apnea in adults: a clinical practice guideline from the American College of Physicians. Ann Intern Med. 2013;159(7):471.

[37] Strohl KP, Brown DB, Collop N, George C, Grunstein R, Han F, Kline L, Malhotra A, Pack A, Phillips B, Rodenstein D, Schwab R, Weaver T, Wilson K, ATS Ad Hoc Committee on Sleep Apnea, Sleepiness, and Driving Risk in Noncommercial Drivers. An official American Thoracic Society Clinical Practice Guideline: sleep apnea, sleepiness, and driving risk in noncommercial drivers. An update of a 1994 statement. Am J Respir Crit Care Med. 2013 Jun;187(11):1259–66.

[38] Patil SP, Ayappa IA, Caples SM, Kimoff RJ, Patel SR, Harrod CG. Treatment of adult obstructive sleep apnea with positive airway pressure: an American Academy of Sleep Medicine Systematic Review, Meta-Analysis, and GRADE Assessment. J Clin Sleep Med. 2019;15(2):301. Epub 2019 Feb 15

[39] Lincoln AE, Vogel RA, Allen TW, Dunn RE, Alexander K, Kaufman ND, Tucker AM. Risk and causes of death among former national football league players (1986–2012). Med Sci Sports Exerc. 2018;50(3):486–93.

[40] American Academy of Sleep Medicine. International classification of sleep disorders. 3rd ed. Darien: American Academy of Sleep Medicine; 2014.

[41] Roth T, Coulouvrat C, Hajak G, Lakoma MD, Sampson NA, Shahly V, Shillington AC, Stephenson JJ, Walsh JK, Kessler RC. Prevalence and perceived health associated with insomnia based on DSM-IV-TR; International Statistical Classification of Diseases and Related Health Problems, Tenth Revision; and Research Diagnostic Criteria/International Classification of Sleep Disorders, Second Edition criteria: results from the America Insomnia Survey. Biol Psychiatry. 2011;69(6):592–600.

[42] Kalmbach DA, Cuamatzi-Castelan AS, Tonnu CV, et al. Hyperarousal and sleep reactivity in insomnia: current insights. Nat Sci Sleep. 2018;10:193–201. Published 2018 July 17. https:// doi.org/10.2147/NSS.S138823.

[43] Espie CA, Broomfield NM, MacMahon KM, et al. The attention-intention-effort pathway in the development of psychophysiologic insomnia: a theoretical review. Sleep Med Rev. 2006;10(4):215–45.

[44] Barclay NL, Ellis JG. Sleep-related attentional bias in poor versus good sleepers is independent of affective valence. J Sleep Res. 2013;22(4):414–21.

[45] Jasnsson-Frojmark M, Bermas M, Kjellen A. Attentional bias in insomnia: the dot-probe task with pictorial stimuli depicting daytime fatigue/malaise. Cognit Ther Res. 2013;37(3):534–46.

[46] van de Laar M, Verbeek I, Pevernagie D, et al. The role of personality traits in insomnia. Sleep Med Rev. 2010;14(1):61–8.

[47] Erlacher D, Ehrlenspiel F, Adegbesan O, et al. Sleep habits in German athletes before important competitions or games. J Sports Sci. 2011;29(8):859–66.

[48] Juliff LE, Halson SL, Peiffer JJ. Understanding sleep disturbance in athletes prior to important competitions. J Sci Med Sport. 2015;18(1):13–8.

[49] Ehrlenspiel F, Erlacher D, Ziegler M. Changes in subjective sleep quality before a competition and their relation to competitive anxiety. Behav Sleep Med. 2016;2:1–14.

[50] Eagles A, Mclellan C, Hing W, Carloss N, Lovell D. Changes in sleep quantity and efficiency in professional rugby union players during home based training and match-play. J Sports Med Phys Fitness. 2014;

[51] Dunican IC, Higgins CC, Jones MJ, Clarke MW, Murray K, Dawson B, Caldwell JA, Halson SL, Eastwood PR. Caffeine use in a Super Rugby game and its relationship to post-game sleep. Eur J Sport Sci. 2018;18(4):513–23.

[52] O'Donnell S, Bird S, Jacobson G, et al. Sleep and stress hormone responses to training and competition in elite female athletes. Eur J Sport Sci. 2018;18:1–8.

[53] Chennaoui M, Bougard C, Drogou C, et al. Stress biomarkers, mood states, and sleep during a major competition: success and failure athlete's profile of high-level swimmers. Front Physiol. 2016;7:94.

[54] Kivlighan KT, Granger DA. Salivary alpha-amylase response to competition: relation to gender, previous experience, and attitudes. Psychoneuroendocrinology. 2006;31:703–14.

[55] Veale JP, Pearce AJ. Physiological responses of elite junior Australian rules footballers during match-play. J Sports Sci Med. 2009;8:314–9.

[56] Bonnet MH, Arand DL. Hyperarousal and insomnia: state of the science. Sleep Med Rev. 2010;14:9–15.

[57] Hall K, Poling A, Athey P, Alfonso-Miller J, Gehrels MA, Grandner. Sleep difficulties associated with academic performance in student athletes. Sleep. 2017;40(suppl_1):A449.

[58] Till K, Athey A, Chakravorty S, Killgore WD, Alfonso-Miller P, Gehrels J, Grandner MA. Insomnia and daytime tiredness in student athletes associated with risky behaviors and poor decision making when under the influence of alcohol. Sleep. 2017;40(suppl_1): A422–3.

[59] Lucidi F, Lombardo C, Russo M, et al. Sleep complaints in Italian Olympic and recreational athletes. J Clin Sport Psychol. 2007;1:121–9.

[60] Violani C, Devoto A, Lucidi F, Lombardo C, et al. Validity of a short insomnia questionnaire: the SDQ. Brain Res Bull. 2004;63(5):415–21.

[61] Schaal K, Tafflet M, Nassif H, et al. Psychological balance in high level athletes: sex-based differences and sport-specific patterns. PLoS One. 2011;6(5):e19007.

[62] Alvaro PK, Roberts RM, Harris JK. A systematic review assessing bidirectionality between sleep disturbances, anxiety, and depression. Sleep. 2013;36(7):1059.

[63] Kalmbach DA, Cheng P, Arnedt JT, Anderson JR, Roth T, Fellman-Couture C, et al. Treating insomnia improves depression, maladaptive thinking, and hyperarousal in postmenopausal women: comparing cognitive-behavioral therapy for insomnia (CBTI), sleep restriction therapy, and sleep hygiene education. Sleep Med. 2019;55:124–34.

[64] Brower KJ, Aldrich MS, Robinson EA, Zucker RA, Greden JF. Inomnia, self-medication, and relapse to alcoholism. Am J Psychiatry. 2001;158(3):399.

[65] Raikes A, Athey A, Alfonso-Miller P, Killgore W, Grandner M. 0928 Self-reported insomnia and daytime sleepiness are better predictors of concussion risk than prior concussion history. Sleep. 2019;42:A373. https://doi.org/10.1093/sleep/zsz067.926.

[66] Bonnet MH, Arand DL. Consequences of insomnia. Sleep Med Clin. 2006;1:351.

[67] Buysse DJ, Reynolds CF, Monk TH, et al. The Pittsburgh sleep quality index: a new instrument for psychiatric practice and research. Psychiatry Res. 1989;28:193–213.

[68] Bastien C, Vallières A, Morin CM. Validation of the Insomnia Severity Index as an outcome measure for insomnia research. Sleep Med. 2001;2:297–307.

[69] Mastin DF, Bryson J, Corwyn R. Assessment of sleep hygiene using the Sleep Hygiene Index. J Behav Med. 2006;29(3):223–7.

[70] Driller MW, Mah CD, Halson SL. Development of the athlete sleep behavior questionnaire: a tool for identifying maladaptive sleep practices in elite athletes. Sleep Sci. 2018;11(1):37–44.

[71] Gupta L, Morgan K, Gilchrist S. Does Elite Sport Degrade Sleep Quality? A systematic review. Sports Med. 2017;47(7):1317–33.

[72] Ommundsen Y, Roberts GC, Lemyre PN, Miller BW. Parental and coach support or pressure on psychosocial outcomes of pediatric athletes in soccer. Clin J Sport Med. 2006;16(6):522–6.

[73] Qaseem A, Kansagara D, Forciea MA, Cooke M, Denberg TD, Clinical Guidelines Committee of the American College of Physicians. Management of chronic insomnia disorder in adults: a clinical practice guideline from the American College of Physicians. Ann Intern Med. 2016;165(2):125. Epub 2016 May 3

[74] Brasure M, Fuchs E, MacDonald R, Nelson VA, Koffel E, Olson CM, Khawaja IS, Diem S, Carlyle M, Wilt TJ, Ouellette J, Butler M, Kane RL. Psychological and behavioral interventions for managing insomnia disorder: an evidence report for a clinical practice guideline by the American College of Physicians. Ann Intern Med. 2016;165(2):113–24. Epub 2016 May 03

[75] Bertisch SM, Herzig SJ, Winkelman JW, Buettner C. National use of prescription medications for insomnia: NHANES 1999–2010. Sleep. 2014;37(2):343.

[76] NCAA. National Study of Substance Use Habits of College Student Athletes, 2018.

[77] Paul MA, Gray G, Kenny G, Pigeau RA. Impact of melatonin, zaleplon, zopiclone, and temazepam on psychomotor performance. Aviat Space Environ Med. 2003;74(12):1263–70.

[78] NFLPA Drug Policies; Major League Baseball Joint Drug Prevention and Treatment Program; NBA Collective Bargaining Agreement; NHL Collective Bargaining Agreement; World Anti-Doping Agency's (WADA) Prohibited List.

[79] https://pubs.niaaa.nih.gov/publications/arh23-1/ 40-54. pdf

[80] Weaver MF. Prescription Sedative Misuse and Abuse. Yale J Biol Med. 2015;88(3):247–56. Published 3 Sept 2015.

[81] Hansen RN, Boudreau DM, Ebel BE, Grossman DC, Sullivan SD. Sedative hypnotic medication use and the risk of motor vehicle crash. Am J Public Health. 2015;105(8):e64–9.

[82] Aschoff J. Human circadian rhythms in activity, body temperature and other functions. Life Sci Space Res. 1967;5:159–73.

[83] Wyatt JK, Ritz-De Cecco A, Czeisler CA, Dijk DJ. Circadian temperature and melatonin rhythms, sleep, and neurobehavioral function in humans living on a 20-h day. Am J Phys. 1999;277(4 Pt 2):R1152–63.

[84] Dijk DJ, Czeisler CA. Paradoxical timing of the circadian rhythm of sleep propensity serves to consolidate sleep and wakefulness in humans. Neurosci Lett. 1994;166(1):63–8.

[85] Wyatt JK. Chronobiology. In: Sheldon SH, Ferber R, Kryger MH, Gozal D, editors. Principles and practice of pediatric sleep medicine. 2nd ed. Philadelphia: Elsevier; 2014. p. 25.

[86] Barclay NL, Watson NF, Buchwald D, Goldberg J. Moderation of genetic and environmental influences on diurnal preference by age in adult twins. Chronobiol Int. 2014;31(2):222–31.

[87] Vitale JA, Bonato M, Galasso L, La Torre A, Merati G, Montaruli A, Roveda E, Carandente F. Sleep quality and high intensity interval training at two different times of day: a crossover study on the influence of the chronotype in male collegiate soccer players. Chronobiol Int. 2017;34(2):260–8.

[88] Lavie P. Ultrashort sleep-waking schedule. III. 'Gates' and 'forbidden zones' for sleep. Electroencephalogr Clin Neurophysiol. 1986;63(5):414–25.

[89] Samuels C. Sleep, recovery, and performance: the new frontier in high-performance athletics. Neurol Clin. 2008;26(1):169–80. ix–x

[90] Scheer FA, Hu K, Evoniuk H, et al. Impact of the human circadian system, exercise, and their interaction on cardiovascular function. Proc Natl Acad Sci U S A. 2010;107:20541–6.

[91] Rutters F, Lemmens SG, Adam TC, Bremmer MA, Elders PJ, Nijpels G, Dekker JM. Is social jetlag associated with an adverse endocrine, behavioral, and cardiovascular risk profile? J Biol Rhythm. 2014;29(5):377–83.

[92] Bei B, Wiley JF, Trinder J, Manber R. Beyond the mean: a systematic review on the correlates of daily intraindividual variability of sleep/wake patterns. Sleep Med Rev. 2016;28:108–24.

[93] Forbush S, Fisseha E, Gallagher R, Hale L, Malone S, Patterson F, Branas C, Barrett M, Killgore WD, Gehrels J, Alfonso-Miller Grandner MA. Sociodemographics, poor overall health, cardiovascular disease, depression, fatigue, and daytime sleepiness associated with social jetlag independent of sleep duration and insomnia. 2019;Sleep 40 (suppl_1):A396–A397.

[94] Chennaoui M, Bougard C, Drogou C, Langrume C, Miller C, Gomez-Merino D, Vergnoux F. Stress biomarkers, mood states, and sleep during a major competition: "success" and "failure" Athlete's profile of high-level swimmers. Front Physiol. 2016;7:94.

[95] Pilcher JJ, Lambert BJ, Huffcutt AI. Differential effects of permanent and rotating shifts on self-report sleep length: a meta-analytic review. Sleep. 2000;23(2):155–63.

[96] Drake CL, Roehrs T, Richardson G, Walsh JK, Roth T. Shift work sleep disorder: prevalence and consequences beyond that of symptomatic day workers. Sleep. 2004;27(8):1453–62.

[97] Manfredini R, Manfredini F, Fersini C, et al. Circadian rhythms, athletic performance, and jet lag. Br J Sports Med. 1998;32:101–6.

[98] Kölling S, Treff G, Winkert K, et al. The effect of westward travel across five time zones on sleep and subjective jet-lag ratings in athletes before and during the 2015's World Rowing Junior Championships. J Sports Sci. 2017;35(22):2240–8.

[99] Lastella M, Roach GD, Halson SL, et al. The effects of transmeridian travel and altitude on sleep: preparation for football competition. J Sports Sci Med. 2014;13:718.

[100] Roach GD, Schmidt WF, Aughey RJ, et al. The sleep of elite athletes at sea level and high altitude: a comparison of sea-level natives and high-altitude natives (ISA3600). Br J Sports Med. 2013;47 (Suppl 1):i114–20.

[101] Fowler PM, Knez W, Crowcroft S, et al. Greater effect of east versus west travel on jet lag, sleep, and team sport performance. Med Sci Sports Exerc. 2017;49:2548–61.

[102] Samuels CH. Jet lag and travel fatigue: a comprehensive management plan for sport medicine physicians and high-performance support teams. Clin J Sport Med. 2012 May;22(3):268–73.

[103] Gauthier A, Davenne D, Martin A, Cometti G, Van Hoecke J. Diurnal rhythm of the muscular performance of elbow flexors during isometric contractions. Chronobiol Int. 1996;13:135–46.

[104] Chtourou H, Souissi N. The effect of training at a specific time of day: a review. J Strength Cond Res. 2012;26:1984–2005.

[105] Souissi N, Gauthier A, Sesboüé B, Larue J, Davenne D. Effects of regular training at the same time of day on diurnal fluctuations in muscular performance. J Sports Sci. 2002;20:929–37.

[106] Drust B, Waterhouse J, Atkinson G, Edwards B, Reilly T. Circadian rhythms in sports performance: an update. Chronobiol Int. 2005;22:21–40.

[107] Kline CE, Durstine JL, Davis JM, Moore TA, Devlin TM, Zielinski MR, Youngstedt SD. Circadian variation in swim performance. J Appl Physiol. 2007;102:641–9.

[108] Atkinson G, Peacock O, Gibson ASC, Tucker R. Distribution of power output during cycling: impact and mechanisms. Sports Med. 2007;37:647–67.

[109] Smith RS, Efron B, Mah CD, Malhotra A. The impact of circadian misalignment on athletic performance in professional football players. Sleep. 2013;36(12):1999–2001.

[110] Song A, Severini T, Allada R. Jet lag and Major League Baseball. Proc Natl Acad Sci. 2017;114(6):1407–12. https://doi.org/10.1073/pnas.1608847114.

[111] Auger RR, Burgess HJ, Emens JS, Deriy LV, Thomas SM, Sharkey

KM, Clinical Practice Guideline for the Treatment of Intrinsic Circadian Rhythm Sleep-Wake Disorders: Advanced Sleep-Wake Phase Disorder (ASWPD), Delayed Sleep-Wake Phase Disorder (DSWPD), Non-24-Hour Sleep-Wake Rhythm Disorder (N24SWD), and Irregular Sleep-Wake Rhythm Disorder (ISWRD). An update for 2015: an American Academy of Sleep Medicine Clinical Practice Guideline. J Clin Sleep Med. 2015;11(10):1199. Epub 2015 Oct 15

[112] Reilly T, Maskell P. Effects of altering the sleep-wake cycle in human circadian rhythms and motor performance. In: Proceedings of the first IOC World Congress on Sport Science. Colorado Springs: US Olympic Committee; 1989. p. 106.

[113] Arendt J. Approaches to the pharmacological management of jet lag. Drugs. 2018;78(14):1419–31. https://doi.org/10.1007/s40265-018-0973-8.

[114] Dijk DJ, Shanahan TL, Duffy JF, Ronda JM, Czeisler CA. Variation of electroencephalographic activity during non-rapid eye movement and rapid eye movement sleep with phase of circadian melatonin rhythm in humans. J Physiol. 1997;505(Pt 3):851–8.

[115] Paul MA, Gray GW, Lieberman HR, Love RJ, Miller JC, Trouborst M, Arendt J. Phase advance with separate and combined melatonin and light treatment. Psychopharmacology. 2011;214(2):515–23.

[116] Rajaratnam SM, Dijk DJ, Middleton B, Stone BM, Arendt J. Melatonin phase-shifts human circadian rhythms with no evidence of changes in the duration of endogenous melatonin secretion or the 24-hour production of reproductive hormones. J Clin Endocrinol Metab. 2003;88(9):4303–9.

[117] Lewy AJ, Bauer VK, Ahmed S, Thomas KH, Cutler NL, Singer CM, Moffit MT, Sack RL. The human phase response curve (PRC) to melatonin is about 12 hours out of phase with the PRC to light. Chronobiol Int. 1998;15(1):71–83.

[118] Forbes-Robertson S, Dudley E, Vadgama P, Cook C, Drawer S, Kilduff L. Circadian disruption and remedial interventions: effects and interventions for jet lag for athletic peak performance. Sports Med. 2012;42(3):185–208.

[119] Atkinson G, Buckley P, Edwards B, Reilly T, Waterhouse. Are there hangover-effects on physical performance when melatonin is ingested by athletes before nocturnal sleep? J Int J Sports Med. 2001;22(3):232–4.

[120] Fagundes SB, Fagundes DJ, Luna AA, et al. Prevalence of restless legs syndrome in runners. Sleep Med. 2012;13(6):771.

[121] Brand S, Gerber M, Beck J, Hatzinger M, Pühse U, Holsboer-Trachsler E. High exercise levels are related to favorable sleep patterns and psychological functioning in adolescents: a comparison of athletes and controls. J Adolesc Health. 2010;46(2):133–41.

[122] Killer SC, Svendsen IS, Jeukendrup AE, Gleeson M. Evidence of disturbed sleep and mood state in well-trained athletes during short-term intensified training with and without a high carbohydrate nutritional intervention. J Sports Sci. 2017;35(14):1402–10.

[123] Kölling S, Wiewelhove T, Raeder C, Endler S, Ferrauti A, Meyer T, Kellmann M. Sleep monitoring of a six-day microcycle in strength and high-intensity training. Eur J Sport Sci. 2016 Aug;16(5):507–15.

[124] Johnson PL, Edwards N, Burgess KR, et al. Sleep architecture changes during a trek from 1400 to 5000 m in the Nepal Himalaya. J Sleep Res. 2010;19:148–56.

[125] Salvaggio A, Insalaco G, Marrone O, et al. Effects of high-altitude periodic breathing on sleep and arterial oxyhaemog-lobin saturation. Eur Respir J. 1998;12:408–13.

[126] Lastella M, Roach GD, Halson SL, Gore CJ, Garvican-Lewis LA, Sargent C. The effects of transmeridian travel and altitude on sleep: preparation for football competition. J Sports Sci Med. 2014;13:718–20.

[127] Tang XG, Zhang JH, Gao XB, et al. Sleep quality changes in insomniacs and non-insomniacs after acute altitude exposure and its relationship with acute mountain sickness. Neuropsychiatr Dis Treat. 2014;10:1423–32. https://doi.org/10.2147/NDT.S67218.

[128] Luks AM, Swenson ER, Bärtsch P. Acute high-altitude sickness. Eur Respir Rev. 2017;26(143):160096.

[129] Mohsenin V. Common high altitudes illnesses a primer for healthcare provider. Br J Med Med Res. 2015;7(12):1017–25. https://doi.org/10.9734/BJMMR/2015/17501.

[130] Halson SL. Sports Med. 2014;44(Suppl 1):13. https://doi.org/10.1007/s40279-014-0147-0.

[131] Mah CD, Mah KE, Kezirian EJ, Dement WC. The effects of sleep extension on the athletic performance of collegiate basketball players. Sleep. 2011;34(7):943–50. Published 2011 Jul 1. https://doi.org/10.5665/SLEEP.1132.

[132] Milewski MD, Skaggs DL, Bishop GA, et al. Chronic lack of sleep is associated with increased sports injuries in adolescent athletes. J Pediatr Orthop. 2014;34(2):129.

[133] von Rosen P, Frohm A, Kottorp A, et al. Too little sleep and an unhealthy diet could increase the risk of sustaining a new injury in adolescent elite athletes. Scand J Med Sci Sports. 2017;27(11):1364e71.

[134] Gosselin N, Duclos C. Insomnia following a mild traumatic brain injury: a missing piece to the work disability puzzle? Sleep Med. 2016;20:155e6.

[135] Ouellet M-C, Beaulieu-Bonneau S, Morin CM. Insomnia in patients with traumatic brain injury: frequency, characteristics, and risk factors. J Head Trauma Rehabil. 2006;21(3):199e212.

[136] Allan AC, Edmed SL, Sullivan KA, et al. Actigraphically measured sleep-wake behavior after mild traumatic brain injury: a case-control study. J Head Trauma Rehabil. 2017; 32(3):E35.

[137] Hoffman NL, O'Connor PJ, Schmidt MD, et al. Differences in sleep between concussed and nonconcussed college students: a matched caseecontrol study. Sleep. 2019;42(2) https://doi.org/10.1093/sleep/zsy222.

[138] Raikes AC, Satterfield BC, Killgore WDS. Evidence of actigraphic and subjective sleep disruption following mild traumatic brain injury. Sleep Med. 2019;54:62e9.

[139] Sufrinko AM, Howie EK, Elbin RJ, et al. A preliminary investigation of accelerometer-derived sleep and physical activity following sport-related concussion. J Head Trauma Rehabil. 2018;33(5):E64–74.

[140] Raikes AC, Schaefer SY. Sleep quantity and quality during acute concussion: a pilot study. Sleep. 2016;39(12):2141e7.

[141] Cheng P, Luik AI, Fellman-Couture C, Peterson E, Joseph CL, Tallent G, Tran KM, Ahmedani BK, Roehrs T, Roth T, Drake CL. Efficacy of digital CBT for insomnia to reduce depression across demographic groups: a randomized trial. Psychol Med. 2019;49(3):491–500. https://doi.org/10.1017/S0033291718001113.

[142] Cheng P, Tallent G, Luik A, Peterson E, Tran K, Ahmedani B, Adler D, Roth T, Drake C. 0372 Digital cognitive behavioral therapy for insomnia reduces incident depression at one-year follow-up. Sleep. 2018;41:A142. Now accepted paper is SLEEP (2019).

[143] Mason EC, Harvey AG. Insomnia before and after treatment for anxiety and depression. J Affect Disord. 2014;168:415–21.

[144] Simpson NS, Gibbs EL, Matheson GO. Optimizing sleep to maximize performance: implications and recommendations for elite athletes. Scand J Med Sci Sports. 2017;27:266–74.

[145] Taylor L, Chrismas BC, Dascombe B, Chamari K, Fowler PM. Sleep medication and athletic performance – the evidence for practitioners and future research directions. Front Physiol. 2016;7:83. https://doi.org/10.3389/fphys.2016.00083.

[146] Javaheri S, Redline S. Insomnia and risk of cardiovascular disease. Chest. 2017;152(2):435–44. https://doi.org/10.1016/j.chest.2017.01.026.

[147] Chellappa SL, Vujovic N, Williams JS, Scheer FAJL. Impact of circadian disruption on cardiovascular function and disease. Trends Endocrinol Metab. 2019;30(10):767–79. https://doi.org/10.1016/j.tem.2019.07.008.

第 18 章　胸痛与呼吸困难
Chest Pain and Dyspnea

David C. Peritz　John J. Ryan　著

陈机明　黄慧玲　译

呼吸短促和胸痛，无论与运动相关与否，都是运动员的常见症状。造成这种症状的原因多种多样（表 18-1），两种症状之间有相当大的重叠。事实上，即使是区分这两种症状也可能具有挑战性。与大多数临床问题一样，详细的病史和体检对于确定是否存在危及生命的问题，以及确定最佳诊断策略、治疗和管理计划至关重要。在本章中，我们将描述导致运动员呼吸困难和胸痛的常见情况，并为检查和评估提供指导。

一、呼吸困难

对运动员呼吸困难的评估需要进行广泛的测试（图 18-1）。训练有素的运动员和业余运动员通常都会主诉在运动期间呼吸困难，尽管没有明确的病理。应详细记录运动员的训练习惯，排除运动能力差的可能性。与功能能力受限相关的呼吸困难通常与训练和教练期望的变化有关，如从高中到大学、环境的变化（不同的温度或海拔、室内与室外训练）或经过一段时间的适应后恢复运动。在评估训练行为的任何变化时，询问训练地

表 18-1　运动员呼吸困难及胸痛的病因			
胸痛及呼吸困难的原因		**推荐检查**	**特征性征象**
心源性	**结构相关**		
	瓣膜病	心脏彩超、CMR	心脏彩超结果异常
	心肌 / 心包	ECG、CMR、心脏彩超	ECG 弥漫性 ST 段抬高；CMR 显示钆增强
	心肌病	心脏彩超	—
	心脏重量	心脏彩超、CMR	—
	心电相关		
	心房颤动	ECG、远程心电监测	心率绝对不规则
	期前收缩	远程监控、运动负荷试验	—
	心动过速	—	—
	心动过缓	—	—
	冠状动脉相关		
	缺血	负荷试验、冠状动脉 CT、肌钙蛋白	负荷时 ST 段改变；异常灌注征象
	异常冠状动脉	冠状动脉 CT	冠状动脉异常起源或异常路径

（续表）

胸痛及呼吸困难的原因		推荐检查	特征性征象
肺源性	气道性 运动性支气管收缩	• 肺活量测定联合支气管激发试验 • 血碳酸正常的自主过度呼吸	• 运动早期出现症状，停止运动后很长时间内仍然存在 • EVH 测试中，FEV_1 下降 >20% 或运动时下降 >10%
	肺炎	—	—
	运动性喉梗阻	运动过程中持续性喉内镜	• 喘鸣 • 双侧声带变窄 • 吸气
	血管性 肺梗死	• CT 血管成像 • 通气 / 灌注扫描	肺灌注充盈缺损
	肺动脉高压	• 心脏彩超 • 右心导管	平均肺动脉压 >20mmHg
	外源性 胸腔积液	胸部 X 线片，胸部 CT	—
	气胸	听诊、胸部 X 线片	呼吸音消失、气管移位
	纵隔气肿	—	—
	肋骨断裂	—	—
	胸锁关节 / 胸骨	—	—
	肋软骨炎	—	—
骨骼肌肉	体能失调	• 运动负荷试验 • 心肺运动试验	• 与高 VO_2 相对的低通气阈值 • 高变时指数 • 低 VO_2
	肌肉疾病	—	—
	甲状腺疾病	促甲状腺激素	静息时心动过速 / 心动过缓
其他	血管性 主动脉夹层	—	—
	胃肠道 胃食管反流病	—	—
	心理因素 焦虑 / 抑郁	—	—
	过度通气		

ECG. 心电图；CMR. 心脏磁共振成像；CT. 计算机断层扫描；EVH. 二氧化碳过度通气试验；FEV_1. 第一秒用力呼气量；VO_2. 摄氧量

点的天气或海拔变化、是否参加不熟悉的训练是很重要的。医生还必须将过度训练视为症状性呼吸困难的原因之一[1]。除了详细的运动史外，如果怀疑心脏病因，心电图和超声心动图应该是最初

筛查的一部分。心肺运动试验（CPET）在评估不适当的呼吸困难方面非常有价值，特别是在初始测试仍不确定的情况下。事实上，CPET 研究已经表明，23%～67% 的青少年主诉运动相关呼吸困

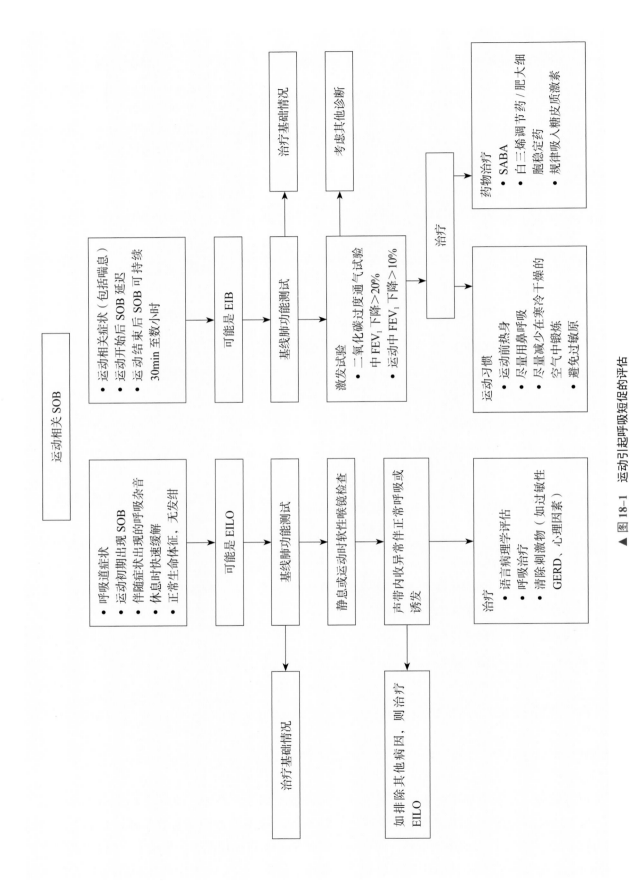

▲ 图 18-1　运动引起呼吸短促的评估

EIB. 运动性支气管收缩；EILO. 运动性喉梗阻；FEV₁. 第一秒用力呼气量；SABA. 短效 β 受体激动药；SOB. 呼吸短促；GERD. 胃食管反流病（改编自 David Krey & Thomas Best.Curr Rev Musculoskelet Med（2014）7：373-380）

难的已知原因是适应不良[2]。提示适应不良的特征为绝对峰值 VO_2 正常，但 VO_2 指数和氧脉降低。此外，人们可能会看到相对于峰值 VO_2 和高变时指数的低通气阈值[3]。然而，CPET 信息往往不能说明全部情况，尤其是在没有基线研究可比较的情况下。许多耐力运动员的最大摄氧量（VO_{2max}）值很高，但仍会感觉到能力下降。如果没有之前的 VO_2 测试进行比较，那么很难发现细微的变化。对于 VO_2 最大值接近正常范围的非耐力运动员来说，这变得更加困难。虽然 CPET 测试在评估有症状的运动员时非常有用，但 CPET 解释的详细指南超出了本章的范围。

二、运动性支气管收缩

据统计，运动性支气管收缩（exercise-induced bronchospasm，EIB）在运动人群中的患病率为 10%~50%，是导致运动员呼吸困难的主要原因[4]。它发生在哮喘和非哮喘患者中，可以影响任何健康水平的运动员。EIB 经常被误诊，因为诊断往往是基于非特异性的症状。不幸的是，经常会有管理运动员的医生在没有进行基线测试的情况下开局支气管扩张试验。因此，有许多运动员使用支气管扩张药的处方药物，但症状仍未解决[5]。在运动人群中，医生提供彻底的初步评估是明智的，因为更严重的疾病可能会伪装成简单的无反应 EIB。

EIB 的定义是运动引起的急性短暂气道狭窄。虽然生理学尚不完全清楚，但主要假说认为，通过增加通气和（或）气道冷却，支气管黏膜变得干燥。这反过来又导致炎症和气道狭窄[6, 7]。在运动期间，大量的空气交换且通常是冷空气交换会影响身体的加温和加湿机制，从而使冷空气到达并刺激远端支气管树。鉴于所提出的病理生理学，这种现象在户外和寒冷天气的运动中更为常见，这不足为奇[8]。这种反应也可能由其他雾化刺激物引发，如游泳池中的化学品或汽车尾气[9, 10]。

除了呼吸困难，EIB 的症状还包括喘息、咳嗽和胸闷。症状通常在运动开始后 5~10min 内开始，运动停止后可能会持续 30min。这两个特征通常有助于区分 EIB 和运动性喉梗阻（exercise-induced laryngeal obstruction，EILO），这将在后面讨论。

运动诱发哮喘（exercise-induced asthma，EIA）也会导致呼吸短促（shortness of breath，SOB）。EIA 和 EIB 之间往往存在明显的症状重叠。事实上，80%~90% 的 EIA 患者也会有 EIB[11]。此外，10%~40% 的过敏性鼻炎患者也会有 EIB[12]。与 EIB 不同，患有 EIA 的运动员可能有慢性气道炎症和呼吸短促或休息时喘息的症状，这些症状随着活动而加剧[13]。然而，值得注意的是，有些哮喘患者只在运动中出现症状，需要肺功能测试来进一步描述。

初步评估应从肺活量测定开始。患有 EIB 的运动员在休息时通常会进行正常的肺活量测定，因此应进行支气管激发试验下的肺活量测定。一种干燥空气的运动激发试验，其假设基于 EIB 固有的呼吸树脱水，通常可以揭示休息时没有注意到的限制性生理学[14]。与其对气道的作用相似，二氧化碳过度通气试验（eucapnic voluntary hyperpnea，EVH）是另一种激发试验，目前是诊断运动员 EIB 的金标准[15]。EVH 中 FEV_1 下降 > 20% 可诊断为 EIB[16]。通过使用干燥气体的高通气，测试可以模拟运动对气道系统的影响。除了用作建立治疗反应的手段外，EVH 也适用于那些不经常锻炼但有活动症状的患者[17, 18]。最后，国际奥委会（International Olympic Committee，IOC）要求进行 EVH，以记录运动员的 EIB[19]。在无法进行 EVH 的地方，在肺部实验室进行运动负荷试验就足够了。在这种方法中，目标是在最大心率的 80%~90% 时进行 8~12min 的测试。与运动前相比，运动后即刻 FEV_1 下降 10% 以上即可诊断 EIB[20]。再次重申，如果症状持续存在，但检测结果为阴性，则应考虑其他诊断。

EIB 的管理应以药物控制症状为目标，并尽可能调整环境过敏原暴露。有合理的证据支持渐进式运动前热身。此外，在寒冷天气运动期间，鼓励鼻子呼吸或通过围巾呼吸以温暖/湿润空气[21]。虽然不建议使用，但医生通过沙丁胺醇等短效β受体激动药试验开始评估并不罕见[22]。一线药物治疗应为吸入短效β受体激动药（short-acting β-agonist，SABA），用于应对 EIB 症状或在运动前使用。如果在运动前使用，建议运动员在活动前 15～30min 吸两次[23]。每天使用 SABA 会导致耐受性，因此应尽可能避免频繁使用。如果症状持续到需要每天用药的程度，开处方者首先要确认吸入器使用正确，因为这是一个常见且可纠正的错误[24]。一经确诊，应同时使用吸入性皮质类固醇和支气管扩张药。白三烯修饰药在运动前 2h服用最有效，推荐使用长效β受体激动药（long-acting β-agonist，LABA）[25, 26]。

三、运动性喉梗阻

运动性喉梗阻（EILO），以前称为声带功能障碍（vocal cord dysfunction，VCD），是运动员劳力性呼吸困难的另一个常见原因。平均诊断时间为 4.5 年，也被认为诊断不足[27, 28]。EILO 是一个更合适的分类标准，而不是声带功能障碍，因为声带不一定有永久性改变，而是以喉声门上或声门水平的异常闭合为特征。这仅发生在吸气期间，并导致气道间歇性狭窄[29]。这种狭窄导致进入肺部的气流受到限制，并有 SOB 的症状。这种症状在没有运动的情况下是不存在的。EILO 与 EIB 有相当多的重叠，因为高达 30% 的 EILO 患者也存在 EIB[30]。这两种疾病都表现为与运动相关的呼吸短促和咳嗽，但与 EIB 不同，EILO 的症状通常会随着运动的停止而迅速缓解[31, 32]。EILO 患者还可能会有更多的吸气症状而不是呼气症状，在某些情况下，患者会表现出可闻及的喘鸣音或声音变化[33]。5% 的运动人群中存在 EILO，根据呼吸科医生的评估，有 35%～70% 的运动员因运动时呼吸困难而被诊断为 EILO[34]。与室内运动相比，参与户外运动的运动员更容易出现这种情况，女性和青少年也更容易出现[35]。

诊断从详细的病史和包括症状出现时间的体格检查开始。EIB 的症状发展较慢，往往在运动后 5～20min 时最为严重。另外，EILO 的症状在运动期间迅速发作，并在活动停止后 5min 内消失（图 18-1）。

EILO 和 EIB 存在这些细微的差异，通常需要肺功能测试来明确诊断，因为再完整的病史通常也不足以区分 EILO 和 EIB。肺功能测试可能显示 FEV_1 和肺活量降低。然而，这不是一个非常敏感的指标；基线时有无 EILO 的患者之间的差异最小。乙酰甲胆碱激发的 FEV_1 降低提示 EIB，但值得注意的是，乙酰甲胆碱作为刺激物也可引发 EILO[36]。肺功能测试期间 EILO 的一个显著特征是，流量-容积环路的呼气环路通常正常，而吸气环路则塌陷。这种模式最有可能出现在症状发作期间[37]。诊断金标准是运动期间的连续喉内镜（continuous laryngeal endoscopy，CLE）。虽然很麻烦，但运动环节是必不可少的，因为症状通常会在休息时迅速缓解。如果当患者存在喘鸣或呼吸困难，并且吸气和呼气时声带变窄时，则提示存在 EILO[38]。与声门相比，EILO 在声门上水平更多见[39]。

我们管理 EILO 所依赖的大部分信息来自静止状态下的 VCD 治疗。这导致设计治疗方案时有一定局限性，但言语和语言病理学家的评估和管理仍然至关重要。在言语病理学家的指导下，膈肌呼吸控制练习和喉部练习的治疗有效率高达 95%[40]。此外，还有病例报道表明，其他治疗 EILO 的策略包括有声门上手术干预以加强声带、生物反馈、心理治疗和催眠[41, 42]。治疗任何潜在疾病并帮助运动员识别和消除可能影响声带的诱因（如过敏、胃食管反流和焦虑等心理诱因）也非常重要[43]。

四、其他引起呼吸困难的原因

（一）结构性心脏病

瓣膜性心脏病的识别通常通过在常规体检或

赛前评估中识别杂音或运动员出现劳累症状时进行。瓣膜性心脏病可分为退行性疾病和先天性疾病，退行性疾病通常出现于 60 岁以上的老年人，而先天性疾病通常在童年或青年时期发现。先天性瓣膜病影响 1%～2% 的运动员[44]。评估应从详细的体格检查开始，包括双臂和单侧腿的血压（排除主动脉缩窄）。此外，对于大多数心脏检查异常或不明原因呼吸困难的运动员，应进行心电图和超声心动图检查。这能筛查瓣膜疾病、心室 / 房间隔缺损或动脉导管未闭。没有大型前瞻性研究评估运动员瓣膜病的进展；因此，使用非运动人群的数据制订了共识指南。关于运动员瓣膜病的详细讨论，请参见第 6 章。一般来说，应定期复查超声心动图和运动负荷试验监测运动员身体状况以评估进展情况。有症状的运动员应避免参加竞技运动，但保持积极的生活方式，包括每周至少 5 次低于症状阈值的 20～30min 适度心血管运动[45]。

患有二叶主动脉瓣的患者应进行主动脉扩张筛查。患有二尖瓣和主动脉扩张的患者，应由受过成人先天性疾病相关诊治培训的心脏病专家与运动心脏病团队一起检查，以确定是否需要进行额外的基因检测来寻找结缔组织疾病。这类人群中的运动极限取决于其主动脉大小和二叶主动脉瓣功能[46]。请参阅关于先天性心脏病运动建议的章节，了解有关运动员的更详细讨论和建议。

（二）贫血

出现呼吸短促但没有呼吸道疾病相关症状的运动员应考虑有无急性或慢性贫血。作为向运动肌肉输送氧气的重要参与者，血红蛋白水平的降低可能导致心动过速或呼吸急促等代偿机制的发生[47]。严重疲劳也是一种常见的主诉。这些症状经常引起类似气道疾病相关症状，并导致个体运动功能下降。约 3% 的运动员存在缺铁，如果不加以治疗会导致贫血，并且在长跑运动员中可能更常见[48]。贫血的原因很广泛，但在运动人群中，最常见的原因是月经量过多、胃肠道出血或跑

步 / 行军过程中因反复撞击而导致的溶血[49]。诊断应从体检开始，寻找全身性或结膜苍白。实验室研究应包括全血细胞计数（complete blood count，CBC）和体内铁相关指标（铁蛋白、转铁蛋白和总铁结合能力）。治疗方案是通过解决贫血和口服铁补充药等任何可识别原因来决定的。

（三）肺栓塞

肺栓塞（pulmonary embolism，PE）是导致运动员呼吸困难的一种危及生命的原因，但以前人们认为这种情况并不常见。尽管越来越多的病例报道描述了其他健康成人运动员的深静脉血栓形成（deep vein thrombosis，DVT）和 PE，但儿童和青少年的发病率特别低（53/100 000）[50, 51]。不幸的是，传统的算法通常用于非运动人群 PE 的疑诊，而应用于运动员时表现不佳。事实上，在最近对先前发表的病例报道的回顾中，Wells 分数在耐力运动员亚群中表现得非常糟糕[52]。肺栓塞诊断仍然依赖于临床评估、D- 二聚体测量、下肢超声和计算机断层扫描。除了这种疾病潜在的威及生命的性质外，血栓栓塞可能会对运动员的职业生涯产生重大影响，在诊断和治疗后，职业运动员平均会失去 6.7 个月的比赛时间[53]。此外，还有关于 PE 初始症状完全缓解后丧失运动表现能力的病例报道[54]。

（四）气胸

虽然不常见，但原发性自发性气胸（primary spontaneous pneumothorax，PSP）是一种严重的情况，任何出现胸膜炎性胸痛的运动员都应考虑这种情况。气胸应分为创伤性或自发性。PSP 被定义为无既往肺部疾病的非创伤性气胸。虽然创伤性气胸最常并发于肋骨骨折，但在胸部、腹部，甚至侧面发生碰撞后呼吸困难的运动员中，应怀疑其为创伤性气胸[55]。气胸可能会延迟出现，并且难以将特定的创伤与症状的诱因联系起来。虽然 PSP 是一项罕见的情况，但在举重、潜水和跑步等众多运动项目中都有报道[56]。典型的症状包

括胸膜炎性胸痛、呼吸困难和心动过速。在严重的情况下，可能会看到不对称的胸壁扩张、呼吸音减弱、气管偏离中线和心尖搏动移位[57]。对于生命体征微弱的患者，可能需要对张力性气胸进行初步减压。在症状不太剧烈的情况下，除了彻底的肺部听诊外，通常还需要进行胸部 X 线检查。治疗取决于气胸的程度。对于初始 PSP 发作且临床稳定且气胸小于 3cm 的患者，吸氧和观察通常是合适的[58]。患有严重症状性气胸的患者可能需要进行抽吸或放置引流管[59]。PSP 的复发率很高（5 年内为 23%～50%）；因此，应告知患者气胸再发风险较高[60]。应在 2～4 周内通过 X 线进行连续监测以确定分辨率。尽管人们普遍认为，一旦症状缓解，自发性或创伤性气胸的运动员可以重返赛场[61]，但重返赛场指南仍不明确。

（五）胸壁异常

漏斗胸是一种常见的先天畸形，新生儿发生率约 1∶300，男性比女性更常见，比例约为 4∶1[62]。这种畸形的特征是胸骨相对于胸腔向内凹陷，在青春期晚期和成年早期，通常会恶化，症状也会恶化[63]。运动受限一部分是由于运动引起的心脏前负荷增加，以及总肺活量降低导致的肺部生理受限[64]。Haller 指数或 Pectus 严重程度评分是使用断层成像（通常是胸部 CT）计算的，与运动能力的降低密切相关[65]。CPET 可用于明确心肺限制的原因和程度，严重限制通常要求进行手术干预，目的是缓解机械障碍和提高运动能力[66]。

脊柱侧凸在普通人群中相对常见，患病率为 0.3%～15%[67]，与漏斗胸一样，可导致肺部生理受限。在严重的情况下，可能存在肺发育不全[68]。脊柱侧凸患者的呼吸模式也会发生变化，患者经常表现出呼吸急促和浅呼吸，同时严重依赖辅助肌[69]。这些变化在运动期间往往会加剧，因为呼吸系统顺应性降低、呼吸功增加和呼吸驱动减弱会导致运动成绩下降[70]。与漏斗胸患者一样，最终治疗通常需要骨科进行介入。

（六）感染性疾病

包括肺炎、支气管炎和全身病毒性疾病在内的传染病可导致运动员呼吸短促。运动员往往会出现其他非特异性的症状，如疲劳、肌肉酸痛和上呼吸道症状。上呼吸道疾病（upper respiratory illness，URI）是运动员中常见的疾病，占非损伤相关医疗报道的 35%～65%。在运动免疫学家中仍存在一个争论，即力竭运动本身是否具有免疫抑制作用，并解释了所观察到的 URI 的高发病率，或者这是否更可能与其他生活方式问题有关，这些生活方式问题可能会增加感染风险（参加比赛、参加体育赛事的人群）或导致免疫抑制（睡眠不足、焦虑、营养不良）[71]。

五、胸痛

在美国，胸痛影响了近 7000 万患者，几乎占所有急诊患者的 5%[72]。在运动员中，发病率约为 15/1000，但这个概率很可能被低估了[73]。在对胸痛运动员进行初步评估时，医生的主要关注点是确定这种疼痛是否为心脏性疼痛，从而使运动员面临心源性猝死（SCD）的风险。尽管年轻和老年运动员的胸痛症状绝大多数是非心脏性的，但心脏病的风险随着年龄的增长而增加[74]。评估应从详细的病史和体检开始，因为仔细的病史和检查可以鉴别一大部分非心脏源性所致胸痛（图18-2）。在症状回顾中，有几个高度倾向冠心病的描述，其中包括手臂或肩部的劳动疼痛或辐射疼痛[75]。运动时头晕伴心悸或晕厥可能提示心律失常。近期病毒性疾病后的位置性胸膜炎疼痛可能提示心包炎。另外，触诊疼痛、某些运动或仰卧时夜间疼痛可能会将诊断思路转移到非心脏原因。

完整的家族史也很重要，尤其是与 SCD 或不明原因死亡有关的家族史。50 岁以下家庭成员的任何不明原因死亡应增加临床医生对胸痛遗传原因的怀疑，如肥厚型心肌病、致心律失常性右心室心肌病或结缔组织疾病。最后，应收集药物（处

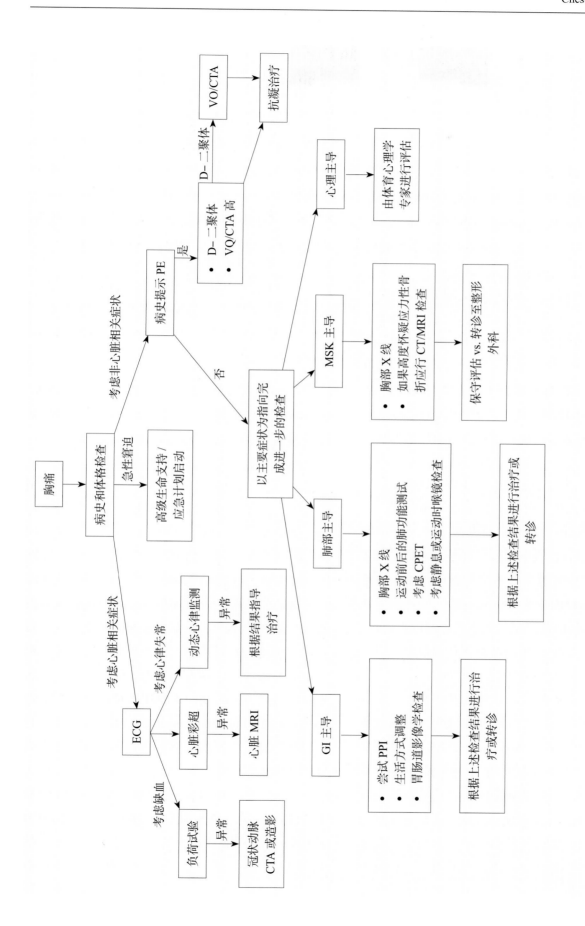

▲ 图 18-2　胸痛评估流程

PE. 肺栓塞；VQ. 通气灌注扫描；CTA. 计算机断层扫描血管造影；MSK. 肌肉骨骼；MRI. 磁共振成像；CPET. 心肺运动试验；ECG. 心电图；GI. 胃肠道；PPI. 质子泵抑制药（改编自 Moran et al. Diagnostic Evaluation of Nontraumatic Chest Pain in Athletes. Current Sports Medicine Reports: March/April 2017–Volume 16–Issue 2, p 84–94）

方和非处方）、补充剂和非法药物使用的详细历史。激活交感神经系统的药物，包括治疗注意力缺陷障碍的药物，也会导致心悸和胸痛[76]。

六、心脏

（一）冠心病

经常锻炼与冠状动脉疾病（CAD）发病率和死亡率的下降相关；然而，锻炼不应被视为对抗 CAD 发展的灵丹妙药。尸检结果表明，动脉粥样硬化疾病是 35 岁以上运动员 SCD 的最常见原因[77]。运动悖论强调，虽然剧烈运动会使短期心脏事件的发生率增加 5～7 倍，但与久坐对照组相比，习惯性运动的总体风险较低[78]。虽然这似乎违反直觉，但最近的研究表明，长期耐力运动员的冠状动脉钙负荷较高，尽管其临床影响仍不确定[79]。任何 35 岁以上的运动员出现胸痛，特别是"热身性心绞痛"，都需要对 CAD 进行彻底评估。评估应包括极限运动负荷试验。对于适应性非常强的人，可能需要对标准 Bruce 方案进行调整。对于负荷试验正常且心脏风险低的患者，可暂不需要进一步测试。对于负荷试验结果临界或异常的患者，CT 血管造影有助于确认 CAD 的程度并指导进一步干预[80]。必要时，管理层应对风险因素进行积极干预。他汀类药物相关的肌肉疲劳在运动人群中可能更为常见，但降脂药物的治疗仍应优先考虑他汀类药物。目前缺乏运动人群中 PCSK9 抑制药的数据，但可能是他汀类药物治疗的有效替代方案。

冠状动脉主动脉起源异常常伴有胸痛和晕厥前症状，是一种可能危及生命的诊断。异常冠状动脉（anomalous coronary arterie，ACA）发生在 0.1%～0.7% 的人群中，存在几种不同类型，其中较为复杂的是冠状动脉走行于主动脉和肺动脉（动脉间）之间和主动脉壁（壁内）内的左冠状动脉[81, 82]。美国大学运动员的尸检报告指出，动脉间冠状动脉异常是 SCD 的第二大原因[83]。相较于右冠状动脉病变（0.2%），左冠状动脉动脉内病变

的 SCD 风险较难确定但仍显著升高（6.3%）[84]。缺血诱发的恶性心律失常与血管压迫有关，当冠状动脉在主动脉壁内运行时，受影响的冠状动脉的急性成角和狭缝状孔口会使血管压迫更加复杂[85]。通常可以通过超声心动图进行诊断。如果怀疑 ACA，则必须限制运动员活动，并以心脏计算机断层造影或心脏磁共振成像的形式进行进一步评估。负荷试验有助于确定是否诱发心肌缺血。无论有无症状或缺血，所有存在动脉内从左到右异常的运动员都应接受手术。对于那些动脉内从右到左异常且伴有症状或缺血表现的患者，也建议进行手术；在没有症状或明显缺血的情况下，在广泛的共同决策后，可以允许进行竞技体育[86]。

（二）心肌炎

心肌炎是一种影响心肌的非缺血性炎症过程。炎症通常会导致胸痛、心肌功能障碍和心律失常风险增加[87]。心肌炎的病因通常与感染性病因、自身免疫或毒性损伤有关，其中病毒性心肌炎最为常见。临床表现可从轻度胸痛或劳力性呼吸困难到失代偿性心力衰竭和心源性休克不等[88]。初步评估应从详细的病史开始，包括最近疾病的问题，特别是病毒感染相关症状和药物使用。心电图表现多变，包括 ST 段抬高或压低、传导障碍和持续性心律失常等。经胸超声心动图通常显示射血分数降低，伴或不伴有室壁运动异常[89]。虽然金标准仍然是心肌活检，但由于并发症的风险和炎症的局限性，这种侵入性手术的临床应用已然较少。因此，心脏 MRI（CMR）显示延迟钆增强（delayed gadolinium enhancement，DGE），并伴有心肌酶升高，以及病毒前驱症状和胸痛的临床病史，是更常见的诊断方法[90]。

心肌炎是 SCD 的一个危险因素，运动似乎会加重这种影响。在一些目标人群为 40 岁及以下的 SCD 研究中，尸检数据显示心肌炎约占病例的 10%。其中，约 1/4 与运动有关[91]。在运动人群中，一旦确诊为心肌炎，主要关注的是什么时候可以安全重返赛

场。目前，美国和欧洲的指南建议患者应避免运动，因为即使在左心室功能正常的情况下心肌仍存在持续炎症。在回归赛场前，患者应先完善运动心电图、24h 动态心电图、心脏彩超、心肌相关生物标志物等检查来评估炎症是否已完全消退，以及心律是否正常。这应在首次发作后 3～6 个月内进行[92]。尽管有较强的证据表明 DGE 的存在预示着恶性心律失常的风险更高，但连续 CMR 在监测瘢痕形成和帮助风险分层方面的作用尚不清楚[93]。虽然数据仍然稀少，指南尚未建立，但所有大型心脏病协会都有为 COVID-19 患者制订了回归建议[94]。早期观察表明，尽管心肌炎报告很少，但 COVID-19 可能对心脏产生重大影响。我们预计，随着对该疾病和长期后遗症的了解越来越多，对有 COVID-19 病史的运动员的这些建议将得到改进。了解病毒对心肌的特殊影响仍然是一个重要的研究领域。

（三）心包炎

急性心包炎是最常见的心包疾病，发病率约为 27.7 例 /100 000 人[95]。此外，急诊室约 5% 因胸痛就诊的患者和约 0.1% 的住院患者被诊断为急性心包炎[96]。在西方国家，最常见的病因是病毒[97]，而在发展中国家，最常见病因仍然是结核病[98]。许多患者会有前驱期病毒性疾病，但表现为突然发作的特征性心前区胸痛，当平躺或深吸气时会加重，但坐姿和前倾位症状改善。斜方肌脊的疼痛辐射被认为是病理性的[99]。心电图变化可能有所不同，但通常表现为弥漫性弓背向下型 ST 段抬高，伴有 PR 段偏移，但在某些情况下仅存在 PR 段偏移[100]。心脏检查可能有心包摩擦感、心包摩擦音和心动过速。如果出现大量心包积液，检查者还可能注意到颈静脉压升高、心音减弱和低血压（Beck 三联征），提示心脏压塞。诊断基于至少存在以下两种体征和症状：胸痛与心包炎一致，微量以上的心包积液，心包摩擦感 / 音或上述特征心电图。需要强调的是，心包摩擦音和心电图变化可能是短暂的。因此，在评估有症状的患

者时，可能需要重复这两个步骤。类固醇的使用仅限于慢性或复发病例，应尽可能避免使用[101]。

目前的建议表明，在没有任何疾病证据之前，应避免进行激烈的高强度运动[102]。这包括症状的缓解、炎症标志物正常和心包积液的消失。这些建议是基于剧烈运动会增加血液循环中炎症指标水平、心包积液增多、复发性心包炎或进展为心肌炎。演变为心肌炎会使运动员面临更大的 SCD 风险[103]。对于业余运动员来说，继续低强度运动直到症状缓解可能是合理的。

（四）主动脉夹层

自发性主动脉夹层是导致运动员死亡的一种罕见但极其严重的原因，最常见的是与举重或其他高静态运动相关[104]。这对于那些患有结缔组织疾病且主动脉根部扩张和可能破裂风险较大的患者尤为重要。与对照组相比，运动员主动脉根部尺寸大小的研究本质上不是纵向的，因此不能用于确定这些微小差异在无遗传性结缔组织疾病的患者中是否具有临床相关性[105]。目前正在努力了解大型职业运动员（特别是美国足球和篮球运动员）的正常主动脉尺寸，希望能够更好地筛查破裂风险较高的运动员[106, 107]。有关此主题的更深入讨论，请参阅第 15 章。

（五）心悸

心律的症状变化通常是良性的[108]。然而，由于心律失常通常是导致 SCD 的诱因，任何心律不齐或不适当心动过速都需要进一步评估。评估应包括 12 导联心电图，以及详细的病史和体格检查。在大多数情况下，超声心动图可以排除结构异常。如果静息心电图正常，尝试使用可穿戴式心律监测器捕捉症状发作至关重要。在过去几年中，智能手机显示器和长期植入式记录仪的普及，捕捉心律异常较前更容易实现[109]。如果症状发生在运动中，运动负荷试验表明会引发症状和心律失常。如果记录了异常心律，可根据异常情况进行治疗。

（六）胃肠道原因

胃食管反流病（GERD）在运动期间很常见，估计患病率高达 50%。运动期间 GERD 发生的确切机制尚不清楚，目前认为一部分原因是胃肠道血流减少、胃排空延迟和腹内压力增加[110]。运动前快速进食和高强度运动似乎是危险因素。记录非甾体抗炎药的使用和厌食症行为非常重要[111]。患者除了呼吸短促外，还经常出现胸骨后灼热或喉咙不适。GERD 也可能加重哮喘症状。在进行侵入性诊断之前，应尝试进行运动调整治疗，包括减少高强度运动、少量进食、服用质子泵抑制药、延长进食与运动的时间间隔。如果症状没有得到解决，可以考虑使用内镜一探究竟[112]。

（七）胸壁痛

肌肉骨骼所致胸痛可发生在肋骨、胸骨或这些结构的关节处。虽然更明显的原因包括胸壁创伤或肌肉劳损，但在一些运动中已经报道过过度使用所致损伤，如应力性骨折。与闭经和低骨密度相关的风险增加。第一肋骨的应力性骨折更常见于具有重复头顶活动的运动，可能是由于锁骨下动脉穿过第一肋骨下方的相对薄弱点[113]。患者通常表现为隐痛。体格检查可能会显示受影响区域触诊的压痛。在检测第一肋骨的应力断裂时，X线片通常是阴性的；因此，如果临床怀疑较高，可能需要 CT 或 MRI[114]。对于第一肋骨应力性骨折，治疗是保守的，涉及生物力学和力量训练。逐渐恢复到头顶活动应该由疼痛决定。其他肋骨的应力性骨折往往涉及第4~8肋，主要与划船有关，一项研究报道称，8%~16% 的优秀划船运动员发生了应力性骨折[115]。治疗方案也是包括休息、镇痛和加强力量训练，但恢复往往更快，通常在 8~10 周内就可以恢复到充分训练[116]。

滑动肋综合征经常被忽视，可能是由跑步或游泳等运动中重复的躯干运动引起的。有人认为这是由相邻肋骨下方的浮动肋骨（8~12）滑动，导致神经软骨和周围肌肉受到刺激而引起的[117]。患者通常表现为活动期间胸部或背部剧烈刺痛，休息时会出现持续数天的隐痛。肋骨上的压力或将手指钩在肋骨下并向前拉动会产生咔嚓感，也会引起疼痛[118]。影像学检查不能帮助诊断。尽管有报道称在一些严重病例中进行了前肋骨切除，但目前主要治疗方案仍旧是休息和安抚[119]。

在普通人群中，非典型胸痛时常被诊断为肋软骨炎。尽管运动员的患病率尚未明确界定，但一项研究报道称，在所有出现非典型症状的患者中，有 30% 被诊断为肋软骨炎[120]。肋软骨炎最常发生在第 2~5 肋软骨，如前胸部有钝性压痛且有红斑或肿胀时应怀疑该疾病，并且可能提示 Tietze 综合征[121]。虽然有报道显示炎症指标升高且 X 线影像异常，但 CT 或骨扫描检查通常不需要成像或实验室测试。治疗应侧重于镇痛、安抚和休息[122]。

（八）精神病因素

心理原因导致的胸痛更常见于儿童和青少年。一项研究表明，青少年约 20% 的胸痛是由于过度换气或焦虑[123]。这应该是一个排他性诊断，包括仔细的病史、生活压力源或其他相关症状。

结论

胸痛和呼吸困难是所有年龄段运动员的常见症状。尽管绝大多数原因都是良性的，但运动管理医师必须牢记与上述症状相关疾病。非心脏病因所致胸痛在年轻运动员中更为普遍，而在老年运动员中，心脏问题的差异性更大。在所有年龄段的运动员中，最常见的气道相关原因是 EIB 和 EIA。检查应侧重于详细的病史和身体状况。如果需要进一步测试，则应根据初始评估结果和基于运动员年龄的预测概率来决定。虽然限制运动损失的时间仍然是一个优先事项，但治疗医生应该做好准备，让出现高风险症状的运动员停止活动，直到检查完成为止。

鸣谢

Ryan 医生和他的研究得到了 Reagan 公司、Gordon 家族和 Cushman 家族的资助。

参考文献

[1] Kreher JB, Schwartz JB. Overtraining syndrome: a practical guide. Sports Health. 2012;4:128–38.

[2] Mahut B, Fuchs-Climent D, Plantier L, et al. Cross-sectional assessment of exertional dyspnea in otherwise healthy children. Pediatr Pulmonol. 2014;49:772–81.

[3] LeClerc K. Cardiopulmonary exercise testing: a contemporary and versatile clinical tool. Cleve Clin J Med. 2017 Feb;84(2): 161–8.

[4] Parsons JP, Mastronarde JG. Exercise-induced broncho-constriction in athletes. Chest. 2005;128:3966.

[5] Smoliga JM, Weiss P, Rundell KW. Exercise induced bronchoconstriction in adults: evidence based diagnosis and management. BMJ. 2016;352:h6951.

[6] Storms WW, Joyner DM. Update on exercise-induced asthma: a report of the Olympic exercise asthma summit conference. Phys Sports Med. 1997;25:45–55.

[7] Anderson SD. Single dose agents in the prevention of exercise induced asthma: a descriptive review. Treat Respir Med. 2004;3:365–79.

[8] Wilber RL, et al. Incidence of exercise-induced bronchospasm in Olympic winter sport athletes. Med Sci Sports Exerc. 2000;32:732–7.

[9] Bougault V, Boulet LP. Airway dysfunction in swimmers. Br J Sports Med. 2012;46:402–6.

[10] Price OJ, Ansley L, Menzies-Gow A, Cullinan P, Hull JH. Airway dysfunction in elite athletes-an occupational lung disease? Allergy. 2013;68:1343–52.

[11] Feinstein RA, LaRussa J, Wang-Dohlman A, Bartolucci AA. Screening adolescent athletes for exercise-induced asthma. Clin J Sport Med. 1996;6:119–23.

[12] Gotshall RW. Exercise-induced bronchoconstriction. Drugs. 2002; 62:1725–39.

[13] Jaworski CA. "Pulmonary". ACSM's sports medicine, a comprehensive review. In: O'Connor F. Wolters Kluwer Health. Lippincott Williams & Wilkins; 2013, p. 248–255.

[14] Rundell KW, Wilber RL, Szmedra L, et al. Exercise-induced asthma screening of elite athletes: field vs laboratory exercise challenge. Med Sci Sports Exerc. 2000;32:309–16.

[15] Hull JH, Ansley L, Price OJ, Dickinson JW, Bonini M. Eucapnic voluntary hyperpnea: gold standard for diagnosing exercise-induced bronchoconstriction in athletes? Sports Med. 2016;46(8):1083–93.

[16] Holzer K, Anderson SD, Douglass J, et al. Exercise in elite summer athletes: challenges for diagnosis. J Allergy Clin Immunol. 2002; 110:374–80.

[17] Brannan JD, Koskela H. Anderson SD monitoring asthma therapy using indirect bronchial provocation tests. Clin Respir J. 2007;1(1):3–15.

[18] Holley AB, Cohee B, Walter RJ, Shah AA, King CS, Roop S. Eucapnic voluntary hyperventilation is superior to methacholine challenge testing for detecting airway hyper-reactivity in nonathletes. J Asthma. 2012;49:614–9.

[19] Fitch KD, Sue-Chu M, Anderson SD, Boulet LP, Hancox RJ, McKenzie DC, et al. Asthma and the elite athlete: summary of the International Olympic Committee's consensus conference, Lausanne, Switzerland, January 22–24, 2008. J Allergy Clin Immunol. 2008;122:254–60.

[20] Hurwitz KM, Argyros GJ, Roach JM, et al. Interpretation of eucapnic voluntary hyperventilation in the diagnosis of asthma. Chest. 1995;108:1240–5.

[21] Schachter EN, Lach E, Lee M, et al. The protective effect of a cold weather mask on exercised–induced asthma. Ann Allergy. 1981;46: 12–6.

[22] Brennan FH, Alent J, Ross MJ. Evaluating the athlete with suspected exercise-induced asthma or bronchospasm. Curr Sports Med Rep. Mar 2018;17(3):85–9.

[23] Parsons JP, Hallstrand TS, Mastronarde JG, et al. An official American thoracic society clinical practice guideline: exercise induced bronchoconstriction. Am J Respir Crit Care Med. 2013;187:1016–27.

[24] Harnett CM, Hunt EB, Bowen BR, et al. A study to assess inhaler technique and its potential impact on asthma control in patients attending an asthma clinic. J Asthma. 2014 May;51(4):440–5.

[25] Philip G, Villaran C, Pearlman DS, et al. Protection against exercise-induced bronchoconstriction two hours after a single oral dose of montelukast. J Asthma. 2007;44:213–7.

[26] Ferrari M, Segattini C, Zanon R, et al. Comparison of the protective effect of formoterol and of salmeterol against exercise-induced bronchospasm when given immediately before a cycloergometric test. Respiration. 2002;69:509–12.

[27] Patel NJ, Jorgensen C, Kuhn J, et al. Concurrent laryngeal abnormalities in patients with paradoxical vocal fold dysfunction. Otolaryngol Head Neck Surg. 2004;130:686–9.

[28] Cohen SM, Belluci E. Health utilization among patients with vocal cord dysfunction. Nurs Forum. 2011;46:177–85.

[29] Christensen PM, Heimdal JH, Christopher KL, et al. ERS/ELS/ACCP 2013 international consensus conference nomenclature on inducible laryngeal obstructions. Eur Respir Rev. 2015;24:445–50.

[30] Johansson H, Norlander K, Berglund L, et al. Prevalence of exercise-induced bronchoconstriction and exercise-induced laryngeal obstruction in a general adolescent population. Thorax. 2015;70:57–63.

[31] Al-Alwan A, Kaminsky D. Vocal cord dysfunction in athletes: clinical presentation and review of the literature. Phys Sportsmed. 2012;40: 22–7.

[32] Nielsen EW, Hull JH, Backer V. High prevalence of exercise-induced laryngeal obstruction in athletes. Med Sci Sports Exerc. 2013;45: 2030–5.

[33] Marcinow AM, Thompson J, Chiang T, et al. Paradoxical vocal fold motion disorder in the elite athlete: experience at a large division I university. Laryngoscope. 2014;124:1425–30.

[34] Hanks CD, Parsons J, Benninger C, et al. Etiology of dyspnea in elite and recreational athletes. Phys Sports Med. 2012;40:28–33.

[35] Rundell KW, Spiering BA. Inspiratory stridor in elite athletes. Chest. 2003;123:468–74.

[36] Morris MJ, Deal LE, Bean DR, et al. Vocal cord dysfunction in patients with exertional dyspnea. Chest. 1999;116:1676–82.

[37] Deckert J, Deckert L. Vocal cord dysfunction. Am Fam Physician. 2010;81(2):156–9.

[38] Heimdal JH, Roskund OD, Halvorsen T, et al. Continuous laryngoscopic exercise test: a method for visualizing laryngeal dysfunction during exercise. Laryngoscope. 2006;116:52–7.

[39] Røksund OD, Heimdal JH, Olofsson J, Maat RC, Halvorsen T. Larynx during exercise: the unexplored bottleneck of the airways. Eur Arch Otorhinolaryngol. 2015 Sep;272(9):2101–9.

[40] Sullivan MD, Heywood BM, Beukelman DR. A treatment for vocal cord dysfunction in female athletes: an outcome study. Laryngoscope. 2001;111:1751–5.

[41] Norlander K, Johansson H, Jansson C, et al. Surgical treatment is effective in severe cases of exercise-induced laryngeal obstruction: a follow-up study. Acta Otolaryngol. 2015;135:1152–9.

[42] Powell DM, Karanfilov BI, Beechler KB, et al. Paradoxical vocal cord dysfunction in juveniles. Arch Otolaryngol Head Neck Surg. 2000;126:29–34.

[43] Kolnes LJ, Stensrud T. Exercise-induced laryngeal obstruction in

athletes: contributory factors and treatment implications. Physiother Theory Pract. 2018 May;14:1–12.

[44] Nishimura RA, McGoon MD, Shub C, et al. Echocardio-graphically documented mitral-valve prolapse. Long-term follow-up of 237 patients. N Engl J Med. 1985;313:1305–9.

[45] Gati S, Malhotra A, Sharma S. Exercise recommendations in patients with valvular heart disease. Heart. 2019;105:106–11.

[46] Braverman AC, Harris KM, Kovacs RJ, Maron BJ. Eligibility and disqualification recommendations for competitive athletes with cardiovascular abnormalities: task force 7: aortic diseases, including Marfan syndrome: a scientific statement from the American Heart Association and American College of Cardiology. J Am Coll Cardiol. 2015;66(21):2398–405.

[47] Shaskey DJ, Green GA. Sports haematology. Sports Med. 2000;29: 27–38.

[48] Zoller H, Vogel W. Iron supplementation in athletes-first do no harm. Nutrition. 2004;20:615–9.

[49] Fazal AA, Whittemore MS, DeGeorge KC. Foot-strike haemolysis in an ultramarathon runner. BMJ Case Rep. 2017; 13:2017.

[50] Moffatt K, Silberberg PJ, Gnarra DJ. Pulmonary embolism in an adolescent soccer player: a case report. Med Sci Sports Exerc. 2007;39(6):899–902.

[51] Sanz de la Garza M, Lopez A, Sitges M. Multiple pulmonary embolisms in a male marathon athlete: is intense endurance exercise a real thrombogenic risk? Scand J Med Sci Sports. 2017;27(5):563–6.

[52] Zaleski AL, Taylor BA, Pescatello LS, Thompson PD, Denegar C. Performance of wells score to predict deep vein thrombosis and pulmonary embolism in endurance athletes. Phys Sportsmed. 2017;45(4):358–64.

[53] Bishop M, Astolfi M, Padegimas E, DeLuca P, Hammoud S. Venous thromboembolism within professional American sport leagues. Orthop J Sports Med. 2017;5(12):2325967117745530.

[54] Dumitrescu D, Gerhardt F, Viethen T, Schmidt M, Mayer E, Rosenkranz S. Case report: subjective loss of performance after pulmonary embolism in an athlete- beyond normal values. BMC Pulm Med. 2016;16:21.

[55] David PF. Primary spontaneous pneumothorax in a track athlete. Clin J Sport Med. 2002;12(5):318–9.

[56] Marnejon T, Sarac S, Cropp AJ. Spontaneous pneumothorax in weightlifters. J Sports Med Phys Fitness. 1995;35(2):124–6.

[57] Partridge RA, Coley A, Bowie R, Woolard RH. Sports-related pneumothorax. Ann Emerg Med. 1997;30(4):539–41.

[58] Kelly AM, Kerr D, Clooney M. Outcomes of emergency department patients treated for primary spontaneous pneumothorax. Chest. 2008;134(5):1033.

[59] Janssen J, Cardillo G. Primary spontaneous pneumothorax: towards outpatient treatment and abandoning chest tube drainage. Respiration. 2011;82(2):201.

[60] Baumann MH, Strange C, Heffner JE, et al. Management of spontaneous pneumothorax: an American College of Chest Physicians Delphi consensus statement. Chest. 2001;119(2):590.

[61] Curtin SM, Tucker AM, Gens DR. Pneumothorax in sports: issues in recognition and follow- up care. Phys Sportsmed. 2000;28(8):23–32.

[62] Nuss D, Obermeyer RJ, Kelly RE. Pectus excavatum from a pediatric surgeon's perspective. Ann Cardiothorac Surg. 2016;5(5):493–500.

[63] Williams A, Crabbe D. Pectus deformities of the anterior chest wall. Paediatr Respir Rev. 2003;4:237–42.

[64] Rowland T, Moriarty K, Banever G. Effect of pectus excavatum deformity on cardiorespiratory fitness in adolescent boys. Arch Pediatr Adolesc Med. 2005;159(11):1069–73.

[65] Malek M, Fonkalsrud E, Cooper C. Ventilatory and cardiovas-cular responses to exercise in patients with pectus excavatum. Chest. 2003;124:870–82.

[66] Obermeyer RJ, Cohen NS, Jaroszewski DE. The physiologic impact of pectus excavatum repair. Semin Pediatr Surg. 2018; 27(3):127–32.

[67] Tsiligiannis T, Grivas T. Pulmonary function in children with idiopathic scoliosis. Scoliosis. 2012;7(1):7.

[68] McMaster MJ, Glasby MA, Singh H, Cunningham S. Lung function in congenital kyphosis and kyphoscoliosis. J Spinal Disord Tech. 2007;20(3):203–8.

[69] Lisboa C, Moreno R, Fava M, Ferretti R, Cruz E. Inspiratory muscle function in patients with severe kyphoscoliosis. Am Rev Respir Dis. 1985;132(1):48–52.

[70] Kearon C, Viviani GR, Kirkley A, Killian KJ. Factors determining pulmonary function in adolescent idiopathic thoracic scoliosis. Am Rev Respir Dis. 1993;148(2):288–94.

[71] Simpson RJ, Campbell JP, Gleeson M, et al. Can exercise affect immune function to increase susceptibility to infection? Exerc Immunol Rev. 2020;26:8–22.

[72] Achem SR. Noncardiac chest pain-treatment approaches. Gastroenterol Clin N Am. 2008;37:859–78.

[73] Rowland TW. Evaluating cardiac symptoms in the athlete: is it safe to play? Clin J Spor Med. 2005;15:416–20.

[74] Lee TH, Goldman L. Evaluation of the patient with acute chest pain. N Engl J Med. 2000;342:1187–95.

[75] Goodacre S, Locker T, Morris F, Campbell S. How useful are clinical features in the diagnosis of acute, undifferentiated chest pain? Acad Emerg Med. 2002;9:203–8.

[76] Wilens T, Prince J. Stimulants and sudden death: what is a physician to do? Pediatrics. 2006;118:1215–9.

[77] Eckart R, Shry E, Burke A. Sudden death in young adults: an autopsy-based series of a population undergoing active surveillance. J Am Coll Cardiol. 2011;58(12):1254–61.

[78] Parker MW, Thompson PD. Prog Cardiovasc Dis. 2012;54:416–22.

[79] Merghani A, Maestrini V, Rosmini S. Prevalence of subclinical coronary artery disease in masters endurance athletes with a low atherosclerotic risk profile. Circulation. 2017;136(2):126–37.

[80] Borjesson M, Delborg M, Niebauer J, et al. Recommendations for participation in leisure time or competitive sports in athletes-patients with coronary artery disease: a position statement from the Sports Cardiology Section of the European Association of Preventative Cardiology (EAPC). Eur Heart J. 2019;40(1):13–8.

[81] Davis JA, Cecchin F, Jones TK, Portman MA. Major coronary artery anomalies in a pediatric population: incidence and clinical importance. J Am Coll Cardiol. 2001;37:593–7.

[82] Basso C, Maron BJ, Corrado D, Thiene G. Clinical profile of congenital coronary artery anomalies with origin from the wrong aortic sinus leading to sudden death in young competitive athletes. J Am Coll Cardiol. 2000;35:1493–501.

[83] Maron BJ, Haas TS, Murphy CJ, Ahluwalia A, Rutten-Ramos S. Incidence and causes of sudden death in U.S. College athletes. J Am Coll Cardiol. 2014;63:1636–43.

[84] Brothers J, Carter C, McBride M, Spray T, Paridon S. Anomalous left coronary artery origin from the opposite sinus of valsalva: evidence of intermittent ischemia. J Thorac Cardiovasc Surg. 2010;140:e27–9.

[85] Ali M, Hanley A, McFadden EP, Vaughan CJ. Coronary artery anomalies: a practical approach to diagnosis and management. Heart Asia. 2011;3(1):8–12.

[86] Van Hare GF, Ackerman MJ, Evangelista JA, et al. Eligibility and disqualification recommendations for competitive athletes with cardiovascular abnormalities: task force 4: congenital heart disease: a scientific statement from the American Heart Association and American College of Cardiology. Circulation. 2015;132:e281–91.

[87] Basso C, Carturan E, Corrado D, Thiene G. Myocarditis and dilated cardiomyopathy in athletes: diagnosis, management, and recommendations for sport activity. Cardiol Clin. 2007;25:423–9.

[88] Woodruff JF. Viral myocarditis. A review. Am J Pathol. 1980;101: 423–84.

[89] Brennan FH, Stenzier B, Oriscello R. Diagnosis and management of myocarditis in athletes. Curr Sports Med Rep. 2003;2(2):65–71.

[90] Aquaro GD, Perfetti M, Camastra G, et al. Cardiac MR with late gadolinium enhancement in acute myocarditis with preserved systolic function: ITAMY study. J Am Coll Cardiol. 2017;70:1977–87.

[91] van der Werf C, van Langen IM, Wilde AA. Sudden death in the young: what do we know about it and how to prevent? Circ Arrhythm Electrophysiol. 2010;3:96–104.

[92] Maron BJ, Zipes DP, Kovacs RJ. Eligibility and disqualification recommendations for competitive athletes with cardiovascular abnormalities: Task Force 3: Hypertrophic Cardiomyopathy, Arrhythmogenic Right Ventricular Cardiomyopathy and Other Cardiomyopathies, and myocarditis. Circulation. 2015;132:e237–80.

[93] Zorzi A, Perazzolo Marra M, Rigato I, et al. Nonischemic left ventricular scar as a substrate of life-threatening ventricular arrhythmias and sudden cardiac death in competitive athletes. Circ Arrhythm Electrophysiol. 2016;9(7):e004229.

[94] Phelan D, Kim JH, Chung EH. A game plan for the resumption of sport and exercise after coronavirus disease 2019 (COVID-19) infection. [published online ahead of print, 2020 May 13]. JAMA Cardiol. 2020; https://doi.org/10.1001/jamacardio.2020.2136.

[95] Maisch B, Seferovic PM, Ristic AD, et al. Guidelines on the diagnosis and management of pericardial diseases executive summary; the task force on the diagnosis and management of pericardial diseases of the European Society of Cardiology. Eur Heart J. 2004;25:587–610.

[96] LeWinter MM. Acute Pericarditis. N Engl J Med. 2014;371: 2410–6.

[97] Seidenberg PH, Haynes J. Pericarditis: diagnosis, management, and return to play. Curr Sports Med Rep. 2006;5(2):74Y9.

[98] Sliwa K, Mocumbi AO. Forgotten cardiovascular diseases in Africa. Clin Res Cardiol. 2010;99:65–74.

[99] Shabetai R. The pericardium. Norwell: Kluwer; 2003.

[100] Seferovic PM, Ristic AD, Maksimovic R, et al. Pericardial syndromes: an update after the ESC guidelines 2004. Heart Fail Rev. 2013;18:255–66.

[101] Imazio M, Brucato A, Trinchero R, Spodick D, Adlery Y. Colchicine for pericarditis: hype or hope? Eur Heart J. 2009; 30:532–9.

[102] Maron B, Zipes DP, Kovacs RJ. Eligibility and disqualification recommendations for competitive athletes with cardiovascular abnormalities: preamble, principles and general considerations: a scientific statement from the American Heart Association and American College of Cardiology. J Am Coll Cardiol. 2015;66:2343–9.

[103] Friman G, Wesslen L. Special feature for the Olympics: infections and exercise in high-performance athletes. Immunol Cell Biol. 2000;78:510–22.

[104] Hatzaras I, Tranquilli M, Coady M, Barrett PM, Bible J, Elefteriades JA. Weight lifting and aortic dissection: more evidence for a connection. Cardiology. 2007;107(2):103–6.

[105] Eijsvogels TMH, Fernandez AB, Thompson PD. Are there deleterious cardiac effects of acute and chronic endurance exercise? Physiol Rev. 2016;96(1):99–125.

[106] Engel DJ, Schwartz A, Homma S. Athletic cardiac remodeling in US professional basketball players. JAMA Cardiol. 2016;1(1):80–7.

[107] Gentry JL, Carruthers D, Joshi PH, et al. Ascending aortic dimensions in former National Football League athletes. Circ Cardiovasc Imaging. 2017;10(11):e006852.

[108] Washington RL. Dysrhythmic heart disease. In: Goldberg B, editor. Sports and exercise for children with chronic health conditions. Champaign: Human Kinetics Publishers; 1995. p. 237–46.

[109] Peritz DC, Howard A, Ciocca M, Chung EG. Smartphone ECG aids real time diagnosis of palpitation in the competitive college athlete. J Electrocardiol. 2015;48(5):896–9.

[110] Jozkow P, Wasko-Czopnik D, Medras M, Paradowski L. Gastroesophageal reflux disease and physical activity. Sports Med. 2006;36(5):385Y91.

[111] Collings KL, Pierce Pratt F, Rodriguez-Stanley S, et al. Esophageal reflux in conditioned runners, cyclists, and weightlifters. Med Sci Sports Exerc. 2003;35(5):730Y5.

[112] Parmelee-Peters K, Moeller JL. Gastroesophageal reflux in athletes. Curr Sports Med Rep. 2004;3(2):107–11.

[113] Coris EE, Higgins HW. First rib stress fractures in throwing athletes. Am J Sports Med. 2005;33(9):1400Y4.

[114] Wild AT, Begly JP, Garzon-Muvdi J, Desai P, McFarland EG. First-rib stress fracture in a high-school lacrosse player: a case report and short clinical review. Sports Health. 2011;3(6):547–9.

[115] McDonnell LK, Hume PA, Nolte V. Rib stress fractures among rowers: definition, epidemiology, mechanisms, risk factors and effectiveness of injury prevention strategies. Sports Med. 2011;41(11):883–901.

[116] Gregory PL, Biswas AC, Batt ME. Musculoskeletal problems of the chest wall in athletes. Sports Med. 2002;32(4):235Y50.

[117] Udermann BE, Cavanaugh DG, Gibson MH, et al. Slipping rib syndrome in a collegiate swimmer: a case report. J Athl Train. 2005;40(2):120Y2.

[118] Khan N, Waseem S, Ullah S, Mehmood H. Slipping rib syndrome in a female adult with longstanding intractable upper abdominal pain. Case Rep Med. 2018;2018:7484560. Published online 2018 Jul 2.

[119] Foley CM, Sugimoto D, Mooney DP, Meehan WP, Stracciolini A. Diagnosis and treatment of slipping rib syndrome. Clin J Sport Med. 2019;29(1):18–23.

[120] Disla E, Rhim HR, Reddy A, et al. Costochondritis: a prospective analysis in an emergency department setting. Arch Int Med. 1994;154(21):2466–9.

[121] Mendelson G, Mendelson H, Horowitz SF, et al. Can (99m)-technetium methylene diphosphonate bone scans objectively document costochondritis? Chest. 1997;111(6):1600–2.

[122] Aspegren D, Hyde T, Miller M. Conservative treatment of a female collegiate volleyball player with costochondritis. J Manipulative Physiol Ther. 2007;30(4):321Y5.

[123] Singh AM, McGregor RS. Differential diagnosis of chest symptoms in the athlete. Clin Rev Allergy Immunol. 2005;29(2):87Y96.

第 19 章　运动员心悸和头晕的评估
The Evaluation of Palpitations and Dizziness in the Athlete

Brad Witbrodt　Jonathan H. Kim　著

王学英　译

一、心悸

心悸就是逐渐或突然意识到自己的心跳[5]。由于这一定义非常具有主观性，心悸运动员可能向临床医生呈现出各种各样的症状，这些症状发生在各种各样的临床场景中。例如，相当大一部分病例是在参与运动前筛查中发现的，而其他病例则是运动员在运动期间因有心悸症状就诊[6]。与大部分人群相似，重大潜在心脏病的发病率因心脏病的风险因素而异，其中年龄是风险的最强预测因素[7, 8]。虽然也是非特异性的，但个人心脏病史或心脏病家族史也是评估时应考虑的重要危险因素[4, 8]。鉴于运动员心悸症状的差异很大，全面的病史和体格检查是指导诊断和治疗过程中必不可少的第一步。

（一）病史

详细的病史对于判断是否存在病变至关重要。需要注意的是，术语"心悸"一词并非所有运动员都能理解，运动员对这种非特异性症状的解释也不是一致的。医师应该了解运动员用来描述这种症状的各种感觉。因此，我们认为重要的是使用非专业术语来描述心悸。患者可能表示他们感到"心跳跳""心脏从胸腔跳出来""跳动""颤动"或其他非特异性的胸部感觉。偶尔，患者也可能会描述颈部、咽喉、全身无力或不安的奇怪感觉，所有这些都可能与心悸一致。在实践中，我们询问是否有心悸，然后进行非专业的描述，以便运动员能完全理解提问的内容。

在获取初始病史的同时，重要的是要了解运动员在出现症状时的一般压力水平。在制订初始治疗计划时，应该了解运动员的忧虑程度，特别是当病史支持更良性的病因时。对于一些运动员来说，心悸的感觉可能是一种轻微的烦恼，而对于另一些人来说，可能有明显的生活方式限制症状或相关运动成绩的急剧下降。这些区别在确定最佳管理方法时很重要，因为通常不需要药物治疗的良性心悸，如非持续性房性期前收缩（APC）或室性期前收缩（PVC），仍可能导致严重的功能限制或表现性能问题，需要考虑进一步的药物治疗。

病史中最关键的方面是确定心悸是在休息时发生还是在用力时发生。大多数与心源性猝死相关的恶性心律失常发生在用力过程中[9]。如果在剧烈体力活动（练习、训练、比赛）时出现心悸而导致突然晕厥的情况，应进行深入评估并立即限制体力活动[4]。在运动中突然发生的心悸或与运动员的运动强度不成比例的心悸应与静息时发生的心悸相区别。对于运动性心悸，记录与心悸发作相关的用力强度是很重要的。同样重要的是，要判断心悸是简单的"跳动"，还是潜在的持续性心动过速。这一区别将新发室上性心动过速［包括心房颤动、房室结折返性心动过速（atrioventricular nodal reentry tachycardia，AVNRT）、房室折返性心动过速（atrioventricular reentrant tachycardia，AVRT）和室性心动过速］与正常异位 APC 或 PVC 区分开来。此外，在运动员中，二度Ⅰ型房室传导阻滞（文氏现象）可能表现为非病理性心悸（表 19-1）。

了解症状终止的机制或与心悸缓解或停止相关的其他因素是很重要的。常见的反应通常包括仰卧时的深呼吸或迷走神经动作（俯卧、咳嗽、冷敷）。迷走神经刺激引起的持续性心悸通常表明房室结依赖性心律失常。使用 Valsalva 动作不能轻易终止的快速性心律失常通常表明并非完全依赖房室结的心律失常，如房性心动过速、心房颤动或室性心律失常。其他有用的终止问题包括患者在短暂暂停后是否感到"强烈搏动"。这种感觉可能表明良性异位恢复后的停顿。最后，应记录补充剂的使用情况，尤其是能量补充剂和咖啡因的摄入情况。

（二）体格检查

体格检查应重点排除潜在的结构性心脏病。心脏听诊应包括评估是否有杂音、奔马律、摩擦音或颈动脉杂音。临床医师应使用刺激性操作排除可能存在于肥厚型心肌病中的动态左心室流出道梗阻的迹象[10]。刺激性动作的具体示例包括有和没有 Valsalva 动作的听诊，以及下蹲和站立的

听诊。通过这些动作（Valsalva 动作和即刻站立），左心室前负荷动态降低，可以增强动态流出道梗阻的杂音[11]。应检查桡动脉搏动以评估是否有异位的存在。最后，美国心脏协会（AHA）在运动员参与运动前的筛查指南中建议应同时评估桡动脉和股动脉搏动[12, 13]。股动脉搏动明显延迟可能表示主动脉缩窄，而主动脉缩窄占所有先天性心脏病的 4%～6%[14]。

（三）评估

在制订心悸的诊断和治疗计划时，风险分层是主要指导方针。根据病史、体格检查结果，有时还需要 12 导联心电图（ECG），低风险运动员几乎不需要额外检查。然而，任何高风险的特征都需要进一步评估。对 AHA 的 14 项运动筛查（表 19-2）和基于国际共识标准（表 19-3）的异常 ECG 结果做出肯定回答的运动员需要进行进一步评估，包括进一步的心脏影像学检查和评估方式，如超声心动图（TTE）、心脏磁共振成像、负荷试验和长期心律监测[13, 15]。在未发现高危特征的临床情况下，仍可考虑进行动态心律监测，以确定心悸的病因。在有症状的心悸患者中，之前的数据表明，动态

表 19-1 心悸的常见病因

	常见病因	关键病史特征
良性异位	<ul><li>房性期前收缩</li><li>室性期前收缩</li><li>文氏现象传导</li><li>异位心房节律</li></ul>	<ul><li>"跳拍感"</li><li>带有"强节奏"的停顿</li><li>通常与身体活动无关</li></ul>
心律失常	<ul><li>室上性心动过速</li><li>心房纤颤</li><li>房性心动过速</li><li>房室结折返性心动过速</li><li>房室折返性心动过速</li></ul>	<ul><li>突然发生和终止</li><li>与活动不成比例的心率</li><li>可能因迷走神经动作而自我终止（AVNRT/AVRT）</li></ul>
	室性心动过速	<ul><li>更可能与潜在的结构性心脏病有关</li><li>怀疑是否有心源性猝死或遗传性通道病的家族史</li></ul>

AVNRT. 房室结折返性心动过速；AVRT. 房室折返性心动过速

表 19-2　美国心脏协会运动员竞技前心血管病筛查的 14 项指标

个人史

- 有过胸部疼痛、不适、憋闷或劳累后压迫感
- 发生过不明原因的晕厥，或者近期出现过晕厥（排除神经性因素，体力消耗后发生尤要关注）
- 运动后出现过度的、难以解释的呼吸困难 / 疲劳或心悸
- 曾被检出心脏杂音
- 血压升高
- 之前被限制不允许参加体育运动
- 之前有医生建议检查心脏

家族史

- 家族中有一位甚至多位亲属不到 50 岁就因心脏病突发而过早死亡（突然意外或以其他方式）
- 近亲中有不到 50 岁即因心脏病致残者
- 伴有肥厚型或扩张型心肌病，长 QT 间期综合征，其他离子通道类疾病，马方综合征，或者明显心律失常；较为了解家族成员罹患遗传性疾病的情况

体格检查

- 检查是否存在心脏杂音（卧位和立位都要仔细听，听诊时可嘱患者做 Valsalva 动作；尤要留心左心室流出道梗阻所致杂音）
- 检测股动脉脉冲排除主动脉狭窄
- 检查是否具备马方综合征的特别体征
- 量取肱动脉血压（坐姿，最好测双臂）

改编自 Maron et al.[13]

心电图监测或心脏事件监测的诊断率分别为 33%～35% 和 72%～80%[16]。对于具有高危特征的运动员，必须排除结构性心脏病的存在[9, 15]。本章稍后将讨论我们对运动员心悸评估的临床方法的总结（图 19-1）。

（四）预后

非持续性且仅在静息时发生的心悸很常见，在运动员中这通常是良性的[4]。大多数良性静息心悸与高静息迷走神经张力有关，这在高强度训练的运动员中很常见[7]。如前所述，常见病因包括 APC、PVC、文氏现象、异位房性心律和交界性心律[15]（表 19-1）。特别是在 24h 动态心电图监测中，有 40%～75% 的健康个体发生 PVC[17, 18]。对运动员进行的小型研究表明，PVC 在耐力运动员中的发生率较高，70% 的耐力运动员和 55% 的非运动员表现出心室异位，25% 的耐力运动员和 5% 的非运动员表现出复杂的心室异位[19]。

二、头晕

与心悸类似，头晕是运动员中较为常见的症状，但一些头晕的经历会引起运动员明显的不适，需要进一步的医学评估[20]。头晕的鉴别诊断范围很广，需要详细而具体的历史问题，以指导适当的评估。因此，对运动员头晕的治疗方法在很大程度上依赖于准确的询问病史，这是评估最重要的第一步。

（一）病史

头晕可能等同于从不同器官系统表现出的各种感觉。因此，必须准确仔细检查症状并区分是否需要进行初步心脏检查。虽然头晕的定义和分类各不相同，但基于病史通常接受的类别包括晕厥前兆、眩晕、平衡失调和非特异性头晕[20, 21]（表 19-4）。将症状仔细分为这些类别之一对于集中进行体格检查和形成更精确地鉴别诊断至关重要。大多数头晕的心脏原因包括与晕厥前兆一致的症

表 19-3　运动员心电图解析的国际共识标准		
正常心电图	**临界心电图表现 [a]**	**异常心电图**
<ul><li>呈 LVH 或 RVH 的 QRS 电压升高</li><li>不完全性 RBBB</li><li>早复极 /ST 段抬高</li><li>黑种人运动员 $V_{1\sim4}$ 导联 ST 段抬高伴 T 波倒置</li><li><16 岁运动员 $V_{1\sim3}$ 导联 T 波倒置</li><li>窦性心动过缓或窦性心律不齐</li><li>异位房性或交界性心律</li><li>一度房室传导阻滞、二度 I 型房室传导阻滞（文氏现象）</li></ul>	<ul><li>电轴左偏</li><li>左心房扩大</li><li>电轴右偏</li><li>右心房扩大</li><li>完全性 RBBB</li></ul>	<ul><li>T 波倒置</li><li>ST 段压低</li><li>病理性 Q 波</li><li>完全性 LBBB</li><li>QRS 时限>140ms</li><li>ε 波</li><li>室性期前收缩</li><li>QT 间期延长</li><li>I 型 Brugada 波</li><li>显著窦性心动过缓<30 次 / 分</li><li>PR 间期≥400ms</li><li>二度 II 型房室传导阻滞</li><li>三度房室传导阻滞</li><li>≥2 个期前收缩</li><li>房性心动过速</li><li>室性心律失常</li></ul>

a. 出现一种临界心电图表现时不需要再进行进一步检查，出现两种临界心电图表现时需要再进行进一步检查
LBBB. 左束支传导阻滞；LVH. 左心室肥厚；RBBB. 右束支传导阻滞；RVH. 右心室肥厚
改编自 Drezner et al. [15]

状，但眩晕症状并不排除心脏病因 [22]。如果病史和体格检查仅与眩晕或平衡失调相符，则应分诊至适当的专科医师进行进一步治疗。非特异性头晕可能是最具挑战性的临床表现，需要深入询问和详细的体格检查，以排除心脏病因。

（二）体格检查

对于报告有头晕症状的运动员，需要结合详细的病史进行全面的体格检查。如前所述，用刺激性操作来评估结构性心脏病，是该检查的必要组成部分。为了准确评估自主神经张力和体位性血流动力学反应，应记录立位血压 [23]。从仰卧位站起后 3min 内收缩压下降≥20mmHg 或舒张压下降≥10mmHg 被视为是立位反应 [23]。患者可能表现为仰卧位高血压，是自主神经功能障碍的危险因素，站立位至仰卧位血压升高 30mmHg 一般被认为是不正常的 [23]。另外，应记录站立时的心率反应，以评估体位性心动过速，在这种情况下，在 10min 内的心率每分钟

增加 30 次被归类为不正常 [23, 24]。

一次基本的神经系统检查应包括脑神经检查、步态异常评估和小脑体征检查。该检查还应评估是否存在震颤、局灶性无力或周围神经病变。对于典型性眩晕患者，需要进行基本的耳鼻喉学评估，包括耳镜检查、眼外运动评估和使用 Dix-Hallpike 动作评估眼球震颤 [25]。

（三）非心源性头晕

区分心源性还是非心源性头晕症状是临床病史中最关键的部分。头晕发生在休息时，或在身体动作后，如起立、翻身或躺下，更有可能是病因学中的"眩晕"。表现为眩晕的头晕通常被描述为感觉"失去平衡"或"旋转"，类似乘坐过山车或旋转木马。病因通常是由潜在的眼动或前庭（内耳）病理或其他神经疾病引起 [26-29]。从心血管角度来看，眩晕可代表脑血管疾病（如短暂性脑缺血发作、脑卒中或颈动脉狭窄）的最初表现。与

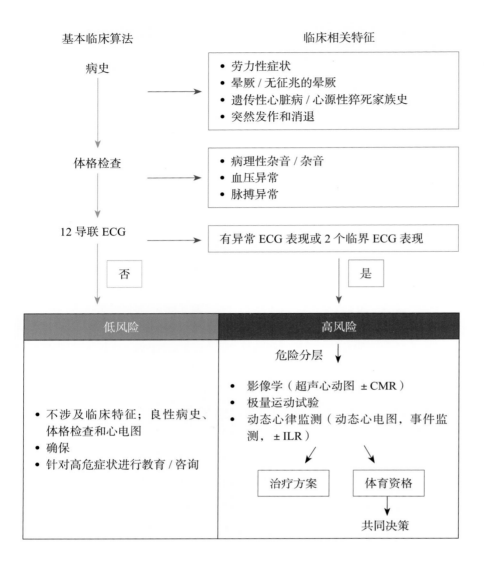

眩晕类似，平衡失调主要是外周或中枢神经系统的疾病，最好由神经内科或耳鼻喉科专家治疗。然而，由于平衡失调与糖尿病密切相关，也可能是脑血管或外周血管疾病的表现[26, 30-32]。因此，在非心源性头晕的病例中，有机会应筛查潜在的心血管疾病，并在必要时启动适当的一级预防[33]。

在疑难病例中，病史和体格检查包括心脏和非心脏疾病的体征和症状。例如，患有典型眩晕的运动员也可能会在症状发作期间出现心悸。在这些情况下，治疗方案可能需要多学科的方法。平衡对基础心脏病的担忧和良性非心脏病因的可能性仍然至关重要。对于头晕和心悸的评估，这一总体理念是正确的。

（四）心源性头晕

大多数心源性头晕病例属于晕厥前兆（表 19-5）。运动员通常会表示他们即将"晕倒"或"昏倒"，而不是正眩晕或失衡。在明确的晕厥前兆病例中，必须确定症状是在休息时、运动时或运动结束后立即发生的。劳力性晕厥前兆在被证实是其他原因之前应被认为是病理性的，需要更详细的心脏评估。在出现晕厥前兆或明显晕厥的运动员中，39% 是由于心血管原因，而 36% 没有明确的病因[34, 35]。在没有明确病因的病例中，30% 通常是直立性或反射/自主神经介导的发作[35]。自主神经功能障碍在年龄较大的运动员中较为常见，但也

表 19-4 常见的头晕分类			
	病史线索	体格检查线索	关键区别
晕厥前兆	• 感觉和近乎晕厥前驱（直立） • 出汗、恶心（血管迷走性） • 心悸（心律失常）	• 立位：收缩压下降20mmHg；舒张压下降10mmHg • 脉搏增加30次/分 • 病理杂音	直立性心血管病因：心律失常、瓣膜病、结构性心脏病、血管疾病、自主神经功能障碍
眩晕	• 旋转感 • 患者外来的运动感 • 有听力减退史	• 眼球震颤 • Dix-Hallpike 动作阳性	• 良性阵发性位置性眩晕 • 迷路炎 • 梅尼埃病 • 前庭神经炎 • 听神经瘤 • 偏头痛
失衡	• 步态不稳 • 下肢感觉异常或感觉减退 • 坐位或仰卧位时症状轻微或不存在	• 下肢感觉减退 • 步态蹒跚 • Romberg 征阳性 • 平衡能力差	• 糖尿病 TIA/脑血管意外 • 帕金森病
非特异性的头晕	精神"混浊""沉重"或其他非特异性描述的模糊症状	• 正常神经系统检查 • 过度通气时的可重复性	• 焦虑抑郁 • 药物滥用 • 医源性 • 脑震荡过度 • 通气史

TIA. 短暂性脑缺血发作

表 19-5 通过病史和体格检查鉴别心源性和非心源性头晕		
	心源性头晕	非心源性头晕
病史	• 晕厥前兆 • 血管迷走性前驱 • 与心悸相关 • 与劳累史相关 • 既往心脏疾病史	• 眩晕/失衡/非典型头晕 • 与头部运动或躺下有关 • 既往神经系统疾病史 • 听力丧失/耳鸣
体格检查	• 病理性杂音 • 颈动脉杂音 • 脉搏异常 • 立位血压 • 站立时心率增加 30 次/分	• 神经病变 • 眼球震颤 • 步态异常 • 听觉或视力异常 • 震颤/共济失调

可能发生于年龄较小的运动员[36]。人们认为，在高度训练的运动员中，副交感神经张力的升高增加了在这一人群中观察到的神经源性晕厥前兆/晕厥发作的风险[37, 38]。尽管迷走神经发作会引起明显的焦虑和不适，但它是一种良性疾病，因此从运动心脏病学的角度来说，可以放心[35]。

（五）反射性（血管迷走性）头晕和自主神经功能障碍

与眩晕相似，由自主神经功能障碍引起的头晕在本质上可能是体位性的。当病史表明患者的症状很可能是由血管迷走神经引起时，放弃进一步的诊断性检查是合理的[35]。

自主神经功能障碍包括导致直立位的各种不同情况，其原因是血液在下肢不适当积聚，导致脑血流量下降、脑灌注不足和相应的症状性头晕[39]。自主神经功能障碍有三种主要变体：①反射或血管迷走神经发作；②体位性心动过速综合征（postural tachycardia，POTS）；③（罕见）纯自主神经衰竭综合征包括多系统萎缩，几乎只见于老年患者[23]。

反射性或血管迷走性头晕（神经心源性头晕）在包括运动员在内的一般人群中极为常见，约占所有头晕病例的33%[35, 40]。血管迷走神经发作的基础生理学是由于副交感神经系统突然受到刺激而启动自主神经反射，从而导致突然发生的低血压和心动过缓。这种自主神经反射可以通过多种方式触发，包括长时间站立、血液部位或其他感知到的令人不安的视觉刺激或深刻的情绪压力源[41, 42]。虽然现有的数据很少，但有人认为，由于高条件反射运动员固有的静息副交感神经张力基线增加，运动员可能有更高的血管迷走神经反射反应倾向[43-45]。重要的是，血管迷走神经反应通常仅通过病史即可诊断，典型表现包括明显的出汗前驱症状，以及伴随先兆晕厥症状的全身发热和恶心感。当最初的症状缓解后，常出现术后持续数分钟的全身疲劳和（或）不适。

POTS通常被描述为轻度、不太严重的单纯自主神经功能障碍，其特征是站立10min后心率过度增加（≥30次/分），而没有直立性血压下降[23]。POTS包括两个已知的变体，即外周介导和中枢介导的POTS[46]。外周介导的POTS被认为与外周血管系统在直立性应激的突然或长期变化时未能充分维持全身血管阻力有关。外周血管张力的缺乏导致心率和心脏收缩力增加，表现为头晕、疲劳、视觉障碍或运动不耐受[39, 47]。中枢介导的POTS也有类似的症状，但是由中枢压力感受器的异常反馈引起的[37-39, 47, 48]。值得注意的是，POTS患者往往有日常症状，因为潜在的病理生理学在任何时候都是固有的[39, 47]。POTS与反射介导的自主神经功能障碍不同，后者患者通常描述为长时间的静息症状。一些研究提示，POTS可能是更严重的自主神经功能障碍的早期表现，少数患者（≤10%）可进展为纯自主神经功能衰竭[47]。

有时，运动员的症状很难分类，或者在潜在病史中会出现明显的功能衰弱。在这些情况下，可考虑进行直立倾斜试验进行风险分层和预后预测。我们认为，决定进行直立倾斜试验时应谨慎，因为直立倾斜试验阴性者并不一定排除自主神经功能障碍。此外，其中许多疾病的管理缺乏强有力的循证实践指南[40, 49]。运动心脏病学特有的是，作为临床表现的一部分，运动员可能还存在心理上的暗示性症状，这些暗示性症状可能会因重复和过度的医学检查而加剧。对于复杂的病例，我们倾向于采用多学科方法，如果临床上允许，可以请自主神经功能障碍方面的专家进行治疗。

（六）劳力性心源性头晕

运动员的劳力性头晕是一个高风险的发现，需要进一步评估以排除潜在的结构性心脏病或原发性心律失常的可能[34, 50-54]。尽管原发性遗传性心脏疾病的发生率相对较低，但与这些疾病相关的心源性猝死风险增加，因此需要优先识别患有这些疾病的有症状的运动员。在对伴有劳力性头晕的运动员进行评估时，主要考虑三种类型疾病：心肌疾病、冠状动脉异常和传导系统异常（表 19-6）[55, 56]。重要的是要认识到，虽然这些疾病的表现可由剧烈活动诱发，但有时临床表现可能是微妙的。劳力性先兆晕厥和无先兆晕厥通常是病理性的，在被证实并非如此前，需要仔细和彻底的诊断方法。

表 19-6　与运动员劳力性头晕和心悸相关的潜在心脏病因	
类　型	具体病因
心肌疾病	• 心肌心包炎 • 遗传性心肌病（如肥厚型心肌病、致心律失常性右心室心肌病、扩张型心肌病、心肌致密化不全） • 高血压性心脏病
冠状动脉畸形	冠状动脉异常主动脉起源
传导系统异常	• 心房颤动 • 心房扑动 • 房性心动过速 • 其他室上性心动过速（如 AVNRT、AVRT） • 室性心动过速 • 心房过早收缩 • 心室过早收缩 • 二度Ⅰ型房室传导阻滞（文氏现象） • 二度Ⅱ型房室传导阻滞

AVNRT. 房室结折返性心动过速；AVRT. 房室折返性心动过速

（七）劳累后头晕

一般而言，运动后发生的头晕（如完成竞技耐力项目后）不太令人担心，这通常与运动后外周血管舒张相关[57]。在动态运动中，动脉血管扩张，全身血管阻力降低，从而允许氧合血分流到运动的骨骼肌[58]。运动后直立性发作在耐力运动员中常见，通常发生在长时间运动结束后或即将结束时[50]。这些发作的机制与外周血管仍处于舒

张状态的运动员突然失去骨骼肌收缩（肌肉静脉泵）和心率降低有关。这种情境生理学导致脑灌注下降和晕厥前直立[59]。脱水、疲劳和可能的环境（即炎热和潮湿）条件会加剧这些发作。

三、运动员心悸和头晕的诊断方法

我们对运动员心悸和（或）头晕的一般治疗方法将在本部分描述。首先，必须确定心悸和（或）头晕是否是严重潜在心脏疾病的表现，并区分低风险和高风险运动员。这需要深入的病史和体格检查，并结合适当和有重点的诊断测试。其次，在整个诊断评估过程中，需要确定正在进行或停止运动训练的建议。最后，一旦做出诊断，咨询、治疗、关于重返赛场和获得体育资格的共同决策（如果适用）是最后的步骤。图 19-1 显示了评估运动员头晕和心悸的拟议临床算法。

（一）低风险症状的运动员

应打消被认为有低风险症状的运动员的疑虑，避免进一步进行诊断性检测。应告知运动员，他们的症状是良性的，不意味着有潜在的恶性心脏问题。这一低风险类别的患者一般具有以下特征：①无运动诱发或"危险信号"症状；②很少伴有症状；③心电图无高危表现；④体格检查正常。

这一低风险类别的运动员可能报告与 APC、PVC、血管迷走神经症状一致的症状，以及较轻的直立或自主神经功能障碍表现。良性异位患者一般会注意到在休息时出现的症状。此外，这些症状在运动过程中不会被发现或完全消失。同样，有典型血管迷走性、劳力性或直立性头晕病史的患者通常根据历史线索进行诊断。在极少数情况下，当病史不明确或发现其他可能与患者主诉相关或不相关的高危发现时，可能需要进一步的深入评估。更应该的是，应教育运动员注意可能引发未来担忧的危险信号症状。

（二）高风险症状的运动员

根据病史和体检收集的数据对高危运动员进

行分类。这些运动员将需要进一步的诊断测试。评估期间是否参与运动 / 运动的决策应根据运动心脏科医师最初的关注点来进行个体化判断。即使在这个阶段，采用共同决策的方法也可能是合适的，特别是对于未经批准的业余运动员。在共同决策的情况下，运动心内科医师的临床判断与患者的信念相一致，在诊断性评估期间为患者开出身体活动水平处方时，两者都有考虑。有明确心源性猝死家族史、无晕厥前兆或有室性心律失常记录的运动员应被视为高风险运动员，强烈建议在诊断评估完成之前停止剧烈活动。

在运动员的陈述中评估症状的具体历史特征是很重要的。例如，应仔细检查症状特征（如前驱症状或无前驱症状）、症状出现的时间（休息、运动或皆有），以及是否有任何加重或缓解因素。发生在最大运动强度时的心悸（如在高强度间歇训练或竞赛结束时）应影响特定运动方案的设计，并将其作为诊断评估的一部分。AHA 的 14 项问卷为出现心悸和（或）头晕的运动员提供了一个有用的框架，概述了关键历史问题（表 19-2）[13]。除了详细的体格检查和 12 导联心电图外，高风险运动员还需要额外的检查，至少包括经胸超声心动图和动态心律监测（动态心电图、事件监测或移动心脏遥测）。

（三）12 导联心电图

12 导联心电图（ECG）有许多表现，可以提示潜在的结构性心脏病理、心律失常或心律失常综合征。如表 19-3 所示，具体到心悸和（或）头晕，δ 波或短 PR 间期的存在提示预激综合征（WPW 综合征）[60]。应测量校正的 QT 间期[15, 61, 62]。异位搏动的存在，无论是 APC 还是 PVC，都应该被注意。虽然标准 12 导联 ECG 上的单个 PVC 不属于病理性，但如果在任何标准 10s ECG 条带上检测到≥2 个 PVC，这通常需要进一步评估。对于频发 PVC，随后的 24h 动态 ECG 监测可用于确定 PVC 总负荷。最后，年轻运动员出现明显的复极

异常、ST 段压低、病理性 Q 波或异常 T 波倒置（2 个或更多相邻导联）引起了对潜在遗传性心肌病的担忧，并值得进一步评估。

（四）经胸超声心动图

考虑到从测试中获得的信息、技术的易用性、便携性和成本效益，TTE 是一种用于运动员评估的核心的心脏诊断影像学检查[63]。TTE 的相关内容包括将运动诱发的心脏重构引起的适应性与心肌疾病区分开来，并排除显著的瓣膜病理[64, 65]。在专业的超声医师或经过适当培训的普通超声医师的帮助下，TTE 还可以排除冠状动脉异常主动脉起源（AAOCA）[66-69]，从而可能省去冠状动脉 CT 血管成像、静脉对比剂和辐射的需要。然而，如果鉴别诊断高度怀疑 AAOCA，CTA 仍然是首选的诊断检查[70]。一些研究认为 TTE 在识别冠状动脉开口方面效果不佳，有 62% 的图像缺失[71]，而其他有经验的实验室则认为在识别每个主要冠状动脉开口方面的可靠性＞90%[72]。在临床实践中，我们将最初用 TTE 作为首选影像学检查，对于 TTE 无法识别的病例保留 CTA 检查。

（五）动态心律监测

动态心律监测（Holter）或事件监测仍然是检查症状性心悸和（或）头晕（担心潜在的心律失常）的金标准。远程心律监测的不同方法各有利弊，既平衡了识别心律异常的可能性，又最大限度地减少了对患者的不便。在大多数情况下，最好进行 2～4 周的事件监测，以提高检出率，特别是在症状发生相对频繁的情况下[16]。此外，大多数现代事件监视器都使用防水贴片。这在运动心脏病学诊所中特别有用，因为除了水中运动，大多数运动员都可以佩戴该设备并继续进行运动训练。24～48h 动态心电图监测对于量化心律失常或异位的负担，或者判断症状是否持续频繁是最好的方法。在某些高风险患者（如怀疑室性心律失常的患者）中，移动心脏遥测技术能够在检测到恶性心律失常时迅速通知医师[73]。

（六）运动试验

对于出现心悸或头晕症状的运动员，极量运动试验对于进行风险分层是很有必要的。在这些情况下，使用 12 导联 ECG 监测进行锻炼可能会诱发和识别由劳累或用力导致的心律失常。如前所述，必须订制运动方案以确保达到与症状相关的运动强度，并确保测试以意志疲劳而不是基本心率阈值结束。在冲刺训练或间歇期诱发症状的情况下，为了诱发症状，我们通常在跑步机上采用起停间歇，而不是采用逐渐增加坡度的方案。

虽然不是运动心脏病学实践的强制要求，但我们发现，从心肺运动试验（CPET）获得的额外生理学数据在提供有关运动表现的信息方面是有价值的。CPET 包括呼吸气体交换，用于测量运动期间的峰值摄氧量[74]。对于那些需要订制运动处方的运动员，CPET 数据可以提供适当的心率阈值，从而帮助这一过程[75, 76]。CPET 还可以排除运动诱发症状的心理病因[74]。

（七）其他诊断测试

某些临床情况需要进行更广泛的测试。例如，最终诊断需要进一步风险分层和（或）预后预测的情况，或者存在高风险特征，但在初步评估后未做出明确诊断的情况。在心悸和（或）头晕的情况下，心脏磁共振成像（CMR）和侵入性电生理（EP）检查可作为临床流程的一部分。

（八）心脏磁共振成像检查

CMR 可以比传统的心脏成像更详细地描述心肌和（或）瓣膜器官[77-79]。CMR 还提供结构和血流动力学评估，可以补充超声心动图获得的临床信息[77]。在心肌炎、遗传性心肌病（肥厚型心肌病和致心律失常性右心室心肌病）和冠状动脉疾病的情况下，通过静脉注射钆对比剂，CMR 可以检测心肌炎症和瘢痕（延迟钆增强）[80]。

（九）EP 研究和植入式监测器

侵入性 EP 检查可对心电活动进行深入评估。

虽然它是安全的，但通常仍只针对有消融指征的运动员，或者心律失常（SVT）可能性大，但在之前的诊断检查中难以发现的病例[81, 82]。考虑到经验丰富的治疗中心的成功率，诊断为经典室上性心动过速的运动员最好通过 EP 中心进行确认性测试，然后进行消融治疗[83-85]。运动员可能更喜欢 SVT 的早期有创策略，因为它提供了较高的确定性治疗可能性，同时避免了抗心律失常药和 β 受体拮抗药治疗的药物不良反应风险。对高危患者进行高级别房室传导阻滞激发试验和诱发室性心律失常是需要进行 EP 研究的其他临床情况[86]。

植入式循环记录仪（implantable loop recorder, ILR）的使用频率越来越高，并且在头晕、心悸或晕厥病因不明的情况下非常有用。这些设备很小（USB 大小），被植入左上胸壁的皮肤下。ILR 在诊断算法中的具体益处源于能够进行长时间的连续监测，通常长达 3 年，而不需要任何外部设备[16, 87, 88]。在实践中，对于综合评估为阴性的晕厥或复发性持续性 / 有症状的心悸，我们发现使用 ILR 进行持续动态监测在临床上很有用，特别是当运动员被允许恢复完全参与运动时。

（十）共同决策

在医学届，在治疗决策中尊重患者的核心价值观，并遵循共同决策方法，已成为临床实践的基本原则。在运动心脏病学领域，由于涉及有心血管风险或疾病的患者参与运动，因此让运动员和其他潜在利益相关者参与决策过程已成为一个重点。患有心血管疾病的运动员接受关于持续锻炼和参加运动的风险和益处的教育和咨询[89]。运动心脏科医师的职责是基于个体化诊断数据和现有科学证据，提供尽可能准确和最佳的风险评估[4, 12, 90]。运动员和其他利益相关者能够在为运动员做出最好的决定之前贡献他们自己的主要想法。这种避免医生家长式作风和完全依赖专家意见的方法近年来势头大增[89, 91, 92]。此外，有新的循证数据表明，在以前被认为是高风险的情况下，有些运动是安全的[93-95]。共同决策过程在很大程度上依赖于教育，以及有关各方之间密切和频繁的沟通。

结论

运动员出现的心悸和头晕有多种且经常重叠的病因，诊断途径和治疗计划可能是复杂的。准确和全面的病史了解是必不可少的，它提供了鉴别低风险和高风险过程的关键区别因素。体格检查和 12 导联心电图应用于补充病史和指导后续诊断评估的范围。从运动的角度来看，运动心脏科医师的主要目标是对风险进行分层、治疗，并力求指导运动员安全重返训练和比赛。与运动心脏病学的其他领域相似，治疗团队和运动员之间的共同决策已成为提供给运动员的任何治疗计划的一个组成部分。

参考文献

[1] Pelliccia A, Culasso F, Di Paolo FM, et al. Prevalence of abnormal electrocardiograms in a large, unselected population undergoing pre-participation cardiovascular screening. Eur Heart J. 2007;28:2006–10.

[2] Kroenke K, Arrington ME, Mangelsdorff AD. The prevalence of symptoms in medical outpatients and the adequacy of therapy. Arch Intern Med. 1990;150:1685–9.

[3] Weber BE, Kapoor WN. Evaluation and outcomes of patients with palpitations. Am J Med. 1996;100:138–48.

[4] Zipes DP, Garson A. 26th Bethesda conference: recommendations for determining eligibility for competition in athletes with cardiovascular abnormalities. Task force 6: arrhythmias. J Am Coll Cardiol. 1994; 24:892–9.

[5] Cooper JM. Palpitations. Circulation. 2005;112:e299–301.

[6] Magnani JW, Wang N, Benjamin EJ, et al. Atrial fibrillation and declining physical performance in older adults: the health, aging and body composition study (health ABC). Circ Arrhythm Electrophysiol. 2016;9:e003525.

[7] Lawless CE, Briner W. Palpitations in athletes. Sports Med. 2008;38: 687–702.

[8] Thavendiranathan P, Bagai A, Khoo C, Dorian P, Choudhry NK. Does this patient with palpitations have a cardiac arrhythmia? JAMA. 2009;302:2135–43.

[9] Maron BJ. Sudden death in young athletes. N Engl J Med. 2003;349: 1064–75.

[10] Houston BA, Stevens GR. Hypertrophic cardiomyopathy: a review. Clin Med Insights Cardiol. 2014;8:53–65.

[11] Magnani JW, Wang N, Benjamin EJ, et al. Atrial fibrillation and declining physical performance in older adults: the health, aging, and body composition study. Circ Arrhythm Electrophysiol. 2016;9: e003525.

[12] Maron BJ, Araújo CG, Thompson PD, et al. Recommendations for preparticipation screening and the assessment of cardiovascular disease in masters athletes: an advisory for healthcare professionals from the working groups of the World Heart Federation, the International Federation of Sports Medicine, and the American Heart Association Committee on exercise, cardiac rehabilitation, and prevention. Circulation. 2001;103:327–34.

[13] Maron BJ, Friedman RA, Kligfield P, et al. Assessment of the 12-Lead ECG as a screening test for detection of cardiovascular disease in healthy general populations of young people (12–25 years of age). Circulation. 2014;130:1303–34.

[14] Hoffman JIE, Kaplan S. The incidence of congenital heart disease. J Am Coll Cardiol. 2002;39:1890–900.

[15] Drezner JA, Sharma S, Baggish A, et al. International criteria for electrocardiographic interpretation in athletes: consensus statement. Br J Sports Med. 2017;51:704–31.

[16] Hoefman E, Bindels PJE, van Weert HCPM. Efficacy of diagnostic tools for detecting cardiac arrhythmias: systematic literature search. Neth Heart J Mon J Neth Soc Cardiol Neth Heart Found. 2010;18: 543–51.

[17] Kennedy HL, Whitlock JA, Sprague MK, Kennedy LJ, Buckingham TA, Goldberg RJ. Long-term follow-up of asymptomatic healthy subjects with frequent and complex ventricular ectopy. N Engl J Med. 1985;312:193–7.

[18] Lampert R. Evaluation and management of arrhythmia in the athletic patient. Prog Cardiovasc Dis. 2012;54:423–31.

[19] Palatini P, Maraglino G, Sperti G, et al. Prevalence and possible mechanisms of ventricular arrhythmias in athletes. Am Heart J. 1985;110:560–7.

[20] Sloane PD, Coeytaux RR, Beck RS, Dallara J. Dizziness: state of the science. Ann Intern Med. 2001;134:823–32.

[21] Klenck CA. The dizzy athlete. Curr Sports Med Rep. 2007; 6:25–31.

[22] Newman-Toker DE, Dy FJ, Stanton VA, Zee DS, Calkins H, Robinson KA. How often is dizziness from primary cardiovascular disease true vertigo? A systematic review. J Gen Intern Med. 2008;23:2087–94.

[23] Freeman R, Wieling W, Axelrod FB, et al. Consensus statement on the definition of orthostatic hypotension, neurally mediated syncope and the postural tachycardia syndrome. Clin Auton Res. 2011;21:69–72.

[24] Plash WB, Diedrich A, Biaggioni I, et al. Diagnosing postural tachycardia syndrome: comparison of tilt test versus standing hemodynamics. Clin Sci. 2013;124:109–14.

[25] Huh Y-E, Kim J-S. Bedside evaluation of dizzy patients. J Clin Neurol (Seoul, Korea). 2013;9:203–13.

[26] Karatas M. Vascular vertigo: epidemiology and clinical syndromes. Neurologist. 2011;17:1–10.

[27] Lempert T, Neuhauser H. Epidemiology of vertigo, migraine and vestibular migraine. J Neurol. 2009;256:333–8.

[28] Neuhauser HK. Epidemiology of vertigo. Curr Opin Neurol. 2007;20:40–6.

[29] Neuhauser HK. The epidemiology of dizziness and vertigo. Handb Clin Neurol. 2016;137:67–82.

[30] D'Silva LJ, Lin J, Staecker H, Whitney SL, Kluding PM. Impact of diabetic complications on balance and falls: contribution of the vestibular system. Phys Ther. 2016;96:400–9.

[31] Vinik AI, Maser RE, Mitchell BD, Freeman R. Diabetic autonomic neuropathy. Diabetes Care. 2003;26:1553–79.

[32] Kim SK, Lee KJ, Hahm JR, et al. Clinical significance of the presence of autonomic and vestibular dysfunction in diabetic patients with

peripheral neuropathy. Diabetes Metab J. 2012; 36:64–9.

[33] Arnett DK, Blumenthal RS, et al. 2019 ACC/AHA guideline on the primary prevention of cardiovascular disease. J Am Coll Cardiol. 2019;140:26–9.

[34] Colivicchi F, Ammirati F, Santini M. Epidemiology and prognostic implications of syncope in young competing athletes. Eur Heart J. 2004;25:1749–53.

[35] Soteriades ES, Evans JC, Larson MG, et al. Incidence and prognosis of syncope. N Engl J Med. 2002;347:878–85.

[36] Shibao C, Grijalva CG, Raj SR, Biaggioni CII, Griffin MR. Orthostatic hypotension-related hospitalizations in the United States. Am J Med. 2007;120:975–80.

[37] Calkins H, Seifert M, Morady F. Clinical presentation and long-term follow-up of athletes with exercise-induced vasodepressor syncope. Am Heart J. 1995;129:1159–64.

[38] Levine BD, Lane LD, Buckey JC, Friedman DB, Blomqvist CG. Left ventricular pressure-volume and Frank-Starling relations in endurance athletes. Implications for orthostatic tolerance and exercise performance. Circulation. 1991;84:1016–23.

[39] Grubb BP. Neurocardiogenic syncope and related disorders of orthostatic intolerance. Circulation. 2005;111:2997–3006.

[40] Shen W-K, Sheldon Robert S, Benditt David G, et al. 2017 ACC/AHA/HRS guideline for the evaluation and management of patients with syncope: executive summary: a report of the American College of Cardiology/American Heart Association task force on clinical practice guidelines and the Heart Rhythm Society. Circulation. 2017;136:e25–59.

[41] Kosinski D, Grubb BP, Temesy-Armos P. Pathophysiological aspects of neurocardiogenic syncope: current concepts and new perspectives. Pacing Clin Electrophysiol. 1995;18:716–24.

[42] Mosqueda-Garcia R, Furlan R, Tank J, Fernandez-Violante R. The elusive pathophysiology of neurally mediated syncope. Circulation. 2000;102:2898–906.

[43] Coote JH, White MJ. CrossTalk proposal: bradycardia in the trained athlete is attributable to high vagal tone. J Physiol. 2015;593:1745–7.

[44] Kosinski D, Grubb B, Karas B, Frederick S. Exercise-induced neurocardiogenic syncope: clinical data, pathophysiological aspects, and potential role of tilt table testing. Europace Eur Pacing Arrhythm Card Electrophysiol J Work Groups Card Pacing Arrhythm Card Cell Electrophysiol Eur Soc Cardiol. 2000;2:77–82.

[45] Sneddon JF, Scalia G, Ward DE, McKenna WJ, Camm AJ, Frenneaux MP. Exercise induced vasodepressor syncope. Br Heart J. 1994;71:554–7.

[46] Sheldon RS, Grubb BP, Olshansky B, et al. 2015 heart rhythm society expert consensus statement on the diagnosis and treatment of postural tachycardia syndrome, inappropriate sinus tachycardia, and vasovagal syncope. Heart Rhythm. 2015;12:e41–63.

[47] Grubb BP, Calkins H, Rowe PC. Postural tachycardia, orthostatic intolerance, and the chronic fatigue syndrome. In: Syncope: mechanisms and management. John Wiley & Sons, Ltd, Hoboken, NJ. 2007. p. 225–44.

[48] Kanjwal Y, Kosinski D, Grubb BP. The postural orthostatic tachycardia syndrome: definitions, diagnosis, and management. Pacing Clin Electrophysiol. 2003;26:1747–57.

[49] Sagristà-Sauleda J, Romero-Ferrer B, Moya A, Permanyer-Miralda G, Soler-Soler J. Variations in diagnostic yield of head-up tilt test and electrophysiology in groups of patients with syncope of unknown origin. Eur Heart J. 2001;22:857–65.

[50] Holtzhausen LM, Noakes TD, Kroning B, de Klerk M, Roberts M, Emsley R. Clinical and biochemical characteristics of collapsed ultra-marathon runners. Med Sci Sports Exerc. 1994;26:1095–101.

[51] Basso C, Maron BJ, Corrado D, Thiene G. Clinical profile of congenital coronary artery anomalies with origin from the wrong aortic sinus leading to sudden death in young competitive athletes. J Am Coll Cardiol. 2000;35:1493–501.

[52] Hobbs JB, Peterson DR, Moss AJ, et al. Risk of aborted cardiac arrest or sudden cardiac death during adolescence in the long-QT syndrome. JAMA. 2006;296:1249–54.

[53] Corrado D, Basso C, Thiene G, et al. Spectrum of clinico-pathologic manifestations of arrhythmogenic right ventricular cardiomyopathy/dysplasia: a multicenter study. J Am Coll Cardiol. 1997;30:1512–20.

[54] Maron BJ, Shirani J, Poliac LC, Mathenge R, Roberts WC, Mueller FO. Sudden death in young competitive athletes: clinical, demographic, and pathological profiles. JAMA. 1996;276:199–204.

[55] Liberthson RR. Sudden death from cardiac causes in children and young adults. N Engl J Med. 1996;334:1039–44.

[56] Shivanshu Madan MEHC, MD, FACC. The Syncopal Athlete American College of Cardiology; 2016.

[57] O'Connor FG, Oriscello RG, Levine BD. Exercise-related syncope in the young athlete: reassurance, restriction or referral? Am Fam Physician. 1999;60:2001–8.

[58] Warltier David C, editor, Campagna Jason A, Carter C. Clinical relevance of the Bezold-Jarisch reflex. Anesthesiology J Am Soc Anesthesiol 2003;98:1250–1260.

[59] Casey DP, Joyner MJ. Local control of skeletal muscle blood flow during exercise: influence of available oxygen. J Appl Physiol (1985). 2011;111:1527–38.

[60] Keating L, Morris FP, Brady WJ. Electrocardiographic features of Wolff-Parkinson-White syndrome. Emerg Med J. 2003;20:491–3.

[61] Bazett HC. An analysis of the time relations of electrocar-diograms. Heart. 1920;7:353–70.

[62] Johnson JN, Ackerman MJ. QTc: how long is too long? Br J Sports Med. 2009;43:657–62.

[63] American College of Cardiology Foundation Appropriate Use Criteria Task F, American Society of E, American Heart A, et al. ACCF/ASE/AHA/ASNC/HFSA/HRS/SCAI/SCCM/ SCCT/SCMR 2011 appropriate use criteria for echocardiography. A report of the American College of Cardiology Foundation Appropriate Use Criteria Task Force, American Society of Echocardiography, American Heart Association, American Society of Nuclear Cardiology, Heart Failure Society of America, Heart Rhythm Society, Society for Cardiovascular Angiography and Interventions, Society of Critical Care Medicine, Society of Cardiovascular Computed Tomography, Society for Cardiovascular Magnetic Resonance American College of Chest Physicians. J Am Soc Echocardiogr Off Publ Am Soc Echocardiogr. 2011;24:229–67.

[64] Grazioli G, Sanz M, Montserrat S, Vidal B, Sitges M. Echocardiography in the evaluation of athletes. F1000Research. 2015;4:151.

[65] Weiner RB, Baggish AL. Exercise-induced cardiac remodeling. Prog Cardiovasc Dis. 2012;54:380–6.

[66] Lytrivi ID, Wong AH, Ko HH, et al. Echocardiographic diagnosis of clinically silent congenital coronary artery anomalies. Int J Cardiol. 2008;126:386–93.

[67] Cohen MS, Herlong RJ, Silverman NH. Echocardiographic imaging of anomalous origin of the coronary arteries. Cardiol Young. 2010;20:26–34.

[68] Walsh R, Nielsen JC, Ko HH, et al. Imaging of congenital coronary artery anomalies. Pediatr Radiol. 2011;41:1526–35.

[69] Frommelt PC, Berger S, Pelech AN, Bergstrom S, Williamson JG. Prospective identification of anomalous origin of left coronary artery from the right sinus of valsalva using transthoracic echocardiography: importance of color Doppler flow mapping. Pediatr Cardiol. 2001;22:327–32.

[70] Stout KK, Daniels CJ, Aboulhosn JA, et al. 2018 AHA/ACC guideline for the management of adults with congenital heart disease: a report of the American College of Cardiology/American Heart Association task

force on clinical practice guidelines. Circulation. 2019;139:e698–800.

[71] Lorber R, Srivastava S, Wilder TJ, et al. Anomalous aortic origin of coronary arteries in the young: echocardiographic evaluation with surgical correlation. J Am Coll Cardiol Img. 2015;8:1239–49.

[72] Hussain T, Mathur S, Peel SA, et al. Coronary artery size and origin imaging in children: a comparative study of MRI and trans-thoracic echocardiography. BMC Med Imaging. 2015;15:48.

[73] Derkac WM, Finkelmeier JR, Horgan DJ, Hutchinson MD. Diagnostic yield of asymptomatic arrhythmias detected by mobile cardiac outpatient telemetry and autotrigger looping event cardiac monitors. J Cardiovasc Electrophysiol. 2017;28:1475–8.

[74] Wasserman K. Principles of exercise testing and interpretation: including pathophysiology and clinical applications. Wolters Kluwer health/Lippincott Williams & Wilkins, Philadelphia, PA. 2012.

[75] Hossack K, Hartwig R. Cardiac arrest associated with supervised cardiac rehabilitation. J Cardiac Rehabil. 1982;2:402–8.

[76] Hauer K, Niebauer J, Weiss C, et al. Myocardial ischemia during physical exercise in patients with stable coronary artery disease: predictability and prevention. Int J Cardiol. 2000;75:179–86.

[77] Shah S, Chryssos ED, Parker H. Magnetic resonance imaging: a wealth of cardiovascular information. Ochsner J. 2009;9:266–77.

[78] American College of Cardiology Foundation Task Force on Expert Consensus D, Hundley WG, Bluemke DA, et al. ACCF/ACR/AHA/NASCI/SCMR 2010 expert consensus document on cardiovascular magnetic resonance: a report of the American College of Cardiology Foundation task force on expert consensus documents. J Am Coll Cardiol. 2010;55:2614–62.

[79] von Knobelsdorff-Brenkenhoff F, Schulz-Menger J. Role of cardiovascular magnetic resonance in the guidelines of the European Society of Cardiology. J Cardiovasc Magn Reson. 2016;18:6.

[80] Marcus FI, McKenna WJ, Sherrill D, et al. Diagnosis of arrhythmogenic right ventricular cardiomyopathy/ dysplasia (ARVC/D). Circulation. 2010;121:1533–41.

[81] Bhaskaran A, Chik W, Thomas S, Kovoor P, Thiagalingam A. A review of the safety aspects of radio frequency ablation. IJC Heart Vasc. 2015;8:147–53.

[82] Horowitz LN, Kay HR, Kutalek SP, et al. Risks and comp-lications of clinical cardiac electrophysiologic studies: a prospective analysis of 1,000 consecutive patients. J Am Coll Cardiol. 1987;9:1261–8.

[83] Cheng CH, Sanders GD, Hlatky MA, et al. Cost-effectiveness of radiofrequency ablation for supraventricular tachycardia. Ann Intern Med. 2000;133:864–76.

[84] Spector P, Reynolds MR, Calkins H, et al. Meta-analysis of ablation of atrial flutter and supraventricular tachycardia. Am J Cardiol. 2009;104:671–7.

[85] Jackman WM, Beckman KJ, McClelland JH, et al. Treatment of supraventricular tachycardia due to atrioventricular nodal reentry by radiofrequency catheter ablation of slow-pathway conduction. N Engl J Med. 1992;327:313–8.

[86] Katritsis DG, Josephson ME. Electrophysiological testing for the investigation of bradycardias. Arrhythmia Electrophysiol Rev. 2017;6:24–8.

[87] Sreeram N, Gass M, Apitz C, et al. The diagnostic yield from implantable loop recorders in children and young adults. Clin Res Cardiol. 2008;97:327–33.

[88] Zimetbaum P, Goldman A. Ambulatory arrhythmia monitoring choosing the right device. Circulation. 2010;122(16):1629–36.

[89] Baggish AL, Ackerman MJ, Putukian M, Lampert R. Shared decision making for athletes with cardiovascular disease: practical considerations. Curr Sports Med Rep. 2019;18:76–81.

[90] Maron BJ, Chaitman BR, Ackerman MJ, et al. Recommen-dations for physical activity and recreational sports participation for young patients with genetic cardiovascular diseases. Circulation. 2004;109:2807–16.

[91] Baggish AL, Ackerman MJ, Lampert R. Competitive sport participation among athletes with heart disease: a call for a paradigm shift in decision making. Circulation. 2017;136:1569–71.

[92] McNutt RA. Shared medical decision making: problems, process, progress. JAMA. 2004;292:2516–8.

[93] Aziz PF, Sweeten T, Vogel RL, et al. Sports participation in genotype positive children with long QT syndrome. JACC Clin Electrophysiol. 2015;1:62–70.

[94] Lampert R, Olshansky B, Heidbuchel H, et al. Safety of sports for athletes with implantable cardioverter-defibrillators. Circulation. 2013;127:2021–30.

[95] Johnson JN, Ackerman MJ. Competitive sports participation in athletes with congenital long QT syndrome. JAMA. 2012;308:764–5.

第 20 章 运动员昏厥
The Collapsed Athlete

Justine S. Ko George Chiampas 著

王学英 译

场边管理涉及评估运动员症状和健康突然变化的能力。损伤的位置包括肌肉骨骼、心血管、神经系统等。运动员昏厥指的是运动员突然失去姿势张力，导致无法继续参加比赛[1]。运动性昏厥，虽然通常是良性的，但可能会对运动员造成重大伤害，因此需要立即就医。总体而言，致命事件还是罕见的。在 2017 年年度报告中，美国国家灾难性运动损伤研究中心（National Center for Catastrophic Sport Injury Research，NCCSIR）指出，自 1982 年以来，共有 862 起非创伤性灾难性损伤，其中有 44 起致死性损伤发生在高校级别的赛事中[2]。

随着运动医学的发展和场边管理的拓展，对运动员昏厥的快速评估和早期干预已成为运动员医疗管理工作的重要组成部分。虽然导致运动性昏厥可能有很多原因，但导致严重和潜在危及生命情况的原因有限，应指导初步诊断和治疗。这些主要原因包括心搏骤停、低钠血症、劳力性热射病、低体温、呼吸窘迫、低血糖、创伤和劳力性镰状细胞病。本章将讲述每种病因的评估和管理。

一、运动员昏厥的治疗方法

在没有明显创伤的情况下，应该采用规则的流程来处理昏厥的运动员。下面的规则在芝加哥马拉松中使用过，可以作为管理昏厥运动员的指南（图 20-1）[3]。初步评估应在 10s 内触诊患者的脉搏。如果没有触摸到脉搏，则推测为心搏骤停。

应实施心肺复苏（CPR）和高级心血管生命支持（advanced cardiovascular life support，ACLS），重点是下文所述的徒手 CPR。对于有脉搏的患者，需要进一步检查和询问病史以评估患者。

在鉴别可能的病因时，应考虑运动员的病史，包括糖尿病、镰状细胞性状、心脏异常等。对于血流动力学稳定且清醒的患者，可以从患者那里获得进一步的病史信息，包括症状、既往史和创伤，以指导诊断。目击者的描述也将有助于鉴别创伤、昏厥的间接原因和癫痫发作。在资源允许的情况下，对于发生异常的患者，应进行直肠温度、心脏监测和早期代谢评估（包括即时血糖和钠水平）。

二、心搏骤停

心源性猝死是运动员最常见的非创伤性死亡原因。虽然这种情况很少见，但在大学运动员和高中运动员中，预估的发病率分别为每学年 1∶43 700 和 1∶200 000。这一情况是最令人担心的，应首先进行评估[4]。其中很大一部分死亡与心脏疾病有关，包括心律失常、先天性心脏病（如肥厚型心肌病）和动脉粥样硬化性冠状动脉疾病。在年轻运动员中，心源性猝死的最常见原因与肥厚型心肌病有关，这可能使运动员易于发生室性心律失常[5]。

一旦发生心搏骤停，应尽快实施 CPR，应用自动体外除颤器（AED），并启动应急医疗队[6]。

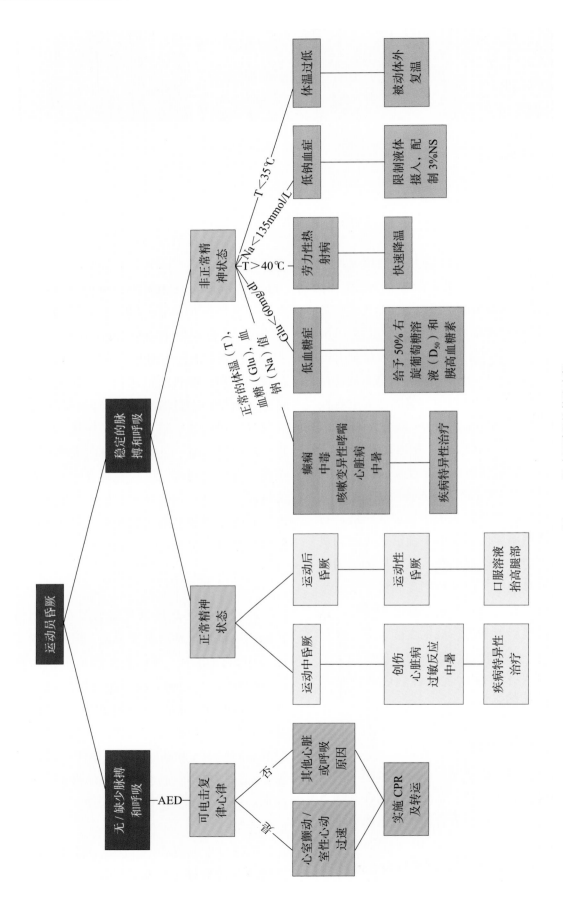

▲ 图 20-1 运动员昏厥的救治流程

该流程被或用于芝加哥马拉松的医疗人员培训

AED. 自动体外除颤器；CPR. 心肺复苏；NS. 氯化钠溶液

鉴于上述室性心律失常的易感性，旁观者的早期 CPR、使用 AED 和早期除颤已被证明可改善结果[7, 8]。最近的 CPR 指南将重点从 A-B-C（气道 - 呼吸 - 循环）转移到 C-A-B（循环 - 气道 - 呼吸）。2015 年 AHA 指南再次强调了这些建议，强调了按压式 CPR、适当的按压深度和频率，以及限制中断的重要性[9]。虽然可能很快转运患者，但现场实施 CPR 和应用 AED 评估患者心律是很重要的。在晕倒后 3～5min 内进行早期 CPR 和除颤的生存率较高[10, 11]。心搏骤停作为运动员晕倒的原因将在后面的章节中进行更详细的讨论。

三、运动相关性低钠血症

运动相关性低钠血症（exercise-associated hyponatremia，EAH）是指运动期间或运动后出现的血清中钠离子浓度低于正常水平，一般为钠含量 <135mmol/L。20 世纪 80 年代，EAH 在南非 Comrades 马拉松的多个报道中出现后，首次引起大家的关注[12]。近年来，由于其潜在的高发病率和死亡率，EAH 一直引起医护工作者的兴趣。可能由于无症状个人的报告不足，目前报道出来的这种疾病的患病率各不相同，但在超跑者中已高达 50%[13]。

在对波士顿马拉松运动员进行的一项前瞻性研究中，发生 EAH 的危险因素包括液体摄入过多、比赛时间较长和比赛期间体重显著增加[14]。EAH 的原因被认为与运动员过度消耗体液和加压素分泌增加引起的全身水分增加有关[15-17]。加压素在这种环境下分泌的确切机制还未明确，但被认为与炎症细胞因子和非特异性应激源有关[15]。

（一）表现与诊断

运动相关低钠血症的表现差异显著。从无症状到癫痫发作，甚至出现严重的脑病。大多数有症状的运动员会有头痛、头晕或乏力的主诉[17]。值得注意的是，这些症状与运动员的其他常见综合征重叠，如劳力性热衰竭和脱水。最佳的诊断方法是快速测定血钠水平。在第三届国际运动性低钠血症共识制订会议（International Exercise-Associated Hyponatremia Consensus Development Conference）声明中，建议在资源允许的情况下，对钠水平进行现场评估[16]。

（二）治疗

一旦诊断为 EHA（由于血清钠水平异常），治疗方法包括轻度至中度病例限制液体摄入，较严重病例静脉注射或口服高渗盐水。对于无症状但血清钠水平 <130mmol/L 的患者，可考虑口服高渗溶液，以预防发生有症状的低钠血症[16]。如果晕倒和身体异常的运动员无法测得血钠水平，则应推迟口服低渗溶液摄入和静脉给予生理盐水，以避免可能的 EAH 症状加重。如果患者出现癫痫发作或严重精神状态改变，建议一次性推注高渗盐水（3% 氯化钠溶液）100ml。重要的是，由于尚未吸收的胃肠道内液体潴留或升压素水平升高的延迟作用，初始治疗后的血清钠水平可能被显著高估。因此，应继续进行监测，尤其是有症状的患者[17]。

（三）预防

鉴于 EAH 与过量的液体摄入有关，因此预防这种疾病的重点是对运动员的教育。关于饮水解渴和过量饮水危险的教育已被证明可以降低 EAH 的发生率[16]。另外，含钠的运动饮料由于钠含量低和低渗，并没有显示出能够预防 EAH 的作用[17]。还应教育运动员注意重点监测他们训练前后的体重作为液体消耗的替代指标。一般来说，运动后体重增加的运动员都是由于饮水过多。体重下降超过 2%～3% 的运动员是由于饮水太少。在训练期间优化运动员们的液体消耗水平可以提高他们的运动表现并且能够预防 EAH[15, 18]。

四、劳力性热射病

劳力性热射病（exertional heat stroke，EHS）是运动性热病谱系中最严重的疾病。它是导致运动员死亡的第三大原因[19]。EHS通常与核心体温≥40.5℃相关，由产热增加或散热减少引起[20, 21]。人体散热主要靠四种机制：辐射、对流、传导和蒸发。在这四种机制中，最有效的是蒸发表现为出汗和皮肤表面汗液的蒸发[19, 22]。

劳力性热射病体温升高是多种因素共同作用的结果。骨骼肌在剧烈运动时产生的热量明显高于休息时产生的热量。热量通过血液传递到皮肤表面的毛细血管，然后血液在毛细血管冷却。在运动过程中，当通过汗液和辐射热损失的调节性散热与产热不再匹配，从而导致温度升高时，就会发生EHS。EHS也是由于环境变化（如湿度增加），机体与周围环境之间的热梯度降低，以及限制蒸发热量[19]。此外，心功能下降和脱水也会影响降温，因为这会阻碍血液运输到体表的能力[22]。

（一）表现与诊断

EHS的早期症状可包括头晕、呕吐和疲劳。更严重的症状包括精神状态改变、意识丧失，甚至癫痫发作。有临床意义的EHS发展的危险因素包括缺乏热习服、高温潮湿的运动环境、身体素质差[23]。与EHS相关的发病率与高体温的持续时间有关，而不是与高体温的程度有关。因此，根据核心（直肠）温度进行快速诊断并立即进行现场治疗是有必要的[24]。

（二）治疗

迅速降温是EHS的主要治疗方法。可以通过几种方法进行快速降温，如通过浸泡冷水浴来进行传导冷却或通过凉水喷洒和扇风来进行蒸发冷却。对于EHS，浸泡在冷水浴中冷却是最有效的，可以使温度降低近1℃/min。在没有冷水浴的情况下，通过冰袋置于腋下、双侧颈部和腹股沟处进行传导性降温也是一个合理的替代方案。通过蒸发冷却也可以实现迅速降温，包括用冷水喷洒身体和用风扇进行扇风[25]。在2016年的一项关于冷却方法的Meta分析中，与被动恢复相比，冷水浸泡（cold water immersion，CWI）的冷却

更快，疗效更好。根据Mata分析，推荐冷水温度≤10℃[26]。

EHS的治疗时机是很重要的，在30min内将体温降至<40℃，已被证明可将病死率限制在接近0%[24]。在最近关于院前EHS管理的共识声明中，建议采用现场降温治疗，以确保快速降温，并减少因高热造成的器官损伤和发病率[27]。患者浸入水中以后，应进行持续核心温度监测，当核心温度达到38～39℃（或约102°F）时，应将患者移出，避免发生低体温[25, 28]。

（三）预防

考虑到环境对EHS风险的影响，预防措施是很重要的。在参加或开始活动之前要对天气有敏锐的判断意识。湿球黑球温度（wet bulb globe temperature，WBGT）是一个关于环境温度、相对湿度和太阳辐射热负荷的指标。这一指标已被几个事件协调委员会和协会用于确定事件修改的必要性[29]。例如，在美国芝加哥银行马拉松赛（Bank of America Chicago Marathon）中，2008年开发的事件警报系统（event alert system，EAS）使用了推荐的WBGT限值，就可能的危险因素向医务人员和参与者发出了警告（表20-1）。

U.S. Soccer recognition to Recover网站（recognizetorecover.org）指出，WBGT的限值根据地理位置而不同。由于运动员的热习服，在较温暖的气候条件下，允许较高的WBGT限值。总体而言，建议随着WBGT的增加，补液间歇期变得更长、更频繁，同时考虑缩短甚至取消出现极端情况时的活动和练习[30]。重要的是，医疗主管和培训师还应将医务人员、治疗资源和既往事件史纳入其事件修改决策中[29, 31]。

五、体温过低

与EHS不同，低体温被定义为核心温度<35℃，发生于散热超过产热时[32]。虽然体温过低是运动性昏厥的一个不太常见的原因，但必须考虑到这

一点，尤其是在较冷的天气条件下。正常情况下，为了应对寒冷，身体会试图通过增加代谢产热来保持核心体温，不由自主的寒战或增加自发性活动都可以产热。身体也会通过诱导外周血管收缩来减少热量损失，以保持核心体温，并增加身体的隔热性[32]。

运动员的低体温通常是由于衣服浸湿而导致的过多热量丧失。水暴露（如雨、雨夹雪、雪、游泳）增加了低体温的风险，因为对流散热较多[33]。体温过低的其他危险因素包括年龄（＞60 岁）、体脂率较低、参加较短或较低强度的活动[32]。

（一）表现与诊断

低体温会表现出一系列症状，这些症状通常与运动员的核心体温相关。低体温分为三种类型：轻度、中度和重度低体温。详细信息见表 20-2。在轻度体温过低时，运动员会出现寒战，并可能随着行为的改变而不断变得淡漠。在中度至重度

的低体温状态下，身体的寒战反应下降，核心温度进一步下降。当温度低于 32℃时，运动员会产生更广泛的中枢神经系统变化，如意识错乱、麻木和丧失意识。此外，还可能出现严重的心动过缓和心律失常，心搏骤停的风险增加。与 EHS 一样，诊断需涉及核心直肠温度。

（二）治疗

快速加温是治疗低体温及其相关后遗症的主要方法。与 EHS 需要现场快速降温不同，这些患者的复温可能需要现场无法提供的设备和技术。应尽快将患者向医疗机构转运。在转运的过程中需要提供额外的护理，因为剧烈运动会因为寒冷和心脏易激惹症状诱发心律失常。

被动体外复温（passive external rewarming，PER）是轻度低体温的首选加温方式。应首先脱去患者的湿衣服，然后将患者带到温暖和干燥的环境中，并使用温暖的毯子和加热包裹住患者。PER

警告级别	事件条件	建议措施	温度
极高	活动取消 / 极端和危险情况	停止参与 / 遵循活动官方指示	WBGT＞82 ℉
高	潜在的危险条件	减速 / 观察路线变化 / 遵循赛事官方指示 / 考虑停止	WBGT 73～82 ℉
一般	不理想的条件	放慢速度 / 准备应付日益恶化的情况	WBGT 65～73 ℉
低	理想的条件	享受活动 / 保持警惕	WBGT 40～65 ℉

表 20-1　美国银行芝加哥马拉松赛事预警系统

WBGT. 湿球黑球温度

表 20-2　低体温分类[33, 34]					
	核心体温	症　状	寒　战	心脏异常	场地干预
轻度体温过低	32～35℃	行为改变，构音障碍，冷漠	强烈感觉	心动过速	• PER • 口服温水
中度体温过低	28～32℃	瞳孔放大，麻木	减少	心动过缓，心律失常	• PER • 静脉注射温暖的液体
重度体温过低	＜28℃	无意识	缺失	心动过缓，心室颤动	• PER • 静脉注射温暖的液体

PER. 被动体外复温

可以使核心温度提高约 0.5℃/h[35]。对于中至重度低体温，需实施积极的体外复温。它需要更高级别的护理，并使用拜尔保温毯（Bair Hugger）或外部加热装置来促进取暖。对于低于 28℃ 的体温，应考虑采取更积极的体内复温措施。可输入 4℃ 的温静脉液体。对于重症病例，应使用有创的体外复温，如血液透析或体外膜肺氧合（extracorporeal membrane oxygenation，ECMO）[36, 37]。

在低温患者发生心搏骤停的情况下，低温会引起明显的心肌刺激，因此在患者完全复温之前不应停止 CPR。在挪威的一项回顾性研究中注意到，意外低体温患者在低至 13.7℃ 的体温下存活，并且在复温过程中需要长达近 7h 的 CPR，然后才能恢复自主循环[38]。

（三）预防

与 EHS 类似，预防低体温需要根据天气和环境条件来调整活动时间。与 WBGT 类似，风寒温度（wind chill temperature，WCT）指数可用于评估低体温风险并指导活动时间的调整。该指数考虑了风速和温度。U.S. Soccer recognition to Recover 网站建议，根据 WCT（表 20-3）[30]，需限制皮肤暴露，并提供可以频繁复温的条件。

在寒冷的天气里，运动服在预防体温过低方面也发挥着重要作用，建议患者应穿有层次的衣服。最下面的一层应该采用一层薄薄的吸湿面料，让水分从皮肤移到表面。这样可以防止传导性热损失。中间层通常采用羊绒、羊毛或羽绒等材料提供保温条件。最后，外层应该是防风防水的，这样可以让内层的水分透过并蒸发[36]。

六、呼吸窘迫（过敏反应、哮喘）

虽然心脏原因是运动员猝死的主要原因，但呼吸窘迫也可导致昏厥。重要的是要记住运动员可能患有慢性疾病，如哮喘和过敏，尽管他们外部看起来活跃且健康。这些问题会在运动中迅速出现并降低运动员的运动耐力。此外，医务人员在治疗运动员时也应熟悉几种与运动相关的呼吸系统疾病。

（一）过敏反应

过敏反应是一种严重的超敏反应，涉及两个或多个器官系统。在成人中，过敏反应导致的致命损伤为（0.63～0.76）/100 万[40]。过敏反应是由各种刺激物引起的，最常见的是食物或药物过敏。环境暴露，如蜜蜂蜇伤或其他昆虫叮咬，也可能是一个潜在来源。患者表现为口唇肿胀、舌肿胀、皮疹、气短和（或）胃肠道不适。治疗过敏反应需要迅速肌内注射肾上腺素，同时使用类固醇和抗组胺药。

表 20-3　低体温警报级别			
警报级别	WCT（℉）	事件条件	推荐的措施
黑	<0	极端条件[a]	取消或尝试将活动移至室内。可能发生冻伤
红	1～15	患寒冷相关疾病的高风险[a]	考虑调整活动，减少暴露，并允许更频繁地复温
桔	16～24	患寒冷相关疾病的中等风险[a]	提供额外的防护衣物，尽可能多地覆盖裸露的皮肤，并提供复温的机会和设施
黄	25～30	不理想条件[a]	要注意可能发生的冻伤，并通知相关人员
绿	>30	理想条件	正常活动

a. 在潮湿和寒冷的环境中，情况会加速。应特别注意识别潜在的冷损伤
注：WCT 指南改编自 NATA position statement: Environmental Cold Injuries[39]
经许可转载，引自 U.S.Soccer Recognize to Recover

运动诱发过敏反应（exercise-induced anaphylaxis，EIA）是指在运动后发生的过敏反应，常与运动前后摄入的食物过敏原有关。这一现象背后的确切机制尚不清楚。然而有人提出，运动期间肠道血液的重新分配会导致摄入的过敏原激活肥大细胞，并导致过敏反应[41]。EIA 的治疗与其他过敏反应相似，即肌内注射肾上腺素。

（二）运动性支气管收缩和哮喘

运动性支气管收缩（EIB）和运动诱发的哮喘是两种疾病过程，但都是在运动过程中或运动后出现短暂的气道狭窄。运动性哮喘发生于有哮喘病史的运动员，而运动性支气管收缩发生于先前无相关诊断的患者[42]。据报道，EIB 在普通人群中的发病率高达 10%[43]。与正常哮喘患者一样，这些运动员表现为喘息、咳嗽和呼吸短促。

EIB 的危险因素包括需要较高分钟通气量的活动，如马拉松跑步和足球，以及在更冷、更干燥的条件下进行的活动。已知患哮喘的运动员对药物治疗的依从性有助于预防运动相关性哮喘。运动员应该被告知长期药物控制的重要性和天气变化的潜在危险。治疗包括用于急性症状管理的吸入 β 受体激动药。吸入型皮质类固醇是长期预防 EIB 最有效的药物，可与吸入型 β 受体激动药联合使用[42]。

七、劳力性镰状细胞病

镰状细胞性状（sickle cell trait，SCT）是一种杂合性疾病，是指个体从父母一方遗传了一个突变的镰状血红蛋白基因，从而导致 HgbAS 基因型。正常血红蛋白分子由 4 个亚基组成，每个亚基含有 1 个携氧血红素基团和 1 个珠蛋白分子。在正常血红蛋白分子中，有两个 α 亚基和两个 β 亚基。在镰状血红蛋白（sickle hemoglobin，HgbS）中，存在两个突变的 β 亚单位，这导致血红蛋白分子在缺氧状态下在细胞膜表面聚合。细胞膜表面的这种变化导致镰状细胞病患者的红细胞具有"黏性"，从而导致血管闭塞情况[44]。在 SCT 中，存在

一个突变的 β 亚单位，导致每个红细胞中的 HgbS 浓度约为 40%[45]。

SCT 影响约 8% 的非裔美国人，影响其余人群的 0.01%～0.05%[46]。SCT 患者一般是无症状的；但 HgbAS 仍可呈镰刀状，尤其是在酸中毒和缺氧状态下。1974—2010 年，在多名大学橄榄球运动员死亡后，具有镰状细胞特征的运动员患劳力性镰状细胞病的危险引起了人们的关注。这些死亡中有许多是发生在体力消耗最大的时候，如在体能训练期间[46]。

（一）表现与诊断

运动为 SCT 运动员提供了完美的"镰变风暴"，即酸中毒、缺氧和脱水[47]。在这些情况下发生的血管闭塞事件会导致横纹肌溶解、肾衰竭和严重的代谢紊乱，最终导致死亡[46]。

劳力性镰状细胞病的诊断需要精确的临床验证。运动员可能出现各种各样的症状。这些症状通常在剧烈运动几分钟后出现，伴有肌肉无力和疲劳。肌肉疼痛和无力很快就会过去，不像与中暑相关的抽筋可能会持续数小时。此外，与劳力性镰状细胞病相关的疼痛较轻，运动员会反映自己比较虚弱。劳力性镰状细胞病收缩的肌肉也不会显得紧张和痉挛，因为根本原因发生在微血管水平，不会引起肌肉大的挛缩[48]。

（二）治疗与预防

在 2010 年，一名大学生运动员去世后，美国大学体育协会对 SCT 实施了强制性基因筛查。2012 年的一项政策影响分析中估计，这一强制性筛查将在 10 年内避免约 7 名大学运动员死亡[49]。不过，运动员仍然可以拒绝出示证明文件，并选择签署弃权书。因此，即使在精英大学这个水平，也应该具备高度的临床怀疑。已知患有 SCT 的运动员，应该训练慢慢地建立耐力，按照自己的节奏进行工作，并根据需要进行时常休息[46]。这些运动员应避免参加计时训练，以避免超过他们的耐受强度。

对于劳力性镰状细胞病，主要是靠支持性的治疗：吸氧和降温。如果怀疑运动员因劳力性镰状肌萎缩而晕倒，应将其转移到医疗机构，在那里可以开始对暴发性横纹肌溶解症进行自体液体复苏和更积极的支持性治疗[50]。

八、低血糖

对于晕倒运动员，应排除是否为低血糖。低血糖定义为血糖水平＜60mg/dl，已知患有糖尿病的运动员尤其应予以考虑。低血糖可出现各种症状，包括头痛、头晕、出汗和意识模糊。在场边及时进行血糖检测对于诊断很重要；但是，如果无法进行现场检测，则应开始预防性治疗。对于轻度低血糖的运动员，首选口服果汁、糖或其他碳水化合物来补充葡萄糖。在严重低血糖时，运动员可能会出现异常，应采用静脉注射葡萄糖或肌内注射胰高血糖素的方式[48]。治疗后必须重复进行血糖监测，以确保没有难治性或反跳性低血糖。如果低血糖持续存在，则需要进一步的观察和治疗。

运动员需要得到有关低血糖症状的指导。在糖尿病运动员中，与他们的医生一起制订的医疗管理计划将有助于避免运动相关的低血糖。此外，这些运动员应在运动前、中、后都摄入碳水化合物，并经常进行血糖监测[48]。

九、运动相关性虚脱

运动相关性虚脱（exercise-associated collapse，EAC）是指运动员在运动后因头晕目眩而无法站立或行走。通常在运动或突然停止运动后的一瞬间发生。EAC的病因被认为与体位性低血压有关，这种低血压是由骨骼肌活动突然减少引起的。在运动过程中，骨骼肌充当"第二颗心脏"，将血液从血管扩张的四肢血管泵回心脏。当运动停止时，由于骨骼肌收缩减少，静脉回流会突然减少，血液聚集在下肢。再加上皮肤和肌肉的血管扩张，导致前负荷迅速降低，进而导致体位性低血压和

昏厥[51, 52]。患者表现为目眩、头晕或晕倒。然而，精神状态往往是正常的，患者状态也会迅速改善。虽然EAC是运动员昏厥中最常见的诊断，但它是一种排除性诊断。如前文所述，应该对危及生命的昏厥原因对运动员进行评估。建议测量直肠温度、床旁血糖和快速血清钠[51]。

治疗和预防

EAC患者应躺下并抬高腿部，以促进血液返回心脏并增加前负荷。此外，一旦排除其他导致昏厥的原因，可以开始口服或静脉补液。在口服补液时，患者应饮水解渴。运动员也应避免突然停止活动，以防止EAC的发生。例如，对于马拉松运动员，建议在完成比赛后继续行走一段时间，以避免心脏前负荷突然下降并发生昏厥。

十、癫痫发作

癫痫发作也应根据个体的不同而分别考虑。癫痫发作被定义为大脑皮质中一组神经元的突发性放电异常[53]。癫痫发作有多种形式，然而，最常见的是全身性强直阵挛发作，即患者有节律性、重复性的身体动作。这与运动期间和之后的状态改变相关[54]。大约10%的美国人在一生中会经历至少一次的癫痫发作。大多数癫痫发作是自限性的，持续1～2min。在癫痫发作期间，可能需要气道支持等支持性治疗，因为患者在癫痫发作期间往往通气不足。患者的体位应避免自我伤害和气道损害[55]。

重要的是，心搏骤停可能导致患者做出异常动作，从而被误认为惊厥发作。在无已知惊厥史的运动员发生非创伤性晕倒时，必须及时评估心脏原因，并应考虑实施CPR。神经心源性晕厥（neuro-cardiogenic syncope，NCS）也可表现为癫痫样发作。NCS的病因与脑低灌注引起的一过性意识丧失有关[56]。与癫痫发作不同，NCS的动作通常伴有前驱症状，如头晕，并能够快速恢复并且回到基线水平。

如果惊厥活动持续，苯二氮䓬类药物是主要治疗药物。在无法进行静脉给药的情况下，可采用滴鼻或肌内给药[55]。必须考虑癫痫发作的其他原因，包括低血糖和低钠血症。如果存在代谢紊乱，应予以纠正，以终止癫痫发作。

十一、创伤

创伤原因导致运动员昏厥也是运动性昏厥甚至死亡的很大一部分原因。在一项对 1980—2006 年的 1866 名年轻运动员死亡的研究中，大约 22% 与创伤原因有关，主要是头颈部损伤[57]。对于昏厥原因不明的运动员，医务人员应寻找是否有创伤的体征。如果怀疑有外伤，运动员应在场边稳定下来，并且使颈椎固定[34]。进一步治疗应遵循高级创伤生命支持（advanced trauma life support，ATLS）指南。

十二、应急准备

针对以上昏厥的原因，医疗管理中重要的是需准备应急行动计划，以及工作人员和急救人员的准备工作。研究表明，应急预案（EAP）、AED 的使用和早期除颤可以提高生存率[8]。早期除颤是心搏骤停的关键治疗措施，每延迟 1min，生存率就会降低 7%～10%[10]。EAP 有助于在大型活动中为医务人员提供统一有组织的救援方法。EAP 使现场人员能够熟练地实施早期 CPR，并激活急救医疗服务系统。建议每个机构或组织都为计划举行的活动准备一份书面 EAP。该计划的关键组成部分包括通信系统、人员培训、充足的设备和运输、协调一致的行动计划。医护人员和培训人员每年都应该对 EAP 进行审查和实践，以减少实际活动期间的不确定性和混乱[58]。

结论

场外紧急情况的医疗管理是运动员救治的一个关键组成部分。一名昏倒的运动员需要及时进行评估和诊断。如前文所述的几种情况，如果处理不当，会导致昏厥，并引发显著的发病率和死亡率。医务人员应熟悉危及生命的原因，以便在需要时及时开展救治。如图 20-1 所示的流程方法可用于指导初始诊断和治疗。在有条件的情况下，应获得核心温度、快速血糖和快速血清钠。最后，成熟的 EAP 和知道 AED 的使用方式、所在位置，可以帮助在混乱的情况下采取有组织的救治流程。

参考文献

[1] Blue JG, Pecci MA. The collapsed athlete. Orthop Clin North Am. 2002;33(3):471–8.

[2] Reports – National Center for Catastrophic Sport Injury Research [Internet]. [cited 2019 Sept 17]. Available from: https://nccsir.unc.edu/reports/.

[3] Chiampas G, Jaworski C. Preparing for the surge: perspectives on marathon medical preparedness. Curr Sports Med Rep. 2009;8(3):131–5.

[4] Harmon KG, Asif IM, David K, Drezner Jonathan A. Incidence of sudden cardiac death in national collegiate athletic association athletes. Circulation. 2011;123(15):1594–600.

[5] Wasfy MM, Hutter AM, Weiner RB. Sudden cardiac death in athletes. Methodist Debakey Cardiovasc J. 2016;12(2):76–80.

[6] Toresdahl B, Courson R, Börjesson M, Sharma S, Drezner J. Emergency cardiac care in the athletic setting: from schools to the Olympics. Br J Sports Med. 2012;46(Suppl 1):i85–9.

[7] Drezner JA, Toresdahl BG, Rao AL, Huszti E, Harmon KG. Outcomes from sudden cardiac arrest in US high schools: a 2-year prospective study from the National Registry for AED use in sports. Br J Sports Med. 2013;47(18):1179–83.

[8] Drezner JA, Rao AL, Justin H, Bloomingdale Megan K, Harmon Kimberly G. Effectiveness of emergency response planning for sudden cardiac arrest in United States high schools with automated external defibrillators. Circulation. 2009;120(6):518–25.

[9] Neumar RW, Shuster M, Callaway CW, Gent LM, Atkins DL, Bhanji F, et al. 2015 American Heart Association Guidelines Update for CPR and ECC: executive summary. Circulation. 2015;132(Suppl 2):S315–67.

[10] Rao AL, Standaert CJ, Drezner JA, Herring SA. Expert opinion and controversies in musculoskeletal and sports medicine: preventing sudden cardiac death in young athletes. Arch Phys Med Rehabil. 2010;91(6):958–62.

[11] Rothmier JD, Drezner JA. The role of automated external defibrillators in athletics. Sports Health. 2009;1(1):16–20.

[12] Noakes TD, Speedy DB. Case proven: exercise associated hyponatraemia is due to overdrinking. So why did it take 20 years before the original evidence was accepted? Br J Sports Med. 2006;40(7):567–72.

[13] Urso C, Brucculeri S, Caimi G. Physiopathological, epidemiological, clinical and therapeutic aspects of exercise-associated hyponatremia. J Clin Med. 2014;3(4):1258–75.

[14] Almond CSD, Shin AY, Fortescue EB, Mannix RC, Wypij D, Binstadt BA, et al. Hyponatremia among runners in the Boston Marathon. N

Engl J Med. 2005;352(15):1550–6.

[15] Hew-Butler T, Loi V, Pani A, Rosner MH. Exercise-Associated Hyponatremia: 2017 Update. Front Med [Internet]. 3 Mar 2017 [cited 2019 Sept 19];4. Available from: https://www.ncbi.nlm.nih.gov/pmc/articles/PMC5334560/.

[16] Hew-Butler T, Rosner M, Fowkes-Godek S, Dugas J, Hoffman M, Lewis D, et al. Statement of the third international exercise-associated hyponatremia consensus development conference, Carlsbad, California, 2015. Clin J Sport Med. 2015;25(4):303–20.

[17] Rosner MH, Kirven J. Exercise-associated hyponatremia. Clin J Am Soc Nephrol. 2007;2(1):151–61.

[18] Chang RG, Khan JJ. Hydration Issues in the Athlete and Exercise Associated Hyponatremia – PM&R KnowledgeNow [Internet]. PM&R Knowledge Now. 2016 [cited 2019 Oct 27]. Available from: https://now.aapmr.org/hydration-issues-in-the-athlete-and-exercise-associated-hyponatremia/.

[19] Howe AS, Boden BP. Heat-related illness in athletes. Am J Sports Med. 2007;35(8):1384–95.

[20] Casa DJ, DeMartini JK, Bergeron MF, Csillan D, Eichner ER, Lopez RM, et al. National Athletic Trainers' Association position statement: exertional heat illnesses. J Athl Train. 2015;50(9):986–1000.

[21] Navarro C, Casa D, Belval L, Nye N. Exertional heat stroke. Curr Sports Med Rep. 2017;16(5):304–5.

[22] Miyake Y. Pathophysiology of heat illness: thermoregulation, risk factors, and indicators of aggravation. Jpn Med Assoc J. 2013;56(3):167–73.

[23] Armstrong L, Casa D, Millard-Stafford M, Moran D, Pyne S, Roberts W. Exertional heat illness during training and competition. Med Sci Sports Exerc. 2007;39(3):556–72.

[24] Casa D, Armstrong L, Kenny G, O'Connor F, Huggins R. Exertional heat stroke: new concepts regarding cause and care. Curr Sports Med Rep. 2012;11(3):115–23.

[25] Gaudio FG, Grissom CK. Cooling methods in heat stroke. J Emerg Med. 2016;50(4):607–16.

[26] Zhang Y, Davis J-K, Casa D, Bishop P. Optimizing cold water immersion for exercise-induced hyperthermia: a meta-analysis. Med Sci Sports Exerc. 2015;47(11):2464–72.

[27] Belval LN, Casa DJ, Adams WM, Chiampas GT, Holschen JC, Hosokawa Y, et al. Consensus statement- prehospital care of exertional heat stroke. Prehosp Emerg Care. 2018;22(3):392–7.

[28] Proulx CI, Ducharme MB, Kenny GP. Safe cooling limits from exercise-induced hyperthermia. Eur J Appl Physiol. 2006;96(4):434–45.

[29] Hosokawa Y, Adams WM, Belval LN, Davis RJ, Huggins RA, Jardine JF, et al. Exertional heat illness incidence and on-site medical team preparedness in warm weather. Int J Biometeorol. 2018;62(7):1147–53.

[30] Environmental Conditions [Internet]. Recognize to Recover. [cited 2019 Oct 28]. Available from: http://www.recognizeto-recover.org/environmental.

[31] Chiampas GT, Goyal AV. Innovative operations measures and nutritional support for mass endurance events. Sports Med Auckl Nz. 2015;45(Suppl 1):61–9.

[32] Castellani J, Young A, Ducharme M, Giesbrecht G, Glickman E, Sallis R. Prevention of cold injuries during exercise. Med Sci Sports Exerc. 2006;38(11):2012–29.

[33] Fudge J. Exercise in the cold. Sports Health. 2016;8(2):133–9.

[34] Malik S, Chiampas G, Roberts WO. The collapsed athlete. In: Sports cardiology in practice: evaluation, management, and case studies. New York: Springer-Verlag; 2011.

[35] Taylor EE, Carroll JP, Lovitt MA, Petrey LB, Gray PE, Mastropieri CJ, et al. Active intravascular rewarming for hypothermia associated with traumatic injury: early experience with a new technique. Proc Bayl Univ Med Cent. 2008;21(2):120–6.

[36] McMahon J, Howe A. Cold weather issues in sideline and event

[37] Darocha T, Kosiński S, Jarosz A, Drwila R. Extracorporeal rewarming from accidental hypothermia of patient with suspected trauma. Medicine (Baltimore). 2015;94(27)

management. Curr Sports Med Rep. 2012;11(3):135–41.

[38] Hilmo J, Naesheim T, Gilbert M. "Nobody is dead until warm and dead": prolonged resuscitation is warranted in arrested hypothermic victims also in remote areas – a retrospective study from northern Norway. Resuscitation. 2014;85(9):1204–11.

[39] Cappaert TA, Stone JA, Castellani JW, Krause BA, Smith D, Stephens BA. National Athletic Trainers' Association Position Statement: Environmental Cold Injuries. J Athl Train. 2008;43(6):640–58.

[40] Poowuttikul P, Saini S, Seth D. Anaphylaxis in children and adolescents. Pediatr Clin N Am. 2019;66(5):995–1005.

[41] Hull JH, Ansley L, Robson-Ansley P, Parsons JP. Managing respiratory problems in athletes. Clin Med. 2012;12(4):351–6.

[42] Bussotti M, Di Marco S, Marchese G. Respiratory disorders in endurance athletes – how much do they really have to endure? Open Access J Sports Med. 2014;5:47–63.

[43] Weder MM, Truwit JD. Pulmonary disorders in athletes- ClinicalKey. Clin Sports Med. 2011;30:525–36.

[44] Manwani D, Frenette PS. Vaso-occlusion in sickle cell disease: pathophysiology and novel targeted therapies. Blood. 2013;122(24):3892–8.

[45] Blinder MA, Russel S. Exertional sickling: questions and controversy. Hematol Rep. 2014;6(4):66–70.

[46] Mitchell BL. Sickle cell trait and sudden death. Sports Med-Open. 2018;4(19)

[47] Loosemore M, Walsh SB, Morris E, Stewart G, Porter JB, Montgomery H. Sudden exertional death in sickle cell trait. Br J Sports Med. 2012;46(5):312–4.

[48] Casa DJ, Guskiewicz KM, Anderson SA, Courson RW, Heck JF, Jimenez CC, et al. National Athletic Trainers' Association position statement: preventing sudden death in sports. J Athl Train. 2012;47(1):96–118.

[49] Tarini BA, Brooks MA, Bundy DG. A policy impact analysis of the mandatory NCAA sickle cell trait screening program. Health Serv Res. 2012;47(1 Pt 2):446–61.

[50] Eichner ER. Sickle cell considerations in athletes. Clin Sports Med. 2011;30:537–49.

[51] Asplund CA, O'Connor FG, Noakes TD. Exercise-associated collapse: an evidence-based review and primer for clinicians. Br J Sports Med. 2011;45(14):1157–62.

[52] Wen DY. Collapsed athlete – atraumatic. Curr Rev Musculos–kelet Med. 2014;7(4):348–54.

[53] Bromfield EB, Cavazos JE. Sirven JI. American Epilepsy Society: Basic mechanisms underlying seizures and epilepsy; 2006.

[54] Zupanc ML, Otallah SJ, Goodkin HP. Sports and epilepsy. In: DeLee, Drez, & Miller's Orthopaedic sports medicine. 5th ed. Philadephia: Elsevier; 2020. p. 230–4.

[55] Silverman EC, Sporer KA, Lemieux JM, Brown JF, Koenig KL, Gausche-Hill M, et al. Prehospital care for the adult and pediatric seizure patient: current evidence-based recommen-dations. West J Emerg Med. 2017;18(3):419–36.

[56] Josephson CB, Rahey S, Sadler RM. Neurocardiogenic syncope: frequency and consequences of its misdiagnosis as epilepsy. Can J Neurol Sci. 2007;34:221–4.

[57] Maron BJ, Doerer JJ, Haas TS, Tierney DM, Mueller FO. Sudden deaths in young competitive athletes. Circulation. 2009;119(8):1085–92.

[58] Drezner JA, Courson RW, Roberts WO, Mosesso VN, Link MS, Maron BJ. Inter-association task force recommendations on emergency preparedness and management of sudden cardiac arrest in high school and college athletic programs: a consensus statement. J Athl Train. 2007;42(1):143–58.

第 21 章　运动员心搏骤停
Cardiac Arrest in Athletes

Brian J. Cross　Shayna Weinshel　Marc Estes　著
王学英　译

直到他用最后一口气呼喊："欢呼吧，我们胜利了！"就像酒浸透泥土，他血液里的喜悦爆裂了他的心，他死了——幸福地死去！

——Robert Browning，Pheidippides（1879）

运动员心源性猝死（SCD）使竞技体育成为一个充满焦点的悖论。运动，可以增强力量和生存能力[1]，但也可能成为无法解释的死亡原因。大众的意识常常被这一悖论所迷惑。广泛报道的与体育有关的死亡，从传说中的雅典菲迪皮茨的猝死，到最近体育明星的死亡，如 Reggie Lewis 和 Hank Gathers，以及儿童在运动中意外死亡的悲剧，经常导致大众媒体做出耸人听闻和误导性的标题，如"科学家发现，运动过量会致人死亡"[2]。

基于这一悖论而建立的医学科学是详细而复杂的。本章将叙述运动员心源性猝死的发病率和原因，包括地理、种族、性别和年龄分布，以及危险因素筛查对预防运动员 SCD 的重要性，以及应急系统和快速体外除颤技术在中止心源性猝死中的作用。

一、运动员心源性猝死的发病率

运动员猝死的发病率统计目前还是一个不确定的领域，因为据报道，运动员猝死的发生率有时高于非运动员人群，有时又低于后者。而且发病率的预估值在过去也会因地理位置和研究方法的不同而不同[3]。然而，有一个不变的事实，那就是运动员的 SCD 在全球范围内是非常罕见的现象。Corrado 等利用 1979—1999 年在意大利威尼托地区前瞻性收集的所有 12—35 岁个体的数据，在运动员中确定了 2.1/10 万人的 SCD 年发病率[4]。使用回顾性数据时，发病率往往看起来较低。根据美国国家灾难性运动损伤研究中心（National Center for Catastrophic sports Injury Research）收集的数据，对参加有组织竞技运动的高中和大学运动员的猝死进行了研究，结果发现在美国，高中和大学男性运动员的猝死年发生率为 0.7/10 万人，高中和大学女性运动员为 0.1/10 万人[5]。Maron 等发现，在参加有组织的体育比赛的明尼苏达州高中生中，心脏原因导致的年死亡事件为 0.5/10 万人[6]。这项评估使用了从灾难性保险索赔中回顾性获得的数据。丹麦的其他回顾性研究（死亡证明和医院记录审查）和以色列的其他回顾性研究（媒体报道）分别显示了运动员中 1.2/10 万人和 2.6/10 万人的年发病率[7, 8]。

使用回顾性和前瞻性获取的数据进行 SCD 发病率评估的这些差异可能通过研究方法得到部分解释。基于常用的 SCD 数据来源，包括媒体对 SCD 事件的报道和灾难性保险索赔的回顾性研究，分别遗漏了 5%～56% 和 80%～90% 的 SCD 的发生[9]。在相同的民族和年龄范围内，由于性别、种族和运动的不同，运动相关 SCD 的发病率也存在着差异，这使得运动相关 SCD 的预估发病率变得更加复杂。一项对美国大学体育协会（NCAA）运动员死亡进行的回顾性研究使用了 NCAA 和父母心脏观察（parent heart watch）数据库的数据、媒体报道和灾难性保险索赔数据，发现运动员 SCD 的总年发病率为 2.3/10 万人。其中，男性和非裔美国运动员、第一级别参赛者，以及篮球运动员、游泳运动员、长曲棍球运动员和越野跑步者的发病率较高。在这项研究中，风险最高的是第一级别的男子篮球运动员，他们的 SCD 年发病率为 32/10 万人，而 NCAA 女性运动员的 SCD 年发病率总体上比前者低 95% 以上（1.2/10 万人）[10]。

关于运动员与非运动员人群 SCD 风险的对比，有相互矛盾的数据。多项研究表明，与美国运动员的 SCD 年发病率为（0.5～2）/10 万人相比，非运动员人群（包括美国新兵和丹麦、挪威、美国和加拿大等 35 岁以下人群[7, 11-13]）SCD 年发病率较高，为（0.9～10）/10 万人[14]。相反，在意大利威尼托地区，竞技运动员的 SCD 年发病率（2.1/10 万人）高于非运动员（0.7/10 万人）。而在其他研究中观察到，男性的猝死年发生率高于女性，并且男性运动员的猝死年发生率均高于女性运动员（2.6/10 万人 vs. 1.1/10 万人），男性非运动员人群的猝死年发生率也高于女性非运动员人群（1.3/10 万人 vs. 0.5/10 万人）。同时，在其他研究中显示，非运动员人群的总体 SCD 发生率较低[4]。

考虑到这些流行病学研究中确定的 SCD 发病率范围，以及单一可识别发病率的暗示性，将这些数据放入更大范围的社会和临床风险背景中可能会有所帮助。Maron 等查阅了美国国家运动员猝死登记系统（US National Registry of Sudden Death in Athletes）和 2002—2011 年 NCAA 运动员死亡数据库。在突然死亡的年轻运动员中，大多数（65%）死于非心血管原因，包括自杀（17%）和吸毒（12%），所有这些原因在同一年龄组中的死亡频率远远低于机动车事故。虽然这并不能掩盖运动员 SCD 风险的重要性，但它说明了对运动员来说，因为运动比赛而出现生命危险的概率还是相对较小的[15]。但应注意年龄较大的运动

员（年龄超过 35 岁），因为他们很少被纳入 SCD 发病率的研究。俄勒冈州意外猝死研究（oregon sudden unexpected death study）的前瞻性数据表明，在 35—65 岁的运动员中，SCD 的年发病率为 2.2/10 万人。虽然这一发病率没有明显超过大多数年轻运动员的 SCD 评估结果，但男性 SCD 的发病率比女性 SCD 的发病率更高，甚至比在年轻人群中观察到的更高，相对危险度为 18.68（95%CI 2.50～139.56）[16]。

二、运动员心源性猝死的原因

大多数因疑似心血管原因突然死亡的运动员在死后分析中显示出结构性心脏病或动脉疾病的证据。对突然死亡的美国运动员的尸检研究表明，肥厚型心肌病（占尸检数据的 26.4%）和冠状动脉解剖异常（占尸检数据的 13.7%）是结构性心脏病导致 SCD 的最常见原因，其他还包括非特异性左心室肥厚、心肌炎、马方综合征导致的主动脉瘤破裂、致心律失常性右心室心肌病、壁冠状动脉解剖（心肌桥）、主动脉瓣狭窄、动脉粥样硬化性冠状动脉疾病。除了潜在的结构性心脏病之外，另外值得注意的一点是心脏震荡，它被确定为运动员猝死的第二大常见心脏原因[17]。

（一）肥厚型心肌病

肥厚型心肌病（HCM）是一种遗传性、以常染色体显性遗传为主、相对常见的结构性心脏病，据估计最少每 500 人就有 1 例[18]。在表型上，HCM 的细胞水平特征是心肌细胞紊乱，导致左心室（通常在室间隔）不对称肥大，偶尔出现左心室流出道梗阻，并易发生不稳定室性心律失常和 SCD 现象。虽然已知诊断为 HCM 的患者中有 10% 具备非病理性或完全正常的心电图，但 HCM 可能在心电图上非特异性地表现为左心室肥厚[19]。

虽然主要危险因素有助于识别室性心律失常和 SCD 风险增加的 HCM 患者，并指导植入式心脏复律除颤器（ICD）一级预防的合理性[20-22]，

但即使在没有这些主要危险因素的情况下，严格的体力活动也可能促进不稳定室性心律失常的发生[23]。因此，现行的 ACC/AHA 指南指出，所有 HCM 患者，无论 SCD 危险因素如何，都不应参加竞争性运动，但 I A 级别的"低静态 / 低动态"运动除外，如台球、保龄球和高尔夫球。需要指出的是，这一建议与大多数人口统计学或临床特征无关，包括年龄、性别、左心室肥厚等级、室间隔心肌切除术或酒精消融术史、有无左心室流出道梗阻生理性疾病、心脏症状或心脏磁共振成像延迟钆增强所证明的壁间心肌纤维化。此外，不建议仅为允许参加竞技体育比赛而使用抗心律失常药物治疗或植入 ICD 的一级预防等疗法[24]。

（二）冠状动脉异常主动脉起源

冠状动脉异常主动脉起源（AAOCA）是指在胚胎发育过程中，冠状动脉异常起源于错误的 Valsalva 窦。其中最令人关注的解剖异常是左主干冠状动脉（left main coronary artery，LMCA）或左前降支（left anterior descending artery，LAD）起源于右 Valsalva 窦，以及右冠状动脉起源于左 Valsalva 窦或左前降支。这些心脏的病理研究显示，锐角形的动脉脱落导致"裂隙状"冠状腔。此外，动脉近段常走行于主动脉大血管与肺动脉干之间。这些解剖特征可能导致异常动脉扭曲或受压，特别是在心输出量增加时，从而导致远端心肌缺血。与 AAOCA 相关的室性心律失常和猝死可能是由于急性缺血发作，或者是由于慢性缺血伴有斑片状致心律失常性心肌瘢痕[25]。

需要注意的是，部分 AAOCA 患者在 SCD 发病前可能出现心绞痛和晕厥等劳力性症状，尤其是 LMCA 起源异常的患者。在静息和负荷状态下获得的基线心电图对于检测冠状动脉解剖异常均是不可靠的。基于既往症状怀疑 AAOCA 的患者应首选无创影像学检查或冠状动脉造影，以指导诊断和进行可能的心脏手术矫正。所有起源于右侧 Valsalva 窦的 LMCA 和起源于左侧 Valsalva 窦

的右冠状动脉运动员，如有症状、心律失常或负荷心肌灌注成像提示有缺血表现，在手术修复前均应限制参赛。手术修复后 3 个月，如果运动员没有症状、心律失常或刺激性成像上的缺血情况，则可以重返比赛[26]。

（三）致心律失常性右心室心肌病

一项前瞻性研究明确了运动员猝死心血管病因的地区差异，该研究纳入了 1979—1999 年在意大利威尼托地区参加需要定期训练和比赛的有组织运动的所有年轻运动员人群（年龄 12—35 岁）。在本研究中，运动员发生 SCD 最常见的病因是致心律失常性右心室心肌病（ARVC），其次是动脉粥样硬化性冠心病、心肌炎和二尖瓣脱垂。HCM 是美国运动员 SCD 的最常见原因，但在意大利的一项研究中，在 55 例 SCD 病例中仅有 1 例是归因于 HCM。在意大利北部的运动员中，ARVC 导致的 SCD 发病率较高，而 HCM 导致的 SCD 发病率则较低。解释这一现象的假设包括地区遗传因素，以及与 HCM 个体可能因强制性参与运动前筛查而被排除在竞技运动之外有关，或者是受意大利研究中是前瞻性数据采集而美国研究中是回顾性数据采集的影响[4]。

ARVC 是一种遗传性疾病，其表型特征是由于异常的细胞黏附蛋白导致右心室（通常为下壁、心尖和漏斗部）和左心室（通常为后外侧心外膜下）心肌细胞的纤维脂肪替代，导致壁变薄和动脉瘤形成。ARVC 静息心电图表现为右束支传导阻滞、右胸前导联 QRS 时限＞110ms（$V_{1\sim3}$）、右胸前导联 T 波倒置或 ε 波、左束型室性期前收缩除极（ventricular premature depolarizations，VPD）。动态心脏监测或负荷心电图可能显示左束型室性心动过速或 VPD（24h 内超过 500）[27]。ARVC 的临床表现包括心悸、晕厥、心搏骤停，以及较少见的临床心力衰竭症状[28]。此外，ARVC 可能是家族性的，主要遵循常染色体显性遗传模式，家族成员的晕厥或猝死也可能是 ARVC 存在的警示信

号[29]。ARVC 的临床或心电图表现应进一步采用超声心动图和心脏磁共振成像进行评估。ARVC 的诊断标准是基于来自临床、家族成员、心电图和影像学数据的定量变量[30]。

被确定、临界或可能诊断为 ARVC 的运动员不应参加竞技运动，低静态、低动态的 I A 类运动除外。与 HCM 的情况一样，不建议以允许竞技性运动为唯一或主要目的而预防性置入 ICD[24]。除了 ARVC 患者在运动过程中室性心律失常和猝死的风险增加之外，来自小鼠模型和人类回顾性数据的证据表明，随着时间的推移，累积的运动量和强度也增加了 ARVC 基因型阳性患者发生表型 ARVC 及其表现（包括室性心律失常和心力衰竭）的可能性[31, 32]。

（四）动脉粥样硬化性冠状动脉疾病

运动员年龄的增长是导致猝死的一个重要因素。随着年龄的增长，无论在运动员还是非运动员人群中，冠状动脉疾病（CAD）的患病率都在增加，CAD 是老年运动员心搏骤停（SCA）最常见的原因。在 35 岁以上的运动员中，动脉粥样硬化性冠状动脉疾病被确定为 84% 病例的 SCA 的归因原因。在这些 CAD 相关的 SCA 病例中，33% 被确定为急性心肌梗死[16]。

（五）心脏震荡

在没有结构性心脏病的运动员中，SCD 最常见于心脏震荡，这是美国年轻运动员猝死的第二大原因，此外还有更少见的长 QT 间期综合征。心脏震荡（commotio cordis，CC）是一种由于撞击胸壁而导致的从稳定的心律突然转变为心室颤动的现象。这种现象的发生需要胸壁撞击的特殊特征；这些特征包括高度顺应性的胸壁，在 T 波峰前 20ms 内与胸部的撞击，以及撞击时具备特定大小、硬度、密度和运动速度的撞击物[33]。以每小时 40 英里（64.4km）的速度运动的小而坚硬的物体最有可能导致心室颤动[34-36]。从历史上看，尽管大多数情况在 3min 内实施了心肺复苏（cardiopulmonary

resuscitation，CPR），但因 CC 导致心搏骤停的运动员存活的可能性只有 10%～15%。实验证据表明，自动体外除颤器识别 CC 相关的心室颤动具有很高的敏感性（98%）和特异性（100%），并能有效终止心室颤动[37, 38]。因此，近年来，随着 AED 的普及性和使用量增加，CC 的生存率增加到了 58%。然而不幸的是，生存率的提高水平在不同种族之间并不一致。非洲裔美国 CC 患者的存活率＜5%，可能是与救援反应时间较长，以及 AED 在运动训练和比赛场所的普及性较低有关[39]。

三、运动员赛前筛查以预防心源性猝死

虽然没有确凿的证据表明体育比赛增加 SCD 的风险高于非运动员人群 SCD 的风险，但有结构性心脏病与运动相关心搏骤停和猝死是明确相关的。这一事实可以非常合理地实施一项指示，即在参加运动之前，应确定是否有上述潜在情况。在适当的时候禁止高风险运动员参加比赛，以此作为猝死的一级预防手段。尽管这一逻辑在理论上是合理的，但现有证据也在国际上引发了争论，争论点在于在运动员中识别高风险心脏疾病的特定筛查方法的实际适用性，以及在不同级别比赛中均做参赛前筛查的有效性[40]。

美国、意大利和以色列这三个国家已经在所有级别的比赛中设立了某种形式的参赛前筛查，尽管各国的方法不同。在美国，实践指南建议在初级保健机构根据 AHA 的 14 项病史和体格检查筛查指南对所有高中和大学运动员进行筛查，但在未检出异常的情况下不进行无创检测[41]。在意大利（参与前筛查是由法律强制执行的）和以色列[8, 42]，心电图（ECG）作为常规筛查被添加到病史和体格检查中。欧洲心脏病学会也建议参与者参加前进行常规 ECG 筛查[43]，但在许多欧洲国家，只有奥运会运动员、专业运动员和其他精英运动员接受了这种常规筛查。

尽管没有人会对预防心血管疾病死亡的个人和社会效益提出异议，但参与赛前筛查方法的争

论，尤其是对常规 ECG 是否合适的争论还是存在的，主要源于对这些诊断模式的敏感性、特异性和成本效益的现有数据的不同解读。例如，在丹麦，政策制定者指出，对 7 年期间的所有死亡进行的调查表明，运动员的 SCD 年发病率不仅非常罕见（1.21 人 /10 万人），而且低于非运动员人群的年发病率（3.76 人 /10 万人），在参加体育活动之前以任何方式进行的大规模心血管筛查都没有足够高的价值，所以不建议[7]。意大利官员对这些证据持截然不同的看法。从 1979 年开始前瞻性收集的数据显示，运动员的 SCD 年发病率为 3.6 人 /10 万人。1982 年开始在全国范围内实施基于 12 导联 ECG 评估的强制性参赛前筛查后，运动员 SCD 的年发病率降至 0.4 人 /10 万人。如果对这一数据的解读支持 ECG 筛查的作用，则可以指出，有 2% 的潜在运动员因其筛查出异常而被排除出体育比赛。HCM 是当代意大利运动员 SCD 的主要原因[42]。

反对常规广泛进行 ECG 筛查的人指出了 ECG 筛查在临床和实践方面的几个局限性，包括假阳性结果为 5%～20%[44]，以及美国等人口大国缺乏每年对数百万次 ECG 筛查所需的人力和财政资源[45]。此外，由于假阳性筛查结果，可能对因假阳性而无法参加体育活动的年轻人的长期健康产生有害影响，也可能对 ECG 假阴性的运动员产生不良后果，这些运动员可能被说服忽视心血管疾病的后续预警症状，而这些预警症状是在虚假的、令人安心的非病理性 ECG 筛查结果之后出现的。

最近一项 Meta 分析纳入了关于病史、体格检查和 ECG 筛查效果的研究，其结果表明，ECG 作为筛查工具具有明显优势，支持将 ECG 用于参与运动前的筛查。在这项研究中，心电图的灵敏度为 94%，临床病史为 20%，体格检查为 9%，心电图的假阳性率低于病史和体格检查的假阳性率[46]。然而，这些目前发现的临床影响尚不明确。在这项 Meta 分析中，最常见的 ECG 异常是心室预激

或预激综合征模式（42%）。在运动员的 SCD 病例中，只有 1% 被归因于此类异常导致[47]，而据报道是美国运动员 SCD 的主要原因的 HCM，在 11 104 名美国运动员中仅检出 2 名。

有人提出，在人口统计学中风险较高的运动员（如男性篮球运动员和非裔美国运动员）中进行有针对性的、非普遍的 ECG 筛查，可作为筛查过程中系统性排除 ECG 的替代方法。此外，进一步完善的运动员专用 ECG 判读标准（如国际建议）可能会提高筛查准确度，从而能够进一步支持将 ECG 作为筛查工具[48]。

四、运动员心搏骤停的管理

快速识别心搏骤停和实施包括早期 CPR 和体外除颤在内的紧急反应系统是降低心搏骤停死亡率的核心组成部分（图 21-1）。因此，心搏骤停的运动员有一个非常宝贵的救治手段，可以有利于他们的生存，那就是周围人群的初步快速救治，如团队成员、教练、医务人员或者观众，他们中的一些人可能接受过基本生命支持（basic life support，BLS）培训，并且这些人能够联系急救医疗服务（emergency medical services，EMS）。尽管如此，几项研究的数据表明，心搏骤停运动员的生存结局较差，平均存活率为 11%，仅略优于普通人群院外心搏骤停现象[49-51]。在现场具备并采用 AED 的体育学校中发生心脏停搏的运动员的结局要好得多，住院后有 64% 的存活率[52]。

由美国国家体育教练协会（National Athletic Trainers' Association）、AHA 和 ACC 主办的协会间工作组（Inter-Association Task Force）建议，教练和运动教练应接受识别心搏骤停、实施 CPR 和使用 AED 的培训，而学校和其他体育比赛或培训主办方应制订紧急行动计划，包括 BLS、AED 的普及和使用，以及 EMS 启动。虽然 AED 对年轻运动员的救治结果喜忧参半，但早期除颤在中止心搏骤停生理学方面至关重要。因此，建议体育项目设计的 EAP 允许在运动员最初晕倒后 3～5min

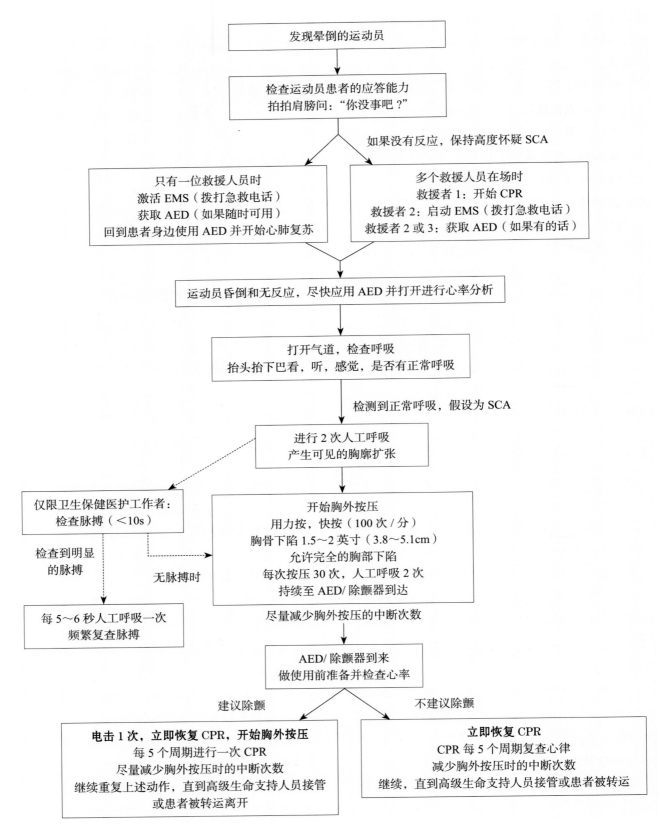

▲ 图 21-1　心搏骤停的管理

AED. 自动体外除颤器；CPR. 心肺复苏；EMS. 急救医疗服务；SCA. 心搏骤停（经许可转载，引自 Elsevier[56]）

内给予 AED 电击[56-58]。协会间工作组推荐了 EAP 的具体措施，这些措施包括以下几点。

- 建立通信系统（如使用移动电话或其他易于使用的技术）。
- 对可能成为急救人员的个人进行 CPR 和 AED 使用培训，如培训师和教练。
- 获取必要的复苏设备，包括 AED。
- 规划和实施应急响应，并与 EMS 协调，以确保从晕倒到 EMS 联系和实施 CPR 之间的时间小于 1min，晕倒到体外除颤的时间小于 3～5min[56, 57]。

结论

结构性心脏病是运动员运动相关心搏骤停的主要原因，其次是心脏震荡。目前，对于应用于检测对运动员个体构成风险的潜在心脏疾病的最佳管理方法或工具，尚未达成统一意见，而且关于运动员参与运动前筛查本身的有效性和影响仍存在争议。运动员人群中 SCD 流行病学数据的进一步细化将影响未来参与运动前筛查的作用和实践。尽管运动员的 SCD 发病率是罕见的，但快速识别心搏骤停、实施应急行动计划和应急系统方案、使用自动体外除颤器是改善此类事件生存率和结局的管理策略的关键组成部分。

参考文献

[1] Lee I-M, Skerritt PJ. Physical activity and all-cause mortality: what is the dose–response relation? Med Sci Sports Exerc. 2001;33(Suppl. 6):S459–71.

[2] Southwest News Service, reported in New York Post, 17 Oct 2017.

[3] Maron BJ, et al. Incidence and causes of sudden death in U.S. college athletes. J Am Coll Cardiol. 2014;63:1636–43.

[4] Corrado D, Basso C, Rizzoli G, et al. Does sports activity enhance the risk of sudden death in adolescents and young adults? J Am Coll Cardiol. 2003;42:1959–63.

[5] Van Camp SP, Bloor CM, Mueller FO, et al. Nontraumatic sports death in high school and college athletes. Med Sci Sports Exerc. 1995;27(5):641–7.

[6] Maron BJ, Gorman TE, Aeppli D. Prevalence of sudden cardiac death during competitive sports activities in Minnesota high school athletes. J Am Coll Cardiol. 1998;32:1881–4.

[7] Holst AG, Winkel BG, Theilade J, et al. Incidence and etiology of sports-related sudden cardiac death in Denmark-implications for preparticipation screening. Heart Rhythm. 2010;7:1365–71.

[8] Steinvil A, Chundadze T, Zelster D, et al. Mandatory electrocardiographic screening of athletes to reduce their risk of sudden death proven fact or wishful thinking? J Am Coll Cardiol. 2011;57:1291–6.

[9] Drezner JA, Harmon KG. Incidence of cardiac death in athletes. In: Pellicia A, et al., editors. The ESC textbook of sports cardiology. Oxford: Oxford University Press; 2019. p. 299.

[10] Harmon KG, Asif IM, Klossner D, et al. Incidence of sudden cardiac death in National Collegiate Athletic Association Athletes. Circulation. 2011;123:1594–600.

[11] Eckart RE, Scoville SL, Campbell CL, et al. Sudden death in young adults: a 25-year review of autopsies in military recruits. Ann Intern Med. 2004;141:829–34.

[12] Solberg EE, Gjersten F, Haugstad E, et al. Sudden death in sports among young adults in Norway. Eur J Cardiovasc Prev Rehabil. 2010;17:337–41.

[13] Atkins DL, Everson-Stewart S, Sears GK, et al. Epidemiology and outcomes from out-of-hospital cardiac arrest in children: the Resuscitation Outcomes Consortium Epistry-Cardiac Arrest. Circulation. 2009;119:1484–91.

[14] Harmon KG, Drezner JA, Milson MG, et al. Incidence of sudden cardiac death in athletes: a state of the art review. Br J Sports Med published online first: June 24, 2014 as https://doi. org/10.1136/bjsports-2014-093872.

[15] Maron BJ, Haas TS, Murphy CJ, et al. Incidence and causes of sudden death in U.S. College Athletes. J Am Coll Cardiol. 2014;63:1636–43.

[16] Marijon E, Uy-Evanado A, Reinier, et al. Sudden cardiac arrest during sports activity in middle age. Circulation. 2015; 131:1384–91.

[17] Maron BJ, Shirani J, Poliac LC, et al. Sudden death in young competitive athletes: clinical, demographic, and pathological profiles. JAMA. 1996;276:199–204.

[18] Semsarian C, Ingles J, Maron MS, Maron BJ. New perspectives on the prevalence of hypertrophic cardiomyopathy. J Am Coll Cardiol. 2015;65:1249–54.

[19] Rowin EJ, Maron BJ, Appelbaum E, et al. Significance of false negative electrocardiograms in preparticipation screening of athletes for hypertrophic cardiomyopathy. Am J Cardiol. 2012;110:1027–32.

[20] Elliott PM, Poloniecki J, Dickie S, et al. Sudden death in hypertrophic cardiomyopathy: identification of high risk patients. J Am Coll Cardiol. 2000;36(7):2212–8.

[21] Monserrat L, Elliott PM, Gimeno JR, et al. Non-sustained ventricular tachycardia in hypertrophic cardiomyopathy: an independent marker of sudden death risk in young patients. J Am Coll Cardiol. 2003;42(5):873–9.

[22] Maron BJ, Spirito B, Shen WK, et al. Implantable cardioverter-defibrillators and prevention of sudden cardiac death in hypertrophic cardiomyopathy. JAMA. 2007;298(4):405–12.

[23] Gimeno JR, Tome-Esteban M, Lofiego C, et al. Exercise-induced ventricular arrhythmias and risk of sudden cardiac death in patients with hypertrophic cardiomyopathy. Eur Heart J. 2009;30(21):2599–605.

[24] Maron BJ, Udelson JE, Bonow RO, et al. Eligibility and disqualification recommendations for competitive athletes with cardiovascular abnormalities: task force 3: hypertrophic cardiomyopathy, arrhythmogenic right ventricular cardio-myopathy and other cardiomyopathies, and

myocarditis. J Am Coll Cardiol. 2015;66(21):2362–71.

[25] Basso C, Maron BJ, Corrado D, Thiene G. Clinical profile of congenital coronary artery anomalies with origin from the wrong aortic sinus leading to sudden death in young competitive athletes. J Am Coll Cardiol. 2000;35:1493–501.

[26] Van Hare GF, Ackerman MJ, Evangelista JK, et al. Eligibility and disqualification recommendations for competitive athletes with cardiovascular abnormalities: task force 4: congenital heart disease. Circulation. 2015;132:e281–91.

[27] Basso C, Corrado D, Marcus FI, et al. Arrhythmogenic right ventricular cardiomyopathy. Lancet. 2009;373:1289–300.

[28] Hulot JS, Jouven X, Empana JP, et al. Natural history and risk stratification of arrhythmogenic right ventricular dysplasia/cardiomyopathy. Circulation. 2004;110(14):1879–84.

[29] Hermida JS, Minassian A, Jarry G, et al. Familial incidence of late ventricular potentials and electrocardiographic abnormalities in arrhythmogenic right ventricular dysplasia. Am J Cardiol. 1997;79(10):1375–80.

[30] Marcus FI, McKenna WJ, Sherill D, et al. Diagnosis of arrhythmogenic right ventricular cardiomyopathy/dysplasia: proposed modification of the task force criteria. Eur Heart J. 2010;31:806–14.

[31] Kirchof P, Fabritz L, Ziener M, et al. Age- and training-dependent development of arrhythmogenic right ventricular cardiomyopathy in heterozygous plakoglobin-deficient mice. Circulation. 2006;114: 1799–806.

[32] James CA, Bhonsale A, Tichnell C, et al. Exercise increases age-related penetrance and arrhythmic risk in arrhythmogenic right ventricular dysplasia/cardiomyopathy-associated desmosomal mutation carriers. J Am Coll Cardiol. 2013;62:1290–7.

[33] Link MS. Commotio cordis: ventricular fibrillation triggered by chest impact-induced abnormalities in repolarization. Cir Arrhythm Electrophysiol. 2012;5:425–32.

[34] Kalin J, Madias C, Alskeikh-Ali AA, et al. Reduced diameter spheres increases the risk of chest blow-induced ventricular fibrillation (commotio cordis). Heart Rhythm. 2011;8:1578–81.

[35] Link MS, Maron BJ, Wang PJ, et al. Reduced risk of sudden death from chest wall blows (commotio cordis) with safety baseballs. Pediatrics. 2002;109:873–7.

[36] Link MS, Maron BJ, Wang PJ, et al. Upper and lower limits of vulnerability to sudden arrhythmic death with chest-wall impact (commotio cordis). J Am Coll Cardiol. 2003;41:99–104.

[37] Maron BJ, Poliac L, Kaplan JA, et al. Blunt impact to the chest leading to sudden death from cardiac arrest during sports activities. N Engl J Med. 1995;333:337–42.

[38] Link MS, Maron BJ, Stickney RE, et al. Automated external defibrillator arrhythmia detection in a model of cardiac arrest due to commotio cordis. J Cardiovasc Electrophysiol. 2003;14(1):83–7.

[39] Maron BJ, Haas TS, Ahluwalia A, et al. Increasing survival rate from commotio cordis. Heart Rhythm. 2013;10:219–23.

[40] Maron BJ. Diversity of views from Europe on national preparticipation screening for competitive athletes. Heart Rhythm. 2010;10: 1372–3.

[41] Maron BJ, Thompson PD, Puffer JC, et al. Cardiovascular preparticipation screening of competitive athletes: a statement for health professionals from the Sudden Death Committee (Clinical Cardiology) and Congenital Cardiac Defects Committee (Cardiovascular Disease in the Young), American Heart Association. Circulation. 1996;94:850–6.

[42] Corrado D, Basso C, Pavei A, et al. Trends in sudden cardiovascular death in young competitive athletes after implementation of a preparticipation screening program. JAMA. 2006;296:1593–601.

[43] Corrado D, Pelliccia A, Bjørnstad HH, et al. Cardiovascular pre-

[44] Maron BJ, Friedman RA, Kligfield P, et al. Assessment of the 12-lead electrocardiogram as a screening test for detection of cardiovascular disease in healthy general populations of young people (12-25 years of age). J Am Coll Cardiol. 2014;64(14):1479–514.

[45] Maron BJ, Levine BD, Washington RL, et al. Eligibility and disqualification recommendations for competitive athletes with cardiovascular abnormalities: Task Force 2: Preparticipation screening for cardiovascular disease in competitive athletes. J Am Coll Cardiol. 2015;66(21):2356–61.

[46] Harmon KG, Zigman M, Dezner JA. The effectiveness of screening history, physical exam, and ECG to detect potentially lethal cardiac disorders in athletes: a systematic review/meta-analysis. J Electrocardiol. 2015;48:329–38.

[47] Rai AL, Salerno JC, Asif IM, et al. Evaluation and management of Wolff-Parkinson-White in athletes. Sports Health. 2014;6(4):326–32.

[48] Sharma S, Drezner JA, Baggish A, et al. International recommmendations for electrocardiographic interpretation in athletes. J Am Coll Cardiol. 2017;69(8):1057–75.

[49] Drezner JA, Rogers KJ. Sudden cardiac arrest in intercollegiate athletes: detailed analysis and outcomes of resuscitation in 9 cases. Heart Rhythm. 2006;3:755–9.

[50] Maron BJ, Gohman TE, Kyle SB, et al. Clinical profile and spectrum of commotio cordis. JAMA. 2002;287:1142–6.

[51] Drezner JA, Chun JS, Harmon KG, Derminer L. Survival trends in the United States following exercise-related sudden cardiac arrest in the youth: 2000-2006. Heart Rhythm. 2008;5:794–9.

[52] Drezner JA, Rao AL, Heistand J, et al. Effectiveness of emergency response planning for sudden cardiac arrest in United States high schools with automated external defibrillators. Circulation. 2009;120:518–25.

[53] Drezner JA, Rogers KJ, Horneff JG. Automated external defibrillator use at NCAA Division II and III universities. Br J Sports Med. 2011;45:1174–8.

[54] Drezner JA, et al. Use of automated external defibrillators at NCAA Division I Universities. Med Sci Sports Exerc. 2005; 37(9):1487–92.

[55] Drezner JA, Toresdahl BG, Rao AL, et al. Outcomes from sudden cardiac arrest in US high schools: a 2-year prospective study from the National Registry for AED Use in Sports. Br J Sports Med. 2013;47:1179–83.

[56] Drezner JA, Courson RW, Roberts WO, Mosesso VN Jr, Link MS, Maron BJ. Inter-association task force recommendations on emergency preparedness and management of sudden cardiac arrest in high school and college athletic programs: a consensus statement. Heart Rhythm. 2007;4(4):549–65. https://doi.org/10.1016/j.hrthm.2007.02.019.

[57] Schwellnus M, Kipps C, Roberts WO, et al. Medical enco–unters (including injury and illness) at mass community–based endurance sports events: an international consensus statement on definitions and methods of data recording and reporting. Br J Sports Med. 2019; https://doi. org/10.1136/bjsports-2018-100092.

[58] Link MS, Myerburg RJ, Estes NA. Eligibility and disqualification recommendations for competitive athletes with cardiovascular abnormalities: Task Force 12: emergency action plans, resuscitation, cardiopulmonary resuscitation, and automated external defibrillators. J Am Coll Cardiol. 2015; 66(21):2434–8.

participation screening of young competitive athletes for prevention of sudden death: proposal for a common European protocol. Consensus Statement of the Study Group of Sport Cardiology of the Working Group of Cardiac Rehabilitation and Exercise Physiology and the Working Group of Myocardial and Pericardial Diseases of the European Society of Cardiology. Eur Heart J. 2005;26(5):516–24.

第 22 章 运动员的心脏震荡
Commotio Cordis in Athletes

Mohita Singh　Mark S. Link　著
黄慧玲　刘金印　译

钝性、非穿透性胸部创伤可引发与胸骨或心脏本身的结构性损伤无关的心室颤动（VF），并导致心源性猝死[1]。这种情况被称为心脏震荡，它与美国高达 3% 的年轻运动员死亡有关[2]。心脏震荡主要发生于儿童、青少年和年轻人，在参加体育运动时最为常见[3]。

一、流行病学

尽管早在 18 世纪就有描述[4]，但首次报道心脏震荡的系列病例（25 例）是在 1995 年[5]。自那时以来，已经报道了 200 多起美国病例和 60 起国际病例[6]。心脏震荡主要发生在年轻人中，典型年龄为 15—19 岁，几乎全部发生在男性身上（高达 95%）。大多数受害者是白种人[1]。很少有病例发生在 20 岁以上的患者中[7]。最常见的是发生在棒球比赛中，其次是足球、板球和曲棍球比赛，但在各种娱乐和竞技运动中也有胸部受到突然撞击致死的案例。据报道，约 25% 的病例发生在与运动无关的日常活动中[6]。

二、作用机制

对心脏震荡机制的认识来自塔夫茨医学中心开发的实验猪模型[8]。研究者在心脏复极期间狭窄的 20ms 时间窗内（T 波峰值前不久），通过对胸部的低频冲击，诱发了瞬时心室颤动（图 22-1 和图 22-2）。当撞击发生在心室去极化（QRS 波群）过程时，未观察到心室颤动，但受试者偶尔会出现一过性完全性心脏传导阻滞，随后 ST 段抬高，在某些情况下可出现左束支传导阻滞[8]。

一项具有相同模型的研究指出，直接撞击心脏轮廓是诱发心室颤动的必要条件[9]，直接撞击心脏中心（左心室前外侧乳头肌）是最致命的。此外，与较低或较高的冲击速度相比，以 40 英里 / 小时（64.4km/h）的速度撞击胸部时，最有可能诱发心室颤动（约 70% 的比例）。低于 20 英里 / 小时（32.2km/h）的撞击不会产生心室颤动，表明最低阈值为 25～30 英里 / 小时（40.2～48.3km/h）。矛盾的是，50～70 英里 / 小时（80.5～112.7km/h）的撞击速度导致的心室颤动比例低于 40 英里 / 小时（64.4km/h）的撞击，但可以造成更多的机械损伤，目前认为这些速度下的模型与心脏震荡不一致[10, 11]。撞击物体的形状也是诱发心室颤动的因素，较小直径的物体更有可能引起心室颤动[12]。在另一项研究中，体型较小的动物（体重＜40kg）比体重较大的动物更容易发生心室颤动[7]。

在细胞水平上，假设胸壁撞击可能在脆弱的时间窗口触发机械敏感性 K^+ATP 通道的激活，进而导致不均匀的去极化，从而产生致心律失常基质。在实验模型中，K^+ATP 通道的抑制导致心室颤动发生率和 ST 段抬高幅度的降低[13]。心室颤动的个体易感性存在显著差异。在一项对 139 头猪共 1274 次撞击的研究中，360 次撞击（28%）导致心室颤动；然而，有 38 头猪没有发生过一次撞击导致的心室颤动，而有 7 头猪（5%）由于胸部冲击导致的心室

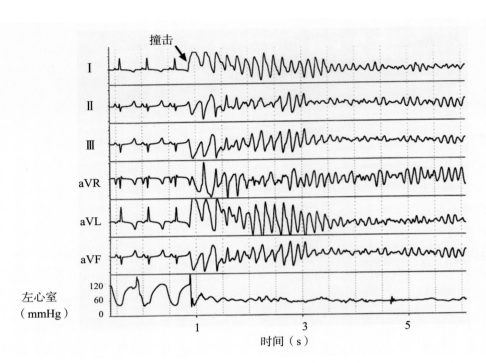

▲ 图 22-1　6 导联心电图显示一个物体以每小时 30 英里（48.3km）的速度撞击一头重量为 9kg 猪的胸部，在 T 波峰值前 16ms 发生的电生理和血流动力学后果。胸部被撞击后立即（在一个心动周期内）诱发了心室颤动，这与有效左心室压力的瞬间丧失有关

经许可转载，引自 Link et al.[8]，Massachusetts Medical Society

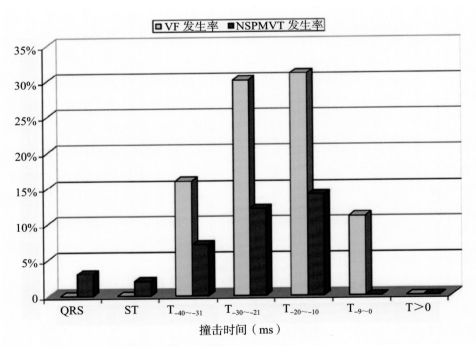

▲ 图 22-2　心室颤动和非持续性多形性室性心动过速相对于心动周期时间的发生率

撞击速度分别为 30 英里 / 小时（48.3km/h）和 40 英里 / 小时（64.4km/h）。在 T 波峰值前 30ms 至 10ms 的心脏复极中，约 30% 的冲击中观察到心室颤动（VF）。非持续性多形性室性心动过速（NSPMVT）主要在该时间窗内观察到，但偶尔在 QRS 和 ST 段期间出现（经许可转载，引自 Link and Estes[19]，Elsevier）

颤动发生率超过 80%[14]。这种变异性可以通过复极储备或易受壁拉伸 / 心室压力影响的离子通道分布的个体差异来解释，但答案尚待明确。

三、预后 / 复苏

尽管在过去 10 年中，心脏震荡患者的存活率从 20 世纪 90 年代的 15% 提高到 21 世纪初的 35%（图 22-3）[1, 3]，但其存活率依旧很低。事件发生后 3min 内进行胸外心脏按压和除颤器的早期复苏与存活率显著增加相关（25% vs. 3%，P=0.007）[15]。标准、市售的胸壁保护器并没有改善生存率[16, 17]。

四、心脏震荡的预防

通过以下策略可以在一定程度上预防心脏震荡。在猪模型中，与调节棒球相比，更柔韧和有弹性的 T 型球（称为安全球）心室颤动发生的风险更低［30 英里 / 小时（48.3km/h）发生率分别为 7% vs. 35%（P<0.0001），40 英里 / 小时（64.4km/h）为 11% vs. 69%（P<0.01）］（图 22-4）[8]。标准、市售的胸壁屏障并不能减少心脏震荡的发生[16, 17]。实验模型表明，与一些市售的胸壁保护器相比，由较低压缩性和密度的材料制成的较厚胸壁保护器能够提供更强的保护，预防心室颤动的发生[18]。由胸部模型和传感器组成的机械替代物（类似于用于汽车事故测试的 3 肋骨假人模型）现在可用于评估胸壁保护器降低心脏震荡风险的能力（https://nocsae.org/wp-content/uploads/2018/05/1521576393ND20018CommotioCordisTestMethod.pdf）。

结论

心脏震荡是一种罕见的悲剧性事件，通常发生在青春期男孩胸部被击中时。实验模型使我们对诱发心室颤动所需的因素和震荡性心源性猝死背后的细胞机制有了更多的了解（图 22-5）。及时的心脏复苏仍然是治疗的基石。对该疾病认识的提高似乎有助于提高生存率，但在其他年轻健康的青少年中，与心脏震荡相关的死亡率依旧高得令人无法接受。

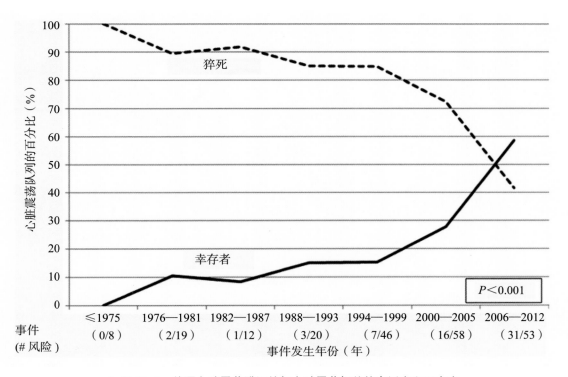

▲ 图 22-3 美国心脏震荡登记处与心脏震荡相关的存活率和死亡率
经许可转载，引自 Maron et al.[3]，Elsevier

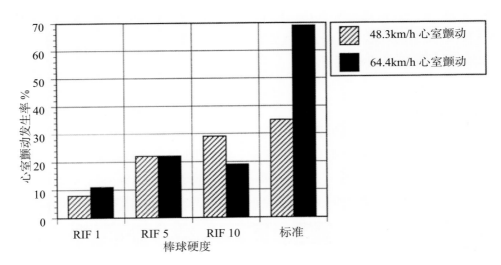

▲ 图 22-4　不同硬度的棒球撞击 **8～12kg** 猪胸壁时心室颤动的发生率（**%**）

RIF1 是适合 7 岁以下青少年使用的安全 T 型球。RIF5 是适合 8—10 岁青少年使用的稍硬的球，RIF10 更硬，但没有标准棒球硬，适合 11—13 岁青少年使用（经许可转载，引自 Link et al.[20]，American Academy of Pediatrics）

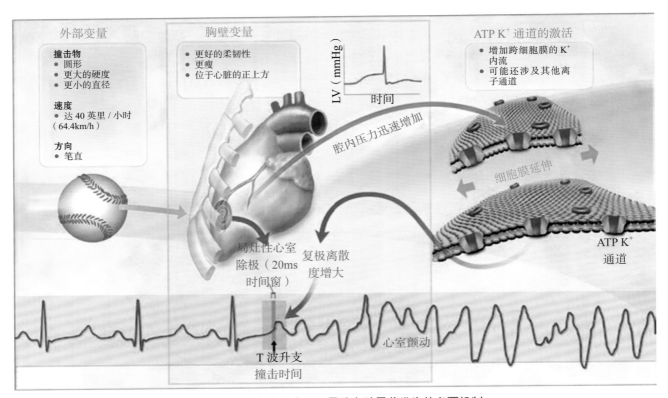

▲ 图 22-5　复杂的变量和导致心脏震荡发生的必要机制

重要的撞击物的变量是形状、硬度、直径和速度。人的特征是胸壁的柔韧性、撞击时间、撞击的位置和方向，以及个体的易感性，涉及参与复极的离子通道。LV 表示左心室（经许可转载，引自 Link and Estes[21]，John Wiley and Sons）

参考文献

[1] Maron BJ, Estes NA 3rd. Commotio cordis. N Engl J Med. 2010; 362(10):917–27.

[2] Maron BJ, Doerer JJ, Haas TS, Tierney DM, Mueller FO. Sudden deaths in young competitive athletes: analysis of 1866 deaths in the United States, 1980–2006. Circulation. 2009;119(8):1085–92.

[3] Maron BJ, Haas TS, Ahluwalia A, Garberich RF, Estes NA 3rd, Link MS. Increasing survival rate from commotio cordis. Heart Rhythm. 2013;10(2):219–23.

[4] Nesbitt AD, Cooper PJ, Kohl P. Rediscovering commotio cordis. Lancet. 2001;357(9263):1195–7.

[5] Maron BJ, Poliac LC, Kaplan JA, Mueller FO. Blunt impact to the chest leading to sudden death from cardiac arrest during sports activities. N Engl J Med. 1995;333(6):337–42.

[6] Maron BJ, Ahluwalia A, Haas TS, Semsarian C, Link MS, Estes NA 3rd. Global epidemiology and demographics of commotio cordis. Heart Rhythm. 2011;8(12):1969–71.

[7] Link MS. Commotio cordis: ventricular fibrillation triggered by chest impact-induced abnormalities in repolarization. Circ Arrhythm Electrophysiol. 2012;5(2):425–32.

[8] Link MS, Wang PJ, Pandian NG, et al. An experimental model of sudden death due to low-energy chest-wall impact (commotio cordis). N Engl J Med. 1998;338(25):1805–11.

[9] Link MS, Maron BJ, VanderBrink BA, et al. Impact directly over the cardiac silhouette is necessary to produce ventricular fibrillation in an experimental model of commotio cordis. J Am Coll Cardiol. 2001;37(2):649–54.

[10] Link MS, Maron BJ, Stickney RE, et al. Automated external defibrillator arrhythmia detection in a model of cardiac arrest due to commotio cordis. J Cardiovasc Electrophysiol. 2003;14(1):83–7.

[11] Link MS. Mechanically induced sudden death in chest wall impact (commotio cordis). Prog Biophys Mol Biol. 2003;82(1–3):175–86.

[12] Kalin J, Madias C, Alsheikh-Ali AA, Link MS. Reduced diameter spheres increases the risk of chest blow-induced ventricular fibrillation (commotio cordis). Heart Rhythm. 2011;8(10):1578–81.

[13] Link MS, Wang PJ, VanderBrink BA, et al. Selective activation of the K(+)(ATP) channel is a mechanism by which sudden death is produced by low-energy chest-wall impact (Commotio cordis). Circulation. 1999;100(4):413–8.

[14] Alsheikh-Ali AA, Madias C, Supran S, Link MS. Marked variability in susceptibility to ventricular fibrillation in an experimental commotio cordis model. Circulation. 2010;122(24):2499–504.

[15] Maron BJ, Gohman TE, Kyle SB, Estes NA 3rd, Link MS. Clinical profile and spectrum of commotio cordis. JAMA. 2002;287(9): 1142–6.

[16] Doerer JJ, Haas TS, Estes NA 3rd, Link MS, Maron BJ. Evaluation of chest barriers for protection against sudden death due to commotio cordis. Am J Cardiol. 2007;99(6):857–9.

[17] Weinstock J, Maron BJ, Song C, Mane PP, Estes NA 3rd, Link MS. Failure of commercially available chest wall protectors to prevent sudden cardiac death induced by chest wall blows in an experimental model of commotio cordis. Pediatrics. 2006;117(4):e656–62.

[18] Kumar K, Mandleywala SN, Gannon MP, Estes NA 3rd, Weinstock J, Link MS. Development of a chest wall protector effective in preventing sudden cardiac death by chest wall impact (commotio cordis). Clin J Sport Med. 2017;27(1):26–30.

[19] Link MS, Estes NA 3rd. Mechanically induced ventricular fibrillation (commotio cordis). Heart Rhythm. 2007;4:529–32.

[20] Link MS, Maron BJ, Wang PJ, Pandian NG, VanderBrink BA, Estes NAM. Reduced risk of sudden death from chest wall blows (commotio cordis) with safety baseballs. Pediatrics. 2002;109:873–7.

[21] Link MS, Estes NAM. Athletes and arrhythmias. J Cardiovasc Electrophysiol. 2010;21:1184–9.

第 23 章　COVID-19 对运动心脏病学的影响
The Impact of COVID-19 on Sports Cardiology

Bradley Lander　David J. Engel　Dermot M. Phelan　著

周　娜　译

一、背景

COVID-19 是由严重急性呼吸综合征冠状病毒 2 型（SARS-CoV-2）引起的，主要通过呼吸道飞沫传播。COVID-19 在 2020 年年初迅速发展成为全球大流行，引起了国际关注，其严重的发病率和死亡率迫切要求实施限制密切接触和大型公众集会的公共卫生措施。为实现这一目标，从娱乐层面到奥运会层面的有组织的体育活动均被推迟、改变或完全取消。随着我们在抗击 COVID-19 战斗中逐步取得进展，社会关注的核心是恢复和重启正常生活的各方面，包括恢复有组织的体育运动，体育和健康组织将继续面临设计和实施安全重返赛场（return-to-play，RTP）策略的重大挑战。

二、心脏注意事项

危重症和住院 COVID-19 患者的早期数据表明，COVID-19 与心肌损伤之间存在相关性，心肌损伤界定为心肌肌钙蛋白水平高于第 99 百分位参考上限[1-4]。目前已经提出几种心肌损伤的机制，包括病毒性对心肌的直接损伤、微血管损伤、细胞因子和应激介导的心肌病、急性冠状动脉综合征、肺栓塞和全身高炎症反应[5, 6]（图 23-1）。SARS-CoV-2 被认为可通过存在于肺、心肌和血管内皮细胞上的血管紧张素转换酶 2（ACE2）受体进入体内[5, 7]。因此，病毒对心肌的直接损伤是心肌炎的一种潜在机制，尸检数据证明了心肌炎中有病毒的存在、子代和脱落[6]。病毒直接损伤心肌的其他理

论机制包括感染介导的血管炎，因为 ACE2 受体在动脉和静脉内皮细胞中表达，还有间接免疫反应和由此产生的过敏反应[5, 8]。严重 COVID-19 中有很大比例的患者，符合弥散性血管内凝血（disseminated intravascular coagulation，DIC）诊断标准，因此，微血管损伤也是心肌损伤的潜在机制[9]。重症 COVID-19 导致的免疫激活被认为可诱发 DIC、微血管功能障碍和后续心肌损伤[5]。

COVID-19 心肌炎已成为运动员 RTP 策略讨论中的一个关键问题[3, 10, 11]。心肌炎是运动员心源性猝死（SCD）的一个重要病因，占运动员 SCD 的 4%～7.5%[12]，因此，目前针对心肌炎患者的运动指南建议，在确诊后的 3～6 个月内禁止参加比赛或剧烈训练[12-16]。最近针对 COVID-19 康复患者的心脏磁共振成像研究证实了存在残余心肌炎症，因此，强调需要关注 COVID-19 相关性心肌炎[17, 18]。此外，几家媒体报道了诊断疑似 COVID-19 相关性心肌炎的运动员后，关于大流行期间继续或恢复体育训练，以及比赛的可行性话题，引发了广泛讨论[19]。

虽然包括心包炎和心肌炎在内的炎症性心脏病可增加运动员恢复训练和比赛时的风险，但与 COVID-19 相关的亚临床炎症性心脏疾病的真实发病率和患病率，尤其在无症状或轻症运动员中，仍未可知，现有数据也仅限于对小样本的观察研究[18, 20-22]。目前关于无症状或轻症运动员心肌损伤发生率的评估研究，提供了高度可变的结

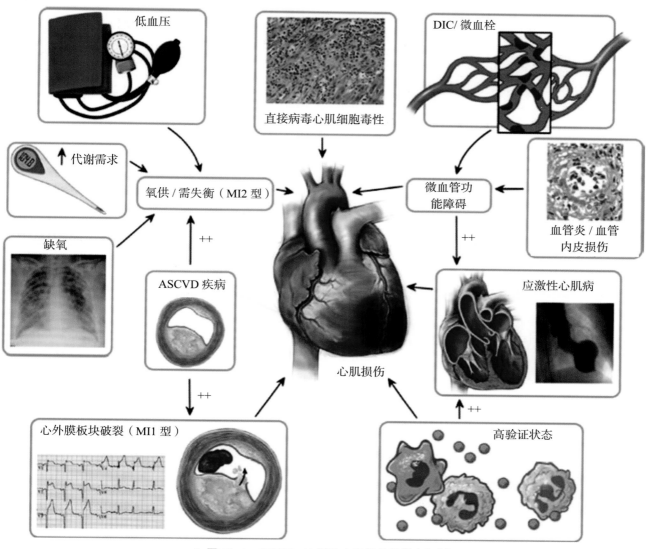

▲ 图 23-1　**COVID-19 导致心肌损伤的潜在机制**

ASCVD. 动脉粥样硬化性心血管疾病；DIC. 弥散性血管内凝血；MI. 心肌梗死（经许可转载，引自 Atri et al. [5]，Elsevier）

果 [18, 21, 22, 23]。检测运动员与 COVID-19 相关的潜在亚临床心脏损伤的诊断难度很大，与心肌炎相关的异常指标，如肌钙蛋白升高、心电图异常，以及包括左心室室壁增厚、心室腔扩大和心室射血分数轻度降低在内的影像学改变，也可以是运动员心脏特征 [24-26]。

面对这些挑战，美国心脏病学会体育与运动心脏病委员会和其他组织为 COVID-19 康复运动员制订了 RTP 建议 [10, 20, 27-31]。尽管许多运动员表示无症状或症状轻微，但部分人可能会出现明显的病毒感染症状，如长时间发热伴肌痛、胸痛、运动耐力降低或呼吸短促。明确症状后需指导运动员进行下一步评估，并推测 COVID-19 导致心脏后遗症的潜在风险与初始 COVID-19 病毒性疾病严重程度间的相关性 [31]。尽管已发表的 RTP 心血管筛查相关建议之间存在一些差异，ACC 体育与运动心脏病委员会于 2020 年 5 月，针对所有患有轻至重症 COVID-19 病毒性疾病的运动员，提出了一种保守的方法，包括了心电图、经胸超声心动图和心脏生物标志物评估（肌钙蛋白评估）[10, 20, 27-29, 31, 32]。对于 COVID-19 检测呈阳性的无症状运动员，只要具有临床监测观察，并且有逐步切实的训练计划，RTP 是合理的，无须额外心血管风险分层[31]。

是否需要进行更进一步的检查（包括 CMR）应基于对初始筛查检查存在疑虑的基础上。不建议广泛采用先进的成像方法，如 CMR，作为运动员赛前筛查的一部分。目前仍然存在一定困扰，即增加检查将导致检测敏感性增加，但也必将导致临床相关心脏病理学检测特异性的降低，特别是考虑区分潜在 COVID-19 心脏病理学与运动员适应性心脏重塑的挑战[31]。最初的 RTP 建议随着 COVID-19 心脏病发病率的更多数据和筛查措施对诊断的可用性而将不断更新。

三、心脏检测在 COVID-19 相关心肌炎中的实际应用

在评估潜在 COVID-19 相关心脏病变时，了解 RTP 的心脏筛查流程中推荐的各项心脏检查的优势和局限性非常重要。正确运用检测工具和解释结果将有助于加强对疾病的检测和对运动员的保护，同时最大限度地减少假阳性结果，因为这可能会导致 RTP 的延误或参赛资格的取消对运动员产生的不利影响。对运动员 RTP 筛查流程的评估中，详细介绍了四项检测工具，包括心脏生物标志物（肌钙蛋白）、心电图、超声心动图和 CMR。

（一）肌钙蛋白

一些 COVID-19 患者 RTP 的文件建议，测量高敏心肌钙蛋白（hs-cTn）水平，以评估心肌损伤情况和诊断亚临床心肌炎[20, 27, 31, 32]。然而，剧烈运动也可导致肌钙蛋白升高，于运动后 24～48h 达到峰值后恢复到基线水平[26, 31, 33, 34]。因此，hs-cTn 不应在此时间范围内检测，应在出现单次异常结果后重复检测[10]。肌钙蛋白水平持续升高提示应运用超声心动图和 CMR 对心肌进行快速评估[10]。值得注意的是，hs-cTn 升高与 COVID-19 不良结局的相关数据来自住院患者。年轻、无症状或轻症运动员 hs-cTn 升高的全部含义尚不清楚[10, 35]。由于运动员的 hs-cTn 没有明确的参考范围，因此，需要将其结果与筛查中获得的其他临床数据综合分析，以正确判读结果，并对患病运动员采取措施。

（二）心电图

12 导联心电图操作简单、价格便宜，可用于检测与 SCD 相关的情况时使用。虽然心肌炎或心肌心包炎可能以室性期前收缩、心律失常、ST-T 波异常、假性心肌梗死图形（Q 波和 ST 段抬高）、束支和房室（atrioventricular，AV）传导阻滞的形式呈现在心电图上，但心电图对心肌炎的检测敏感性仍低于 50%[31, 36]。此外，运动员心电图上常见的许多生理性、适应性心电变化，如复极异常和高 T 波，可能会被误解为心肌心包炎[31]（图 23–2）。心电图的变化对心肌炎的诊断特异性较低，但与之前的心电图进行动态比较至关重要[31]。

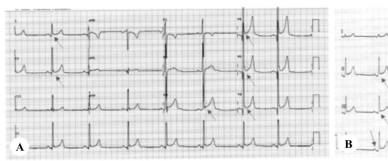
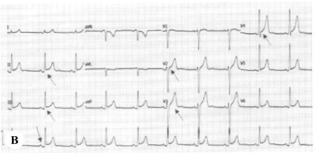

▲ 图 23–2　COVID-19 后运动员的 ECG 筛查面临挑战。这两份运动员 ECG 强调了识别运动相关 ECG 的正常变化和疾病的病理变化两者的挑战

A. 健康耐力运动员的心电图（ECG），表现为早期复极相关的广泛导联 ST 段抬高（箭）；B. 一名 23 岁足球运动员的心电图，表现为与体位相关的胸膜炎胸痛，高灵敏肌钙蛋白升高（> 5000ng/L），MRI 提示心包炎征象，ECG 也显示广泛导联 ST 段抬高（蓝箭），但有轻微 PR 段压低（红箭）（经许可转载，引自 Phelan et al.[11]，Elsevier）

（三）超声心动图

与其他先进的心脏影像学检查工具相比，超声心动图相对容易获得，并且具有出色的诊断能力，因此在一些 RTP 策略中，超声心动图被推荐作为有症状的 COVID-19 运动员的一线影像学检查[27-29, 31, 32]。左心室或右心室收缩或舒张功能障碍，或非少量心包积液征象，都是超声心动图的重要发现，特别是与既往结果相比，是新发的影像学征象。这些异常应提示考虑进行进一步的影像学检查，以排除与 COVID-19 相关的炎症性心脏病。偶尔，优秀耐力运动员可能会表现为静息左、右心室收缩功能达正常低限值至轻度降低[37-39]。这种情况下，负荷超声心动图能识别左心室壁的正常增大和血流动力学对运动的正常应答，是一种能区分运动员心脏特征和潜在心脏病理改变的有用工具。然而，基于对 COVID-19 相关心肌炎的担心，该检查只有在 CMR 已排除了活动性心肌炎后才能被运用。在疾病高发地区，超声心动图的运用可能会受到成本和准入的限制[31]。

（四）心脏磁共振成像

CMR 在诊断临床高度怀疑心肌炎和心包炎方面的重要作用已得到充分肯定。如需立即做出患者管理决策，CMR 只能在急性期进行，否则应在首诊后 >10 天进行 CMR 以限制医院和 MRI 工作人员的职业暴露[31, 40]。一些针对 CMR 的小样本研究表明，COVID-19 康复患者的心脏受累发生率很高。一项 26 名中 – 重症 COVID-19 康复患者的队列研究显示，31% 患者的 CMR 有晚期钆增强（LGE）征象，在高发病率的患者中，还有额外的心肌炎症标志物，包括全心肌 native T_1、T_2 值和胞外体积的增加[41]。Puntmann 等的一项关于 100 名德国中年 COVID-19 康复患者构成的队列研究显示，该队列中 78% 的患者 CMR 存在心肌损伤证据（诊断后中位数 71 天）[17]。重要的是，该队列的平均（SD）年龄为 49（14）岁，有显著的临床基础疾病（高血压病 22%，糖尿病 18%，肺疾

病 21%），36% 在进行 CMR 检查时仍还有症状。很显然，该研究群体可能不适用于更年轻、更健康的运动员。尽管数据分析不准确和数据结果不一致，文章最终还是修改发表了。

针对运动员 CMR 的研究报道称，COVID-19 康复运动员发生心脏异常的概率很高。一项针对 26 名运动员（平均年龄 19 岁）的单中心研究显示，患有无症状或轻症 COVID-19 的运动员，在心电图、hs-cTn 和超声心动图检查结果正常的情况下，46% 的运动员的 CMR 有 LGE 征象，15% 的 CMR 提示心肌炎征象[18]。另一项对 46 名接受了 CMR 筛查的 COVID-19 康复大学生运动员（平均年龄 19 岁）的观察研究显示，41% 运动员呈现心包高回声影像，提示心包炎。仅有 1 名运动员呈现心肌 LGE 征象，没有运动员呈现异常的 native T_2 值[22]。与这两项研究相比，第三项研究评估了 12 名匈牙利 COVID-19 康复运动员（中位年龄 23 岁）的 CMR，未发现心肌损伤证据[21]；而另一项对 145 名 COVID-19 康复大学生运动员的研究表明，通过 CMR 检测到的心肌炎患病率为 1.4%[43]。鉴于这三个小样本研究结果的可变性，未来我们需要进行大样本、多中心、对照双盲 CMR 研究。

目前，对于所有确诊或疑似 COVID-19 的运动员，以及没有怀疑临床心肌炎的运动员，没有足够的 CMR 数据推荐[10]。正如之前所介绍的运动员心电图筛查那样，如果没有基于 CMR 标准化测量而广泛普及 CMR 筛查，可能会导致高的假阳性率、不必要的后续检测和不必要的医疗决策而取消参赛资格[10, 42]。

四、临床经验

2020 年通过对 COVID-19 运动员广泛开展 RTP 的心脏检测中获得的临床经验，指导逐渐恢复有组织的体育运动计划，幸运的是到目前为止，仅有很少的年轻运动员发生了相关心脏病变。美国职业体育联盟是 COVID-19 大流行背景下指导重

返理想体育活动的首批体育组织之一，并按公共卫生、传染病和心脏顾问的建议，提供了广泛的健康和安全措施。根据 2020 年 5 月 ACC 最初的建议，每个联盟均对所有检测呈阳性的 COVID-19 运动员实施了 RTP 心脏检测计划。一项针对这些职业联盟采用该计划总体情况的研究结果显示，在接受 RTP 心脏筛查的职业运动员中，临床检出炎症性心脏病的患病率为 0.6%[43]。截至目前，已经实现了安全重返职业体育活动，在 2020 年的职业联赛竞赛期间和赛后均没有发生心血管事件。职业联盟实施的 RTP 心脏筛查，提供了一个大规模的实践范例，由此证明了 ACC 专家共识指导的筛查建议在实现运动员安全重返高强度体育活动中的临床效果。与职业运动员的经验类似，美国国家大学体育协会注册系统计划评估 COVID-19 对大学生运动员心血管病理学的影响，以及心肌损伤的风险。

五、更新的专家共识建议

根据初始 RTP 筛查流程的公布和实践中的数据和临床经验，美国心脏病学会体育与运动心脏病委员会成员于 2020 年 10 月更新了 RTP 筛查建议。这些建议不主张对既往患有无症状或轻症 COVID-19 病毒性疾病（定义为具有非特异性和自限性疲劳、嗅觉丧失或味觉缺失、恶心、呕吐、腹泻、头痛、咳嗽、咽痛和鼻咽充血症状的疾病），并且在完成适当自我隔离后仍无症状的运动员进行心血管（CV）风险分级[10]。

对于从中症至重症 COVID-19 ［定义为持续发热（体温 38℃）或寒战、肌痛、重度嗜睡、缺氧或肺炎和（或）CV 症状，如静息状态下或运动时出现呼吸困难和胸痛、胸闷，或压迫感］康复的 15 岁以下高中运动员，建议由儿科医师或儿科心脏病医师对其进行评估，以确定是否需要进一步 CV 风险分层[10]。对患有无症状至轻症 COVID-19 的 15 岁以上高中运动员，更新后的 ACC 建议不主张进行 CV 风险分层。然而，对有全身性或 CV 特定症状的高中运动员，建议采取类似有症状的老年运动员方法[10]。

对于大师级运动员，因考虑到广泛筛查所需的后勤工作，以及轻度感染后发生明显临床心脏损伤的低风险，故不建议常规进行 RTP 的 CV 评估。然而，风险分层可能对 65 岁以上大师级运动员有益，尤其是既往有 CV 基础病和既往有中至重症 COVID-19 的患者（图 23-3）。

根据美国疾病控制与预防中心（Centers for Disease Control and Prevention，CDC）建议，将感染后的自我隔离时间从 14 天减少至 10 天，更新的 RTP 筛查流程建议将完全禁止运动时间从无症状 COVID-19 感染阳性检测结果后的 14 天缩短至 10 天[10]。建议 10 天之后可逐级恢复训练。此外，现有数据表明，轻度自限性疾病竞技运动员 RTP 的 CV 风险分层似乎较低；因此，轻症 COVID-19 竞技运动员可在症状缓解 10 天后逐级恢复训练，无须进行参与运动前的 RTP 筛查。然而，CV 风险分层适用于既往患有中或重症 COVID-19 的竞技运动员[10]（图 23-4）。

结论

COVID-19 严重影响到体育界。对潜在 COVID-19 相关心脏病理学的担忧推动了专家共识 RTP 筛查流程的出台，旨在保护运动员心脏。虽然早期经验表明，实施有针对性的心脏筛查可促进安全重返运动，但收集大规模前瞻性临床和影像学数据对于提高人们对 COVID-19 短期和长期后遗症的认识至关重要，并为竞技运动员和高体力活跃人群的安全运动咨询和筛查提供可靠的数据支撑。在 COVID-19 RTP 过程中，让对运动员体能表现和心脏测试具有专业知识的运动心脏病学专家参与进来，对优化和简化后续测试至关重要，并可最大限度地减少不必要的取消参赛资格或延迟复赛的可能性。

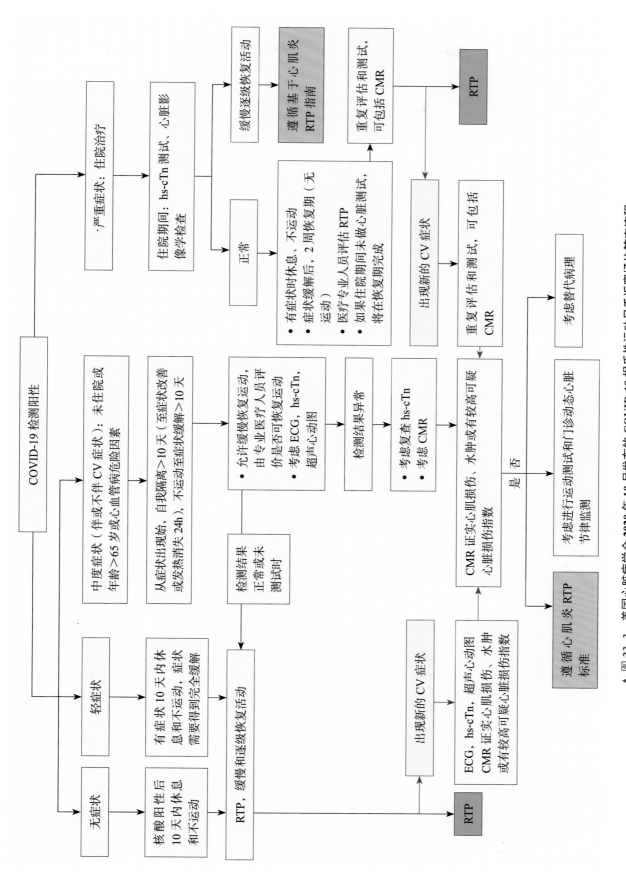

▲ 图 23-3　美国心脏病学会 2020 年 10 月发布的 COVID-19 娱乐性运动员重返赛场的筛查流程

ECG. 心电图；CMR. 心脏磁共振成像；CV. 心血管；RTP. 安全重返赛场；hs-cTn. 高敏心肌钙蛋白（经许可转载，引自 Kim et al.[10]，American Medical Association）

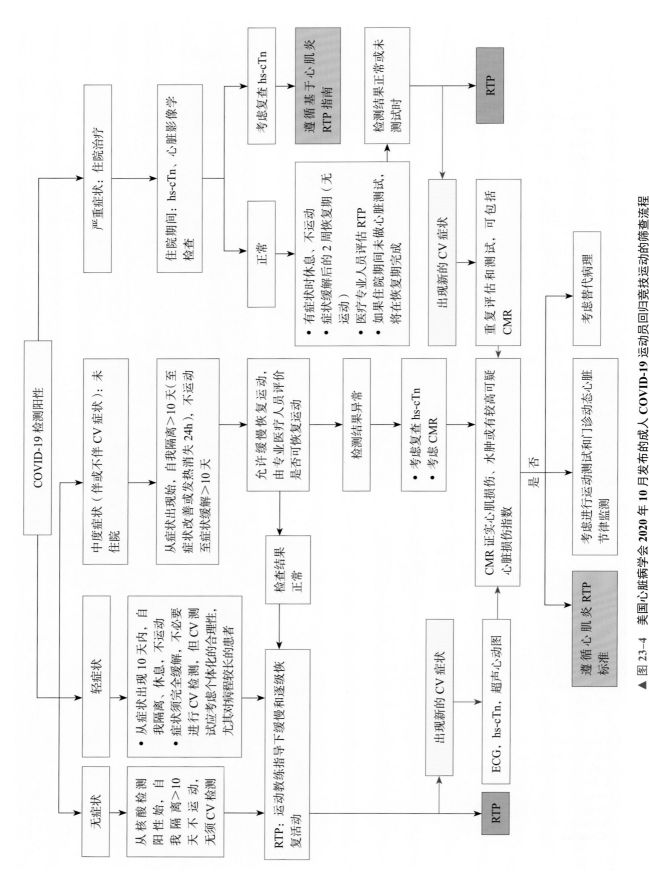

▲ 图 23-4 美国心脏学会 2020 年 10 月发布的成人 COVID-19 运动员回归竞技运动的筛查流程

CV. 心血管；ECG. 心电图；CMR. 心脏磁共振成像；hs-cTn. 高敏心肌钙蛋白；RTP. 安全重返赛场，引自 Kim et al.[10]，American Medical Association）

参考文献

[1] Thygesen K, Alpert JS, Jaffe AS, et al. Fourth universal definition of myocardial infarction (2018). J Am Coll Cardiol. 2018;72(18):2231–64. https://doi.org/10.1016/j.jacc. 2018.08.1038.

[2] Clerkin KJ, Fried JA, Raikhelkar J, et al. COVID-19 and cardiovascular disease. Circulation. 2020;141(20):1648–55. https://doi.org/10.1161/CIRCULATIONAHA.120.046941.

[3] Fried JA, Ramasubbu K, Bhatt R, et al. The variety of cardiovascular presentations of COVID-19. Circulation. 2020;141(23):1930–6. https://doi.org/10.1161/ CIRCULATIONAHA.120.047164.

[4] Sandoval Y, Januzzi JLJ, Jaffe AS. Cardiac troponin for assessment of myocardial injury in COVID-19: JACC review topic of the week. J Am Coll Cardiol. 2020;76(10):1244-58. https:// doi.org/10.1016/j.jacc.2020.06.068.

[5] Atri D, Siddiqi HK, Lang JP, Nauffal V, Morrow DA, Bohula EA. COVID-19 for the cardiologist: basic virology, epidemiology, cardiac manifestations, and potential therapeutic strategies. JACC Basic Transl Sci. 2020;5(5):518–36. https://doi.org/10.1016/j.jacbts. 2020.04.002.

[6] Lindner D, Fitzek A, Bräuninger H, et al. Association of cardiac infection with SARS-CoV-2 in confirmed COVID-19 autopsy cases. JAMA Cardiol. 2020. https://doi.org/10.1001/ jamacardio.2020.3551.

[7] Libby P. The heart in COVID-19: primary target or secondary bystander? JACC Basic Transl Sci. 2020;5(5):537–42. https://doi.org/10.1016/j.jacbts.2020.04.001.

[8] Hamming I, Timens W, Bulthuis MLC, Lely AT, Navis GJ, van Goor H. Tissue distribution of ACE2 protein, the functional receptor for SARS coronavirus. A first step in understanding SARS pathogenesis. J Pathol. 2004;203(2):631–7. https://doi.org/10.1002/path.1570.

[9] Tang N, Li D, Wang X, Sun Z. Abnormal coagulation parameters are associated with poor prognosis in patients with novel coronavirus pneumonia. J Thromb Haemost. 2020;18(4):844–7. https://doi.org/10.1111/jth.14768.

[10] Kim JH, Levine BD, Phelan D, et al. COVID-19 and the athletic heart: emerging perspectives on pathology, risks, and return-to-play. JAMA Cardiol. 2021;6(2):219–27. https://doi.org/10.1001/jamacardio.2020.5890.

[11] Phelan D, Kim JH, Elliott MD, et al. Screening of potential cardiac involvement in competitive athletes recovering from COVID-19: an expert consensus statement. JACC Cardiovasc Imaging. 2020;13:2635–52. https://doi.org/10.1016/j.jcmg. 2020.10.005.

[12] Maron BJ, Udelson JE, Bonow RO, et al. Eligibility and disqualification recommendations for competitive athletes with cardiovascular abnormalities: task force 3: hypertrophic cardiomyopathy, arrhythmogenic right ventricular cardiomyopathy and other cardiomyopathies, and myocarditis: a scientific statement From the American Heart Association and American College of Cardiology. Circulation. 2015;132(22):e273–80. https://doi.org/10.1161/CIR.0000000000000239.

[13] Maron BJ, Doerer JJ, Haas TS, Tierney DM, Mueller FO. Sudden deaths in young competitive athletes: analysis of 1866 deaths in the United States, 1980–2006. Circulation. 2009;119(8):1085–92. https://doi.org/10.1161/CIRCULATIONAHA.108.804617.

[14] Pelliccia A, Solberg EE, Papadakis M, et al. Recommendations for participation in competitive and leisure time sport in athletes with cardiomyopathies, myocarditis, and pericarditis: position statement of the Sport Cardiology Section of the European Association of Preventive Cardiology (EAPC). Eur Heart J. 2019;40(1):19–33. https://doi.org/10.1093/eurheartj/ehy730.

[15] Phillips M, Robinowitz M, Higgins JR, Boran KJ, Reed T, Virmani R. Sudden cardiac death in Air Force recruits. A 20-year review. JAMA. 1986;256(19):2696–9.

[16] Kiel RJ, Smith FE, Chason J, Khatib R, Reyes MP. Coxsackievirus B3 myocarditis in C3H/HeJ mice: description of an inbred model and the effect of exercise on virulence. Eur J Epidemiol. 1989;5(3):348–50. https://doi.org/10.1007/BF00144836.

[17] Puntmann VO, Carerj ML, Wieters I, et al. Outcomes of cardiovascular magnetic resonance imaging in patients recently recovered from coronavirus disease 2019 (COVID-19). JAMA Cardiol. 2020. https://doi.org/10.1001/jamacardio.2020.3557.

[18] Rajpal S, Tong MS, Borchers J, et al. Cardiovascular magnetic resonance findings in competitive athletes recovering from COVID-19 infection. JAMA Cardiol. 2020; https://doi.org/10.1001/jamacardio.2020.4916.

[19] Heart condition linked with COVID-19 fuels Power 5 concern about season's viability. https://www.espn.com/college-football/ story/_/id/29633697/ heart-condition-linked-covid-19-fuels-power-5-concern-season-viability.

[20] Baggish A, Drezner JA, Kim J, Martinez M, Prutkin JM. Resurgence of sport in the wake of COVID-19: cardiac considerations in competitive athletes. Br J Sports Med. 2020. https://doi.org/10.1136/bjsports-2020-102516.

[21] Vago H, Dohy Z, Merkely B. Cardiac magnetic resonance findings in patients recovered from COVID-19: initial experiences in elite athletes. JACC Cardiovasc Imaging. 2020;S1936-878X:31021–4.

[22] Brito DM, Yanamala N, Heenaben P, et al. High prevalence of pericardial involvement in college student-athletes recovering from COVID-19. JACC Cardiovasc Imaging. 2020;S1936-878X:30946–3.

[23] Starekova J, Bluemke DA, William S Bradham WS, et al. Evaluation for Myocarditis in Competitive Student Athletes Recovering From Coronavirus Disease 2019 With Cardiac Magnetic Resonance Imaging. JAMA Cardiol. 2021;14:e207444. https://doi.org/10.1001/jamacardio.2020.7444. Online ahead of print.

[24] Baggish AL, Battle RW, Beaver TA, et al. Recommendations on the use of multimodality cardiovascular imaging in young adult competitive athletes: a report from the American Society of Echocardiography in collaboration with the Society of Cardiovascular Computed Tomography and the Society for Car. J Am Soc Echocardiogr Off Publ Am Soc Echocardiogr. 2020;33(5):523–49. https://doi.org/10.1016/j.echo.2020.02.009.

[25] Shave R, Baggish A, George K, et al. Exercise-induced cardiac troponin elevation: evidence, mechanisms, and implications. J Am Coll Cardiol. 2010;56(3):169–76. https://doi.org/10.1016/j.jacc.2010.03.037.

[26] La Gerche A, Burns AT, Mooney DJ, et al. Exercise-induced right ventricular dysfunction and structural remodelling in endurance athletes. Eur Heart J. 2012;33(8):998–1006. https://doi.org/10.1093/eurheartj/ehr397.

[27] Phelan D, Kim JH, Chung EH. A game plan for the resumption of sport and exercise after coronavirus disease 2019 (COVID-19) infection. JAMA Cardiol. 2020. https://doi.org/10.1001/jamacardio.2020.2136.

[28] Schellhorn P, Klingel K, Burgstahler C. Return to sports after COVID-19 infection: do we have to worry about myocarditis? Eur Heart J. 2020. https://doi.org/10.1093/eurheartj/ehaa448.

[29] Wilson MG, Hull JH, Rogers J, et al. Cardiorespiratory considerations for return-to-play in elite athletes after COVID-19 infection: a practical guide for sport and exercise medicine physicians. Br J Sports Med. 2020;54(19):1157–61. https://doi.org/10.1136/bjsports-2020-102710.

[30] Bhatia RT, Marwaha S, Malhotra A, et al. Exercise in the severe acute

respiratory syndrome coronavirus-2 (SARS-CoV-2) era: a question and answer session with the experts endorsed by the section of sports cardiology & exercise of the European Association of Preventive Cardiology (EAPC). Eur J Prev Cardiol. 2020;27(12):1242–51. https://doi. org/ 10.1177/2047487320930596.

[31] Phelan D, Kim JH, Elliot MD, et al. Screening of potential cardiac involvement in competitive athletes recovering from COVID-19: an expert consensus statement, vol. 13; 2020. p. 2635–52.

[32] Baggish AL, Levine BD. Icarus and sports after COVID 19: too close to the Sun? Circulation. 2020. https://doi.org/10.1161/CIRCULATIONAHA.120.048335.

[33] Donnellan E, Phelan D. Biomarkers of cardiac stress and injury in athletes: what do they mean? Curr Heart Fail Rep. 2018;15(2):116–22. https://doi.org/10.1007/s11897-018-0385-9.

[34] Kleiven Ø, Omland T, Skadberg Ø, et al. Race duration and blood pressure are major predictors of exercise-induced cardiac troponin elevation. Int J Cardiol. 2019;283:1–8. https://doi. org/10.1016/j.ijcard.2019.02.044.

[35] Shi S, Qin M, Shen B, et al. Association of cardiac injury with mortality in hospitalized patients with COVID-19 in Wuhan, China. JAMA Cardiol. 2020;5(7):802–10. https://doi.org/10.1001/jamacardio.2020.0950.

[36] Morgera T, Di Lenarda A, Dreas L, et al. Electrocardiography of myocarditis revisited: clinical and prognostic significance of electrocardiographic changes. Am Heart J. 1992;124(2):455–67. https://doi.org/10.1016/0002-8703(92)90613-z.

[37] Engel DJ, Schwartz A, Homma S. Athletic cardiac remodeling in US professional basketball players. JAMA Cardiol. 2016;1(1):80–7. https://doi.org/10.1001/jamacardio.2015.0252.

[38] Abergel E, Chatellier G, Hagege AA, et al. Serial left ventricular adaptations in world-class professional cyclists: implications for disease screening and follow-up. J Am Coll Cardiol. 2004;44(1):144–9. https://doi.org/10.1016/j.jacc.2004.02.057.

[39] Teske AJ, Prakken NH, De Boeck BW, et al. Echocardiographic tissue deformation imaging of right ventricular systolic function in endurance athletes. Eur Heart J. 2009;30(8):969–77. https://doi.org/10.1093/eurheartj/ehp040.

[40] Han Y, Chen T, Bryant J, et al. Society for Cardiovascular Magnetic Resonance (SCMR) guidance for the practice of cardiovascular magnetic resonance during the COVID-19 pandemic. J Cardiovasc Magn Reson. 2020;22(1):26. https://doi.org/10.1186/s12968-020-00628-w.

[41] Huang L, Zhao P, Tang D, et al. Cardiac involvement in patients recovered from COVID-2019 identified using magnetic resonance imaging. JACC Cardiovasc Imaging. 2020:3427. https:// doi.org/10.1016/j.jcmg.2020.05.004.

[42] Sharma S, Drezner JA, Baggish A, et al. International recommendations for electrocardiographic interpretation in athletes. J Am Coll Cardiol. 2017;69(8):1057–75. https://doi. org/10.1016/j.jacc.2017.01.015.

[43] Martinez MW, Tucker AM, OJ Bloom, et al. Prevalence of Inflammatory Heart Disease Among Professional Athletes with Prior COVID-19 Infection Who Received Systematic Return-to-Play Cardiac Screening. JAMA Cardiol. 2021;4. https://doi.org/10.1001/jamacardio. 2021.0565.